KB174384

8체질 보고서

8체질 보고서

© 주석원, 2020

1판 1쇄 인쇄 __ 2020년 05월 10일
1판 1쇄 발행 __ 2020년 05월 15일

지은이 __ 주석원
펴낸이 __ 홍정표

펴낸곳 __ 세림출판
        등록 __ 제 25100-2007-000014호

공급처 __ (주)글로벌콘텐츠출판그룹
        대표 __ 홍정표 이사 __ 김미미 편집 __ 권군오 김수아 이예진 이상민 홍명지 기획·마케팅 __ 노경민 이종훈
        주소 __ 서울특별시 강동구 풍성로 87-6 전화 __ 02-488-3280 팩스 __ 02-488-3281
        홈페이지 __ www.gcbook.co.kr 이메일 __ edit@gcbook.co.kr

값 38,000원
ISBN 978-89-92576-88-8 03510

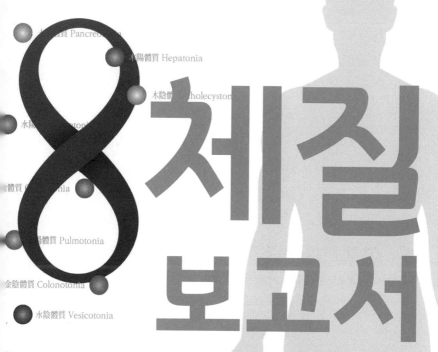

土陽體質 Pancreotonia
木陽體質 Hepatonia
木陰體質 Cholecystonia
水陽體質 Renotonia
土陰體質 Gastrotonia
金陽體質 Pulmotonia
金陰體質 Colonotonia
水陰體質 Vesicotonia

8체질 보고서

주석원(주원장한의원 원장) 지음

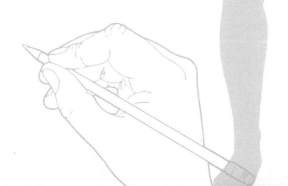

세림출판

이것은 나의 8체질 임상보고서이다. 8체질에 관련된 수많은 이론과 실제가 시중에 범람하지만, 나는 오로지 나의 실제 체험에 의거해서만 이 책을 썼다. 어느 한 줄도 나의 임상 경험에 의거하지 않은 것은 없다. 이것은 나의 의사로서의 총체적 삶의 기록이다. 여기에 나의 모든 것이 고스란히 녹아 있다.

의사는 실제 환자에게 일어난 그 사실로써 의학을 말해야 한다. 그 어떤 이론이나 가설도 환자에게서 증험되지 않으면 아무런 가치도 없는 허설이 되고 말 것이다.

지금 이 순간, 내가 한의사가 된 가장 결정적인 계기가 된 도올 김용옥 선생님께 깊이 감사드린다. 선생님의 끊임없는 훈도와 가르침이 오늘의 내가 있게 했다. 선생님은 내게 끝없는 영감의 원천이셨다.

이 보고서의 모든 방대한 작업은 나의 미국인 제자 존(John Keranakis)이 만들어준 훌륭한 데이터베이스 프로그램 덕에 가능했다. 그는 현재 뉴욕에서 활약하고 있는 한의사로서 내게 8체질의학을 배운 사람이다. 여러 우여곡절 끝에 한의사가 되기 전, 그는 유명 컴퓨터 프로그래머로서 업계에서 이름을 날렸었다. 그

이색 경력이 이 책을 낳은 산파가 된 것이다. 그에게 더없이 감사한다.

아내와 딸에게도 고마움을 표하지 않을 수 없다. 그들은 언제 어디서나 내게 든든한 뒷배가 되어 주었다. 지혜롭고 건강하고 활기찬 삶이 언제나 그들에게 넘치길 염원한다.

끝으로 주원장한의원에 와서 고귀한 몸을 내게 의탁한 나의 모든 환자들에게 깊이 감사드린다. 그들이 아니었더라면 이 책은 애초부터 불가능했으리라.

2020년 3월 새봄을 맞으며
한의사 주 석 원 서(序)

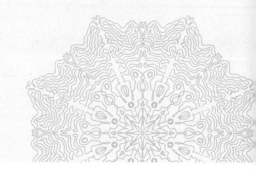

서문 / 04

첫째 가름   금양체질 보고서

금양체질의 특징 / 14
금양체질 케이스 스터디 / 18
     에피소드 1 평생 소화불량과 동거한 사람 / 18
     에피소드 2 온갖 알레르기로 인생이 고달프다 / 30
     에피소드 3 코막히는 삶의 비애 / 40
     에피소드 4 아토피와 여장부 콤플렉스 / 48
     에피소드 5 생리전증후군과 여자의 일생 / 56
     에피소드 6 당뇨병과 무기력증 / 65
     에피소드 7 놀란 가슴에 흉통과 어지럼증이 / 72
     에피소드 8 피부 트러블에 나날이 우울하다 / 80
     에피소드 9 불굴의 난임 극복기 / 86

금양체질 「음식」 효험 사례 보고서 / 93
금양체질 「건강식품·영양제·건강법」 효험 사례 보고서 / 99
금양체질 「음식 등」 부작용 사례 보고서 / 109
금양체질 「건강식품·영양제·한약·건강법」 부작용 사례 보고서 / 126

둘째 가름   금음체질 보고서

금음체질의 특징 / 138
금음체질 케이스 스터디 / 140
     에피소드 1 스트레스 받으면 먹는 것으로 푼다 / 140

에피소드 2 스트레스에 가슴 답답 호흡곤란 / 147

에피소드 3 아침에 몸이 천근만근 / 152

에피소드 4 거대결장에 한없이 팽창하는 배 / 157

에피소드 5 이명, 귀가 항상 시끄럽다 / 161

에피소드 6 하늘이 무너질까 자나깨나 걱정 / 165

에피소드 7 운동하면 오히려 몸이 아파 / 170

에피소드 8 새벽에 꼭 배아프고 설사하고 / 176

에피소드 9 이것이 과민성대장증후군 / 180

금음체질 「음식」 효험 사례 보고서 / 189

금음체질 「건강식품·영양제·건강법」 효험 사례 보고서 / 191

금음체질 「음식·건강식품·영양제·한약·양약」 부작용 사례 보고서 / 193

셋째 가름 토양체질 보고서

토양체질의 특징 / 204

토양체질 케이스 스터디 / 206

에피소드 1 화가 나면 곧바로 머리가 아프다 / 206

에피소드 2 감기 달고살고 살찌고 피곤하고 우울하다 / 212

에피소드 3 당뇨병보다 협착증이 더 괴로워 / 218

에피소드 4 화병, 심장에 불 난다 / 222

에피소드 5 당뇨병과 합병증의 공포 / 228

에피소드 6 물도 소화 못 시키는 사람 / 232

에피소드 7 스트레스와 호흡곤란 그리고 술 / 239

에피소드 8 천식과 헛배부름 속에 평생을 살다 / 244

에피소드 9 몸이 안 좋으면 무조건 배가 돌처럼 뭉친다 / 252

토양체질 「음식」 효험 사례 보고서 / 258

토양체질 「건강식품·영양제·건강법」 효험 사례 보고서 / 261

토양체질 「음식 등」 부작용 사례 보고서 / 265

토양체질 「건강식품·영양제·양약·한약·건강법」 부작용 사례 보고서 / 274

넷째 가름　토음체질 보고서

토음체질의 특징 / 280

토음체질 케이스 스터디 / 282

　　에피소드 1 눈이 늘상 불편하다 / 282

　　에피소드 2 알레르기와 소화불량 그리고 피로 / 286

　　에피소드 3 아토피피부염 치료기 / 291

　　에피소드 4 알레르기비염과 편평사마귀 / 293

　　에피소드 5 배아프면 어김없이 두통 온다 / 297

　　에피소드 6 먹기만 하면 위아래로 가스 배출 / 304

　　에피소드 7 과민한 방광 때문에 소변이 항상 마려워 / 309

　　에피소드 8 몸이 종합병원인 사람 / 314

　　에피소드 9 마취제에 죽다 살다 / 320

토음체질 「음식·건강식품·영양제·건강법」 효험 사례 보고서 / 327

토음체질 「음식·건강식품·영양제·양약·한약·건강법」 부작용 사례 보고서 / 330

다섯째 가름　목양체질 보고서

목양체질의 특징 / 336

목양체질 케이스 스터디 / 338

에피소드 1 참을 수 없는 식탐으로 과식하고 항상 배아프다 / 338

에피소드 2 당뇨병을 이기려는 사나이 / 346

에피소드 3 얼굴에 죽은 피부가 쌓인다 / 350

에피소드 4 화병으로 늘 몸이 아프다 / 354

에피소드 5 기침이 3개월 넘게 안 그치고 전신에 땀이 쏟아진다 / 361

에피소드 6 스트레스 받으면 화난 얼굴이 되는 사람 / 367

에피소드 7 머리가 무겁고 어지러워 당장 중풍이 올 것 같다 / 372

에피소드 8 사람들이 나에 대해 쑥덕거린다 / 376

에피소드 9 땀만 흘리면 만사형통인 남자 / 380

목양체질 「음식·건강식품·영양제·건강법」 효험 사례 보고서 / 387

목양체질 「음식·건강식품·영양제·양약·한약·건강법」 부작용 사례 보고서 / 390

여섯째 가름 목음체질 보고서

목음체질의 특징 / 396

목음체질 케이스 스터디 / 398

에피소드 1 화나면 기분 나쁘게 가슴이 아프다 / 398

에피소드 2 수영 때문에 병을 얻는 사람 / 403

에피소드 3 역류하는 위산 때문에 새벽에 잠을 깬다 / 408

에피소드 4 피가 탁해서 머리가 자주 아프다 / 411

에피소드 5 요통과 만성피로로 취준생은 고달프다 / 415

에피소드 6 장염, 하루에도 수십번 화장실 간다 / 419

에피소드 7 수술 잘못 받고 가슴에 철판이 얹히다 / 424

에피소드 8 체질침이 극적으로 잘 듣는 사람 / 428

에피소드 9 갑자기 귀가 머는 돌발성난청 치료기 / 433

목음체질 「음식·건강식품·영양제·건강법」 효험 사례 보고서 / 439
목음체질 「음식·건강식품·영양제·양약·한약·건강법」 부작용 사례 보고서 / 442

일곱째 가름 수양체질 보고서

수양체질의 특징 / 446
수양체질 케이스 스터디 / 448
　　에피소드 1 수양체질이란 바로 이런 사람 / 448
　　에피소드 2 당뇨병과 합병증을 이기다 / 455
　　에피소드 3 몸에 해로운 것만 먹고 수시로 배아프다 / 464
　　에피소드 4 소화가 안 되는데도 살은 찐다 / 469
　　에피소드 5 피곤을 달고 산다 / 479
　　에피소드 6 스트레스 받으면 소화 안 되고 몸 붓는다 / 483
　　에피소드 7 목디스크 치료기 / 489
　　에피소드 8 한평생이 만성피로 / 492
　　에피소드 9 되새김질하는 사람 / 499

수양체질 「음식·건강식품·영양제·건강법」 효험 사례 보고서 / 505
수양체질 「음식·건강식품·영양제·양약·한약·건강법」 부작용 사례 보고서 / 509

여덟째 가름 수음체질 보고서

수음체질의 특징 / 518
수음체질 케이스 스터디 / 520
　　에피소드 1 회 먹고 위가 멈췄다 / 520
　　에피소드 2 항상 체하고 머리 아프다 / 527

에피소드 3 저녁에 먹은 것 아침에 토한다 / 531
에피소드 4 찬 음식 먹으면 큰일난다 / 537
에피소드 5 위하수증이란 이런 것 / 544
에피소드 6 배앓이가 일상인 사람 / 550
에피소드 7 음식이 위 속에서 상한다 / 555
에피소드 8 뱃속이 한시도 편할 날이 없다 / 560
에피소드 9 물은 독이다 / 566

수음체질 「음식·건강식품·영양제·건강법」 효험 사례 보고서 / 573
수음체질 「음식·건강식품·영양제·양약·한약·건강법」 부작용 사례 보고서 / 576

에필로그 / 581
부록 8체질식 일람표 / 583

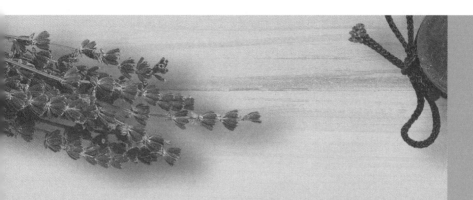

첫째 가름

금양체질
보고서

금양체질의 특징

장부대소구조

폐·대장〉비·위〉심·소장〉신·방광〉간·담

체형의 특징

주로 보통 체격이나 마른 체격을 갖는 사람이 많다. 마른 사람 중에 아무리 먹어도 살이 안 찐다는 사람이 있다. 키가 크고 늘씬한 사람들 중에 이 체질이 꽤 많다(패션 모델형). 근래엔 비만인 사람도 상당히 많다.

음식과 관련된 특징

육식을 싫어하는 사람들 중에 이 체질이 많으며 대개 육식에 소화장애를 잘 일으킨다. 다만, 소화력이 좋은 금양체질의 경우 육식을 해도 소화장애를 일으키지 않는다.

튀긴 음식이나 기름진 음식에 소화장애를 일으키는 사람들이 많다.

밀가루 음식을 먹고 소화장애를 일으키는 사람들 중에 이 체질이 많다. 다만, 소화력이 좋은 금양체질의 경우 밀가루 음식을 먹어도 소화장애를 일으키지 않는다.

우유를 마시면 속이 좋지 않거나 설사를 하는 사람들이 많다. 하지만 우유를 아무리 마셔도 소화장애를 일으키지 않는 사람들도 있다.

매운 음식에 속이 불편하거나 설사를 하는 사람들이 많다. 하지만 매운 음식을 좋아하고 아무런 불편을 보이지 않는 사람들도 있다.

생선이나 해물을 좋아하는 사람들이 많다. 하지만 간혹 고등어나 꽁치 같은 기름기 많은 생선에 속이 불편함을 느끼는 사람들이 있다. 또는 조개나 생굴에 속이 불편하거나 설사하는 사람들도 있다. 생선이나 해물이 맞는 체질임에도 냄새 등의 이유로 싫어하는 사람들이 있다. 익힌 생선은 싫어하나 회는 좋아하는 사람들도 있다.

채소를 좋아하는 사람들이 많다. 채소가 맞는 체질이지만 간혹 채소 먹기를 싫어하는 사람들도 있다.

과일을 좋아하는 사람들이 많다. 하지만 일부 과일에 알레르기를 일으키는 사람들도 있다.

체질식을 지키지 않을 경우 나타날 수 있는 질병의 특징

알레르기 질환에 시달리는 사람들이 많다. 자주 발생하는 피부 알레르기로서 두드러기(담마진), 피부소양증(가려움증), 접촉성 피부염, 금속알레르기, 피부묘기증(dermographism, 피부를 긁거나 압박을 가했을 때 붉혀 오르는 증상)등이 있다. 피부건조증, 피부각질, 지루성피부염도 많이 나타난다. 흔히 걸리는 호흡기 알레르기로써 알레르기성 비염이나 천식 등이 있다. 꽃가루, 동물털, 먼지, 진드기, 찬 공기 등으로 인한 알레르기가 상당히 많은 체질이다.

아토피 피부염은 이 체질의 특징적 질환이라 할 수 있다. 주로 유아나 아동기에 발생하는 피부질환으로 극심한 가려움과 특징적인 피부의 각질화가 나타나는 질환이다. 팔꿈치나 무릎 안쪽 접히는 부위나, 눈 주위, 목, 그리고 귀 바퀴와 얼굴이 접하는 부위 등 비교적 연약한 부위에 초기증상이 나타나며, 점차 전신으로 발전한다. 가려움에 자꾸 긁으면 염증이 반복적으로 발생해, 심하면 피부가 나무의 껍질처럼 두터운 각질로 변하기도 한다(태선화).

오래 지속되는 기침이나 만성 폐질환을 앓는 사람이 종종 있다.

식체, 복부팽만, 속쓰림, 역류성 식도염, 변비, 설사 등 소화기 질환으로 고생하는 사람이 많은 편이다.

자가면역 질환이나 희귀병으로 시달리는 사람이 다른 체질에 비해 많다.

성격이 예민한 사람이 많은 편이며, 심계, 불안 등이 잘 나타나고, 가정 불화나 장기적인 스트레스에 처하면 화병, 우울증 같은 정신적 고통을 잘 겪는다.

항생제나 진통제, 호르몬제 등 일반적인 약물에 부작용이 많고, 마취제나 조영제에 쇼크를 일으키는 사람도 상대적으로 많은 편이다.

*읽어두기: 위에 소개한 질병들은 모든 금양체질에 나타나는 것이 아니라, 금양체질식을 지키지 않을 경우 잘 나타날 수 있는 질병들이다. 따라서 이런 질병이 내게 없다고 금양체질이 아니라고 생각하면 안 된다. 예컨대 아토피 피부염이나 다른 알레르기 질환이 없다고 내가 금양체질이 아닌 것은 아니다. 체질식을 안 지킨다고 또, 모든 금양체질이 이런 병이 있는 것도 아니다. 어떤 사람은 운 좋게도 체질식을 안 하는데도 이런 병이 없다(이른바 '건강체질'을 타고난 것이다). 다만, 체질식을 안 지킨 사람들 중에 이런 병이 나타날 수 있는 '확률'이 높다는 것이다. 반대로, 체질식을 상당히 잘 지키는 사람들 중에도 이런 병들이 나타날 수도 있다. 그런 경우는 아마도 다른 요인, 예컨대 스트레스를 많이 받는다든지, 혹은 기후가 체질에 잘 맞지 않는 곳에 산다든지, 혹은 환경오염이 많은 곳에 산다든지 등등의 다양한 요인이 있을 수 있다. 음식이건, 정신적인 요인

이건, 혹은 환경적인 요인이건, 어떤 이유로든 체질에 거스르는 상황이 무르익으면 이런 병들이 나타날 수 있는 '가능성'이 높아지는 것은 확실하다. 따라서 이 부분을 읽기 전에 내가 평소에 어떤 음식들을 먹는가, 어떤 식습관이 있는가를 먼저 꼼꼼히 생각해 보기 바란다. 그래서 내게 아토피나 알레르기 질환 혹은 소화기 질환 등이 많고, 평소에 고기나 밀가루 음식, 유제품, 매운 음식, 가공식품, 외식 등을 많이 한다면, 이런 경우 이 금양체질일 확률이 높을 수 있는 것이다. 이는 금양체질뿐만 아니라 다른 모든 체질에도 동일하게 적용되는 원리이다. 반드시 기억하길 바란다. 나의 평소 식습관이 무엇인가.

에피소드 1

평생 소화불량과 동거한 사람

대강의 줄거리

주소(主訴, chief complaint)[1]: 위가 늘 말썽이다. 1년 전 독감에 걸려 양약을 먹었더니 위가 망가졌다. 계속 설사하다 괜찮다를 반복한다. 이 때문에 체중감소가 심했다. 평소 소화불량이 매우 잦다.[2]

설문의 다양한 해석의 지평[3]

I. 땀이 주는 신진대사의 단서들

- 조금만 매운 것 먹어도 머리나 얼굴에 땀이 많이 흐른다.

- 전에는 땀이 별로 없었는데 나이가 들면서 많아진다.

  *[4]이상은 대체로 건강이 좋지 않은 금체질(금양 또는 금음체질)[5]에 적합한

---

1 주소: 환자가 호소하는 주된 증상.
2 소화불량: 이 책의 제1 에피소드의 주소로 소화불량을 택했다. 이는 인간에게 발생하는 모든 질환에서도 가장 근본적인 것이기에 1번 타자로 선택한 것이다. 모든 체질에 첫 번째 질환이 바로 위장에서 일어나는 소화장애다. "속 편한 세상"을 위해 체질의학이 출현했다고 해도 과언이 아니다.
3 다음 설문은 환자가 가지고 있는 증상이나 특징을 보고 체질진단에 참고하기 위한 것이다. 환자의 건강에 관한 전반적인 문제도 짧은 시간에 파악할 수 있다. 환자가 평소 주관적으로 느끼는 것들을 체크한 것이므로, 나와 같은 8체질 전문가가 진단한 체질과 모순되는 항목들이 종종 발견될 수 있다. 대체적인 흐름을 파악하는 것이므로 너무 디테일한 것에 얽매일 필요는 없다. 본격적인 체질진단은 뒤에 이뤄지는 것이다. 이는 다른 환자들의 경우에도 동일하다.
4 *: 이 표시는 체질설문 결과에 대한 주원장의 해설을 뜻한다. 앞으로도 동일하다.
5 금체질: 금양 또는 금음체질을 통칭한다. 다른 체질들도 마찬가지다. 토체질은 토양 또는 토음체

땀 반응이다. 그리고 목체질에도 있을 수 있다. 금양체질은 땀이 많이 흐르면 몸이 그다지 좋지 않다는 사인이다.

II. 음식이 제공하는 귀한 정보

- 고기나 기름진 음식을 먹으면 설사를 하거나 대변이 잦아진다.
- 삼겹살을 먹으면 설사를 하거나 대변이 잦아진다.
- 고기나 기름진 음식을 먹으면 속이 매우 거북하다.
  * 위와 같은 고기나 기름진 음식에 대한 불편한 반응은 이 체질에 흔히 나타난다.
- 밀가루 음식을 먹으면 생목 또는 신물이 잘 올라온다.
  * 밀가루 음식에 대한 불편한 반응도 금양체질 가능성을 시사한다. 다만 다른 체질, 예를 들어 금음체질이나 수체질, 일부 토체질에도 불편감이 있을 수 있으므로 감별진단을 요한다.
- 돼지고기를 먹으면 속이 매우 불편하다.
- 소고기를 많이 먹어도 탈이 나지 않는다.
  * 이 환자는 소고기는 상대적으로 다른 고기보다 불편감이 덜한 편이다. 같은 금양체질이라도 고기 종류에 따라 소화능력에 차이가 있음을 알 수 있다. 어떤 금양체질은 반대로 소고기가 불편하고 돼지고기가 더 편하다는 말을 하기도 한다. 항상 개인차가 존재한다.
- 생선회를 많이 먹어도 속이 불편하진 않다.
  * 이 체질에 적합한 소견이다. 이 말은 수체질 배제의 가능성을 높여준다.
- 고등어를 먹으면 신물이 올라온다.

질, 목체질은 목양 또는 목음체질, 수체질은 수양 또는 수음체질을 의미한다. 사상으로 금체질은 태양인, 토체질은 소양인, 목체질은 태음인, 수체질은 소음인에 해당한다.

*이 체질에 고등어 먹으면 불편하다는 사람이 종종 있다. 다른 체질에도 적지 않다.

- 생굴을 먹으면 배탈이 잘 난다.

  *생굴 역시 소화기능이 약한 금양체질은 소화장애를 잘 일으킨다.

- 참외를 먹으면 속이 불편하거나 설사한다.

  *참외에 소화장애를 토로하는 사람이 이 체질에 종종 있다.

- 수박을 먹으면 소화가 잘 되지 않는다.

  *수박도 금양체질에 소화장애가 많다.

- 냉한 음료나 찬 음식을 많이 먹으면 설사하거나 속이 불편해진다.

  *소화기능이 약한 금양체질의 경우 찬 것을 잘 먹지 못한다. 이는 토체질을 제외한 모든 체질의 공통 특징이다. 심지어 토체질도 일부는 찬 것을 잘 먹지 못한다.

- 라면을 먹으면 설사하거나 속이 불편하다.

- 커피를 마시면 손이 떨리거나 가슴이 두근거린다.

  *금양체질은 커피에 각성효과가 큰 사람이 많아서 이런 증상을 일으키는 사람이 역시 많다. 물론 이런 증상 없이 커피를 잘 마시는 사람도 많다. 커피는 목체질에 가장 적합한 기호식품으로 되어 있지만, 목체질 중 민감한 사람도 역시 이런 증상을 일으킨다.

- 자장면을 먹으면 속이 거북하다.

- 집에서 먹을 땐 괜찮은데, 외식하면 설사하는 경우가 많다.

  *외식의 경우 집밥과 다르게 자극적인 향신료나 양념을 많이 쓴다. 또 하나 중요한 것은 엠에스지(MSG) 같은 화학조미료의 사용이다. 체질에 맞는 음식을 먹어도 설사하거나 속이 거북한 것은 이 화학조미료 때문인 경우가 많다. 금양체질은 간이 작은 체질이어서 이런 화학조미료의 독성에

영향을 많이 받는다.

- 병나거나 몸이 안 좋으면 대개 식욕이 먼저 뚝 떨어진다.
- 술 한 잔만 마셔도 얼굴이나 몸이 아주 빨개진다.
- 술은 거의 한 모금도 못 한다.

  *술에 대한 반응은 사실 체질에 무관한 개인적 특징인 경우가 많다. 다만, 이 체질이 간이 작은 체질이라 술에 약한 사람이 상대적으로 많은 편이다.

- 활명수(또는 까스명수)에도 취한다.

  *활명수에 들어 있는 어떤 성분이 이런 증상을 일으키는지는 잘 모르겠다. 대개 이 체질에 이런 반응이 많은 편이다. 물론 다른 체질에도 가끔 이런 사람이 있다.

- 돼지고기나 소고기보다 닭고기를 먹었을 때 가장 힘이 난다.

  *금체질뿐만 아니라 수체질에도 이런 반응을 보이는 사람이 많으므로 감별진단을 요한다.

- 육식이나 분식보다는 꼭 밥(rice)을 먹어야 기운이 난다.

  *금양체질은 쌀이 가장 맞는 체질이다. 다만 일부 사람은 쌀을 싫어하고 밀가루 음식을 선호하는 사람이 있다. 하지만 건강을 생각한다면 쌀을 권한다.

III. 알레르기 반응의 미묘한 암시

- 금속 허리띠나 허리고무줄이 닿는 부위가 가렵거나 피부 알레르기를 일으킨다.
- 먼지가 많은 곳에 가면 알레르기를 일으킨다.

  *일반적으로 금양체질은 피부 알레르기나 호흡기 알레르기가 많은 편이다.

IV. 약으로부터의 깨달음

- 양약은 물론 한약도 몸에 잘 안 받아 대부분 먹다 중도에 포기한다.

  *약에 대한 부작용이 많은 금양체질의 특징이다. 체질약을 복용하면 이런 문제를 극복할 수 있다.

V. 체형이 주는 전관적 이미지

- 아무리 먹어도 살이 안 찐다.
- 몸이 매우 말랐다.

  *금체질이나 수체질 중에 이런 사람이 종종 있다. 하지만 과체중이나 고도 비만도 많으므로 속단은 금물이다.

VI. 대변의 체질적 프리즘

- 평소 설사가 잦다.
- 대변이 항상 무르게 나온다.

  *대장이 민감한 금체질에 흔한 증상인데, 사실 어느 체질이건 다 올 수 있다. 체질식을 철저히 하면 대변 상태가 좋아진다.

VII. 과거와 현재의 단면들

- 편도선이 잘 붓는다(혹은 과거에 잘 부었다).
- 화가 날 때 또는 스트레스 받고 식사하면 잘 체한다.
- 온종일 트림을 계속 한다.
- 온종일 방귀가 계속 나온다.

  *이상 두 항목은 평소 섭취하는 음식이 체질에 맞지 않은 것이 많음을 시사한다.

- 배를 차가운 상태에 노출하면 설사한다.

    *장이 민감한 금체질은 대체로 이런 증상을 보인다. 하지만 다른 체질들에도 이런 증상은 흔하다.

- 벌레에 물리거나 상처가 나면 빨리 안 아문다.

    *면역력이 저하하고 알레르기 소인이 많은 금양체질에 자주 나타나는 증상이다.

- 반신욕을 하면 몸 컨디션이 좋아진다.

    *반신욕을 하면 좋다는 금양체질이 종종 있지만, 금체질은 과하게 발한하면 건강에 그다지 좋지 않다. 땀이 약간 나올 정도만 하는 것이 좋다.

- 알레르기 비염
- 갑상선결절(갑상선에 혹이 있는 것)
- 신장염
- 골다공증

    *위 네 항목에 언급된 이런 병들은 환자가 대체로 어떤 질환을 가지고 있는지 파악하기 위한 것이다. 여러 체질에 두루 나타날 수 있으므로 체질진단에 결정적인 것들은 아니다.

- 고질적인 만성위염
- 위축성위염
- 위하수증

    *이 세 항목들로부터 이 환자가 위장 질환이 많음을 알 수 있다. 위장병은 모든 체질에 다 나타날 수 있는데 이를 소음인(수체질)의 범주에 국한하려는 경향이 많은 것이 체질진단에서 가장 큰 문제다.

- 혈압이 올라가면 금방 몸이 안 좋아지는 것을 느낀다(두통이나 뒷목 불편, 안구 불편 등).

주원장의 진단[6]: 금양체질(수양 및 수음체질과 감별 요함)[7]

치유로 나아가는 길[8]

치료 중점: 체질침[9] 및 체질한약[10](탕제 및 환, 그리고 체질단體質丹 등)으로 위장 치료에 주력함(체질단은 공진단供辰丹의 방제원리를 체질에 적용하여 필자가 고안한 처방이다. 기력저하, 만성피로, 무기력, 심기허증, 불안증 등에 효과). 처음 3회는 체질침만으로 치료했다. 3회의 침치료로 설사가 멎고 뱃속이 편해졌다. 4회째 치료부터 소화기능을 치료하는 체질한약 치료를 병행했다. 이 환자의 경우 양약뿐만 아니라 일반 한약에도 부작용을 잘 일으키는 편이므로 체질약 처방 시 상당히 세밀한 주의가 필요했다.

---

6 나는 체질판단을 위해 그 사람의 외형, 증상, 설문, 맥진, 그리고 주원장만의 특별한 노하우 등 모든 가능한 수단을 다 동원해서 한다. 여기 금양체질이란 결과도 그런 종합적 과정의 소산이다. 단지 위에 소개한 체질설문만으로 한 것은 아니라는 점을 분명히 밝혀둔다. 체질설문은 환자의 대체적 경향을 파악할 수 있도록 독자들에게 참고자료로 보여드린 것이다. 환자의 체질은 실제 임상을 통해 확인되었다. 이 책에서는 최종결과만 제시한다.

7 '수양 및 수음체질과 감별 요함'이란 이 환자가 이런 체질들로 오진될 수 있는 소지가 많기 때문에 진단에 신중해야 한다는 뜻이다.

8 주원장한의원의 치료는 주로 체질침과 체질한약으로 한다. 여기에서는 주원장의 치료에 대한 대체적인 면만을 제시하기로 한다. 체질침은 권도원 선생의 처방을 토대로 나의 임상 경험에서 얻은 바를 결합하여 처방을 구성했고, 체질한약은 이제마 선생의 처방을 근간으로 하고 역시 나의 임상 경험에서 얻은 바를 가하여 처방을 구성했다.

9 체질침: 8체질의학의 창시자 권도원 선생이 창안한 8체질 침 치료법. 경락의 오행 상생상극 관계를 이용하여 장부불균형을 바로잡는 방법으로 질병을 치료한다. 독창적인 침법으로 세계 어디에도 없는, 대한민국 고유의 침법이라고 할 수 있다.

10 체질한약: 체질약으로 대개 약칭한다. 동무 이제마 선생의 사상처방을 참고하고, 나의 20년 임상경험을 토대로 얻은 나만의 특별한 처방이다.

과정과 실재[11]

거의 평생토록 지속된 위와 장의 소화계 질환으로 수시로 시달렸다. 상시 설사 혹은 묽은 변, 그리고 소화불량으로 고생한다. 뭔가 음식을 잘못 먹으면 배가 빵빵해지는 팽만 증상이 생긴다. 트림도 많이 난다. 이럴 때 눈에 모래알이 든 것처럼 뻑뻑한 증상이 생기기도 한다. 속이 답답하면 허리도 묵직해지고 심하면 통증도 발생한다[12]. 오른쪽 옆구리 통증도 가끔 발생한다. 명치 아래 복부 압통도 자주 있다. 가끔 식욕부진이 심하다. 외식 후 속 불편이 잦다. 간혹 쓴물이 올라오기도 한다. *이상 소화 관련 증상과 파생 증상들은 주원장한의원의 체질치료로 드라마틱하게 감소했다.

체형이 상당히 마른 편이다. 아무리 먹어도 살이 잘 안 찐다. *금체질 중에 이런 특징을 가진 사람들이 종종 있다(수체질에도 있다). 하지만 살찐 사람도 적지 않으므로 이것만으로 체질을 특정할 수는 없다.

양약에 대한 부작용이 많다. 독감 걸려 타미플루(Tamiflu)를 처방받고 부작용이 심해 몇 달 심하게 고생한 병력이 있다.[13] 그 후 타미플루 안 맞고 다른 양약을 처방받았는데 부작용은 덜하나 대신 설사가 났다.

건강식품이나 영양제에 대한 부작용도 많다.[14]

---

11 치료 과정에서 환자가 보인 여러 가지 증상과 특징, 그리고 그에 따른 주원장의 치료과정을 서술한 것이다. 다른 환자들의 경우도 마찬가지다. 이 환자의 경우는 대략 3년여 동안의 기록이다. 수록한 증상과 치료의 순서는 중요도에 따라 주원장이 임의로 정한 것이다.

12 소화장애에서 파생된 근골격계 질환: 소화기 증상에서 이렇게 근육통이 발생할 수 있다는 점을 주목할 필요가 있다. 그뿐 아니라 골격계 질환도 역시 발생할 수 있다. 이런 걸 정형외과 같은 데서 외과적으로 치료하려고 하면 치료가 될 수가 없다. 원인이 다른 곳에 있기 때문이다.

13 타미플루: 소아 및 성인의 인플루엔자A 또는 인플루엔자B 바이러스 감염증에 대한 치료에 주로 사용한다. 초기증상 발현 후 48시간 이내에 투여를 시작해야 소기의 효과를 볼 수 있다고 한다. 이 환자와 같은 금양체질은 간의 해독능력이 부족해서 부작용이 심하게 나타나 치료의 효과를 보지 못하고 오히려 증상이 더 심해지는 경우가 종종 있다. 이렇게 약에 대한 부작용이 많은 사람은 8체질치료를 받는 것이 가장 좋다고 생각한다.

14 건강식품이나 영양제: 금체질은 심지어 건강식품이나 영양제에도 부작용을 잘 일으킨다. 가능

알레르기가 심하다. 알레르기 비염, 먼지 알레르기, 접촉성 피부염 등 호흡기나 피부에 알레르기가 잘 일어난다. *체질치료로 알레르기가 많이 감소한다.

몸에 힘이 쫙 빠지는 때가 있다. 피로감이 잦다. *체질치료 후 체력이 많이 향상되어 전보다 늦게까지 작업할 수 있게 되었다(전에 꿈도 못 꿀 얘기라며 신기해함).

몸이 힘들면 종종 백태나 혓바늘이 생긴다.

이석증(benign paroxysmal vertigo)[15]이 아주 가끔 발발한다(23년 전, 12년 전, 그리고 최근). 며칠 전에도 아침에 일어나는데 갑자기 핑 돌았다.

감기에 자주 걸린다. 콧물, 기침, 가래, 후비루, 발열, 인후통(혹은 부종) 등 등의 증상. *체질치료 후 면역력이 크게 향상되어 감기 빈도가 확 줄었다.

아침에 머리 무거운 증상이 가끔 있다. 아침에 뒷목이 무겁거나 통증도 가끔 있다. 간혹 뒷머리 뜨끔뜨끔 하는 증상도 있다.

팔꿈치(엘보) 통증 가끔 있다.

추운 날씨에 눈물이 많이 난다. *나이 들면 발생하는 노화의 전형적인 증상이다. 나이 드는 걸 어찌할 수는 없지만 체질섭생을 잘하면 그 정도나 빈도를 많이 줄일 수 있다.

수족냉증 심하다. 특히 왼발 항상 차갑다. 몸 전체에 추위 잘 느낌. *주원장한의원 치료로 냉증 많이 감소. 전에는 양말을 신고 잤는데 치료받고서는 몸이 따뜻해져 양말을 안 신고 잔다고 무척 즐거워한다(이렇게 일상

하면 체질에 맞는 식사법("체질식")으로 건강을 지키길 권한다.

15 이석증: 귓속에 있는 평형기관인 반고리관 내의 이석(아주 작은 돌 같은 것들)이 이탈하여 발생하는, 심한 어지럼증을 주증으로 하는 질환. 모든 나이에서 발생할 수 있으나 주로 40대나 50대 이후에 잘 발생하며 대개 과로하거나, 특히 스트레스를 많이 받은 경우 더 자주 발생한다.

의 소소한 즐거움이 진정한 행복이 아닐까?).

자다 새벽에 깬다. 숙면을 못한다.

심장이 가끔 심하게 뛴다(심계항진). 복식호흡하면 좀 가라앉는다고 한다.

가끔 마른기침.

근래 머리카락이 가늘어졌는데, 주원장한의원 치료 후 다시 굵어졌다고 한다. *이는 체질치료의 파워를 느끼게 해주는 대목이다. 몸의 상태가 총체적으로, 근본적으로 좋아졌다는 증거다.

골다공증이 있다. *나이가 들면 대개 오는 질환이지만, 음식, 운동 등으로 완화시킬 수 있다.

*일러두기: 다음은 음식이나 건강법, 기타 체질과 관련된 다양한 것들 중에 환자가 직접 언급한 것을 토대로 수록했다. 체질에 대한 일반적인 견해에 딱 들어맞지 않는, 해당 환자만의 개인적 성향이 많이 반영된 것이다(즉 이 환자가 이렇게 실제 느꼈다는 것이다). 따라서 체질식표와 일치하지 않는 것들도 종종 있을 수 있다. 중요한 것은 주석을 달아 해설했지만 그렇지 않은 것들은 독자의 슬기로운 판단에 맡긴다. 나의 생각은 체질식표에 수록된 것이 절대적인 것은 아니라는 것이다. 음식반응에 일정 부분 개인차가 있는 것이다. 하지만 가능하면 뒤에 부록으로 제시한 8체질식 일람표를 기준으로 해설하려고 하였다.

::: 환자의 식탁 등 :::

• 속 편한 음식[16]: 배추국, 조개국, 전복죽, 삶은 브로콜리.
• 효과 있는 건강식품: 프로폴리스(감기 인후염 같은 염증에 효과)[17]

---

16 속 편한 음식: 배추국, 조개국, 전복죽, 삶은 브로콜리 모두 금양체질에 이로운 음식들에 속한다.
17 프로폴리스: 벌이 나무에서 채취한 수지에 자신이 만든 꿀을 섞어서 만든 물질로, 벌집의 틈을

- 부작용 음식: 생굴(설사 짝짝)[18], 녹두죽(소화 잘 안 됨)[19], 아귀(설사)[20]

회상

평생토록 고질적인 소화장애를 앓아온 금양체질 케이스다. 이런 경우 항상 경계해야 할 것이 체질진단이다. 사람들은 이런 유형의 환자를 소음인(수체질)이라고 생각하는 경우가 많다. 일반 한의원에서도 그렇게 얘기할 것이고, 체질에 대해 관심 있는 일반인들도 흔히 그렇게 얘기할 것이다. 소화만 안 되면 죄다 소음인, 소음인을 외친다. 하지만 체질진단이란 게 그렇게 간단하질 않다.

모든 체질은 소화장애를 가지고 있다. 소화기의 문제는 체질의 문제가 아닌, 모든 인간의 보편적인 문제이다. 체질과 상관없이 모든 사람이 걸리는 가장 기본적인 병이 바로 소화기 병인 것이다. 수체질이건 목체질이건, 토체질이건 금체질이건, 세상에는 소화장애를 앓는 사람들이 즐비하다. 따뜻한 남쪽나라로 날아가는, 끝없이 이어지는 철새들처럼. 아주 고질적이고 중증의 소화장애를 앓는 사람들이 어느 체질이건 꼭 있다. 이들을 죄다 소음인이라면서 치료를 하고 있으니 병이 나을 리가 만무하다. 요행히 수체질인 경우나 좀 효과를 볼까.

이 환자도 수체질로 진단 받기 쉬운 사람이다. 수체질은 위가 가장 작

메꾸는 데 사용한다. 감염예방 및 치료, 화상, 귓병, 면역증진에 효과가 있다. 이 체질에 대체로 효과가 있으나 일부 부작용을 보이는 사람도 있다.

18 생굴: 굴은 원래 금양체질에 좋은 음식에 속하는데 이렇게 생굴을 먹는 경우 설사를 하거나 소화장애를 일으킬 수 있다. 익혀 먹으면 대개 괜찮다.

19 녹두죽: 녹두는 금체질에 좋은 곡식인데 이 환자의 경우 소화가 잘 안 된다고 하는 것은 좀 이례적이다. 하지만 대부분의 금체질은 이런 문제를 일으키지 않는다.

20 아귀: 금양체질에도 생선이나 해물에 부작용이 나는 경우가 종종 있다. 앞에 말한 생굴이 특히 그렇고 게장도 비슷하다. 게장 먹으면 입이나 목구멍이 가렵고 붓는데 익혀 먹으면 괜찮다고 하는 경우가 드물지 않다. 아귀에 대해 설사한다는 반응도 좀 의외다. 매운 양념 때문이 아닌가 생각한다.

은 체질이다. 그래서 위장을 치료하는 한약도 수도 없이 지어 먹고, 저 하늘의 별처럼 셀 수 없이 침도 맞았다. 하지만 아무런 효과가 없었다. 아니, 오히려 부작용이 났다. 금양체질에게는 금양체질에 맞는 약이 따로 있는데, 수체질 약을 줬으니.

체질진단에 들어갔다. 맨 먼저 눈에 들어오는 그녀의 외형도 보고, 그녀가 작성한 체질진단 설문도 검토하고, 증상도 자세히 들어보고, 그리고 맥도 꼼꼼히 짚었다. 결론은 금양. 바로 금양체질이었다. 나는 그녀의 체질을 진단한 후 그에 따른 치료를 시작했다. 금양체질의 소화기에 효과 좋은 체질침을 놓고, 체질약을 처방했다.

체질의학이란 놀라운 면이 있다. 아무리 고질이라도 제대로 체질이 맞으면 즉각 치료가 된다. 몇 십 년 된 병도 일거에 소멸된다. 이 분도 단 몇 회 치료 만에 효험이 나타나기 시작했다. 그리고 치료를 계속 이어가자 복통, 설사, 팽만, 트림, 식체, 식욕부진 등등, 그녀를 괴롭히던 숙적들이 하나 둘 자취를 감추었다. 항상 고통에 시달려 찡그려 있던 얼굴이 관세음보살처럼 편안해졌다. 미소가 입가에 감돌고 눈이 빛을 발하기 시작했다.

그녀는 체질을 잘못 알고 살아온 인생에 대해 충격을 받았다. 평생 소음인으로 알고 찾아 먹었던 음식들이 그녀에겐 대부분 해로운 것들이었다. 그리고 평생 회피했던 음식들이 대부분 유익한 것이었다.

그녀는 숙명이라고 생각했던 위장병이 그렇게 빨리 나은 것에도 또 놀랐다. 주원장한의원에 내원하면서 마음 한켠에 한 가닥의 기대도 없었던 것은 아니었지만, 그래도 이런 속효가 있을 줄은 전혀 예상하지 못 했던 것이다. 그녀의 생애만큼이나 오래 된 병이었기에.

이후 그녀의 삶은 많이 바뀌었다. 질병의 어둠에서 건강의 밝음으로! 이제 그녀가 그토록 좋아하는 예술활동을 맘껏 할 수 있다. 건강이 그녀를 든든하게 받쳐주고 있으니!

온갖 알레르기로 인생이 고달프다

대강의 줄거리

주소: 알레르기가 심하다.

땀이 많이 난다. 전에는 웬만해선 땀이 안 났다.[21] 땀이 나면 몸이 차가워진다.

많이 피곤함. 작년 여름에 무리했다. 이후 땀이 많아짐. 작년 겨울, 12월에 심한 감기에 걸린 후 식은땀이 많이 났었는데, 다니던 한의원에서 처방받은 탕약으로 땀이 멈추고 회복됐다. 요즘 몸이 나빠지고 다시 땀도 나면서 몸이 너무 차가워진다.

숙면이 안 됨.

변이 평소 묽게 나옴.

설문의 다양한 해석의 지평

I. 땀이 주는 신진대사의 단서들

- 건강할 때는 땀이 거의 없다.

- 목욕탕에서 땀을 빼고 나면 몸이 오히려 나빠진다.

- 목욕탕에서 땀을 많이 빼면 어지럽다.

---

21 땀: 금양체질은 땀이 많이 나기 시작하면 몸이 좋지 않다는 사인이다. 이 환자도 전에는 웬만하면 땀이 안 났다고 하지 않은가. 이렇게 땀이 나면 몸이 차지면서 감기 같은 감염성 질환에 걸리기 쉽다.

- 전에는 땀이 별로 없었는데 나이가 들면서 많아진다.

    *이상 모든 항목은 대체로 이 체질에 합당한 땀 반응들이다.

II. 음식이 제공하는 귀한 정보

- 육식을 하면 속이 거북하거나 얼굴에 뭐가 잘 난다.
- 밀가루 음식을 먹으면 속이 거북하거나 얼굴에 뭐가 잘 난다.

    *이상 두 항목은 금양체질에서 잘 나타나는 반응들이다.

- 우유를 많이 마셔도 속이 불편하지 않다.

    *금양체질 중에 우유를 좋아하고 많이 마셔도 부작용이 없는 사람이 종
    종 있다. 하지만 대개는 우유를 마시고 속이 불편하다는 사람들이 많다.
    금양체질에는 맞지 않은 식품이므로 금하는 것이 좋다.

- 소고기를 많이 먹어도 탈이 나지 않는다.

    *고기를 먹어도 불편감을 별로 호소하지 않는 금양체질이 많다. 하지만 이
    는 소화에 국한해서 그런 거지 결코 몸에 무해한 것은 아니다. 이 사람의
    경우 알레르기 질환이나 피로 등 다양한 증상들이 나타나고 있다.

- 생선회를 많이 먹어도 속이 불편하진 않다.
- 맥주를 많이 마셔도 설사하지 않는다.

    *금양체질은 술의 부작용이 많은 체질이나 가끔 술 먹어도 직접적인 부
    작용이 없는 사람들이 있다. 또는 주종에 따라 반응이 다른 사람들도 있
    다. 맥주는 설사하는데 소주는 괜찮다는 사람, 혹은 그 반대의 경우 등.
    이 사람은 맥주에 큰 부작용이 없는 경우이나 역시 자주 마시는 것은 피
    하는 것이 좋다.

- 참외를 먹으면 속이 불편하거나 설사한다.
- 냉한 음료나 찬 음식을 많이 먹으면 설사하거나 속이 불편해진다.

*이 두 문항은 이 환자가 속이 냉한 상태임을 알 수 있다. 소화력이 약한 금 체질이나 수체질, 목체질 등에 두루 나타나는 증상이다.
- 피자를 먹으면 체하거나 속이 불편한 경우가 많다.
- 음식은 가리지 않고 뭐든지 잘 먹으며 별 탈 없다.
- 자장면을 먹으면 속이 거북하다.
- 매운 음식을 먹으면 자주 설사한다.
　*금양체질은 매운 고추에 부작용이 있는 사람들이 많다(토체질에도 많 다). 물론 고추를 좋아하고 아무 탈 없는 사람도 있다. 그렇더라도 체질에 맞지 않은 음식은 피하는 것이 좋다. 소화에는 별 영향이 없더라도 다른 내과적인 문제를 일으킬 수 있기 때문이다.
- 밥맛이 없을 때는 종종 식사를 거르다가, 배고플 때 한 번에 몰아서 많 이 먹는 버릇이 있다.
- 몸이 아플 때도 식욕은 항상 좋다.
- 돼지고기나 소고기보다 닭고기를 먹었을 때 가장 힘이 난다.
- 소고기는 먹는데 돼지고기는 거의 안 먹는다.
　*이런 소견도 금체질임을 시사한다(수체질일 수도 있다). 고기가 진짜 좋은 사람은 가리지 않고 다 좋아하는 경우가 많기 때문이다.
- 커피를 안 마시면 일을 못한다.
　*금양체질은 커피의 각성효과가 잘 나타나 체질에 맞지 않음에도 커피를 좋아하는 사람이 많다. 혹은 위나 심장에 좋지 않음을 느끼면서도 일을 위해 어쩔 수 없이 먹는 사람도 많다.
- 육식이나 분식보다는 꼭 밥(rice)을 먹어야 기운이 난다.
　*금양체질은 쌀이 가장 잘 맞는 체질이다.
- 오징어를 먹으면 잘 체한다.

*오징어는 해물이지만, 의외로 소화장애를 일으키는 경우가 많다. 오징어 알레르기가 있는 사람이 가끔 존재하는 것이다. 이런 경우 피하는 것이 좋다.

III. 알레르기 반응의 미묘한 암시
- 새우알레르기
  *새우도 금양체질에 맞는 식품이나 민감한 사람의 경우 알레르기를 일으킬 수 있다. 이 외 다른 갑각류나 패류, 예를 들어 게, 조개 등에도 알레르기를 일으키는 사람이 있다. 체질치료를 통해 알레르기를 치료하면 이런 증상이 없어진다.
- 먼지가 많은 곳에 가면 알레르기를 일으킨다.
- 알레르기 비염이 심하다.
  *금양체질은 특히 알레르기가 많은 편이다.

IV. 약으로부터의 깨달음
- 포도당주사를 맞으면 힘이 난다.
  *포도당주사가 간을 강화하는 효능이 좋아서 간이 가장 작은 체질인 금양체질에 좋은 효과를 발휘한다.
- 홍삼을 먹으면 몸이 좋아진다.
  *금양체질 중에 인삼은 좋지 않지만 홍삼은 좋다는 사람이 종종 있는데, 과용하면 부작용 나는 사례가 많으니 피하는 것이 좋다.
- 인삼을 먹으면 몸이 확실히 좋아진다.
  *금양체질 중에 인삼을 먹으면 열이 나서 좋지 않다는 사람이 많은 편인데, 이 사람은 인삼도 좋다고 하는 건 이례적이다(속이 냉한 것 같다). 지나친 복용은 몸에 열을 발생시켜 좋지 않으므로 피하는 것이 좋다.

- 한약을 복용해도 부작용은 별로 없다.
- 옻닭을 먹고 건강이 많이 좋아졌다.

  *금양체질에 옻닭을 먹고 알레르기가 일어나 좋지 않다는 사람이 가끔 있다. 이 사람은 속이 좀 냉한 성향이 강해서 이런 건강식품에 일시적으로 좋은 반응을 보이는 것으로 보이나, 역시 과용하면 좋지 않으니 주의를 요한다.

- 인삼이나 홍삼 모두 효과가 좋다.
- 비타민C를 먹으면 몸이 좋아진다.

  *비타민C를 먹으면 속이 쓰린 사람이 있는데 이런 경우는 식후에 복용하면 괜찮을 것이다. 금양체질에 간혹 메가도스(대용량) 요법으로 두통 등 부작용이 심한 사람이 있으므로 대용량 요법은 피하는 것이 좋다.

- 복합영양제 주사를 맞으면 얼마 동안은 기운이 난다.

  *금양체질에 이런 효과를 보는 사람들이 종종 있다. 하지만 영양제 주사도 체질에 맞지 않은 성분이 많이 포함돼 있으므로 자주 맞지 않는 것이 좋다.

V. 체형이 주는 전관적 이미지
- 키가 크고 날씬하여 패션모델 같은 체형이다.

VI. 대변의 체질적 프리즘
- 웬만해선 설사는 거의 안 한다.
- 대변을 며칠 못 봐도 그다지 불편하지 않다.
- 평소 대변이 가늘거나 무른데도 시원하게 안 나오는 경우가 많다.

  *금양체질 중에 체질식을 하지 않는 사람에게서 종종 볼 수 있는 소견이다.

VII. 과거와 현재의 단면들

- 편도선이 잘 붓는다(혹은 과거에 잘 부었다).
- 편두통이 주기적으로 온다.
- 배를 차가운 상태에 노출하면 설사한다.

    *금양체질 중에 이런 사람은 장이 민감하다는 사인이다. 이것은 체질과 무관한 특징으로 보인다. 목체질(특히 목음체질)에 아랫배가 아주 얼음처럼 차다는 사람이 있는데 다른 체질에도 정도의 차이는 있으나 배가 찬 사람은 흔하다. 체질보다는 장의 상태를 보는 척도로 유용하다.

- 너무 쉽게 멍이 든다.
- 벌레에 물리거나 상처가 나면 빨리 안 아문다.
- 평소 입안이 잘 마른다.
- 평소 입안이 잘 헌다.
- 혓바늘이 잘 생긴다.
- 평소 입술이 잘 갈라진다.

    *위 네 문항은 환자가 평소 심한 과로나 체력저하를 겪고 있으며 그로 인해 면역저하가 심하다는 것을 시사한다.

- 반신욕을 하면 오히려 몸 컨디션이 나빠진다.

    *앞의 환자는 반신욕을 하면 좋다고 했는데, 이 환자는 좋지 않다고 한다. 이렇듯 같은 체질이라도 상반되는 반응을 보이는 경우가 적지 않으므로 한두 가지 사례를 일반적인 것으로 속단하지 않도록 주의를 요한다.

- 한여름에도(아무리 더워도) 찬물로 샤워 못 한다.

    *금양체질에 비록 냉수욕이 좋은 건강법이라고 해도 그것이 꼭 냉수욕을 좋아한다는 말은 아니다. 찬물로 목욕하는 것을 흔쾌히 좋아하는 사람은 매우 드물다. 싫지만 꾹 참으면서 건강을 도모하는 것이다. 물론 추위

를 심하게 타는 사람은 피하는 것이 좋다.

주원장의 진단: 금양체질

치유로 나아가는 길

치료 중점: 체질침으로 현재 증상이나 질병을 치료하고, 몸의 기운이 많이 떨어졌을 경우 체질보약으로 치료함.

체질침이나 체질약의 효과가 좋은 편이나, 과로로 무리하면 전에 있던 증상들(비염, 소화불량, 피로, 구내염, 감기 등)이 다시 나타나는 경향이 많으므로, 평소에 체질식과 운동 등을 통해 꾸준히 관리하면서 생활하는 자세가 필요하다.

과정과 실재

체질진단을 받고 고기를 끊으니 몸이 확 달라졌다고 함. 식은땀, 두통, 불면증 등이 없어짐(주원장한의원 치료 후 이제는 누우면 깊은 잠을 잘 수 있게 됨. 적게 자도 덜 피곤함).

수영 시작, 2개월 정도 됐는데 몸이 많이 좋아짐(알레르기 비염으로 인한 콧물 없어짐). 냉수욕도 시작했는데 몸이 아주 상쾌함.[22]

무리하면 감기, 몸살 걸린다. 양약 감기약을 먹고 몸이 너무 피곤해짐. 힘들면 요통도 가끔 발생. 무리하면 피곤, 불면, 안구피로, 안구건조증(치

---

22 수영과 냉수욕: 금체질과 수체질은 수영과 냉수욕이 좋은 체질들이다. 다만 추위를 심하게 타는 사람들은 감기 걸리거나 알레르기가 심해질 수 있으니 주의할 것. 수영장의 경우는 소독약을 많이 쓰기 때문에 피부가 예민한 사람들에게 부작용이 생길 수 있어 역시 주의를 요한다. 냉수욕이 어려운 사람들은 냉온욕도 좋다. 따뜻한 물로 시작해서 찬 물, 따뜻한 물을 반복하면 된다. 온수에서는 땀이 나지 않을 정도로 데우는 것이 좋고, 냉온탕을 반복하다가 끝낼 때 찬 물로 끝내는 것을 추천한다.

료 후 눈 편해짐), 잇몸염증, 혓바늘, 입술 포진, 구강건조증(입마름), 얼굴에 피부 트러블, 졸음, 머리에 열 등 발생. 수면 시 쥐나거나, 목이나 어깨, 등에 담이 들어 근육통도 종종 발생.

만성피로(체질치료 후 없어졌으나 무리하면 다시 피로). 피곤하면 알레르기 비염이 심해지고(코막힘), 얼굴이나 두피에 뭐가 난다. 탈모도 심해짐.

감기에 잘 걸린다. 걸리면 비염, 콧물, 혹은 잔기침(목 간질간질, 오래 간다), 가슴 답답, 피로감.

체질식을 하고 전에 아주 잦던 잇몸 염증 없어졌다. 다른 상처도 전보다 빨리 아문다.

시골에서 추수하는데 알레르기 비염 심해져 콧물 계속 남.[23] 서울 오니 비염 감소.

무리하거나 체질식 안 하면 설사, 소변불리(소변이 시원치 않음), 피로, 이명, 아침 눈 주위 부종, 안구건조증 등이 생긴다.

장염 발생. 위가 부어오르고 메스껍고 설사, 발열.

면을 먹으면 위염, 백태 생김.

만성소화불량(체질치료 후 많이 나아짐. 과식하면 소화불량). 위가 안 좋으면 트림이 많아지고, 명치 딱딱해지고, 종종 다리 부종이 나타난다. 위염, 속쓰림 잦다.

가을(10월, 11월) 되면 체력 떨어지고 비염 재발, 몸 안 좋다. 봄여름은 대체로 컨디션 좋다.[24]

---

23 알레르기 비염: 시골이 공기가 맑을 거라고 생각하기 쉬운데 이 경우는 아니다. 추수하면서 생기는 작물과 토양의 먼지가 호흡기를 자극해 비염을 유발한 것이다. 대기오염이 매우 심하다고 알려져 있는 서울에 오니 오히려 비염이 감소했다는 말이 참 아이러니다.

24 금양체질은 일반적으로 환절기에 몸 컨디션이 안 좋아진다. 혹은 여름에 땀을 많이 흘리고 더위를 심하게 타는 사람도 있다.

::: 환자의 식탁 등 :::

- 속 편한 음식: 양배추(데쳐 먹고 변비 없어짐), 흰죽(장염 회복), 생선회와 굴(기운난다).[25] 키위(변비에 좋다)[26], 야채주스(야채 갈아먹고 속 좋아짐).[27]

- 효과 본 건강식품: 녹즙(설사에 효과)[28], 감잎차(컨디션 좋다), 보리수열매(변비에 효과)[29]

- 부작용 음식: 참외·바나나(몸이 차가워진다)[30], 사골(피부 가려움 발생), 올갱이해장국(장염). 감자탕(소화불량, 며칠 고생), 밀가루 면 음식(위염), 장어(속이 안 좋아지고 열이 후끈 올라 잠 못 잠), 굴(속이 부글부글하고 명치에 열이 난다), 커피(속이 안 좋다).

- 부작용 약약: 감기약(피곤 심해짐), 항생제(치아 치료시 항생제 복용한 후 몸에 힘이 없어지고 피로가 몰려옴. 몸이 차가워짐), 철분제(변비)[31], 독감(신종플루A형)약 부작용(어지럼, 가슴답답, 피곤).

---

25 생선회와 굴: 앞선 환자 사례에서는 생굴에 설사를 쫙쫙 한다고 했는데, 이 사람은 굴을 먹고 기운이 난다고 하는 모순적인 말을 한다. 굴 같은 음식은 같은 금양체질이라도 위장이 냉한 사람에게는 심한 소화장애를 일으킬 수 있는 것이다. 한 음식에 대해서 단순하게 좋다, 나쁘다로 획일적으로 구획할 수 없는 경우가 있다는 사실을 반드시 인지할 필요가 있다. 생선회에 대해서도 위가 냉한 사람의 경우 같은 부작용이 있을 수 있다. 이런 경우는 익혀 먹으면 별 문제 없으니 익혀 먹도록 하자.

26 키위: 금양체질에 키위는 체질에 맞는 과일에 속하나, 일부 금양체질의 경우 속이 쓰리거나 불편한 느낌을 주는 경우가 있다. 그런 경우는 골드키위 같이 신맛이 적은 키위를 택하면 나을 것이다.

27 야채주스: 임상 경험상 양배추와 브로콜리가 가장 좋은 것 같다.

28 녹즙: 금양체질에 좋은 녹즙으로 케일과 명일엽(신선초)이 있다. 케일에 속이 쓰리다는 사람이 있는데 그런 경우 명일엽을 택하는 것이 좋다. 간기능이 저하된 사람에게 추천.

29 보리수열매: 주로 호흡기 질환, 즉 기관지염이나 천식 같은 질환에 좋다고 한다. 간기능에도 효과가 있어 숙취와 같은 주독해독에도 효과가 있다. 이 환자는 변비에 효험이 있다고 했다.

30 바나나: 금양체질에 바나나를 먹으면 든든하고 좋다는 사람도 있고 속이 거북하거나 다른 안 좋은 증상이 생기는 사람도 있다. 바나나가 가장 좋은 체질은 토체질이고, 그 다음으로 금양체질을 든다. 바나나가 아주 좋은 체질은 아닌 것이다.

31 철분제: 금양체질은 금기가 많은 체질이므로 철분에 변비나 소화불량 등 부작용이 많다. 금양체질식 중 철분이 많은 식품으로 대체하는 것이 좋다. 금양체질에 좋은 철분 식품은 다음과 같다: 조개, 꼬막, 멍게, 굴, 청어, 멸치, 고등어, 참치, 쥐포, 미나리, 시금치, 깻잎, 쑥, 현미, 딸기, 초콜릿 등.

회상

장신에다 체격도 꽤 좋은 금양체질 케이스다. 체질에 따른 체형을 분석하여 체질을 진단하는 병원들이 있는데, 같은 체질에 존재하는 다양한 체형을 고려한다면 문제가 많은 진단법이라고 생각한다. 한 체질에 고정된 체형이란 절대로 없다.

앞의 에피소드 1 환자가 주로 소화기 문제를 앓는 금양체질이었다면, 이 환자는 알레르기나 면역계 질환을 주로 호소하는 금양체질이라고 할 수 있다. 알레르기 비염이나 감기, 염증성 질환 등등. 이런 면역 관련 질환의 근본 원인이 되는 기허증(氣虛證)의 증후(만성피로, 소화불량, 발한 등)도 곧잘 앓는 그의 질병 패턴이다.

이 환자는 평소 무리하는 습성이 있어 과로와 스트레스를 많이 받는 생활을 하는데, 이런 생활방식이 그의 대부분의 건강상의 문제를 일으키는 주된 인과관계를 형성하고 있다.

그는 일에 집중력이 좋은 사람에 속한다. 그 때문에 매양 밤새서 작업을 하는 것이 일상화 되어 있는 사람이었다. 정신이 신체의 한계를 압도하면서 병이 나는 것이다.

그는 체질을 모를 때는 그런 모든 문제를 자신의 신체의 연약함으로 돌렸다. 그리고 그 치료를 대부분 양의학에 의존했다. 그런데 문제는, 양약을 먹어도 치료가 잘 되지 않는 것이다. 감기약을 먹으면 피로가 몰려오고, 항생제를 복용해도 역시 몸에 힘이 쫙 빠진다. 알레르기가 더 심해지고 몸이 무기력해지는 것이다. 신종플루에 타미플루를 먹었더니 어지럽고 가슴이 답답하고 역시 또 피곤이 밀려온다. 이러니 당최 병을 치료할 수가 없다.

많은 사람들이 그렇지만, 8체질을 노크하는 이유가 대개는 이러한 것이다. 약을 먹으면 병이 나아야 되는데 안 낫고 더 악화되는 것이다. 그럼 어떡해야 하나? 다른 치료법을 찾을 수밖에.

그는 금양체질이었다. 그에게 금양체질에 대해 설명해주었다. 체질의 장부구조에 대해 알려주었고 왜 고기가 좋지 않은지, 왜 밀가루 음식을 먹지 말아야 하는지 이해시켰다. 그가 앓고 있는 갖가지 질병도 원인이 제각기 있는 것이 아니라, 체질이라는 구조 때문에 발생하는 '구조적인' 문제라는 것을 역설했다. 그는 어렵지 않게 내 말을 이해했다. 그에게 병이 자주 나는 이유를 근본적으로 이해한 것이다.

그는 내게 체질침 치료를 받고 몸의 증상이 호전됨을 느꼈다. 체질약을 복용하고 에너지가 다시 충전됨을 실감했다. 체질식을 지키니 몸이 평화로워짐을 체험했다. 어쩌다 체질식을 지키지 않으면 몸이 부작용을 보이며 즉각 반응하는 것에 놀랐다.

8체질의학은 이제 그에게 신앙처럼 되었다. 그동안 그는 힘들게 살아왔다. 왜 몸이 그렇게 자주 아픈지 이유도 모른 채 자신의 병약함만을 탓했다. 하지만 이제 그는 그의 몸을 이해하게 되었다. 그가 8체질의학에 발을 들여놓았을 때, 그는 이미 구원받은 것이다.

에피소드 3

코막히는 삶의 비애

대강의 줄거리

주소: 알레르기 비염, 심하면 축농증(부비동염), 콧물, 통증 동반.
소화불량 잦다. 평소 설사, 변비 교대.

설문의 다양한 해석의 지평

I. 땀이 주는 신진대사의 단서들

- 건강할 때는 땀이 거의 없다.
- 매운 음식을 먹어도 땀이 거의 없다.
- 운동을 많이 해도 땀이 거의 나지 않는다.
- 전에는 땀이 별로 없었는데 나이가 들면서 많아진다.
- 겨드랑이에 특히 땀이 많다.

  *이상 다섯 항목의 땀의 반응을 보면 대체로 이 체질에 적합한 소견을 보인다.

II. 음식이 제공하는 귀한 정보

- 차지 않은 우유를 마셔도 속이 불편하거나 설사한다.

  *우유에 좋지 않은 반응을 보이는 이 체질의 전형적인 소견이다.
- 생선회를 먹으면 설사하거나 속이 좋지 않다.

  *속이 냉한 금양체질임을 알 수 있다.
- 맥주를 마시면 십중팔구 설사한다.

  *속이 냉한 금양체질.
- 냉한 음료나 찬 음식을 많이 먹으면 설사하거나 속이 불편해진다.

  *역시 속이 냉한 금양체질. 위 문항들의 반응들은 수체질로 오진 가능성을 높이므로 주의를 요한다.
- 오렌지를 먹으면 속이 쓰리거나 거북하다.

  *금양체질에 오렌지나 귤은 속 쓰림을 유발하는 경우가 많다. 토체질에도 많다.
- 땅콩이나 호두 등의 견과류를 먹으면 설사하거나 속이 불편하다.

*견과류도 금양체질에 좋지 않은 대표적 식품이다. 견과류가 좋다고 무턱대고 먹는 사람들이 많은데 이도 체질에 따라 선택해야 할 사항이다.

- 생밤을 먹으면 속이 거북하거나 몸이 불편하다.

　*밤은 이 체질에 맞지 않고, 목체질에 좋은 과일이다.

- 평소 커피를 자주 마시는데도, 오후에 마시면 잠이 잘 안 온다.

- 평소 음식을 아주 적게 먹으며, 그래도 허기지거나 기운이 달리지 않는다.

- 자장면을 먹으면 속이 거북하다.

- 병나거나 몸이 안 좋으면 대개 식욕이 먼저 뚝 떨어진다.

- 술 한 잔만 마셔도 얼굴이나 몸이 아주 빨개진다.

- 매운 고추를 먹으면 딸꾹질이 난다.

- 커피를 마시면 금방 기운이 난다.

　*재차 말하지만 커피에 각성이 잘 되는 체질 중 하나가 금양이다(정도의 차이는 있으나 모든 체질에 사실은 커피에 민감한 사람들이 많이 있다. 금양체질로 속단하면 안 된다). 다만 체질에 맞지 않아 불면이나 심계, 소화장애를 일으킬 수 있으므로 피해야 한다.

- 신 과일을 못 먹는다.

- 귤을 먹으면 속이 좋지 않다.

　*위 두 문항은 금양체질에 자주 언급되는 것들이다. 하지만 다른 체질들, 특히 토체질에도 흔한 소견이므로 주의를 요한다.

III. 알레르기 반응의 미묘한 암시

- 알레르기 비염이 심하다.

　*금양체질인 이 환자의 대표 증상이다. 몸이 안 좋으면 항상 이 증상이 달

갑지 않은 손님처럼 찾아온다고 한다.

IV. 약으로부터의 깨달음
- 홍삼을 먹으면 몸이 좋아진다.
- 인삼은 별로 효과가 없는데, 홍삼은 효과가 좋다.
  * 금양체질이 인삼과 홍삼에 대해 이런 말을 아주 많이 하는데, 과복하면
     결국 부작용으로 큰 고생을 할 수 있으므로 피하는 것이 좋다.
- 옻닭을 먹고 건강이 많이 좋아졌다.
  * 금양체질 중에 옻닭을 먹고 좋아진 사람도 있고, 알레르기로 나빠진 사
     람도 있다. 개인차가 존재하는 건강식이다. 체질적으로는 맞지 않으므로
     피하는 것이 좋다.

V. 체형이 주는 전관적 이미지
- 몸이 매우 말랐다.
- 키가 크고 날씬하여 패션모델 같은 체형이다.
  * 이상 두 문항에서 볼 때 이 환자는 상당히 날씬한 사람이다. 그래서 항상
     살찌기를 원한다.

VI. 과거와 현재의 단면들
- 항상 감기를 달고 산다.
- 발바닥이 항상 갈라지고 각질이 잔뜩 떨어진다.
- 배가 항상 차서 괴롭다.
- 눈이 항상 건조하고 피로하다.
- 배를 차가운 상태에 노출하면 설사한다.

- 두피에 지루성피부염이 잘 생긴다.

  *이상 여섯 문항의 대부분의 증상들은 이 체질에 자주 나타나는 것들이다.
- 벌레에 물리거나 상처가 나면 빨리 안 아문다.

  *이 체질 중에 면역이 불안정하여 염증이 빨리 치유가 안 되는 상황이 많다.
- 평소 입안이 잘 마른다.
- 전립선비대증
- 축농증

  *앞의 알레르기 비염이 심해지면 동반되어서 나타나는 질환이다. 이 체질
  에 자주 나타나는 병이다.
- 위하수증

  *이 환자의 위가 매우 무력하다는 의미이다. 이 체질에 종종 나타나는 병
  이다. 수음체질에 가장 흔하다고 알려져 있다.

주원장의 진단: 금양체질

치유로 나아가는 길

체질식을 강조하면서 주로 체질침으로 치료.

과정과 실재

알레르기 비염, 코막힘, 콧물(코가 찡함), 가래, 안면통증(부비동염으로
인한 통증) 등의 증상이 잦다. *체질침 치료 후 많이 호전됨. 감기에 걸리
거나 몸 컨디션이 나빠지면 항상 비염이 오고 심하면 축농증으로 진전되
어 광대뼈 부근에 통증이 동반되는 경향, 거의 평생 반복한다. 코 주변의
통증이 심할 때는 하루 종일 지속되어 수면까지 방해할 정도. *이 환자의

비염은 온도 변화(추위나 찬바람)에 민감한 타입이다.

감기에 잘 걸린다. 감기에 걸리면 목이 가칠가칠한 증상도 있다.

가끔 몸에 발진 발생, 가려움으로 자다 깨는 경우 있다. 침대 온도를 낮추면 좀 낫다.

피부염이 발생하여 가렵다(처음엔 피부가 허옇게 되고 뒤에는 검어진다). *체질식 잘 지키지 못해 팔뚝, 어깨, 등 부위에도 번짐(4달가량 체질침 치료하여 거의 완치됨).

체질에 맞지 않은 음식이나 과식으로 인한 소화불량, 트림, 명치 부근 답답한 증상, 위통 발생. 대변 무른 편.

여름에 습관적으로 장염을 앓는다.

아무리 먹어도 살이 안 찌는 체형.

관절통 가끔 있다. 골프 혹은 무리한 운동으로 인한 경우 발생한다.

::: 환자의 식탁 등 :::

• 안 좋은 음식: 고기나 밀가루 등 체질에 맞지 않은 음식(바로 코가 막히고 콧물이 나면서 비염 증상 나타난다)

회상

알레르기 비염과 축농증으로 고생하는 전형적인 금양체질이다. 주원장한의원에 내원하는 환자들을 보면 대부분 자신만의 어떤 질병 발병 패턴이 있다. 이 사람은 거의 항상 몸이 좋지 않으면 그 증상이 코로부터 시작한다. 코가 막히고 콧물이 나면서 코가 찡하고, 그게 심해지면 부비동으로 염증이 연장되어 광대뼈 부근이 아프거나 얼굴, 혹은 두부 전체가 아프다. 대부분은 체질에 맞지 않은 음식이나 혹은 미세먼지 같은 기후나 환경 문제에서 기인한다.

연관된 병으로는 감기가 있다. 날이 좀 차거나 온도 변화가 심하면 그는 쉬 감기가 걸린다. 감기가 빨리 낫지 않으면 거의 반드시 비염으로 전이되고, 더 진전되면 축농증이 된다. 이런 면역저하는 또 소화기 증상과 관련돼 있다. 그래서 소화가 잘 되지 않고, 명치가 답답하고, 트림이 나고, 배가 아픈 증상이 종종 동반된다. 대변은 대개 무르고, 가끔 장염이라도 걸리면 심한 설사를 한다.

피부도 민감하여 건조증, 가려움증, 습진 등이 자주 발생한다. 대개 체질에 맞지 않은 음식을 섭취했을 때 소화불량과 더불어 나타나는 경향이 잦다. 종합하면 대개 맞지 않은 음식을 먹고 소화가 되지 않으면 면역이 떨어져 감기가 오기도 하고, 알레르기 비염이 오기도 하고, 피부 트러블이 나기도 하는 것이다.

양방 같으면 이런 환자는 알레르기과에서부터 소화기내과, 피부과 등으로 빙빙 돌릴 확률이 높다. 최소 3개의 과를 순차적으로 탐방해야 할 것이다.

하지만 8체질의학에 오면 치료는 아주 단순해진다. 한의학에서는 가장 우선으로 소화기를 치료하는 경우가 많다. 질병의 출발이 대개는 소화장애로부터 시작하기 때문이다. 나는 이 환자의 거의 모든 질병을 주로 체질침만으로 치료했다. 그는 특별히 체질침에 대한 반응이 탁월해서 대개 침 치료만으로도 병이 곧잘 나았기 때문이다. 물론 체질식은 늘상 강조한다. 소화야말로 모든 치병의 근본이요, 모든 건강의 기본이다. 소화가 잘 돼야 평소 시달리던 알레르기 비염도 사라지고, 거칠어진 피부도 윤택하게 되고, 대부분의 건강상의 문제가 두루 소거될 수 있다.

야구를 아주 잘 하는 탑 클래스의 선수들은 다이빙 캐치(diving catch)

같은 고난도의 플레이를 별로 하지 않는 것처럼 보인다. 대개 타구를 쉽게 쉽게 처리한다. 이유는 타구 방향을 재빨리 간파하고 신속하게 그 자리로 미리 가 있어서, 그리 어렵지 않게 볼을 잡을 수 있기 때문이다. 이류나 삼류 선수들은 이런 플레이를 잘 하지 못한다. 미리 대처하지 못하기 때문에 상대 타자의 타구를 제대로 처리하지 못하고 뒤로 빠뜨리거나, 몸을 내던져서, 혼신을 다해 다이빙해서, 운이 좋으면 가까스로 타구를 잡는다. 일견 멋있어 보이지만, 사실은 그렇게 고생할 필요가 없었던 것이다.

8체질의학도 묘기 같은 고난도 플레이는 별로 하지 않는다. 체질의 장부구조에 입각하여 병의 근본을 치료하기 때문에, 그로 인해 파생된 복잡하고 일견 어려운 듯이 보이는 질환들까지 굳이 다스리지 않아도 동시에 스스로 치료가 된다. 일거양득, 아니, 일거삼·사·오득이 별일 아닌 듯 일상으로 일어난다.

양방 병원에 이 환자가 갔으면 어떻게 됐을까? 아마도 알레르기를 치료하는 약제인 항히스타민제나 항생제 같은 약물 치료를 먼저 받았을 것이다. 이런 치료가 그 때뿐이고, 일시적인 치료 효과밖에 없을 경우 그 다음엔 수술 치료를 받을 것이다. 그래서 날카로운 메스로 콧속 점막을 깎아내는 대공사에 몸을 맡기는 모험을 감행하게 된다. 하지만 기대와는 달리, 결국 이것도 그 때뿐이고 재발되기 쉽다는 것을 깨닫게 되는 경우가 많다. 이젠 어떡해야 할까? 사실 답이 없다.

이 환자는 다행히 그런 위험한 길을 밟지는 않았다. 요행히도 8체질의학을 알게 됐고, 그래서 내 한의원을 찾았고, 체질을 진단받고 체질침 치료를 받았다. 그리고 집에서는 체질식을 열심히 지켰다. 그로써 족했다. 코는 뚫리고, 얼굴의 통증은 사라지고, 머리는 맑아지고, 뱃속은 편해졌다. 비록 단순한 치료였지만, 양방의 거창한 수술보다 훨씬 나은 결과를 얻었다. 다이빙과 같은 고난도의 플레이는 결코 필요치 않았던 것이다.

한의 고전 『황제내경(黃帝內經)』의 「음양응상대론편(陰陽應象大論篇)」에 "치병필구어본(治病必求於本)"이라는 말이 있다. 병을 치료하려면 반드시 그 근본을 다스리라는 말이다. 이는 필시 8체질의학을 두고 한 말이렸다!

에피소드 4

아토피와 여장부 콤플렉스

대강의 줄거리

주소: 아토피 피부염이 심해 온몸에 진물, 각질, 가려움, 태선화[32]가 일어났다. 작년에 고기를 끊고 좋아졌다가, 고기를 먹고 나서부터 다시 안 좋아졌다. 안 좋은 것을 먹으면 금방 등과 목 뒤에 뭐가 올라온다.

위가 항상 부어있는 느낌.

뒷목이 항상 굳어 있어, 누가 뒤에서 목을 잡고 있는 느낌.

작년에 눈 다래끼가 많이 나 항생제 등 안 먹던 약을 많이 먹었다.

꿈을 너무 많이 꾼다.

설문의 다양한 해석의 지평

Ⅰ. 땀이 주는 신진대사의 단서들

– 목욕탕에서 땀을 빼고 나면 몸 컨디션이 오히려 나빠진다.

---

32 태선화: 피부가 거친 나무껍질이나 코끼리 피부처럼 두껍게 변하는 증상. 아토피가 오래 되면 피부에 염증이 지속되면서 섬유화가 진행되어 일어나는 현상이다.

- 목욕탕에서 땀을 많이 빼면 어지럽다.
- 겨드랑이에 특히 땀이 많다.
  *이상 세 문항, 전체적으로 이 체질에 합당한 땀 반응이다.

II. 음식이 제공하는 귀한 정보

- 육식이나 기름진 음식을 먹으면 속이 매우 거북하다.
- 냉한 음료나 찬 음식을 많이 먹으면 설사하거나 속이 불편해진다.
- 커피를 마시면 손이 떨리거나 가슴이 두근거린다.
- 자장면을 먹으면 속이 거북하다.
  *이상 네 문항, 역시 대체로 이 체질에 자주 나타나는 음식반응이다.

III. 알레르기 반응의 미묘한 암시

- 햇빛 알레르기가 있다.
- 피부에 살짝만 자극을 주어도 자극받은 자국이 벌겋게 부어오르며 알레르기 반응을 보인다.
- 봄에 꽃가루가 날리면 알레르기를 일으킨다.
- 먼지가 많은 곳에 가면 알레르기를 일으킨다.
- 평소 피부가 건조해 가려움이 심하다.
- 천식이 있다(먼지나 동물 털, 꽃가루, 찬 공기 등에 호흡곤란을 일으킨다).
  *이상 여섯 문항, 전체적으로 알레르기가 많은 금양체질의 특징이 잘 드러나 있다.

IV. 약으로부터의 깨달음

- 한약도 몸에 잘 안 받아, 대부분 먹다 중도에 포기한다.

＊민감한 금양체질은 양약뿐만 아니라 한약에도 불편한 증상을 종종 보인다. 이런 경우 부작용이 거의 없는 금양체질약을 권한다.

V. 대변의 체질적 프리즘

- 평소 설사가 잦다.
- 대변이 항상 무르게 나온다.

＊이상 두 문항, 금양체질 중에 과민한 대장증상을 가진 경우를 반영하는 소견이다.

VI. 과거와 현재의 단면들

- 발바닥이 항상 갈라지고 각질이 잔뜩 떨어진다.
- 편두통이 주기적으로 온다.
- 스트레스 받고 식사하면 잘 체한다.
- 눈이 항상 건조하고 피로하다.
- 아토피 피부염

＊아토피 피부염은 금양체질의 특징적 질환의 하나이다.

- 전자파증후군
- 켈로이드(cheloid) 피부증상이 있다.

＊상처가 나면 빨리 아물지 않고 오래 진행되면서 크게 흉터가 지는 일종의 알레르기 반응으로 이 체질에 자주 나타난다.

- 반신욕 하면 오히려 몸 컨디션이 나빠진다.
- 매우 심한 생리전증후군

주원장의 진단: 금양체질

치유로 나아가는 길

주로 체질침 치료하면서 철저한 체질식 권장.

과정과 실재

아토피 피부염이 전신에 심하여 태선화(각질이 심하여 코끼리 가죽 같은 피부 변성)된 상태. 체질 치료 후 피부도 많이 부드러워짐. 하지만 체질식을 안 지키거나 스트레스 많이 받으면 붉게 열이 오르면서 가려움이 심해진다.

만성적인 항강증(뒷목이 강직돼 발생하는 통증)에 대해 체질침 치료 시행. 집안일과 남편, 자녀 등 가족과 관련된 모든 일을 자신이 통제하고 관리하려는 완벽주의적 성품 때문에 지속적인 강한 스트레스를 받고 있어 항상 목덜미가 강직되어 통증을 유발하고 있음. 두통도 자주 동반. 욱하고 화가 자주 치밀어 오름. 스트레스가 심하면 흉통도 동반되어 숨쉬기도 힘들 정도. 심장이 푸득푸득 뛰는 경우도 있음. *체질약과 체질침, 그리고 체질식을 병행하여 제반 증상이 많이 호전됨. 하지만 체질식을 지키지 못하자 다시 안 좋아짐. 가슴 답답함, 가슴에 가스가 가득찬 느낌, 가슴이 매캐한 느낌 등, 목구멍까지 이런 느낌이 이어짐.

목덜미뿐만 아니라 어깨, 등허리 근육도 강직으로 인해 통증 심함. 무리하면 "등짝이 뽀개질 것 같다"고 함. 몸살감기에 두통이 목뒤로 깨질 듯이 오는 경우 있다.

자주 정신이 산란하다. 사람 많은 마트에 가면 공황장애 증세를 보인다. 높은 곳(고층)에서 아래 내려다보면 어지럽고 몽롱해지는 증상 있는데 체질섭생 후 많이 좋아짐. 소리에 민감하여 큰 소리나 높은 톤에 자극받으면 몸에 힘이 빠지면서 정신이 산란해진다. 남편이나 딸이 말 안 듣고 스트레스 주면 숨이 탁탁 막힌다.

무리하게 집안 청소하고 나서 컨디션이 급전직하하여 심하게 구토하기도 함.

항상 피로감, 무기력, 안구피로, 안구건조증, 눈 시큰거림이 있는데 체질치료 후 많이 감소. 괜찮다가도 여러 일에 참견하면 스트레스가 올라가 눈이 시큰해짐. 피곤 심하면 눈이 탱탱 붓는다. 체질치료와 체질섭생으로 체력 향상됨. 하루 종일 일했는데도 기운 괜찮다. 목소리도 카랑카랑해짐.

고양이털, 개털 등 짐승 털에 알레르기 매우 심했는데 역시 체질치료 후 전보다 많이 나아졌다. 냄새에 매우 민감하여 맡으면 가슴이 쓰라리고 아프고 답답해져 호흡곤란 증세가 온다. 전 같으면 숨이 막혀 천식약을 써야 하는데 체질치료 후 지금은 전보다 덜하다.

항상 속이 안 좋고 위가 부은 듯 막힌 느낌, 거의 10년가량 된 것 같다. 심하면 목까지 체한 느낌 들기도 한다. 속쓰림이 잦다. 백태가 많았는데 체질치료 후 많이 없어졌다.

버스, 지하철 등 타면 멀미 심하다. 속이 막힌 듯하고 온몸을 휘젓는 느낌이다.

어지러운 증상 자주 있는데 체질 치료로 감소.

가끔 혀끝이 굳어질 때 있다.

수면 중 소변이 자주 마렵다. 평소 소변이 시원하게 안 나온다.

햇빛 5분도 못 쬔다. 햇볕 쬐면 온몸에 열이 올라 불구덩이에 뛰어든 것 같다.

귀에 염증 잘 생긴다.

- 좋은 음식: 야채나 생선(먹으면 속 편하나 금방 배고프다. 트림이 없어지나, 몸이 너무 찬 느낌 든다)[33], 루이보스티(마시면 몸이 덜 건조하다).
- 안 좋은 음식: 닭튀김(먹으면 목에 뭐가 튀어나오고, 식후 트림, 소화불량 심함. 최근엔 두드러기 남), 아이스크림(근래 먹고 구토), 찬 음식(못 먹는다), 밀크 코코아차(속 답답 증상. 코코아는 괜찮은데 밀크 때문인 것 같다).
- 부작용 건강식품: 홍삼정(먹으니 열이 오름), 포도당 주사(맞고 오한이 심하게 들고 근육통이 온다. 몸이 아주 민감해서 대부분의 의학적 치료에 부작용 난다)[34]
- 잘 안 되는 운동: 태극권(하고 있는데, 숨이 안 내려가고 흡吸상태로 계속 있어 어깨가 위로 올라가 있다).[35]

회상

자기주장이 아주 강한 특이한 금양체질의 전형적 사례이다. 그녀의 남편은 말한다: "아내는 기질이 역사의 중심에 서 있어야 직성이 풀리는 사람이다. 말하자면 장군 스타일이다." 환자의 성품을 잘 나타내는 말이다.

그녀는 가정의 모든 일을 본인이 컨트롤해야 한다. 그렇지 않으면 마음이 편치 못하다. 가족들은 항상 그녀의 수준에 맞추기 위해 그녀를 의식한다. 그녀의 검열에 통과해야 비로소 자기생활을 할 수 있다.

가족들을 일일이 다 챙기다 보니 그녀 또한 무척 힘들다. 하지만 그렇다고 그녀의 오지랖 넓은 삶을 버릴 수는 없다. 그러면 그녀는 불안해진다.

---

33 야채나 생선: 체질식 초기에는 이런 허기증이 있을 수 있으나 익숙해지면 오히려 낫다. 몸이 찬 느낌이 많이 들면 되도록 익혀먹길 권한다.

34 포도당주사: 포도당이 간을 보하는 기능이 있어 금체질에 좋은 치료법인데, 이런 오한과 근육통 증상이 온다는 건 상당히 특이한 반응이다. 몸 상태가 너무 민감한 상황이어서 나타나는 일시적 증상이 아닌가 생각한다.

35 태극권: 이런 사람은 호흡 관련 수련을 안 하는 것이 좋다. 몸에 도는 기를 통제하지 못해 심각한 부작용이 있을 수 있기 때문.

안절부절 못하게 된다.

이런 그녀의 완벽주의 성격 때문인지 그녀는 항상 긴장 상태에 있다. 긴장은 그녀의 목덜미에 항상 올라탄다. 그래서 뒷목이 늘 뻣뻣하게 굳어 있다. 항상 어깨가 돌처럼 딱딱하고 아프다. 그러니 두통은 당연지사.

그녀에겐 오래 된 병환이 많다. 그 중에서도 그녀의 현재를 특징지우는 상징적인 병이 바로 아토피다. 그녀를 둘러싸고 있는, 이 거무스름하고 딱딱하고 거칠고 가려운 열기의 진원지, 질기고 질긴 악연의 굴레, 아토피 피부염이다.

"결혼 후 얼굴이 점차 까매지면서 아토피가 생겼어요." 그녀가 말하는 아토피의 근원이다. 그렇다면 결혼 후 그녀의 삶이 그 전과 많이 달라졌다는 것을 뜻하는데, 그건 무엇일까?

"온몸에 진물이 생기고 가려움증이 심해서 작년에 고기를 끊었어요. 그랬더니 피부가 많이 좋아졌어요. 그런데 고기를 먹고 나니 다시 안 좋아졌어요."

가장 직접적인 원인은 고기라는 걸 알 수 있다. 따라서 아토피를 치료하려면 당장 고기를 멀리해야 한다. 담배 끊듯 고기를 끊어야 한다. 칼로 무 자르듯 삭둑!

남편이 아마 고기를 좋아하는 모양이다. 한국 사람치고 고기 안 좋아하는 사람 별로 없다. 그녀는 남편을 만나 식생활이 육식으로 치우치면서 아토피를 앓기 시작한 것이다. 그런데 아토피를 피부병으로만 치부하지만, 아토피는 피부병으로만 그치지 않는다. 사실 아토피가 있는 사람은 간단없이 엄습하는 가려움증과 진물, 염증, 피부각질, 인설 등으로 인해 하루도 마음 편할 날이 없는 심적 불안과 동거하게 된다. 정신과적 문제가 동반되는 것이다. 스트레스도 증폭된다. 짜증이 잘 나고 별일 아닌 것에 화가 치밀어 오른다. 이런 심적 상태에서 남편과 자식들을 돌보게 되니 환자뿐만 아니라 가족들도 불안하긴 매한가지다.

심적 불안이 심화되면 그녀에겐 공황장애 같은 증상도 불현듯 닥쳐온다. 정신이 산란해지고 어지럽고 아찔해진다. 숨쉬기가 힘들어지고 곧 죽을 것 같다. 게다가 고소공포증도 있고, 큰 소리에도 아주 민감하다.

아토피가 있다는 것은 앞서 말한 대로 고기 같은 체질에 맞지 않은 음식들을 자주 섭취한다는 말이다. 당연히 위장이 온전할 리 없다. 위가 부은 것 같다거나, 막힌 것 같다는 말은 위에 염증 소견이 있다는 말이다. 더 부룩하니 가스가 잘 찬다는 말이다. 속이 쓰리다는 말도 염증 소견을 뜻한다.

아토피가 있는 사람은 대개 알레르기 질환도 같이 가지고 있는 경우가 많다. 아니다 다를까, 그녀는 짐승 털에 상당한 알레르기가 있다. 심하면 천식에까지 이르러 전엔 자주 천식약을 뿌리기도 했다. 나무 타는 냄새에도 민감하여 가슴이 답답하고 호흡곤란 증상까지 온다고 했다. 이 또한 천식의 일종이다.

그녀의 이런 병력은 물론 그녀가 원한 것은 아니다. 사실 금양체질이 아니면 이런 고초를 겪을 일은 별로 없다. 그래서 이 체질로 진단된 사람들이 흔히 금양체질은 저주받은 체질이라고 한다. 과장된 말처럼 들리지만, 그녀와 같은 사람들에겐 진실로 그러하고도 남을 것이다.

그녀는 주원장한의원에 내원해서 체질진단을 받고 또 치료를 받으면서 아토피와 위장병, 피로, 알레르기 등이 많이 호전됨을 경험했다. 하지만 그녀에게 주어진 삶의 무게는 그녀로 하여금 그저 편안하게 한의원 다니면서 치료받고 안정을 취하는 호사를 용인하지 않는다. 그녀는 한의원과 거리가 먼 지방에 살고 있다. 그녀는 당장 가족을 위해 열심히 일을 해서 돈을 벌어야 하는 상황이다.

　나는 그녀가 자신을 둘러싼 질병과 심적 스트레스로부터 진정으로 자유로워지길 바란다. 가능하면 체질에 맞는 음식을 섭취하고, 쉽지는 않겠지만 항상 마음을 평화로이 유지하여 정신적 고통에서 어서 빨리 벗어나길 염원한다. 병의 치료는, 나 같은 한의사가 일시적으로 도와 줄 수는 있지만, 궁극적 치유는 결국 환자 자신만이 할 수 있다. 기필코 건강을 쟁취하고 말겠다는 환자 자신의 결단만이 질병의 고통으로부터 스스로를 구원해줄 수 있을 것이다. 하늘은 스스로 돕는 자를 돕는다고 하지 않았는가!

에피소드 5

생리전증후군과 여자의 일생

대강의 줄거리

　주소: 생리전증후군이 심하다. 불안, 우울, 기분 가라앉음. 심하면 공격적이거나 예민해진다. 생리 전에 현기증이 나면 생리 시작 사인. 어지럼이 심해지면 다음날 생리 시작한다.

　부정출혈. 생리 때가 아닌데도 1주일가량 소량 출혈이 가끔 있음. 이때 현기증 나면서 컨디션이 나빠져 매우 힘들다.

　지루성피부염. 피곤하거나 무리하면 얼굴에 진물 나고 딱지가 조금씩 생긴다. 1년 반 전 쯤 무리해서 일한 후 노란 딱지가 생기는 일이 시작됨. 얼굴 매우 건조해지고 각질도 많이 생김.

　귀에 습진성 외이도염이 반복됨.

설문의 다양한 해석의 지평

I. 땀이 주는 신진대사의 단서들

- 목욕탕에서 땀을 많이 내고 나면 몸 컨디션이 아주 좋아진다.

   *일부 금양체질에서 목욕 후 기분이 좋다는 사람이 종종 있으나 이는 일시
   적일 수 있다. 과다한 발한은 기운이 빠지게 하고 어지럽게 할 수 있으며,
   심하면 탈진케 하여 다른 2차 질환을 유발할 수 있으므로 이 체질은 땀내
   는 건 적당한 선에서 하는 것이 좋다.

II. 음식이 제공하는 귀한 정보

- 돼지고기를 많이 먹어도 탈이 나지 않는다.

   *이 체질은 육식이 거의 맞지 않은데, 고기를 좋아하고 소화에 별 문제가
   없는 경우가 흔하다. 이를 본인에게 맞는 것으로 착각하는 경우가 많은
   데 실제로는 좋지 않다. 소화기가 아닌 순환계와 같은 다른 곳에 문제가
   생길 수 있다.

- 생선회를 많이 먹어도 속이 불편하진 않다.
- 평소 커피를 자주 마시는데도, 오후에 마시면 잠이 잘 안 온다.
- 음식은 가리지 않고 뭐든지 잘 먹으며 별 탈 없다.
- 식탐이 많아 과식을 하고서 속이 부대끼는 경우가 많다.
- 몸이 아플 때도 식욕은 대개 좋다.

III. 알레르기 반응의 미묘한 암시

- 갑자기 온몸에 두드러기가 나타났다 사라지기를 반복.
- 평소 피부가 건조해 가려움이 심하다.
- 알레르기 비염이 심하다.

*이상 세 항목에 대체로 알레르기 성향이 많은 금양체질의 특징이 잘 나
　　타나 있다.

IV. 체형이 주는 전관적 이미지
- 음식조절을 안 하면 금방 살이 잘 찐다.

V. 과거와 현재의 단면들
- 중이염이 잘 낫지 않고 자주 재발.
- 눈이 항상 건조하고 피로하다.
- 두피에 지루성피부염이 잘 생긴다.
　*지방대사를 잘 하지 못하는 이 체질에 자주 나타나는 피부 증상이다. 하
　　지만 다른 체질에도 잘 나타나는 증상이다.
- 심한 생리전증후군(pre-menstrual syndrome)

주원장의 진단: 금양체질

치유로 나아가는 길
　체질침과 체질약으로 치료하면서 심적 불안을 안정시키는 상담도 병행.

과정과 실재
　생리 시작하면 몸이 더 안 좋아진다. 속이 메슥메슥, 울렁거림, 변비기,
아랫배 뻐근함. 명치부터 목까지 답답함. 머리 뻐근함, 무기력. 가끔 생리
건너뛴다. 생리 오래 멈췄다가 다시 시작할 때 색이 처음엔 아주 까맸다.
생리주기 불규칙하다.

생리 전 우울감이 너무 심해서 감정조절이 잘 안 된다. 하루 정도 화가 난 후 생리 시작한다. 생리가 가까워지면 어지럽다. 생리 전 속이 약간 메슥거리고 몸 붓고, 식욕이 항진돼 엄청 먹으려고 한다. 부정출혈 가끔 있다. 배란기 출혈 약간 있다.

스트레스 받으면 가슴 막히고 위로 열 오르고 눈이 뻑뻑해진다. 밤에 눈이 빨개지기도 한다. 스트레스 받고 팔에 힘이 쫙 빠지는 느낌이 오고 밤에 오한이 들기도 한다. 식사 때를 놓쳐도 팔다리 힘이 빠지는 증상. 회사에서 화가 나 가슴에 열이 남. 가슴 중간이 뜨끈하고 위로 올라오는 느낌.

눈물이 그치지 않고 자꾸 난다. 너무 슬프다. 주말에 완전 퍼져서 집에만 있었다. 직장에서도 쉽게 눈물이 난다. 안 좋은 일을 겪고 심하게 울고 나면 목구멍, 귀, 콧속 다 따갑고 아프다. 머리에 열, 얼굴 부종 심함.

갑상선기능저하증(hypothyroidism)[36] 약간 있다.

몸이 무거웠는데 체질침과 체질약 치료 후 많이 가벼워짐. 배가 불룩한 느낌 사라짐. 체중 약간 감소. 몸 피곤하면 일하는데 계속 졸리고 어지럽다. 가끔 기진맥진. 더위 심하면 지친다.

배 더부룩하고 가스 차는 일 많았는데, 치료 후 거의 없어졌다. 체질에 안 맞는 음식 먹으면 배가 나온다. 속이 울렁거리거나 미식거리는 경우 많다.

컨디션이 안 좋아지면 피부 트러블이 갑자기 심해진다(특히 얼굴 피부가 나빠진다). 얼굴 너무 건조하고 각질, 심하면 엉망이 된다. 얼굴에 열이 오르고, 등에도 뭐가 난다.

---

36 갑상선기능저하증: 갑상선의 기능이 저하되어 갑상선호르몬 분비가 저하되는 증상. 대사율이 떨어져 피곤하고 살이 쪄 몸이 무겁고 추운 등의 증상이 나타난다. 신지록신 같은 갑상선호르몬을 대신하는 약을 복용하여 관리하는 경우가 많다.

두통 잦다.

몸이 안 좋으면 몸이 붓는다. 손이 자주 붓는다. 날이 흐리면 아침에 잘 못 일어난다. 뭘 먹기만 하면 붓기도 한다. 체질에 조금이라도 안 맞는 것을 먹으면 바로 붓는다.

대변 무른 편 혹은 약간 변비기.

귀에 염증이 잘 생긴다. 가렵고 진물 난다.

수족냉증

피부 가려움 종종 있다. 밤에 특히 가렵다.

열이 자꾸 올라 얼굴이 따끈따끈하다. 그러면서 손발은 차다.

자다가 옆구리 불안증 같은 게 있었다. 전엔 하지불안증[37]이 있었다.

::: 환자의 식탁 등 :::

• 안 좋은 음식: 매운 음식(매번 콧물이 많이 나온다), 찐 양배추(얼굴 뜨끈한 느낌 들어 안 먹는다)[38], 된장국(속 계속 부글거림, 약간 설사)[39], 쌀국수(얼굴에 트러블이 심하게 올라올 때 있다)[40]

• 안 좋은 건강식품: 헛개나무차(마시면 바로 얼굴에 열 올라 안 좋다)[41], 모과차(별

---

37 하지불안증후군(restless legs syndrome): 잠들기 전에 다리에 불편한 감각이 심하게 나타나 다리를 움직이며 수면장애를 일으키는 질환.

38 찐 양배추: 양배추는 금양체질에 아주 좋은 채소에 속하는데 안면에 열감을 일으키는 증상을 일으킨다는 것은 매우 특이한 증상이다. 열이 불편하다면 찌지 말고 생양배추를 시도해보길 권한다.

39 된장국: 금양체질엔 콩 종류가 대개 맞지 않은데, 그래도 잘 발효된 된장은 괜찮은 편이다. 하지만 환자가 몸이 많이 안 좋을 땐 약간만 체질에 맞지 않아도 부작용을 보일 수 있다. 그럴 땐 잠시 피하는 것이 좋다.

40 쌀국수: 시중 식당에서 조리한 쌀국수는 화학조미료를 많이 쓰는 경우가 많아 쌀국수 자체는 나쁘지 않더라도 좋지 않은 반응을 보일 수 있다. 특히 육수의 대부분을 소고기나 닭고기로 우려내기 때문에 역시 해롭다. 집에서 순수한 쌀국수에 해물을 넣어 직접 조리한 것을 먹는 것이 좋을 것이다.

41 헛개나무차: 대체로 금양체질에 나쁘지 않은 차인데 역시 부작용을 일으키는 것은 특이한 현상

• 명현 반응: 체질침을 맞고 나면 졸리는 경우가 있다.[43]

회상

주원장한의원에 오는 환자들을 보면 특히 여자 환자들 중에 우울증이 있는 사람이 참 많다. 이유야 셀 수 없이 무진장 많을 것이지만, 그 중에 하나를 콕 집으라면 생리, 즉 월경(menstruation)이라는 생리적 현상을 들 수 있다. 정도의 편차는 있지만, 대부분의 여성들은 생리전후에 무드가 가라앉는다. 남성들은 "도대체 왜 저러지?" 하는 의문이 든다. 그래서 생리 때 짜증내는 아내 때문에 남편들도 덩달아 짜증이 난다. 짜증 정도로만 끝나면 그나마 다행이다. 상당수의 여성은 생리전후로 심한 우울증을 앓는다.

여성이 생리 때 짜증이 나거나 스트레스를 받는 것은 조금만 생각해 보면 당연한 것 같다. 몸에서 출혈이 발생하는데 기분이 유쾌할 사람이 누가 있겠는가!

"피를 봤다"는 말이 있다. 누구한테 코를 가격당해 코피를 철철 흘릴 때도 "피를 봤다"고 하고, 길을 가다 발을 헛디뎌 꽈당 자빠지는 바람에 무릎이 심하게 까였을 때도 역시 "피를 봤다"고 한다. 그리고 가진 돈을 몰빵하여 주식 투자했다가 크게 돈을 잃었을 때도 우리는 "피를 봤다"고 한다. 피를 본다는 말은 뭔가 크게 피해를 입었다는 뜻이다. 여성은 매달 이렇게

이다. 이 환자가 전체적으로 상열감이 많은 상태이기 때문에 이런 뜨거운 차 종류는 당분간 피하는 것이 좋을 것으로 생각한다.

42 모과차: 이것도 금양체질에 좋은 차이다. 상열감이 많을 때는 피하고 그냥 깨끗한 생수를 마시는 것이 좋을 것이다.

43 명현 반응: 한의에서 침이나 한약 치료 후 일시적으로 나타나는 특이한 반응을 말한다. 체질침 맞고 일시적으로 몸이 나른해지면서 졸음이 쏟아진다는 사람들이 종종 있다. 이는 좋은, 호전 반응이라고 할 수 있다.

"피를 본다." 여성은 남성에 비해 더 많은 피해를 보면서 살고 있다고 생각할 수 있다. 상상외로 큰 스트레스일 거라는 상상이 든다.

그런데 피만 보는 게 아니라 대개는 통증도 수반한다. 몸에 병이 있을 때 우리는 대개 아프다고 한다. 여성은 병이 있는 것도 아닌데 생리적 현상 때문에 아프다. 한두 번도 아니고 매달 때만 되면 아프다. 기분이 좋을 리가 없다. 이러한 나쁜 경험의 반복이 무드장애를 일으키는 게 아닌가 생각한다.

이와 관련해 이해가 더 되지 않는 게 있다. 생리전증후군(pre-menstrual syndrome, PMS)이라는 것이다. 이는 생리가 오기 2~10일 전쯤에 오는 증상들을 일컫는다. 대개 배란 직후에 심리적, 신체적 상태 변화가 오는 것을 말한다. 이런 변화는 일반적으로 월경 시작 5일 전쯤 해서 절정을 이룬다.

그 증상은 무척 다양하다. 신체적으로는 피로, 두통, 요통, 유방 팽만감 및 통증, 복부팽만(가스), 골반통, 체중증가, 배변장애, 더부룩하고 메스꺼움, 근육통 등이 있다. 그리고 정서적으로는 불안, 예민, 긴장, 우울, 적개심, 집중력 저하, 기억력 감퇴, 인지장애, 불안, 식욕변화, 성욕감퇴, 공격적 성향, 파괴적 충동, 자살기도 등이 있다. 생리가 아직 오지도 않았는데 왜 이러는 걸까? 왜 이렇게 힘들게 하냔 말이다.

남성들은 사실 이게 어떤 기분인지 절실하게 이해하기 어렵다. 툭 까놓고 얘기하면, '자기 일'이 아니니 잘 모른다. 여자가 어떤 상황에 있는지 파악이 잘 안 되는 것이다. 이런 말이 여성들에겐 되게 섭섭하게 들릴지 모르겠다. 세상 누구보다 사랑한다는 온갖 감언이설로 현혹해서 덜컥 결혼하게 해놓고 이제 와서는 완전 딴청이니 말이다. 하지만 우리는 다음과 같은 사실을 직시해야 한다: 모든 병은 걸린 사람만 그 괴로움을 안다. 주위 사람들은 진짜 잘 모른다. 연기자처럼 억지로 감정이입을 해야 그 고통을 약간 나눌 수 있을 뿐이다.

이 환자는 불행히도 생리 전과 생리 기간 모두 힘든 증상을 겪고 있다. 생리전증후군(pre-menstrual syndrome)과 생리증후군(menstrual syndrome) 모두를 갖고 있는 것이다. 배란기부터 시작해서 생리 끝날 때까지 증상을 앓는 것이다. 이 말은 거의 한 달에 반 정도는 생리와 관련해서 고초를 겪고 있다는 것을 뜻한다. 이는 1년에 거의 반을 고통을 겪는다는 말이고, 사춘기부터 생리가 닫히는 그 날까지 생애의 거의 절반 가까이를 이 수난을 겪는다는 말이다. 우울하지 않을 수 있겠는가?

그녀는 생리 전 우울감이 너무 심해서 감정조절이 안 된다고 했다. 그렇게 하루 정도 화가 난 후에 생리가 드디어 시작된다. 생리 시작 전에는 어지러운 증상까지 온다. 어지럽다는 것은 세상이 흔들리는 느낌과 비슷한 감각이다. 심한 불안의 요인이 될 수 있다. 동반되는 증상으로 속이 메슥메슥거리는 기분 나쁜 느낌도 든다. 게다가 몸이 퉁퉁 붓고, 식욕이 하늘을 찌를 듯 항진돼 마구 먹어댄다. 결혼 전 아름답던 몸매는 간데없고 날로 비대해지는 초라한 모습만 남는다.

생리가 시작되면 몸이 더 안 좋아진다. 속이 울렁거려 토할 것 같고, 변비가 생겨 속이 거북하다. 아랫배가 뻐근하게 아프고, 명치부터 목까지 뭐가 꽉 찬 듯 답답하고, 머리도 묵직하여 도무지 맑지 않고, 몸에 기력이 하나도 없어 시든 꽃처럼 축 늘어진다.

그녀에게 우울증은 일상이 되었고 화병은 점점 깊어만 갔다. 스트레스를 받으면 언제나 가슴이 꽉 막히고 열이 오른다. 눈이 뻑뻑해지고 팔다리에는 힘이 쭉쭉 빠진다. 황당하게도, 이유 없는 눈물이 자꾸 자꾸 흘러내린다. 집에서도 나고, 길거리에서도 나고, 직장에서도 고장 난 수도꼭지처럼 줄줄 흐른다. 자신뿐 아니라 남편도, 직장 동료도 그저 당혹스러울 뿐이다.

하루가 멀다 하고 몸은 자꾸 붓고, 피부는 메마르고 거칠어지고, 얼굴엔 피부 트러블이 계속 올라온다. 거울을 대하는 게 너무 괴롭고 슬프다. 어떻게 해야 할까? 고심하고 고심하다 문득 전에 알던 한의원을 떠올렸다. 그리고 용기를 내서 한의원의 문을 두드렸다.

주원장한의원에는 유독 여성 환자들이 많다. 여자가 남자보다 더 자주 아픈 것이다. 그 때문에 우울증으로 힘들어 하는 여성들도 많이 접하게 된다. 몰랐던 여성들만의 고충을 어렴풋이나마 알게 됐다.

여성은 남성과 많이 다르다. 정치적으로는 평등하지만, 생리적으로는 그리 평등하지 않다. 생리적 불평등의 이유야 헤아릴 수 없이 많겠지만, 그 결정적 이유가 나는 출산 때문이라고 생각한다. 평등한 남녀가 만났는데, 아이는 남자가 아닌 여자만 낳는다. 이 한 가지 사실에서 남녀의 차이가 너무도 극명하게 갈리게 되었다. 여자는 월경을 하고 남성은 안 한다. 여성은 매달 월경전후증후군을 앓고, 남성은 그런 게 전혀 없다. 여성은 남성보다 우울증을 앓을 수 있는 조건이 선천적으로 더 많은 것이다.

우울증은 정신적으로만 영향을 끼치지 않는다. 신체적으로도 큰 영향을 준다. 우울증이 있는 사람은 몸도 당연히 좋지 않다. 정신은 대개 몸을 지배하는 성향이 많다. 이제마가 그렇게 희로애락(喜怒哀樂)의 촉급(促急)을 경계하라고 주구장창 부르짖은 이유다. 여성은 앞서 살펴본 것처럼 희로애락의 과불급이 남성보다 심할 수 있는 조건을 더 많이 갖고 있다. 어쩌면 남성보다 힘든 삶을 살 수밖에 없는 운명을 타고난 것이다.

남녀에 관련해서는 언제나 많은 이슈가 있지만, 의학적 관점에서 볼 때 역시 남자가 여자를 더 이해해야 한다는 생각을 하게 된다. 아무래도 남자가 여자를 더 배려하는 것이 맞다.

그녀는 내 한의원에서 치료를 받고 건강이 많이 나아졌다. 금양체질에 맞는 섭생을 하고 체질침과 체질약 치료를 받아 기분도 나아지고 마음도 편해졌다. 소화기능도 향상되고, 몸도 가벼워지고, 무엇보다 그녀를 괴롭히던 우울한 감정이 많이 줄었다. 물론 언제든 이런 불편한 감정은 다시 돌아올 수 있다. 하지만 내 몸의 체질적 특성을 알고 그에 잘 대처하면 그 정도는 많이 낮출 수 있다. 언제나 체질에 적합한 섭생을 하면서 질병을 예방하며 사는 것이 상책이다. 체질의학은 최고의 예방의학이다.

에피소드 6

당뇨병과 무기력증

대강의 줄거리

주소: 무기력증이 심해 맥을 못추겠다.

당뇨병 30년 이상 됐다. 당뇨약 복용중.

이석증. 어지럼증, 오심, 구토로 3주 전쯤 응급실에 갔다.

역류성 식도염. 속이 하루 종일 메스꺼워 밥을 먹지 못하겠다. 양약 복용중. 몸살처럼 온몸, 어깨가 아프다.

고혈압으로 양약 복용중.

갑상선기능항진증 약도 복용중.

설문의 다양한 해석의 지평

I. 땀이 주는 신진대사의 단서들

- 목욕탕에서 땀을 빼고 나면 몸이 오히려 나빠진다.

- 목욕탕에서 땀을 많이 빼면 어지럽다.
- 매운 음식을 먹어도 땀이 거의 없다.

  * 위 세 항목은 대체로 금양체질에 합당한 땀의 반응이다.

II. 음식이 제공하는 귀한 정보

- 차지 않은 우유를 마셔도 속이 불편하거나 설사한다.
- 변비 때문에 우유를 마셔야 대변을 볼 수 있다.

  * 변비를 해소하려고 우유를 마시는 사람들이 금양체질에 많은데, 이는 사실 변비가 치료되는 게 아니라 우유에 대한 소화장애로 설사가 일어나는 것이라 할 수 있다. 금양에 좋은 체질식으로 변비를 치료함이 마땅하다.

- 어렸을 때나 젊었을 때는 고기는 입도 안 댔다.

  * 이 소견은 금양체질에 상당히 중요한 소견이다. 대개 고기는 체질에 맞지 않아도 먹으려고 달려드는 경향이 많은데 어릴 때부터 자발적으로 고기를 입도 안 댔다는 건 그 냄새나 맛이 본능적으로 싫었기 때문이라고 볼 수 있다. 고기가 맞지 않은 금체질에 잘 들어맞는 문항이라고 하지 않을 수 없다(비위가 아주 약한 수체질에도 일부 이런 사람이 있으므로 주의를 요한다).

- 생선회를 많이 먹어도 속이 불편하진 않다.
- 생선은 비려서 거의 안 먹는다.

  * 생선이 맞는 금양체질에 이 소견은 모순처럼 보인다. 하지만 이것은 체질과 무관한 것이다. 냄새가 역하면 그 어떤 음식도 다 먹을 수 없다. 그게 고기건, 생선이건. 이런 현상은 냄새에 민감한 사람이 많은 금양체질에 흔하게 나타난다. 차라리 냄새가 덜한, 싱싱한 회가 더 나을 수 있다. 그래서 익힌 생선보다 회를 선호한다는 금양체질이 의외로 많다.

- 차가운 음료나 음식을 많이 먹어도 탈이 없다.
- 상추 같은 잎채소를 먹으면 대변에 채소가 소화 안 된 채로 나오는 경우가 종종 있다.

  *잎채소는 금양체질에 대체로 좋으나 상추는 이렇게 소화가 잘 안 된다는 사람이 심심찮게 있다. 그런데 양상추는 대개 괜찮다고 한다. 양상추를 대신 먹기 바란다.
- 평소 커피를 자주 마시는데도, 오후에 마시면 잠이 잘 안 온다.
- 병나거나 몸이 안 좋으면 대개 식욕이 먼저 뚝 떨어진다.
- 술 한 잔만 마셔도 얼굴이나 몸이 아주 빨개진다.
- 맥주 많이 마셔도 설사하지 않는다.

  *이상 두 문항에 나온 술에 대한 반응은 사실 제멋대로인 경우가 많다. 체질과 무관한 개인적인 특성으로 봐야한다.

III. 알레르기 반응의 미묘한 암시
- 파스를 붙이면 가렵거나 부작용이 나서 오래 못 붙인다.

  *피부 알레르기가 많은 이 체질에 흔한 반응이다.

IV. 약으로부터의 깨달음
- 복합영양제 주사를 맞으면 얼마 동안은 기운이 난다.

V. 체형이 주는 전관적 이미지
- 근육운동을 꾸준하게 열심히 해도 근육이 거의 안 만들어진다.

  *금양체질은 벌크한 큰 근육보다는 잔 근육이 잘 생긴다. 벌크한 근육은 목체질(혹은 토양체질)에 주로 나타난다.

VI. 대변의 체질적 프리즘

- 항상 변비로 고생한다.

  *금양체질에도 변비가 많은 사람, 혹은 설사가 많은 사람, 혹은 설사와 변
  비를 교대로 하는 사람 등 여러 가지 패턴의 사람들이 있다. 대변 상태로
  체질진단은 어렵다.

- 하루라도 대변을 못 보면 대단히 괴로워한다.
- 대변이 항상 가늘게 나온다.
- 평소 대변이 가늘거나 무른데도 시원하게 안 나오는 경우가 많다.

  *이상 세 소견도 이 사람의 장운동이 좋지 않음을 보여준다. 이런 증상들은
  여러 체질에 나타날 수 있어 금양체질이라고 특정할 수는 없으나, 금양체질
  에 이런 증상이 자주 있는 편이므로 이 체질로 추정할 수 있는 단서는 된다.

VII. 과거와 현재의 단면들

- 당뇨병을 앓았거나 현재 앓고 있다.
- 갑상선기능항진증이 있거나 혹은 전에 있었다.
- 온종일 트림을 계속 한다.
- 온종일 방귀가 계속 나온다.

  *위 두 증상은 이 환자의 소화기능이 그다지 좋지 않음을 반영한다.

- 배가 항상 차서 괴롭다.
- 눈이 항상 건조하고 피로하다.
- 피곤하면 목이 꼭 잠겨서 말하기가 곤란하다.

  *금양체질은 장부구조상 폐가 큰 체질인데도 몸이 좋지 않으면 오히려 목
  소리가 잘 나오지 않고 잠긴다고 하는 경우가 많다. 폐가 크다는 게 폐가
  절대적으로 좋다는 말이 아니라는 것이다. 너무 커지면(항진되면) 이렇게

성음곤란 상황이 발생할 수 있다.

- 평소 입안이 잘 마른다.
- 역류성 식도염
- 고혈압
- 메니에르증후군[44]

주원장의 진단: 금양체질

치유로 나아가는 길

체질침과 체질약으로 치료하여 건강이 많이 호전됨. 최근 몇 년 기가 떨어져서 거동이 힘들 때는 체질보약으로 치료하고, 평소에는 주로 체질식과 체질섭생으로 건강을 유지하도록 하고 있다. 체질약 2제와 체질침 17회 정도 치료 후 아픈 데(어지럼증, 몸살기, 위장 등)가 거의 없어짐. 혈압약도 반으로 줄임.

과정과 실재

몸이 안 좋아지면 기운이 하나도 없다. 아침에 백태 심해진다. *체질보약 복용 후 아침에 잘 일어나게 됨. 전에는 아침에 못 일어나고 맥을 못 췄음.

이석증에 체질약과 체질침으로 치료 시작. 5회 가량 치료 후 어지러움 많이 감소.

평소 몸살기 항상 있다. 체질치료로 추운 증상 감소. 가끔 감기에 걸리

---

44 메니에르증후군: 귀 신경의 이상으로 나타나는 이명, 이롱(청력저하), 그리고 어지럼증의 증상을 나타내는 증후군.

면 기침한다. *체질치료를 받고 빨리 낫게 됐다.

식욕이 전혀 없다. 역류성 식도염으로 속도 항상 안 좋다. *체질치료로 속이 편해지고 식욕도 어느 정도 회복. 주원장한의원 다닌 후 역류성 식도염 약 끊다. 가끔 속 불편하고 트림도 있으나 메스꺼움은 없어졌다. 역류성 식도염 오면 어지럼증도 동반.

30년 동안 있던 변비가 체질약으로 많이 감소.

수족냉증. 손발 저림(체질 치료후 거의 없어짐). 몸이 매우 차다.

당뇨병, 양약으로 조절하고 있다. 가끔 혈당 조절이 잘 안 된다. 당뇨합병증으로 다리가 고춧가루를 바른 것처럼 화끈거리고 차갑다. 양말을 신고 잔다.

회상

흔히 성인병이라 일컬어지는 대표적인 질환인 당뇨병과 고혈압을 가진 금양체질 케이스다. 당뇨병과 고혈압은 실과 바늘 같이 대개 동반되는 경우가 많다. 당뇨가 있으면 대개 혈전이 잘 발생하고, 또 높은 농도의 혈당으로 인해 혈액이 잘 흐르지 못하여 고혈압이 잘 생긴다. 하지만 이런 질환들은 실제 중한 병임에도 불구하고 사람들에게는 그렇게 큰 병처럼 인식되지 않는 경향이 있다. 왜냐하면 이 질환들이 흔히 당뇨약이나 혈압약과 같은 약물로 어느 정도 잘 관리가 되기 때문이다.

따라서 이 병들을 치료하려고 주원장한의원에 내원하는 경우는 생각보다 많지 않다. 이 환자도 이들 병을 낫기 위해서라기보다는 대개 기운이 달려서 몸보신하려고 내원하는 경우가 많았다. 물론 이런 허증의 증상이 이와 같은 병들과 전혀 무관하다고 할 수는 없다. 특히 당뇨병은 소모성질환이기 때문에 곧잘 체력저하를 일으킨다. 그래서 1년에 몇 차례 기운이 많이 떨어지면 내 한의원에 와서 약을 지어 먹고 기운을 회복해서 또 몇 개월 거뜬히 지내는 것이다.

가끔 이석증으로 어지럼이 심하거나 혹은 감기 몸살로 고생할 때, 혹은 식욕이 확 떨어져 뭘 먹고 싶은 생각이 싹 가셨을 때도 역시 내원해서 체질침과 체질약 치료를 받고 몸을 정상화하기도 한다. 말하자면 그때그때 발생하는 증상이나 체력이 떨어졌을 때 그 치료를 위해 주원장한의원을 애용하는 것이다.

사실 삶이란 게 항상 건강하기만 한 상태에서 사는 게 아니다. 오히려 이러저러한 잔병을 끊임없이 치르면서 그날 그날을 살고 있다. 사람들은 저마다 이런 사태에 나름의 대처법을 가지고 효과적으로 대응하면서 그런대로 잘 살아간다. 그러다 어느 순간 자가 치료법만으로는 한계에 부딪치는 상황이 발생한다. 대개 환절기에 건강이 나빠지거나, 혹은 개인적으로 몸이 매우 안 좋아지는 사이클이 있는 것이다. 그럴 때면 자기가 잘 가는 단골 병의원을 찾는다.

이 환자는 고혈압이나 당뇨병 같은 질환은 양약으로 적절히 조절하면서 가끔 에너지가 바닥나거나 그 밖의 크고 작은 건강의 문제가 있을 때 내 한의원에서 약이나 침으로 해결한다. 많은 연세에도 불구하고 예전보단 꽤 질 높은 삶을 살아가고 있다.

질병의 치료란 게 사실 어느 한가지만의 방법만을 고집할 것은 아니다. 어느 분야든지 강점과 약점을 동시에 지닌다. 8체질의학은 이러한 당뇨병이나 고혈압 등과 같은 만성 소모성질환으로부터 파생되는 여러 건강상의 문제나 에너지 저하를 매우 효과적으로 해결해주는 좋은 의학이라고 할 수 있다.

놀란 가슴에 흉통과 어지럼증이

대강의 줄거리

주소: 이석증으로 심한 어지럼증.

주소: 흉통. 가슴 차갑고(친구가 만져보더니 차갑다고 함) 멍든 것처럼 아프다. 뭔가에 놀라면 더 그런다.

두통 잦고 머리 띵함.

고관절통. 오른쪽 고관절 가끔 "악!" 하고 아프다.

류머티스 양성으로 인한 쇼그렌증후군(Sjögren's syndrome).[45] 혀가 마르고 목구멍까지 마른다. 굉장히 고통스럽다. 콧속도 갈라질 정도로 말라서 바세린을 발라야 견딜 수 있다.

간경화 1기 진단, B형간염보균자.[46]

무기력, 전신 피곤. 운동할 기력이 없다. 어려서부터 돌아다니지 않았다.

신경 많이 쓸 때 두피염증 생김. 불빛 아래 있으면 두피에 열이 난다. 파마할 때 왜 머리에서 열이 나냐는 말을 듣는다. 말짱하다가도 신경 쓰면 머리에 뾰루지가 난다.

심장 두근거림이 잦다.

---

45 쇼그렌증후군: 수분을 생성하는 분비샘에 림프구가 공격하여 만성염증을 일으키는 자가면역질환. 타액선, 눈물샘 등에 영향을 주기 때문에 구강건조증이나 안구건조증을 일으켜 심한 고통을 준다.

46 간경화: B형간염으로 인한 간경화 환자이다. 이런 경우는 시간이 지날수록 점점 심해질 수 있으므로 평소 체질식을 철저히 하면서 체질치료를 받아야 한다. 현재 이와 똑같은 이유로 발생한 말기 간경화 환자를 10년 이상 치료하고 있는데, 체질치료는 간치료에 매우 효과적인 방법임을 확인한다. 위정맥류파열로 다량의 피를 토하며 거의 죽음 직전까지 갔던 사람인데 이제는 자신의 사업도 하면서 꽤 좋은 상태를 유지하고 있다.

소변을 자주 본다.

전자파에 예민해서 마우스, 아이패드 조금만 사용해도 팔목이 따갑다. 손목에 열이 난다.

몸 상태가 안 좋으면 만삭처럼 배가 부풀고, 좋으면 거짓말처럼 쏙 들어간다. 애기 때부터 변비. 알로에를 먹으면 효과가 좋다.

전에 맹장수술을 했는데 그 자리를 누르면 아프다.

스트레스를 잘 받는다.

설문의 다양한 해석의 지평

I. 땀이 주는 신진대사의 단서들

- 목욕탕에서 땀을 빼고 나면 몸이 오히려 나빠진다.

- 신경 쓰면 유독 머리에 땀이 많이 난다.

- 강한 햇볕에서 땀을 많이 흘리며 운동하면 속이 메스껍고 머리가 아프다.

- 목욕탕에서 땀을 많이 빼면 어지럽다.

- 상당히 매운 음식을 먹어도 땀이 거의 없다.

- 전에는 땀이 별로 없었는데 나이가 들면서 많아진다.

  *이상 여섯 문항, 땀에 대한 대부분의 반응은 금양체질에 대체로 잘 들어맞는다.

II. 음식이 제공하는 귀한 정보

- 밀가루 음식을 먹으면 생목 또는 신물이 잘 올라온다.

- 생굴을 먹으면 배탈이 잘 난다.

- 맥주를 많이 마셔도 설사하지 않는다.

- 참외를 먹으면 속이 불편하거나 설사한다.
- 수박을 먹으면 소화가 잘 되지 않는다.
- 평소 커피를 자주 마시는데도, 오후에 마시면 잠이 잘 안 온다.
- 몸이 아플 때도 식욕은 항상 좋다.
- 커피를 안 마시면 일을 못한다.

   *이상 여덟 문항, 음식반응도 한두 가지를 제외하면 대체로 금양체질에
   잘 들어맞는다.

III. 알레르기 반응의 미묘한 암시
- 귀걸이나 목걸이에 금속 알레르기가 있다.
- 금속 허리띠나 허리고무줄이 닿는 부위가 가렵거나 피부 알레르기를
  일으킨다.
- 갑자기 온몸에 두드러기가 나타났다 사라지기를 반복하면서 상당 기
  간 몹시 가려운 때가 있다.
- 피부에 살짝만 자극을 주어도 자극받은 자국이 벌겋게 부어오르며 알
  레르기 반응을 보인다.
- 꽃가루가 날리면 알레르기를 일으킨다.
- 평소 피부가 건조해 가려움이 심하다.
- 알레르기 비염이 심하다.

   *이상 대부분의 알레르기 반응 역시 금양체질에 자주 나타나는 것들
   이다.

IV. 약으로부터의 깨달음
- 마취가 잘 되지 않는 경향이 있다.

＊이와 같은 마취 반응은 여러 체질들에 나타나므로 금양체질로 특정할 수는 없다. 다만, 약물에 대한 반응이 그다지 좋지 않다는 사실은 알 수 있다.

V. 체형이 주는 전관적 이미지
- 음식조절을 안 하면 살이 너무 많이 찐다.
- 살이 아주 많이 쪄서 '고도비만' 상태라 할 수 있다.
    ＊살이 잘 찌는 금양체질에 해당되는 소견들이다.

VI. 대변의 체질적 프리즘
- 웬만해선 설사는 거의 안 한다.
- 항상 변비로 고생한다.

VII. 과거와 현재의 단면들
- 당뇨병을 앓았거나 현재 앓고 있다.
- 항상 감기를 달고 산다.
- 편도선이 잘 붓는다(혹은 과거에 잘 부었다).
    ＊위 두 항목으로 보건대 면역력이 좋지 않음을 알 수 있다.
- 발바닥이 항상 갈라지고 각질이 잔뜩 떨어진다.
    ＊금양체질 중에 각질이 심한 피부를 가진 사람이 많다.
- 화가 날 때 또는 스트레스 받고 식사하면 잘 체한다.
- 너무 쉽게 멍이 든다.
- 두피에 지루성피부염이 잘 생긴다.
- 피곤하면 목이 꼭 잠겨서 말을 잘 못한다.
- 합성섬유로 만든 옷은 몸이 가려워서 못 입는다.

- 휴대폰이나 컴퓨터, 전자렌지 등 전자파가 많은 기기를 사용하면 두통이나 불면, 피로 등의 부작용이 잘 나타난다.
- 벌레에 물리거나 상처가 나면 빨리 안 아문다.
- 평소 입안이 잘 마른다.
- 평소 입안이 잘 헌다.
- 수술 또는 상처로 인한 켈로이드(cheloid) 피부증상이 있다.
- 역류성 식도염
- 계속 재발하는 방광염
- 자궁근종
- B형간염(hepatitis B)
- B형간염으로 인한 간경화
- 류마티스 관절염(rheumatoid arthritis)
  *이상의 증상이나 질병들은 이 환자가 평소 혹은 과거에 앓은 것들이다. 성품이 무척 예민하고 건강이 전반적으로 매우 좋지 않은 사람임을 알 수 있다.

주원장의 진단: 금양체질(토양체질과 감별 요함)

치유로 나아가는 길
주로 체질침 치료를 하면서 체질식을 강조함.

과정과 실재
평소 어지럼증이 잦았는데 체질치료 후 횟수 많이 감소. 가끔 어지럽고 삭신이 쑤신다.

가슴과 등 사이에 시린 증상이 항상 있다. *체질치료 후 없어졌다. 전기장판을 틀지 않고 잔 적은 처음이라고 탄성.

잘 체한다. 체하면 등 한가운데가 차갑게 느껴진다.

감기에 걸리면 두통, 인후염 자주 온다. *전엔 감기에 걸리면 죽을 듯이 아팠는데, 체질치료 후 증상 전처럼 심하진 않다.

주말농장에 가서 햇빛에 노출되면 아주 심하게 피곤해진다. 일주일 내내 피로. 모기에 물리면 크게 붓는다(나만 문다).

방심하면 체중이 금방 는다. 작년에 7킬로그램 증가.

머리가 띵한 느낌의 두통이 잦다.

불면증이 있었는데 체질치료 후 잘 자고 일찍 깬다.

식곤증이 심하다. 뭐만 먹으면 엄청 졸린다.

간경화로 간이 좀 뻣뻣해진 상태다. 섬유화 1기. 지방간도 심하다.

::: **환자의 식탁 등** :::

- 좋은 건강식품: 알로에(변비에 좋다), 비타민C(감기로 인한 두통에 효과).
- 평소 사용하는 양약: 이부프로펜(통증이나 염증에 자주 사용한다).[47]
- 안 좋은 식품: 파인애플(먹으면 입가가 헐어 한 달 간다).[48]
- 부작용 양약: 아스피린(속쓰림이 매우 심하다).[49]

---

47 이부프로펜(ibuprofen): 흔히 상표명으로 브루펜(Brufen)으로 알려진 항염증제. 통증, 관절염, 발열 등의 염증을 동반한 증상에 사용한다. 금양체질은 양약에 대한 부작용이 많은 체질이므로 남용에 주의해야 한다.

48 파인애플: 금양체질에 맞는 과일에 속하나 가끔 속이 쓰리거나 불편한 사람이 있다. 그런 경우는 피하는 것이 좋다. 금양체질 중 위가 냉하여 활성이 약한 사람에게 권한다.

49 아스피린: 해열진통제, 혈전용해제로 쓰인다. 이 환자와 같이 속쓰림이 심한 경우는 피하는 것이 좋다. 아스피린을 과용하면 출혈의 부작용이 있기 때문이다.

회상

심한 어지럼증과 흉통을 주된 증상으로 내원한 금양체질 환자의 케이스. 환자는 최근 일과 관련하여 한 회사와 계약을 추진하다 서로 의견이 맞지 않아 그 건이 무산되는 일이 있었다. 그러자 상대방이 계약파기라며 그녀를 고소하겠다고 협박하는 사태가 발생했다. 그 바람에 그녀는 심한 충격을 받고 스트레스에 시달리게 됐다. 생전 처음 험한 말을 듣고 너무 놀랐다고도 했다. 아마 심한 욕설이나 신상을 위협하는 흉포한 말을 들은 것 같다. 원래부터가 심약한 사람인데 감당할 수 없는 충격과 두려움으로 이루 말할 수 없는 스트레스를 받은 것이다. 이후 가슴이 얼음처럼 차가워지고 둔기로 맞은 것처럼 심한 통증이 생겼다. 단지 놀란 것뿐인데 이렇게 실제적인 병이 일어난 것이다.

그녀는 평소에도 스트레스를 많이 받는다고 했다. 이런 병이 발생할 수 있는 조건이 원래부터 내재해 있던 사람이라고도 할 수 있다. 그런 스트레스에 많이 노출돼 온 상태에서 이와 같은 충격적 사건이 더해져 심장에 심대한 데미지를 준 것이다.

이런 케이스를 볼 때마다 느끼는 건 정신적인 스트레스가 인체에 끼치는 영향이 정말 강력하다는 것이다. 뭘 잘못 먹은 것도 아니고 흉기로 맞은 것도 아닌데 예리한 칼날처럼 몸을 헤집고 불쑥 들어오는 것이다. 보이지 않는 기가 실존하는 내 몸을 실제로 마구 때리는 것이다.

교통사고 환자가 내 한의원에 내원하는 경우가 종종 있는데 그 경우도 가끔 유사한 상황을 보인다. 자신이 탄 차에 다른 차가 와서 들이받을 때

---

50 비타민D: 금양체질에 맞지 않은 비타민이다. 금양체질에는 비타민B, 비타민E가 좋다. 비타민C 는 빈속에 먹지 않는 것이 좋다.

받은 강한 충격 때문에 뒷목이 뻐근하고, 허리가 아프고, 골반이 쑤실 수는 당연히 있다. 그런 거야 병원 응급실에 달려가 처치 받고, 중하면 입원해서 소정의 기간 동안 치료받으면 외상으로 인한 통증은 대개 치료가 된다.

그런데 문제는 이게 아니다. 치료받고 다 괜찮아진 줄 알았는데, 괜히 불안하고 가슴이 두근거리고 잠이 안 오는 등 정신과적 문제가 뒤늦게 나타나는 것이다. 심하면 흉통까지 오고, 왠지 알 수 없는 고통에 심신이 시름시름 앓는다. 교통사고 때 쾅! 하고 발생한 엄청난 충격음에 심장이 계속 벌렁벌렁 고동치면서 갖가지 정신질환이 유령처럼 나타나 심신을 괴롭히는 것이다. 교통사고 충격으로 인한 트라우마인 것이다. 이는 짧으면 몇 개월에 그칠 수도 있고, 길면 몇 년, 심하면 평생 갈 수도 있다.

그녀는 이번 일로 충격을 받은 후 심장에 차가운 느낌과 함께 통증이 생겼다. 믿기 어렵겠지만, 가슴 깊은 곳에 얼음 같은 것이 들어차 등까지 심히 시린 것이다. 인체의 병이란 참 이상한 것이 많다. 그것 좀 놀랐다고 가슴에 냉기가 생기다니! 이런 병은 사실 양방에서는 치료가 쉽지 않은 범주에 속한다. 아니, 병으로 간주하지도 않는 경향이 있다. 굳이 병으로 친다해도 신경정신과적 문제 정도로 치부할 것이다. 그래서 기껏해야 신경안정제나 항우울제 같은 정신과약으로 대처할 것이다.

나는 그녀에게 자율신경을 조절하는 체질침을 놓았다. 놀랍게도 몇 번 치료하지도 않았는데 치료가 상당히 잘 되었다. 그녀가 주로 호소하던 불안증이 대폭 감소하고 심장박동도 눈에 띄게 안정됐다. 침 맞고 난 후 처음으로 전기장판을 틀지 않고 잠을 잘 수 있었다고 뛸 듯이 좋아했다. 가슴과 등 사이에 있던 냉기가 사라져 더 이상 전기장판을 틀 필요가 없어진 것이다. 불면증도 그녀를 자주 괴롭히던 병이었는데, 역시 치료 후 많이 호전돼 꽤 잘 자게 되었다.

그녀는 평소 식체로 인한 소화불량이나 감기, 어지럼증 등 다양한 병으로도 편치 않은 삶을 살고 있었다. 체질치료 후 이들 질환 역시도 많이 치료되었다.

계약 무산으로 인한 트라우마로 힘든 시간을 겪었지만, 8체질의학을 만나면서 그녀는 오히려 전보다 더 건강한 삶을 누리게 되었다. 전화위복이란 바로 이런 때 쓰는 말일 것이다. 인생만사 새옹지마!

에피소드 8

피부 트러블에 나날이 우울하다

대강의 줄거리

주소: 지루성피부염 혹은 모낭염. 얼굴에 3년 전부터 턱, 코, 미간에 뭐가 나면서 심하게 가렵다. 스테로이드를 써서 부작용으로 얼굴에 피부염이 확 올라왔는데 한의원 한약으로 잠재웠었다. 양약은 작년 3월 이후로 끊었다. 올해 피부염이 다시 올라오기 시작한다.

올 1, 2월부터 안구건조증이 생겼다. 눈이 너무 건조해서 인공눈물을 쓰고 있다.

설문의 다양한 해석의 지평

I. 땀이 주는 신진대사의 단서들

- 목욕탕에서 땀을 빼고 나면 몸이 오히려 나빠진다.

  *이 체질에 적합한 땀 반응이다.

II. 음식이 제공하는 귀한 정보

- 밀가루 음식을 먹으면 속이 거북하거나 얼굴에 뭐가 잘 난다.
- 차지 않은 우유를 마셔도 속이 불편하거나 설사한다.
- 잎채소 반찬만으로 줄곧 식사해도 허기지거나, 속이 거북하거나, 피곤하지 않다.
- 커피를 마시면 손이 떨리거나 가슴이 두근거린다.
- 술은 거의 한 모금도 못 한다.

    *이상 다섯 문항, 대체로 금양체질에 합당한 음식반응들이다.

III. 과거와 현재의 단면들

- 눈이 항상 건조하고 피로하다.

주원장의 진단: 금양체질

치유로 나아가는 길

체질침과 체질약 병행 치료.

스트레스를 잘 받는 성품이므로 마음을 평안하게 할 수 있도록 정신과적 조언도 같이 함.

과정과 실재

얼굴, 볼, 특히 턱에 지루성피부염 잘 생긴다. 안면 발열, 안면홍조, 가려움 있다. *체질침과 체질약으로 치료하면서 턱부터 피부염 줄고 가려움도 많이 감소했다. 꾸준히 치료하면서 고름, 가려움 없어지고 얼굴 하얘짐.

감기 걸렸는데 체질치료로 3일 만에 나았다. 전에는 감기로 오래 고생.

매스컴에서 건강에 좋다고 해서 물 2리터씩을 마시고 있는데 속이 불편하고 너무 힘들다고 하여 당장 물 마시기를 중단하라고 권유. 물을 중단한 이후 위가 많이 편해지고 컨디션도 많이 좋아짐.

얼굴 피부 상태나 몸 컨디션에 따라 감정 기복 심하여 우울증 소견 보임. 마음을 안정시켜 주기 위해 정신과적인 조언을 함께 함.

다른 한의원에서 받은 발효한약 복용하고 얼굴 피부염 더 심해지고 손발 저림도 나타남. *체질치료 하여 저림 증상은 없어짐. 얼굴 피부 때문에 다시 우울증세 심해짐.

변비 있는데 양배추 등 채소를 먹으면 없어짐.

헤모글로빈 수치가 낮아 빈혈이 있는데, 액상 철분제는 효과 없고 알약은 효과 있으나 변비의 부작용이 있다.

컨디션 안 좋으면 편두통이 왼쪽으로 온다. *체질치료로 편두통 없어짐.

가끔 열이 심하게 오른다. *체질치료로 열 잘 떨어짐.

::: 환자의 식탁 등 :::

- 좋은 음식: 양배추·키위(변비에 효과), 키위+양배추+브로콜리+바나나(이것들을 함께 갈아서 먹으면 변비에 효과 좋다. 철분제 먹어도 변비 안 생김), 서리태(괜찮음)[51], 보리(속 편함)[52], 녹두죽(피부 소양증에 효과).
- 부작용 음식: 우유(속 불편), 수박(속 불편), 찹쌀(소화 안 됨).[53]
- 부작용 양약: 철분제(액상은 빈혈에 효과 없고, 정제는 변비 생김).[54]

---

51 서리태: 원래 금양체질에는 맞지 않은 곡식에 속하나 이렇게 괜찮은 사람도 있다. 이런 사람은 적당량 먹는 것도 나쁘지 않다.

52 보리: 보리는 금양체질에 속쓰림을 일으키는 사람도 있고 문제없이 편하다는 사람도 있다. 편한 사람은 적당량 먹는 것도 괜찮을 것이다.

53 찹쌀: 금양체질에 찹쌀은 맞지 않은 곡식에 속한다.

54 철분제: 철분제는 금양체질에 변비나 소화장애 같은 부작용이 많은 영양소다. 이 환자는 키위, 양

• 명현 반응: 체질침 맞으면 엄청 졸림.

회상

얼굴에 난 지루성피부염 때문에 스트레스를 많이 받는 여성의 케이스다. 얼굴 피부의 트러블은 남녀 모두에게 상당한 스트레스를 주지만, 역시 여성에게 더한 스트레스를 주는 것은 의심의 여지가 없다. 이 환자도 얼굴에 지루성피부염이 발생하여 매우 심한 심적 고통을 받았다. 얼굴에 뭐가 올라오고, 가렵고, 안면이 붉게 올라오는 안면홍조 증상에 무척 속이 상했을 것이다.

피부과를 갔는데 거기서 주는 스테로이드 연고를 바르니 금방 피부가 좋아졌다. 그래서 처음엔 별 걱정을 하지 않았다. 그녀는 피부가 치료됐다고 생각하곤 스테로이드를 끊었다. 그러자 얼마 안 있어 다시 피부염이 올라왔다. 할 수 없이 재차 스테로이드 연고를 발랐다. 마법처럼 피부 트러블이 다시 쏙 들어갔다! 피부가 좋아지자 역시 스테로이드를 끊었다. 좀 지나니 또 피부가 올라왔다. 그렇게 반복하기를 수차례 했다. 그런데 어느 순간부터 스테로이드가 잘 듣지 않았다. 그러더니 이젠 오히려 부작용이 올라왔다. 대체 무슨 약이 이렇지?

인터넷에서 스테로이드에 대해 찾아봤다. 스테로이드 부작용에 대한 수많은 기사가 줄줄이 올라온다. 스테로이드를 오래 써서 발생한 무시무시한 부작용 사례의 사진들도 봤다. 내 피부도 저렇게 되는 건 아닌가? 공포가 마구 밀려왔다. 피부과 치료로는 안 된다는 결론이 났다.

이번엔 한의원을 찾았다. 지루성피부염 같은 피부질환 치료 전문 한의원이었다. 거기서 처방받은 한약을 몇 제 복용하자 얼굴이 많이 좋아졌

배추, 브로콜리, 바나나를 같이 갈아 먹으면서 변비를 해소하고 있다. 좋은 방법이라고 생각한다.

다. 놀랍게도 한약은 재발이 없었다. 그래서 근 10개월가량 추가 치료 없이 잘 지냈다.

해가 바뀌었다. 그런데 다시 얼굴에 지루성피부염이 올라오기 시작했다. 다시 그 한의원에 가 같은 처방을 받았다. 그런데 웬일인지, 이번엔 예전처럼 잘 듣지 않았다. 몇 제를 먹었으나 차도가 없었다. 그녀는 다시 길을 잃었다. 피부가 그렇게 나빠지자 우울증까지 덮쳤다. 모든 의욕이 상실되고, 소화도 안 되고, 식욕도 없어지고, 외출도 하기 싫어졌다.

그 때 아는 사람으로부터 8체질에 대해 얘기를 들었다. 피부 문제는 체질적인 요인이 있으니 체질에 맞춰 치료를 해야 한다고. 마침내 주원장한의원에 들어서게 됐다.

나는 그녀의 체질을 진단하고 금양체질 식이요법 등 섭생법에 대해 설명해줬다. 피부과 질환은 대부분 체질에 맞지 않은 음식 때문에 발생한다고 덧붙였다. 맞지 않은 음식이 체내에서 독성을 일으켜서 그에 대한 면역반응이 염증이나 알레르기로 나타나는 것이다. 또 하나 원인으로 명심할 것은 스트레스다. 피부병은 대개 스트레스를 받으면 더 심해지는 경향이 있다. 아토피 있는 학생들이 시험기간에 더 심해지는 경향이 이를 입증한다.

그녀의 증세가 중하여 체질약과 체질침 치료를 병행했다. 시간은 좀 걸렸지만 그녀의 피부는 조금씩 좋아졌다. 얼굴에 올라오는 피부염과 가려움증, 홍조 증상 등 제반 문제가 많이 사라졌다. 피부 때문에 생겼던 우울증도 역시 많이 가셨다. 기분이 좋아졌고 행복감이 되찾아 왔다.

치료가 잘 돼 가는가 싶더니 한 동안 정체기가 왔다. 좋아진 상태에서 별로 진전이 없이 현상을 유지하는 것이다. 그리고 소화가 잘 안 된다고 했다. 체질식을 잘 하느냐고 물었다. 잘 한다고 했다. 그럴 리가 있나? 평소에 뭘 먹는지 하나하나 체크했다. 그녀 말대로 체질식은 잘 지키는 편이었다. 그런데 왜 소화가 안 되지?

그때 그녀가 문득 물었다. "원장님, 물을 하루에 2리터씩 먹고 있는데 그건 괜찮죠?"

물 2리터? 이게 뭐지 싶었다. "왜 물을 2리터나 먹어요?"

"텔레비전에서 어떤 분이 나와 물을 많이 마시면 몸의 독소가 소변으로 빠져나와 해독이 된다고 해서요!"

뒤통수를 얻어맞은 기분이었다. 당장 물 먹기를 중지시켰다. 물이란 적당히 갈증을 해소시키는 정도만 마시면 된다. 억지로 시키지 않아도 그렇게 된다. 이건 신경계가 알아서 자동제어 하는 분야니까.

그녀가 물을 끊자 소화기능이 금세 좋아졌다. 그리고 피부도 역시 좋아지기 시작했다. 다시 치료는 순항을 했다. 피부가 거의 다 좋아지자 마침내 그녀는 내원을 하지 않고 체질섭생만으로 몸을 관리했다.

몇 개월 후 그녀가 다시 한의원에 내원했다. 피부가 다시 안 좋아졌다고 했다. 무슨 일이냐고 물었다. 피부에 좋다는 발효한약을 복용했다는 것이다. 사람들은 발효니, 효소니 하는 말만 들으면 쉽게 넘어가는 경향이 있다. 그게 무슨 만병통치라도 되는 듯.

"아무리 발효를 해도 원재료가 되는 약재가 체질에 맞지 않으면 부작용이 날 수 있어요!" 내가 나무랐다.

"전 발효한약은 괜찮을 줄 알았어요!"

한의원에 있으면 환자들이 이런 저런 새로운 약재나 건강식품을 어디서 듣고 많이 사서 복용한다는 말을 듣는다. 건강식품 업자들과 텔레비전 같은 대중 매체들의 짬짜미 프로에서 주로 그런 정보를 캐치하는 것 같다. 그런 걸 들으면 마치 그것 하나로 내 몸의 문제가 다 해결될 것 같다. 만병

통치약처럼 홍보하니까. 그런 프로의 본질은 옛날 장터의 약장사들이 하는 것과 별반 다를 게 없다. 연예 전문 사회자들과 바람잡이 연예인들, 전문가라는 사람들, 그리고 효험 봤다고 입에 침이 마르게 찬양하는 일반인들, 이 모든 상황이 야바위 상인들의 상행위와 거의 흡사한 것이다. 그런데에 너무 현혹되지 말았으면 한다. 제아무리 좋은 약이라도 체질에 맞지 않으면 아무 소용없고, 괜한 부작용만 얻게 되니. 그런 이상하고 신기한 것들이 아니라도 이미 주위에는 체질에 좋은 훌륭한 음식과 건강식품들이 넘쳐난다. 그런 것들에서 선택해서 섭취하면 족할 것이다. 그리고 혹 새로운 것을 섭취하게 될 때는 그 전에 그것이 체질에 맞는지는 꼭 확인할 것이다. 그래야 이런 황당한 부작용을 당하지 않을 수 있으니.

에피소드 9

불굴의 난임 극복기

대강의 줄거리

주소: 허리, 등, 어깨, 팔 등 몸이 여기 저기 아프다.

주소: 몸은 추운데 등 위, 뒷목, 머리에 열이 올라 두통이 심하다. 사무실이 너무 춥다. 에어컨에 추위를 많이 타는데 지금은 안 틀어도 춥다.

주소: 난임. 결혼 후 수년이 지났는데도 임신이 안 된다.

수족다한증. 손발에 땀이 많이 난다.

생리불순

어려서부터 경기가 많이 났다.

설문의 다양한 해석의 지평

I. 땀이 주는 신진대사의 단서들

- 긴장만 하면 손에 땀이 흥건해진다.

- 발바닥에 특히 땀이 많다.

  *금양체질이 땀이 많다는 것은 몸이 좋지 않다는 것을 의미한다.

II. 음식이 제공하는 귀한 정보

- 밀가루 음식을 먹으면 속이 거북하거나 얼굴에 뭐가 잘 난다.

- 맥주를 마시면 십중팔구 설사한다.

- 커피를 마시면 속이 거북하거나 대변이 묽어진다.

- 식탐이 많아 과식하고 속이 부대끼는 경우가 많다.

- 육식이나 분식보다는 꼭 밥(rice)을 먹어야 기운이 난다.

  *이상 다섯 문항은 대체로 금양체질에 잘 나타나는 음식반응들이다.

III. 알레르기 반응의 미묘한 암시

- 새우를 먹으면 입이 간지럽거나 부르트거나 두드러기가 잘 난다.

  *새우는 금양체질에 맞는 음식이나 알레르기가 심한 사람은 새우나 게 같
  은 갑각류에 과민반응을 일으킬 수 있다. 체질치료로 알레르기를 치료하
  면 이런 증상들이 사라진다.

IV. 과거와 현재의 단면들

- 화가 날 때 또는 스트레스 받고 식사하면 잘 체한다.

- 눈이 항상 건조하고 피로하다.

- 평소 입안이 잘 마른다.

주원장의 진단: 금양체질

치유로 나아가는 길

서울에서 원거리인 지방에 거주하여 내원이 어려운 까닭에 체질약 치료를 주로 하고, 내원했을 때는 체질침 치료를 병행함.

과정과 실재

주로 호소하는 증상은 몸의 여러 부위의 통증과 추위 타는 증상이었다. 따라서 통증을 줄이고 혈액순환을 도와주는 처방을 운용하여 신체 통증과 추위를 많이 줄이는 치료를 행함. 체질식을 지키지 않으면 요통이나 어깨통증 같은 근골격계 증상을 일으키므로 체질식 준수를 특히 강조함.

종종 체기를 잘 느낀다.

자주 변비로 장이 굳어 있는 느낌 받는다.

평소 코막힘 있었는데 체질치료 후 크게 줄어들었다. 체질식을 지키지 않으면 금방 코막힘 발생.

피로가 잦다.

난임 치료를 위해 생리 유도하는 프로게스테론 주사 맞으면 부작용으로 일주일을 심하게 고생함. 적극적으로 난임 치료 위해 1년 가까이 휴직하고 배란을 유도하는 호르몬 주사 치료받음. 호르몬 주사를 맞으면 하지 근육이 다 굳고 죽을 듯이 몸이 안 좋아짐. 체질약으로 부작용을 제거하여 빨리 호전됨.

그녀의 요청으로 임신을 위해 체질치료를 병행키로 함. 꾸준히 체질약을 복용하고 체질침을 맞으면서 임신을 시도하여 결국 극적으로 임신에 성공. 임신 후 식성이 크게 변해 해물이 비려서 먹지 못함. 도중에 하혈이 있어 안태하는 체질약으로 다행히 태동불안을 멈추게 함. 가을에 마침내 출산에 성공함. 산후에 몸이 많이 시리고 안 좋아짐. 발이 칼로 에듯 시림. 자궁은 밑으로 쳐지는 느낌.

몸이 안 좋으면 장에 가스가 가득 차 아랫배가 빵빵해지고 설사기가 나타남.

가끔 감기 몸살. 이때 눈 침침하고 입 마름.

::: 환자의 식탁 등 :::

- 안 좋은 음식: 현미(소화불량)[55], 갈치·고등어·조기(안 좋다)[56], 오분자기(전복과 비슷한 해산물. 가려움증, 두드러기, 인후부종 등 심한 알레르기 증상으로 응급실 감), 무화과(반응 좋지 않음), 음주(요통, 근육통, 온몸 기운 빠지고 잠 못 잠), 핫도그(피곤, 허리, 어깨 근육 굳어지며 통증 일어나고 소화불량, 발가락 가려움, 진물 발생).
- 안 좋은 건강식품: 마와 거머리로 만든 건강식품(복용하고 배란 및 생리는 되는데 설사와 변비 반복해서 결국 중단).
- 안 좋은 영양제: 비타민C(대용량 주사요법으로 치료받고 심한 두통으로 고생함).
- 안 좋은 양약: 산부인과 호르몬 치료(주사 맞은 날 어지럽고 기운이 다 빠짐. 몸이 무겁고 위장에서 신물이 오르고 속 불편, 근육통, 몸살기 발생. 5일 동안 심하게 고생).
- 좋은 음식: 킹크랩(몸에 아주 좋다), 전복(몸 피곤하지 않고 아주 좋다), 조개류(좋다), 야채(몸 날아갈 듯이 가장 좋다).
- 기타: ATM(현금인출기를 사용하면 어지러운 느낌 든다)[57], 금니(금니 빼고 나서 고

---

55 현미: 금양체질에 대체로 맞으나 일부 소화력이 약한 사람이나 민감한 경우 부작용이 있을 수 있다. 그런 경우 백미를 먹는 것이 낫다.

56 갈치, 고등어, 조기: 금양체질에 생선이 대체로 좋으나 일부 불편한 생선들이 있다. 여기 갈치, 고등어, 조기가 그런 경향이 있고, 또 고등어 같은 등푸른 생선이 그런 경향이 있다. 이런 경우 다른 생선을 취하는 게 낫다.

57 ATM: 이런 전자파 발생이 많은 기기에 부작용을 일으키는 금양체질이 꽤 많다. 컴퓨터, 휴대폰, 전기장판 등등. 심지어는 형광등의 전자파에도 두통을 일으키는 사람이 있었다. 도시에서 직장

회상

나의 임상에서 무척 기억나는 금양체질 환자다. 그녀는 저 멀리 남녘의 섬에서 왔다. 병이 많은 사람들을 일컬어 흔히 '종합병원'이라고 하는데 그녀가 그런 환자였다. 그녀는 갖가지 질환으로 시달리고 있었다. 가장 괴로운 증상은 온몸 여기저기가 쑤시고 아픈 증상이었다. 허리, 등, 어깨, 팔 등 전신의 관절이라는 관절은 다 아팠다. 그리고 추위를 아주 심하게 탔다. 에어컨 쐬면 곧바로 몸이 아프고 추워서 견딜 수가 없었다. 손발에선 땀이 자주 나고 그게 식으면 수족냉증으로 손발이 얼음처럼 차가워졌다. 그렇게 추위를 타는데도 머리나 뒷목 등 위쪽으로는 열이 올라오고 두통으로 또 괴로웠다. 몸에 안 맞는 음식을 먹으면 통증과 추위, 두통이 바로 심해졌다.

소화도 항상 잘 안 되어 늘 위장에 체기가 있었다. 평소 변비가 있어 장도 항상 굳은 느낌으로 답답했다.

두드러기, 가려움증 같은 알레르기도 참 많았다. 체질에 맞지 않거나 안 좋은 음식을 먹으면 항상 코가 꽉 막혔다. 전복류에 속하는 오분자기 같은 해산물을 먹으면 갑자기 기도가 심하게 부어 숨을 쉴 수가 없는 증세(호흡곤란)로 응급실을 수차례 가기도 했다.

또 다른 문제로 생식기 관련 병이 많았다. 생리불순과 생리통은 항상 그녀를 괴롭히는 단골 병이었다. 생리는 온통 불규칙적이었고 생리할 때는

다니며 살던 그 사람은 문명을 견디지 못하고 결국 산으로 들어가, 움막을 짓고 촛불을 켜고 논밭을 일구면서 산다는 말을 들었다.

58 금니: 금은 금양체질에 해로운 금속이다. 금니를 하면 잇몸 질환이나 두통, 갈증, 눈이나 목에 이물감 등의 부작용이 나타날 수 있다. 이는 임상에서 수차례 확인했다. 그러나 다 그런 것은 아니므로 무턱대고 발치할 필요는 없다.

심한 요통으로 시달려야 했다.

먼 곳에서 온 환자라 진단과 치료에 특히 신중해야 했다. 체질이 금양체질이었기에 체질식에 대해 자세하게 설명했다. 고기, 밀가루 음식, 유제품, 매운 음식을 끊고 잎채소, 생선, 해물, 쌀 등을 주로 섭취하게 했다. 모든 영양소나 건강식품도 끊도록 했다.

그녀가 얼마나 예민한 사람인가는 현금인출기를 사용하면 어지러움이 생긴다는 것만 봐도 쉽게 알 수 있다. 금양체질 진단 후 금니가 안 좋다는 말을 듣고 금니를 뺐더니 고질적이던 잇몸병이 사라졌다는 말도 했다. 예민의 극한까지 간 사람이라고 할 수 있다.

나는 그녀가 가진 갖가지 병들을 치료하기 위해 체질약을 처방해 주었다. 거리상 체질침 치료는 자주 할 수 없었다. 내 한의원에서 체질약을 복용하면서 체질식을 잘 지키자 그녀의 몸은 놀랍게 바뀌기 시작했다. 우선 속이 편해져 소화불량이 크게 감소했고, 몸에 통증도 눈에 띄게 줄어들었다. 항상 달고 살던 피로감도 대폭 줄었다. 늘상 그녀를 괴롭히던 추위도 거의 자취를 감추었다. 그녀의 몸이 총체적으로 변화하기 시작한 것이다.

그렇게 그녀는 내 한의원에서 체질약을 지어 먹으며 몸을 하나하나 고쳐 나갔다. 6개월가량 지났을 때 그녀는 이미 옛날의 그녀가 아니었다. 완전히 새사람으로 다시 태어난 것이다.

그렇게 몸이 많이 좋아지자 그녀는 흉중에 품고 있던 자신의 소원을 털어놓았다. 아기를 갖고 싶다는 것이다. 그녀는 이미 서울의 한 종합병원에서 난임 치료를 받고 있었다. 임신을 위한 시술을 여러 차례 시도했지만 임신은 되지 않았다. 그녀는 결단을 하고 직장마저 휴직하고 서울로 올라왔다. 배수진을 친 것이다. 나는 그녀와 의논하여 양방과 체질치료를 같이 하기로 했다. 그녀는 산부인과에서 임신을 시도하고, 나는 자궁과 난소의 생식기능을 향상시켜주는 체질약을 처방해 주었다. 그리고 꾸준히 체질침을 시술했다. 그리고… 정말… 놀랍게도, 복직 시한을 겨우 한 달 정도 남겨두고 그녀는, 드디어 임신에 성공했다!

하지만 사실은 이때부터가 더 중요하다. 이제 임신 유지에 총력을 기울여야 하는 것이다. 사실 임신유지가 수정시키는 것보다 훨씬 더 어려운 과제다. 나는 그녀에게 임신 유지에 도움이 되는 체질약을 처방했다. 태아는 무럭무럭 잘 커 나갔다. 그런데 임신 6개월쯤 됐을 때 그녀가 다급하게 찾아왔다. 하혈이 있다는 것이다. 자칫 유산할 위험에 처한 것이다. 나는 속히 안태(安胎, 태동을 안정시키는 치료)하는 처방을 했다. 그리고 아랫배를 따뜻하게 하면서 최대한 안정을 취하라고 조언했다. 1주일 쯤 지났을 때 그녀에게 연락이 왔다. 가슴 졸이는 순간이 또 온 것이다. 그녀는 내게 받은 안태 처방을 복용하고 얼마 안 있어 하혈이 멈췄다고 했다. 태아는 아무 문제없이 안전하다고 덧붙였다. 가슴을 쓸어내렸다. 큰 고비를 넘긴 것이다. 이후 그녀는 산달까지 좋은 상태를 쭉 유지했다. 그리고 마침내 출산에 성공했다. 그녀는 이루 말할 수 없이 기뻐했다. 나도 기쁘기 그지없었다. 의사로서 최고의 순간의 하나였다.

요즘 그녀는 내 한의원에 내원하는 일이 뜸해졌다. 내겐 섭섭한 일이지만, 이는 사실 좋은 소식이다. 그녀가 건강상 큰 문제없이 잘 지내고 있다는 뜻이기 때문이다. 내원한다는 말은 건강에 문제가 생겼다는 말 아닌가. 무소식이 희소식!

금양체질식

"대변을 아침에 한 번 시원하게 보게 됐다.[60] 원래는 하루 3번 조금씩 봤다. 속도 편안하다."

"운동 안 해도 체중이 감소된다. 체질식 안 하면 체중이 확 증가한다.[61]"

"체질식 하니 저녁에 많이 먹어도 살 안 찐다. 전에는 좀 많이 먹었다 하면 다음날 체중 바로 늘어났다."

"살이 안 찐다. 얼굴이 맑아진다. 체질식 하니 밑(질)에서 냄새가 안 난다. 속옷에서도 냄새 안 나고 뽀송뽀송하다.[62] 체질식 강하게 하면 성욕이

---

59 음식보고서: 환자들이 직접 말하는 체질식 및 음식들에 대한 체험을 여기 그들의 육성으로 실었다. 체질식을 통해 건강상의 문제를 해결하는 놀라운 지혜들이 여기 파노라마처럼 펼쳐진다. 체질식을 구체적으로 적용하는 데 많은 도움이 될 것으로 생각한다. 주의할 점은 이들의 말이 절대적이지는 않다는 것이다. 일부 음식이나 건강식품 등은 일반적인 체질적합성과 맞지 않거나 혹은 아직 밝혀지지 않은 것들일 수 있다. 그리고 음식에 대한 반응은 같은 체질이라도 개인차가 항상 존재한다는 점도 유념해야 한다. 특기할 만한 것에는 각주 등의 방법으로 해설할 것이지만, 아직 확실한 임상적인 근거가 없는 경우에는 일부 오류가 있을 수 있음을 양지하기 바란다. 이는 다른 모든 체질들에도 동일하게 적용된다.

60 체질식을 하면 대변이 좋아진다는 말을 참 많이 한다. 역으로, 대변이 좋지 않은 사람은 체질에 맞지 않은 식생활을 하고 있다는 말이다.

61 여기 체질식 하면 살이 빠진다는 말이 줄을 잇는다. 굳이 힘들게 쫄쫄 굶으면서 다이어트 할 필요가 사실은 없다. 체질에 맞는 음식만 잘 가려먹어도 체중감량의 효과를 톡톡히 볼 수 있는 것이다.

62 냄새: 여기 냄새에 관한 말은 매우 중요하다. 몸에서 좋지 않은 냄새가 난다는 말은 몸에 유해 세균이 많다는 말이다. 인체에서 유해세균이 많은 곳은 대표적으로 대장이나 비뇨생식기, 구강, 그리고 전신을 덮고 있는 피부 같은 곳이다. 이 분이 밑이라고 표현한 부분은 여성생식기인 질을 말하는데, 이 부위가 아무래도 항상 축축한 상태이기 때문에 세균의 증식이 잘 일어난다. 그런데 이 분이 체질식을 하고부터 질에서 냄새가 나지 않는다는 말은 그녀의 몸의 면역력이 향상되어 질에 서식하는 유해 세균이 줄어 부패작용이 많이 감소했다는 것을 뜻한다. 속옷 냄새가 줄었다는 말도 같은 뜻이다. 역시 면역의 향상으로 피부에 서식하는 유해 세균이 크게 감소했다는 말이다. 일전에 내 한의원에 종종 고객을 보내 체질진단을 의뢰하던 헬스 트레이너가 한 말이 생각난다. 자신에게 피티(PT)를 받는 고객이 체질식을 하기 전에는 운동을 지도할 때 땀을 흘리면 악취가 진동해서 너무 괴로웠는데, 체질식을 하게 한 후에는 고객이 땀을 많이 흘려도 전처럼 지독한

세진다.[63]"

"체질식 2년 가까이 하고 장이 아주 많이 좋아졌다."

"체질식 하고 설사 안 한다. 항상 변이 묽거나 설사 자주 했다. 지금은 변의 양이 줄었다."

"체중이 저절로 빠진다. 발톱 무좀도 밀려나고 있다(줄어들고 있다). 여드름이 나도 훨씬 빨리 들어간다."

"처음엔 채소 많이 먹고 고기 안 먹으면 속이 되게 허한 느낌이나 어느 정도 적응하면 그런 증상이 없어진다. 대변도 좋아진다."

곡식

쌀밥[64]: "먹으면 속이 편하고 다음날 아침에 일어나기가 쉬우며 대변을 잘
　　　보게 됐다."

흰죽[65]: "장염 걸려 고생했는데 흰죽을 먹고 회복했다." "속 불편할 때 먹으면
　　　속이 편해진다." "역류성식도염에 흰죽 꾸준히 먹고 나았다."

현미: "소변이 너무 잦았는데 (현미 먹고) 감소했다."

기장: "기장을 안 먹으면 변 색깔이 짙어지고 먹으면 바나나 색으로 된다. 전
　　　에는 변에 푸른색이 있었다."

냄새가 안 난다는 것이다. 이는 땀 속에 포함된 노폐물이 대폭으로 감소했다는 것을 뜻한다. 체
질식을 하면 이처럼 면역이 눈에 띄게 증가하고 몸의 독소가 크게 줄어든다. 놀라운 일이다.

63 체질식을 하면 성기능이 향상된다는 사람들도 종종 눈에 띈다. 이분은 독신인 여성인데 체질식
하고 이렇게 성욕이 증가하여 불평하는 것이다. 체질식 하고 나서 살도 빠지고 얼굴도 예뻐지고
몸에서 불쾌한 냄새도 안 나고, 정말 다 좋아졌는데, 성이라는 것, 이것 하나는 어떻게 해결이 안
되는 것이다. 장년을 넘어 노년기로 접어드는 황혼기에 이른 사람이라면 누구나 바라는 꿈같은
일일 텐데 이분에게는 그게 필요치 않으니 하여튼 세상 참 공평하지 못하다.

64 쌀이 제일 좋은 체질이 바로 금양과 금음체질이다. 밥 먹기 싫어하고 밀가루 음식만 좋아하는 금
양체질이 많은데, 그들은 그들에게 가장 좋은 음식을 버리고 독을 취하는 사람들이다.

65 금체질은 속이 안 좋으면 그냥 흰죽을 먹는 것이 좋다. 가장 좋은 소화제이다.

녹두죽: "피부 소양증에 효과 있다."

메밀[66]: "(평소 대변이 흩어져 나왔는데) 대변이 모아지는 느낌이다."

누룽지: "역류성식도염에 누룽지를 계속 먹고 나아졌다."

과일

거봉(감): "눈이 좀 밝아진다."

홍시[67]: "(속 편하고) 참 좋다."

단감: "매일 2개씩 먹고 배변 상태가 좋아졌다."

딸기: "감기가 예방된다." "머리가 맑아진다."

딸기 주스: "감기 걸렸을 때 딸기 주스 마시면 회복이 빠르다."

체리[68]: "불면증에 체리 먹으니 괜찮았다."

키위[69]: "변비에 효과 좋다."

생선 및 해물

생선[70]: "평소 눈이 잘 아픈데, 생선 먹으면 눈 안 아프고 좋다." "빈뇨가 있는데 그 빈도가 감소한다."

생선회[71]: "회 먹으면 기운이 난다." "속이 편해지고 피부가 좋아진다." "몸 컨

---

66 메밀이 금체질에 참 좋은 곡식인데, 다만 과용하면 추위를 타는 문제가 있다. 평소 몸이 냉한 사람은 과한 섭취를 경계해야 한다.

67 홍시 먹고 변비가 생기는 사람이 있는데 가운데 심 부분을 제거하고 먹으면 덜할 수 있다. 그래도 변비가 있으면 차라리 단감을 먹는 것이 나을 것이다.

68 가끔 체리에 알레르기 반응을 일으키는 금양체질이 있다. 이런 경우는 알레르기를 치료한 후 먹는 것이 좋다.

69 키위에도 알레르기를 일으키는 금양체질이 있다. 역시 알레르기 치료 후 섭취할 것을 권한다.

70 금양체질 중에 간혹 고등어나 꽁치 같은 기름기 많은 생선에 생목이 오르는 등 불편감을 호소하는 사람이 있다. 그런 경우는 흰살 생선을 권한다.

71 위가 냉하고 약한 금양체질의 경우 생선회 같은 날것을 잘 먹지 못하는 경우가 있다. 익힌 것을

디션이 좋아진다."

홍어: "속 편하고 좋다."

바닷장어: "힘 달릴 때 먹으면 좋다.[72]"

생굴[73]: "기운 난다." "몸(건강)이 좋아진다." "피부 좋아진다."

낙지[74]: "힘이 난다." "덜 피곤하다."

문어숙회: "좋다. 문어숙회 안주로 소주 4병 마셔도 괜찮았다. 그 정도 마시면 전에는 기절했다."

소라: "몸이 되게 편해진다."

전복: "몸에 굉장히 좋다."

해물: "힘이 부쩍 솟는다."

해물탕: "속 편해지고 피부가 좋아진다." "꽃게[75]나 골뱅이 든 해물탕 안주로 술 먹으면 안 취한다."

해삼: "기운 나는 느낌 든다."

홍합[76]: "몸에 좋다."

채소

배추김치: "속이 미식거릴 때 배추김치 먹으면 가라앉는다."

먹으면 된다.

72 민물장어는 금양체질에 좋지 않은데 바닷장어는 괜찮은 것 같다.

73 생굴에 배탈이 나는 금양체질이 종종 보인다. 이런 경우는 익혀 먹기를 권한다.

74 낙지에도 일부 금양체질은 체하거나 위경련을 일으키는 경우가 있다. 낙지에 대한 알레르기가 있는 경우가 간혹 눈에 띈다. 이런 경우는 피하는 것이 상책이다.

75 꽃게도 금양체질 중에 알레르기를 보이는 사람이 있다. 입 주위가 간지럽거나 목이 붓는 것 같은 반응이 주로 많다. 그런데 대게나 킹크랩은 괜찮다고 한다. 돈이 좀 들 수 있다.

76 홍합도 알레르기가 있는 편이다. 같은 체질이라도 갑각류나 연체동물 같은 것들에 대한 반응은 개인차가 꽤 많은 편이므로 주의를 요한다.

백김치: "멸치액젓, 새우액젓, 쌀 뜬물로 백김치 해먹으면 아주 맛있다."

봄동: "몸 컨디션 좋다."

머위: "속이 편안하고 기운이 나는 느낌이다."

브로콜리: "데쳐 먹고 위산과다 없어졌다."

셀러리: "아침, 점심에 셀러리 먹으니 3시 넘으면 하루 한번 씩 대변본다. 속도 편하고 좋다."

쌈채소: "아침마다 쌈 야채 먹고 있다. 간수치 되게 안 좋았는데 이번 신검 하니 간수치 너무 좋게 나왔다. 피로 많이 감소."

쑥[77]: "속 편하다."

양배추: "삶아 먹었더니 변비에 좋다. 속도 편하다." "데쳐 먹고 변비 없어졌다." "대변 좋다." "속쓰림에 좋다."

잎채소: "먹으면 속이 편하고 다음날 아침에 일어나기가 쉬우며 대변을 잘 보게 됨." "빈뇨가 감소한다." "속이 가장 편하다. 단, 익힌 것은 과식하는 경향이 있어 조심해야 한다." "피부가 좋아진다."

산나물: "봄에 산나물 먹으면 (컨디션) 살아나다가 겨울 되면 안 좋아지는 증상이 반복된다."

샐러드(양상추+양배추+셀러리+참치): "양상추와 양배추, 셀러리, 참치로 샐러드를 해서 먹었는데 몸이 너무 가볍고 좋았다."

채소즙(브로콜리+양배추): "브로콜리와 양배추를 같이 넣고 갈아먹으면 속 편하고 든든하다."

아욱된장국: "어렸을 적에 속 안 좋을 때 먹으면 편했었다."

---

77 쑥도 내열이 많은 사람의 경우 발열 증상이 있을 수 있다. 냉한 금양체질에게 좋다.

차

메밀차[78]: "뜨거운 물에 우려먹으니 (몸이) 좋다." "소변이 평소 시원찮은데 메밀차 마시면 소변 잘 나온다."

유자차: "혈압이 좀 떨어진다."

카모마일차: "밤에 잠이 쏟아진다."

코코아차: "저리고 아픈 증상이 싹 가셨다."

현미차: "뜨거운 물에 우려먹으니 (몸이) 좋다."

보리차: "안면홍조 있는데 보리차 마시니 열감이 감소한다."

감잎차: "물이 잘 안 먹혀 감잎차를 대신 마시고 있는데 괜찮다."

기타

쌀과자: "힘이 생긴다."

초콜렛[79]: "머리가 개운하다."

메밀막국수(메밀 100%): "메밀만 100% 넣은 막국수 하는 식당에 매일 가서 먹는데 (속이 편하고) 좋다."

호밀빵(천연발효): "호밀로 만든 천연 발효 빵을 직접 배워서 만들어 먹는데, 아주 좋다."

누룩효모빵: "일반 이스트가 아닌, 누룩곰팡이에서 추출한 효모로 만든 호밀빵을 사서 먹는데 속 불편하지 않고 좋다.[80]"

---

78 메밀은 평소 추위를 많이 타는 사람은 피하는 것이 좋다.

79 밀크가 없는 다크초콜렛을 권한다.

80 빵을 좋아하는 금양체질 환자가 전해준 팁이다. 금양체질에 밀이 좋지 않은데 이렇게 누룩곰팡이 효모로 발효시키면 금양체질도 괜찮은 모양이다. 음식에 극히 민감한 환자가 하는 말이라서 어느 정도 신뢰가 간다.

채식자빵: "우유, 버터, 치즈 등이 들어가지 않은 빵이어서 소화 잘 된다.[81]"

따뜻한 음식[82]: "속이 편하다." "피로 회복이 빠르다."

겨자: "음식에 겨자를 섞어 먹으니 눈이 확 밝아진다."

말고기: "고기 중 제일 맛있는 것 같다.[83]"

금양체질 「건강식품·영양제·건강법」 효험 사례 보고서[84]

건강식품 및 영양제[85]

곰보배추: "가래 금방 잡힌다." "곰보배추 먹고 가래와 기침이 감소했다."

구절초차[86]: "잠이 잘 온다."

---

81 밀가루가 문제일 수 있으나 이렇게 유제품을 쓰지 않으면 덜 해로울 수 있다.

82 금양체질에 차게 먹기를 권하는 경우가 있는데, 이는 젊을 때는 괜찮을 수 있으나 대개 나이가 들면 위가 약해져 찬 것을 잘 받아들이지 못하는 경우가 흔하다. 너무 뜨겁지 않게, 따뜻한 정도 로 먹는 것이 위장에 좋다.

83 육식은 금양체질에 좋지 않은데, 이 환자는 말고기가 좋다고 한다. 확실하지 않으나 한번 시도 해 볼 만하다고 생각한다.

84 금양체질에 좋은 건강식품이나 영양제, 건강법 등에 대해 환자들의 실제 체험담을 실었다.

85 2019년 말부터 3월 현재까지 우리 대한민국뿐만 아니라 전세계가 코로나19 바이러스로 인해 엄 청난 고통을 받고 있다. 다행히 우리나라는 제대로 된 올바른 방역정책과 투명적이고 헌신적인 방역당국의 노력, 그리고 전국민의 자발적인 협력으로 코로나19를 드디어 극복하고 있다. 개인위 생 수칙 준수가 뭣보다 중요하지만, 면역을 증강하는 건강식품이나 차와 같은 예방의학의 중요성 도 동시에 큰 주목을 받고 있다. 여기 소개하는 건강식품과 체질식을 통해 면역을 높이는 지혜를 얻기 바란다. 참고로 감염병에 좋은 체질별 차를 몇 가지 소개하면, 금체질은 유자차, 모과차(임 상적으로는 생강차도 괜찮다는 사람들이 종종 있다. 금음체질은 확실히 좋은데, 금양체질은 좋 은 사람도 있고 그렇지 않은 사람도 있는 것 같다. 단기간에는 복용을 시도할 만하다), 토체질은 구기자차, 보리차, 목체질은 도라지차, 칡차, 수체질은 생강차, 꿀차 등이 있다.

86 구절초 꽃을 말려서 차로 우려먹으면 된다. 금양체질 환자 중에 시골에서 살면서 구절초꽃을 채 취해다 차를 직접 만들어 선물로 주신 분이 있는데, 그분 말이 구절초꽃차를 마시면 잠을 잘 잔 다고 한다. 자신뿐 아니라 여러 사람들에게 임상실험 해봤는데 다들 잘 잤다고 덧붙인다.

녹색홍합가루: "무릎 관절통에 좋다."

녹즙[87]: "설사에 좋다."

돌미나리 발효액[88]: "아침에 거뜬하다."

매실발효액(포도당으로 발효): "유자나 매실을 포도당가루로 담그면 맛있다. 매일 간 보면서 포도당을 추가해줘야 한다.[89]"

매실식초: "기운 난다."

매실엑기스: "머리의 열이 내려가며 두통이 사라진다."

블루베리: "쾌적한 기분이 든다. 안구건조증이 감소했다." "안구건조증이 없어졌다."

생식[90]: "몸이 가볍고 마음이 편하다."

석류: "(컨디션) 괜찮다."

자죽염[91]: "가래 때문에 먹었는데 괜찮았다."

솔잎액: "솔잎액을 마시고(복용) 얼굴과 두피에 두드리니(외용) 좋았다."

솔잎엑기스: "솔잎엑기스 먹고 눈이 밝아져서 현재도 먹고 있다."

약쑥: "어혈이 감소했다."

---

87 녹즙: 케일이나 명일엽으로 만든 녹즙이 흔히 있다. 양배추나 브로콜리를 가지고 만들어도 좋다. 취향에 따라 선택할 것이나 개인적으로는 양배추와 브로콜리를 같이 갈아 만든 것이 좋은 것 같다.

88 봄에 밭에서 나는 돌미나리를 발효한 것이다. 발효할 때 설탕보다는 포도당 가루나 쌀로 만든 올리고당을 쓰는 것이 좋다.

89 금양체질에 설탕이 해로우므로 감미료로는 포도당이 낫다. 다만, 포도당이 설탕보다 당도가 현저하게 떨어지기 때문에 포도당으로 발효를 하려면 상당히 많은 양을 넣어야 한다. 그렇지 않으면 부패할 수 있다. 그래서 이 분은 맛을 보면서 포도당을 계속 추가한 것이다. 다른 발효식품도 마찬가지다. 체질에 맞는 재료라도 설탕으로 발효하면 좋지 않을 수 있다.

90 생식: 시중에 파는 생식은 체질에 맞지 않은 여러 가지 식품들이 섞여 있으므로 체질에 맞는 식품으로 골라서 직접 만들어 먹는 것이 가장 안전할 것이다.

91 염분을 과다 섭취하면 혈압이 오를 수 있으므로 지나친 섭취는 금하는 것이 좋다. 다른 소금 제품들도 마찬가지.

약쑥즙: "혈액순환에 도움 돼 손발이 따뜻해진 느낌이다."

아로니아: "눈 건강이 좋아졌다."

아마씨유: "아토피 바로 좋아졌다." "출산 후 생리가 없었는데 이것 먹고 나은 것 같다."

우슬(외용): "전에 옴 걸렸을 때 아무 연고도 안 들었는데 우슬 달인 물 뿌리고 목욕한 후 나았다."

인진쑥: "속쓰림에 좋다." "3개월 먹으니 편두통이 괜찮아졌다."

건자두: "변비 개선된다."

채소과일즙(양배추+블루베리+브로콜리+매실즙): "이것들을 갈아 먹었더니 낮에 안 붓고 괜찮았다."

채소과일즙(키위+양배추+브로콜리+바나나): "이것들을 갈아먹으면 변비에 효과 있다. 철분제 먹어도 변비 안 생긴다."

채소즙: "야채 갈아먹고 속이 좋아졌다."

천년초: "두통과 어지럼증에 좋다."

광천수[92]: "과거 2년 정도 초정약수 마시고 머리에 있는 부스럼 나은 적 있다. 그 때를 제외하곤 50년 동안 부스럼 있었다. 광천수 마시면 소화도 잘 된다."

푸룬주스: "변비가 약간 호전된다."

함초[93]: "대장 폐색으로 대변 안 나오는데 함초 먹고 대변 조금 본다."

발아현미: "소화가 잘 된다."

홍화씨: "무릎 아픈 것이 많이 좋아졌다."

---

92 콜라나 사이다 같은 음료수는 이 체질에 해로운 식품첨가물이 많이 들어 있을 수 있으므로 탄산음료를 원하면 이렇게 천연 광천수를 먹는 것이 좋다.

93 함초는 염분이 많은 식품이므로 고혈압이 있는 사람은 주의.

개똥쑥환: "지루성피부염이 좋아졌다."

여주: "당뇨에 좋다." "속 편하다." "갈증이 없어졌다. 물 마시면 소변이 바로 마려운데 이것 마시니 덜 마렵다."

노니: "피곤이 감소한다."

레몬: "정신이 확 깨고 피곤이 풀린다."

로디올라[94]: "컨디션이 부드러워진다." "기분이 안정되고 스트레스를 덜 받는다."

맥주효모: "머리카락과 손톱이 두꺼워졌다."

미강발효식품: "장이 편안했다."

민들레: "피로가 덜하다."

민들레즙: "두 달 전 기침 많았는데 민들레즙 1달 먹으니 없어졌다."

바나나효소[95]: "변비가 호전됐다."

백초시럽(백초수): "속 안 좋을 때 먹으면 일시적으로 가라앉는다."

노루궁둥이버섯[96]: "속이 편하고 머리가 맑아진다."

벌나무: "어깨와 견갑골 저린 게 나아진 것 같다." "먹으니 속이 편하다."

베이킹소다 치약: "구내염에 죽염 써도 별 효과 없었는데 이 치약을 바르니 차도가 있었다."

보리수 열매: "변비에 효과 있다."

---

94 로디올라(Rhodiola Rosea, 홍경천): 강인한 생명력으로 고산지대에 자생하는 돌나물과의 여러해살이풀. 바이킹들이 체력을 향상시키기 위해 이것을 이용했다고 전해진다. 일반적으로 학습과 기억력을 올려주고, 스트레스와 불안을 완화하며, 업무 수행을 높이고, 피로를 해소하는 등의 효능이 있다고 알려져 있다. 부작용으로 두통, 위장장애, 졸음, 현기증, 수면장애 등이 있으므로 주의를 요한다.

95 바나나효소: 바나나를 먹으면 소화가 잘 안 된다는 금양체질이 종종 있는데, 이렇게 효소로 만들어 먹으면 소화도 잘 되고 장에도 효과가 있는 것 같다.

96 버섯은 대개 금양체질에 맞지 않다고 알려져 있는데 이것은 괜찮은 것 같다.

비단풀[97]: "달여 마시면 두통에 좋다." "생리통과 하혈이 멈췄다."

죽염[98]: "비염 있어 코에 직접 넣었는데 효과가 있는 것 같다." "아침에 못 일어나는데(커피 안 먹으면 일 못한다) 죽염 먹고 효과 좀 봤다. 발바닥에 굳은살 백인 데도 죽염 먹고 호전된 것 같다." "피부 가려움 많이 사라졌다." "피부병에 샤워하면서 부위를 죽염으로 문질러 바르기를 3회 정도 하면 낫는다."

소금물: "일주일에 한번 정도는 대변 못 보는데, 소금 넣고 물에 끓여서 뒀다가 마셨더니 대변본다."

스피루리나: "대변 잘 본다." "컨디션 좋아진다. 칼슘 대용으로도 복용한다." "스피루리나 100% 짜리 먹고 생리통 없어짐." "눈에 좋다."

아슈와간다(ashwagandha)[99]: "기분이 안정되고 스트레스를 덜 받는다."

알로에[100]: "변비에 좋다. 끊고 나서 변비 때문에 화장실 잘 못 간다." "먹고 속이 편안한 느낌이다." "자다가 위 안 좋을 때 복용하면 좋다." "둘째 낳고 밤에 두드러기 나서 알로에 6개월 먹고 나았다."

알로에 가루: "변비에 좋다."

양파(껍질 포함): "양파 끓인 물 마시고 두통 없어졌다."

---

97 비단풀: 대극과의 한해살이풀. 땅바닥을 비단처럼 곱게 덮는다, 하여 붙여진 이름이다. 모양은 쇠비름과 비슷하게 생겼다. 주로 항암, 해독, 항균, 진정작용의 효능을 가져, 암이나 염증, 심장병, 두통, 설사, 장염, 부인과질환 등에 좋다고 한다. 부작용으로 위장장애나 복통, 설사 같은 장염이 있을 수 있다.

98 죽염이 좋다는 사람이 종종 있는데 과용하면 혈압이 오른다는 사람이 있으므로 주의가 필요하다.

99 아슈와간다: 인도의 전통 아유르베다 의술에서 자주 사용하는 약초. 말(ashva)의 냄새(gandha)가 난다고 해서 붙여진 이름이라고 한다. 그래서 말과 같은 힘과 정력을 준다는 것. 대체로 항불안 효과가 있어 수면장애를 완화하고 스트레스와 피로를 줄여주는 효능이 있다고 한다.

100 알로에는 가끔 속쓰리거나 설사 같은 소화계 부작용을 보이는 사람이 있으므로 유의.

양파[101]: "양파를 카놀라유에 구워 먹으니 코와 머리가 뚫리는 느낌이다."

유산균: "우유 먹으면 가스 생기는데, 이것 먹으면 없다." "변비, 설사 등, 장에 좋다." "배에 가스 많이 차는 증상이 없어졌다."

자작나무수액[102]: "허리 수술했는데 이것 먹고부터 허리 덜 아프다."

클로렐라: "피부묘기증이 많이 감소했다."

통보리 발효제: "객담배출에 효과 있다."

아사이베리+키위즙: "아사이베리 갈아 먹고 아침에 키위주스 먹었더니 속이 편하다."

화분: "면역력 향상 위해 얼마 전부터 복용중인데, 이것 때문인지 입술 터지는 것이 많이 좋아진 것 같다."

오메가3: "먹으니 손가락 뻣뻣한 것이 좀 나아진다." "혈압 정상 유지한다." "손톱 갈라지는 것 없어졌다."

프로폴리스[103]: "인후염이나 감기에 효과 있고 활력을 준다. 섭취 후 손발 뜨거워지고 정신이 확 들었다." "감기 잘 안 걸린다." "먹었더니 목이 많이 맑아졌다." "면역 향상에 좋다." "상처에 바르면 효과 있는데 먹는 것은 효과 못 봤다."

글루코사민(glucosamine)[104]: "무릎에 좋은 것 같다."

---

101 양파는 생양파보다 이렇게 굽거나 끓이는 방법으로 익혀 먹는 것이 좋다.

102 자작나무 밑 부분에 구멍을 뚫어 수액을 받아서 복용한다. 민간에서 신경통, 류마티스, 소화불량에 쓴다. 자작나무는 한약명이 백화(白樺) 혹은 화목피(樺木皮)로서, 진해거담(鎭咳祛痰, 기침과 가래를 제거), 정천(定喘, 천식을 멈춤), 항균 작용에 주로 쓴다고 알려져 있다.

103 프로폴리스는 이 체질에 대체로 면역을 증진해주는 효과가 있는 편이나, 일부 사람들에게는 부작용이 있기도 한다.

104 글루코사민: 아미노당의 일종으로 갑각류 및 절지동물의 외골격이나 진균류의 세포벽의 주성분인 키토산이나 키틴 등 다당류의 구성성분. 관절질환에 효과가 있다고 알려져 있다.

글루타치온(glutathione)[105]: "기운 난다."

엠에스엠(methyl-sulfonyl-methane, MSM, 식이유황)[106]: "관절에 좋다고 해서 복용하고 있는데 관절보다는 변비나 피로에 좋은 것 같다."

은용액[107]: "항염작용이 있다고 해서 마셨는데 괜찮았다. 신경 쓰면 구내염이 생기는데 (이것 먹고) 안 생겼다."

이소플라본(isoflavone)[108]: "질 건조증이 없어진다."

콘드로이친(chondroitin)[109]: "무릎 좀 괜찮다."

콜라겐(collagen)[110]: "피부 건조증 완화. 피부가 맑아지고 기분이 안정된다."

키토산(chitosan)[111]: "대변이 전에는 묽었는데 이것 복용하고 정상 변 나온다."

피시 콜라겐(fish collagen)+초록잎홍합: "1년 복용하고 무릎통증 완화 됐다."

비타민B: "피부에 좋다." "피로 회복된다." "어지럼이 줄어든다."

비타민E: "소변 횟수 감소하고, 허리 덜 아프다."

---

105 글루타치온: 인체에서 스스로 합성되는 단백질로 강한 항산화작용이 있어 세포손상을 막아준다. 면역증강, 노화방지, 해독작용 등에 효과가 있다고 알려짐.

106 MSM: 관절통증에 효과가 있다고 알려진 유기 황화합물. 하지만 소화장애나 부종, 안구출혈, 좁쌀여드름 같은 피부트러블의 부작용이 있을 수 있다.

107 은을 전기분해한 용액이다. 이 체질에는 금보다는 은이 나은 것 같다.

108 이소플라본: 콩 속에 함유된 성분으로, 여성호르몬인 에스트로겐과 유사한 구조를 가져 갱년기증후군에 좋다고 알려져 있다.

109 콘드로이친: 연골을 구성하는 성분 중 하나로 관절 증상에 좋다고 알려져 있다.

110 콜라겐: 뼈나 피부 등 결합조직의 주요 성분이 되는 단백질의 일종으로 인체에 가장 풍부한 단백질의 하나. 금양체질의 경우 생선에서 추출한 피시 콜라겐을 추천한다.

111 키토산: 게나 새우 같은 갑각류의 껍질에 풍부한 다당류의 하나. 중금속 배출, 고지혈증 개선, 장청소, 항균 작용 등이 알려져 있다. 설사, 구토, 복부팽만 등의 위장관 장애나 과도한 이뇨작용의 부작용이 있으므로 주의.

비타민C[112]: "피로 감소하고, 감기 덜 걸린다.""먹으면 몸이 좋아지는 느낌, 기운 나는 느낌, 보약 먹은 느낌 있다.""감기로 편도 약했는데, 열나기 시작할 때 먹으면 좋다. 3년 감기 안 걸렸다.""구내염에 비타민C 고단위 먹으면 다음날 바로 효과 본다.""염증 가라앉는다."

마그네슘: "컨디션이 쾌적해진다. 기운이 난다.""불면증 심했는데 마그네슘으로 약간 효과.""눈 떨림에 효과 있다.""근육통 호전된다. 안 먹으니 통증 있었다."

셀레늄[113]: "잔병치레가 사라지고 여드름이 들어간다."

건강법

동섬유[114]: "무릎에 동섬유 보호대 하니 안 아프다."

구리테이프: "발에 붙였더니 경련이 덜하다."

녹주맥반석[115]: "녹주맥반석 찜질방에 매일 다닌다. 힘나고 개운해서 괜찮은 것 같다. 평소 땀 많이 안 난다. 뜨거운 기운에 물집 생기는데 계속 쬐면 신기하게 제 살이 난다."

마그마 팔찌[116]: "골프 치면 오던 어깨 결림이 없어진다."

세라믹(목걸이, 발찌, 팔찌): "기운 난다. 1달에 한번 항상 입이 헐었는데 그

---

112 비타민C는 호불호가 많이 엇갈리는 영양제여서 좋다는 사람도 많고, 좋지 않다는 사람도 많다. 좋은 경우라 할지라도 빈속에 먹으면 속이 쓰린 경우가 많으므로 식후에 복용하는 것이 좋다.

113 셀레늄(Selenium, Se): 세포 독성이 있는 활성산소를 제거하여 항산화 능력이 좋은 것으로 알려진 원소(원자번호 34번)이다.

114 구리가 금양체질에 좋은 금속이 아닌가 생각하고 있다.

115 녹주맥반석: 맥반석을 격자모양으로 여러 개 포갠 후 초고온(1,380도 정도)으로 가열, 세라믹으로 소성시켜 원적외선을 방출하는 찜질방의 하나. 근육통이나 신경통, 관절통 같은 통증 질환에 효과가 있다. 단, 금양체질의 경우 과도한 발한은 피하는 것이 좋다.

116 마그마 팔찌: 화산 분출물인 마그마로 만든 건강기구의 하나.

게 없어지고, 잠도 젊을 때처럼 잘 잔다."

옥반지[117]: "끼면 손 아픈 것 잊는다.""귀가 아파 끼고 잤는데 신기하게 통증 감소."

다시마(외용): "아토피 있는데, 다시마를 냉장고에 두고 파스처럼 붙이니 좀 나아졌다."

노래 부르기[118]: "추석에 펜션 가서 노래를 불렀는데 정신이 들었다. 기운 없을 때 노래를 하면 기운이 난다. 조용히 하면 안 되고 질러야 한다."

냉수샤워: "샤워하고 끝낼 때 찬물로 하니 정말 기분 좋다."

흉식호흡[119]: "최근 시작했는데 장에 도움 되는 것 같다. 복횡근 단련시켜 장하수를 개선하는 효과라고 한다."

숯가마[120]: "숯가마 가면 몸 따뜻해지고 땀 조금씩 나서 기분 좋다.""갔다 오면 몸 가볍고 좋다."

유황온천[121]: "아토피에 좋다. 염증 감소, 열 감소, 컨디션 향상."

걷기: "천식 있었는데 걷기 운동으로 호전됐다."

---

117 옥반지: 금양체질은 금붙이보다 옥이나 진주 같은 보석들이 더 나은 것 같다.

118 금체질은 폐가 큰 체질이기 때문에 폐를 많이 사용하여 그 기운을 낮춰주는 것이 장부의 균형을 잡아주므로 건강에 좋다. 이 사람처럼 즐거운 마음으로 마음껏 소리를 지르는 것이 포인트. 하지만 반대로 스트레스 상황이나 분노로 인해 큰 소리를 지르는 것은 오히려 건강을 해칠 수 있으므로 주의를 요한다.

119 흉식호흡: 대부분 호흡법에서 복식호흡을 추천하는데 이렇게 예상을 뛰어넘는 호흡법으로도 장에 좋다는 것이 놀랍다. 어떤 한 가지 방법만을 고수하지 말고 항상 열려있는 자세로 다양한 방법을 수용하는 것이 때로 필요하다.

120 숯가마: 금양체질은 대체로 땀을 많이 흘리는 건강법이 좋지 않은데 상당수의 환자들이 숯가마에 다녀오고 컨디션이 좋아진다는 말을 한다. 목기가 좋은 체질이기 때문에 이런 효과가 있는 것으로 예상한다. 참나무로 만든 참숯가마가 제일 좋은 것 같다. 다만 너무 과다한 발한은 피하길 바란다.

121 유황온천: 아토피 같은 피부 질환이 있는 금양체질에 도움이 되는 건강법이다. 하지만 온천욕도 역시 너무 과다한 발한은 피하는 것이 좋다.

복근운동: "과민성대장에 좋다."

수영: "건강이 상당히 안 좋았는데 수영장을 다닌 후로 많이 좋아졌다. 지금
　　도 가끔 수영하면 기분 안정되는 느낌."

수영장 걷기[122]: "무릎이 안 좋았는데 수영장에서 걷기를 했더니 좋아졌다."

스포츠댄스[123]: "춤추면 즐겁고 재미있고 건강에 좋다."

자전거 타기: "체중감량에 좋다. 무릎 통증 없어졌다." "성기능 향상된다. 안
　　타면 발기부전 온다.[124]"

기타

이혼도장[125]: "항상 어깨 아프고 뒷골 땅겼는데 이혼 도장 찍은 다음 날 언제
　　그랬냐 싶게 없어졌다."

---

122 수영장 걷기: 금양체질에 수영이 좋아 환자들에게 권하면 수영을 못한다거나 물을 무서워한다
　　는 등의 이유로 수영을 안 하는 경우가 종종 있다. 이런 사람들에게 수영장 걷기를 추천한다. 중
　　력으로 인한 하중을 피할 수 있기 때문에 무릎이나 허리가 안 좋은 사람들에게 가장 좋은 운동
　　법이라고 생각한다. 수영장에서 꼭 수영만 하라는 없다.

123 스포츠댄스: 헬스나 걷기 같은 운동은 힘이 들고 재미가 없는 편이다. 그래서 구기종목을 좋아
　　하는 사람도 있는데, 여기 스포츠댄스도 재미있는 운동으로 강추할 만한 운동이다. 환자 중에
　　고희를 한참 넘은 여성이 있는데 이 스포츠댄스로 건강을 잘 유지하고 계신다. 겉으로 보면 오
　　륙십대밖에 안 돼 보이는 놀라운 동안을 자랑한다.

124 자전거 타기: 성기능 향상에 자전거 타기가 좋다는 장년의 남성이 하는 말이다. 이분은 아마 돌
　　아가시는 그날까지 자전거 페달을 밟을 것 같다.

125 결혼에서 오는 스트레스가 너무 심한 경우 건강을 크게 해친다. 경우에 따라선 서로 갈라서는
　　게 서로에게 더 이로울 수 있다. 최소한 건강적인 측면에서는.

체질식을 하지 않으면

"속이 부글부글거리고, 방귀 많이 나온다. 컨디션이 저하하고 대변 상태가 악화된다."

"혓바늘 난다."

"금방 트림 올라오면서 안 좋은 느낌이 든다."

"가스 찬다."

"옆구리 안 좋고, 눈과 위도 안 좋다. 배가 살살 아프면서 설사한다."

"체질에 안 맞는 음식 먹으면 병적으로 가스 계속 나온다."

"배가 아프고 속 더부룩하며, 머리 쪽으로 열나고 아침에 눈 뻑뻑하다. 체질에 안 맞는 음식 먹으면 바로 복통 온다."

"얼굴에 열이 올라온다."

"맑은 가래 배출 심하면서 설사한다."

곡식

두류: "(모든 콩이) 다 소화가 안 된다." "방귀 많이 나온다. 오른쪽 종아리 가렵다." "방귀가 많이 나온다. 두부, 미수가루도 가스 찬다."

검은콩: "밥에 넣어 먹으니 변이 묽어진다."

두부: "설사한다." "목이 간지럽다." "두부 먹고 죽을 뻔했다." "소화불량이 생기고, 설사한다."

콩비지: "설사한다."

청국장: "청국장 먹으면 몸이 안 좋다."

콩국수: "설사한다."

옥수수: "옥수수 먹으면 속 쓰리다."

찹쌀: "소화 안 된다." "찰떡 먹으면 체하고 기운 없다."

팥: "팥죽 먹으면 위산과다 생긴다." "팥죽 상당히 안 좋다. 생목 오른다."
"속 안 좋다."

보리[126]: "보리 먹으면 병적으로 가스(방귀) 계속 나온다." "속이 부글부글거
린다."

밀가루[127]: "속이 쓰리고 신물 올라온다." "밀가루 음식 먹으면 설사하고 얼
굴에 여드름 난다." "음식이 역류하여 신물 올라온다." "비염과 두드러기
같은 알레르기 유발된다." "분식(사발면, 신라면, 호빵 등)하면 왼쪽 귀 아
프고 얼굴도 빨갛게 된다. 밤에 삼양라면 2개 먹고 다음날 몸 무거워서
못 일어났다." "김치만두 밤에 먹고 아침에 손발 차갑고, 배가 나오고, 엄
청 붓고, 얼굴 땡기고, 피곤했다." "잔치국수를 예식장에서 먹고 속 더부
룩했다. 체질약 먹고 풀렸다." "면류 먹으면 위염 생긴다." "신물 올라온
다." "칼국수 먹고 복통, 오심, 두통, 어지럼으로 고생." "생면(라면) 먹고
심하게 토한 적 있다." "얼굴에 뾰루지 난다." "소화불량 온다." "만두 먹으
면 잘 체한다." "라면 먹으면 체한다." "위산과다 생긴다." "소화 안 좋다.
속 거북하고 가래 나온다. 그런데 피자, 칼국수, 짜장면 등을 집에서 만
들면 괜찮다.[128]" "작년 12월까지 밀가루 좋아해서 90kg까지 쪘다가 지
금 안 먹고 있으니까 정상체중으로 왔다." "짜장면 먹으면 곧바로 화장실

---

126 보리는 금양체질에 중간 정도의 체질적합성을 갖는 것으로 생각한다. 볶아서 만든 보리차는 괜
   찮은 편 같은데, 보리밥은 이렇게 방귀를 많이 발생시킨다.

127 여기 수많은 밀가루 부작용 사례는 밀가루 음식이 이 체질에 얼마나 해로운 음식인지를 명료하
   게 보여준다. 금양체질은 밀가루 음식과 결별해야 한다.

128 집에서 만들면 대개 화학조미료를 안 쓰고 좋은 식재료를 쓰기 때문에 밀가루 음식도 해가 덜
   한 것으로 예측된다. 하지만 어쨌든 밀가루 음식은 금양체질에는 좋지 않으므로 자주 먹는 건
   피하는 것이 좋다.

간다.""바게뜨빵 소화 안 된다.""빵 먹다가 3주가량 안 먹으니 양 겨드 랑이에 동그랗게 착색된 습진 없어졌다.""마늘바게뜨빵 먹고 짜증이 났 는데, 체질식 하니 다시 (성품이) 부드러워졌다.""빵 먹고 앞 목에 발진이 생겼다.""빵 먹으면 장에 가스가 찬다. 빵만 먹으면 다음날 대변 안 나온 다.""피자 먹으면 속이 쓰린다.""버터 든 빵 먹고 설사했다.""건빵 먹으 면 속 안 좋다.""피자 먹으면 잘 체한다.""피자 먹으면 오른쪽 상복부에 가스 차고 아프다."

과일

참외: "빈속에 먹으면 설사. 피부 빨개지면서 피곤해진다.""항상 목 잠긴다." "먹으면 금방 무릎이 시리다.""안 좋다. 몸이 차가워진다."

수박: "먹으면 가슴이 답답하다.""수박을 빈속에 먹으면 어깨 아프다.""수 박 먹으면 음식이 역류하거나 신물이 올라온다.""속 불편하다.""속 끅끅 거린다. 기운 빠진다."

사과: "가슴이 답답하다.""사과만 먹으면 가스가 나온다.""아침 빈속에 사 과(부사) 계속 먹으니 그때부터 기침 나오기 시작했다. 주원장님 말 듣고 안 먹으니 기침 없어졌다.""두드러기 난다. 몇 달 전 사과 먹고 목이 부 어 응급실 갔다.""사과 먹으면 설사한다.""빈속에 사과 먹으면 배가 너 무 아프다."

망고[129]: "망고 알레르기 있어 만지면 두드러기 난다.""망고 먹으면 입 주위 알레르기 심하다."

---

129 망고는 생각보다 알레르기가 심한 과일이다. 호흡곤란으로 생명을 위협하기도 한다. 이 체질 에도 부작용이 있지만, 토체질에 더 큰 부작용을 일으킨다. 알레르기 있는 사람은 극히 주의 를 요한다.

배: "아침에 몇 조각 먹었는데 배 아파 화장실 몇 번 갔다." "배 먹으면 속이 냉해진다."

귤: "먹고서 명치에서 열이 나고 속이 부글부글 끓는 것을 경험하고 내 체질에 안 맞다는 걸 100퍼센트 확인했다." "귤 먹으면 더부룩하다."

밤: "겨울에 먹으면 속이 불편하고 누렇게 뜬다." "장내 가스가 발생한다."

오렌지: "오렌지 주스 먹으면 소화 안 된다." "갑상선암 수술 후 동위원소 치료 2회 받고 침샘이 말라 레모나(하루 20포)와 비타민C, 그리고 오렌지를 엄청 먹었는데, 이후 소화기 나빠지고 몸도 많이 안 좋아졌다."

멜론: "목이 간지럽다." "멜론 먹으면 항상 목 잠긴다."

자몽: "소화불량, 속쓰림 있다."

포도[130]: "소화 안 된다."

복숭아[131]: "복숭아털에 알레르기를 일으킨다."

아몬드: "계속 먹으니 소화 잘 안 된다." "아몬드 먹으면 목구멍이 간지럽다."

호두: "호두 먹으면 알레르기 심해 기도 막힌다."

땅콩[132]: "땅콩 먹으면 혓바늘 생긴다." "관절이 붓는다." "목 간지럽다." "땅콩에 엄청 알레르기 심하다."

육류[133]

소고기와 돼지고기: "역도 하면서 살찌우려고 돼지나 소고기 매일 먹었는데,

---

130 금양체질에 청포도가 좋다고 알려져 있다. 임상 경험상 검정포도도 그리 나쁜 것 같지는 않으나 이렇게 부작용을 보이는 사람이 가끔 있다. 거봉은 괜찮은 것 같다. 다만 포도는 당도가 높은 과일이어서 벌레가 많이 꼬여 농약을 많이 치는 과일에 속하므로 반드시 깨끗이 씻어서 먹어야 한다.

131 복숭아: 과일 자체는 금양체질에 이로우나 민감한 사람의 경우 털에 알레르기를 일으킨다.

132 견과류가 이 체질에 대체로 맞지 않은데, 그 중 특히 땅콩이 해롭다. 땅콩 알레르기는 매우 심한 편이므로 매우 조심해야 한다.

133 육식에 대해서도 보는 것처럼 수많은 부작용 사례가 있다. 밀가루와 더불어 금체질에 가장 민폐를 끼치는 음식. 금체질은 고기와 밀가루만 끊어도 건강이 괄목하게 좋아질 수 있다.

그 때문에 소화 매우 느리고 하루 종일 속이 막혀 있다."

육류(곰국이나 삼계탕, 순대, 기름진 음식): "전혀 안 먹고 자랐다. 냄새 때문에 못 먹는다. 고기는 몇 점 먹는데 국물은 전혀 안 먹는다." "대변 냄새 지독하다."

닭고기: "닭튀김 먹으면 등허리에 뭐가 특툭 붉어진다." "몸이 많이 붓는다." "소변 못 본다." "다이어트 한다고 닭고기 엄청 먹고 두드러기 갑자기 나왔다." "닭고기나 소고기 안주로 술 먹으면 바로 필림 끊긴다." "닭곰탕 먹으면 속 불편하다." "두드러기 난다."

돼지고기: "돼지갈비 먹으니 몸이 답답하고 얼굴에 붉은 기 올라온다." "순대국 먹으면 눈에 염증과 가려움 생긴다." "돈까스 소화 안 된다." "돈까스와 바비큐 삼겹살 먹으면 가스 차고, 설사 위염 증상 있다. 보쌈은 괜찮다.134" "설사한다." "돼지고기 간장조림 먹고 두드러기 났다." "트림을 계속하고 피곤하다. 속 안 좋다." "근무력증처럼 온몸에 힘이 빠진다." "이삼일 연속으로 먹으면 턱이 곪는다." "몸이 산성 느낌이 난다. 신물이 올라오는 느낌. 변비도 온다." "속 답답함이 며칠 간다." "잘 체한다." "햄 먹으면 우축 상복부 가스 차고 아프다." "삼겹살 구이 먹고 찬 물 마시면 설사한다."

소고기: "더부룩하다." "(닭고기나) 소고기 안주로 술 먹으면 바로 필림 끊긴다." "소고기 먹자마자 설사한다. 수육도 안 좋다."

사골135: "피부 가려움 발생한다."

---

134 금양체질에 육식은 대부분 좋지 않다. 가끔 피치 못하게 먹어야 하는 상황이라면 수육으로 먹는 것이 그나마 덜 해롭다.

135 사골: 가끔 환자 중에 고기는 안 좋지만 사골은 괜찮지 않냐고 묻는 사람이 있다. 여기 예에서 알 수 있듯이 사골도 좋지 않은 것은 매한가지이다.

오리고기[136]: "소화 안 된다." "먹으면 목에 빨갛게 뭐가 난다." "역겹다."

흑염소: "어렸을 적에 흑염소 아빠 주려고 달인 걸 내가 다 먹고 비실비실했다고 한다. 병원의사가 말하길 피가 탁하고 끈적끈적하다고 했다."

계란과 순대국밥: "계란말이와 순대국밥 먹고 배 아프고 무른 변 엄청나게 봤다."

계란: "노른자 먹으면 속 안 좋다."

번데기[137]: "출산하고 30kg 쪘는데, 이후 이런 음식 먹으면 알레르기 일어난다." "번데기 두드러기 있다. 눈 못 뜰 정도로 붓는다." "번데기 먹으면 숨도 가쁘고 심장 멎을 것 같아 입원해야 한다. 20년 넘은 것 같은데 그때 3일 입원했다." "번데기 먹으면 목이 간질간질하다."

감자탕[138]: "소화불량으로 며칠 고생한다."

삼계탕: "속 쓰리다."

생선 및 해물

민물장어: "속 안 좋아지고 열이 후끈 올라 잠 못 잔다." "장어 먹으면 몸 전체가 너무 힘들다." "가스가 바로 찬다." "장어 먹으면 역겹다." "토하고 설사한다."

고등어: "소화 안 된다." "위산과다 온다." "생목이 계속 올라온다."

굴비[139]: "굴비 먹으면 체기 있다." "계속 졸린다. 안 말린 것은 괜찮다."

---

136 오리고기가 그나마 금양체질에 좀 나은 것 같으나 민감한 사람에겐 역시 부작용을 일으킨다.

137 번데기 알레르기도 여기 예처럼 무시 못 할 정도로 강력한 편이다.

138 감자탕은 감자보다는 오히려 돼지고기가 주재료이다. 이 체질에는 감자도 해롭고, 돼지고기도 해롭고, 거기 들어가는 대부분의 식재료가 이 체질에 해롭다(식재료를 기준으로 말하면 목체질에 가장 좋은 음식이다). 게다가 화학조미료도 상당히 많이 쓰는 것 같다. 대개 술 안주로 곁들이는 식품이므로 이 체질에게는 전방위로 독소를 흡입하게 하는 음식이라고나 할까.

139 굴비(조기)가 안 좋다는 사람들이 금양체질에 간혹 있다.

생선회[140]: "먹으니 하완내측(팔)에 붉게 올라오고 간지럽다."

간장게장[141]: "명치 아리고 불편하며, 가려움증이나 두드러기 같은 알레르기를 유발하기도 한다."

꽃게[142]: "구역질난다."

새우튀김[143]: "속이 안 좋다."

굴소스[144]: "먹고 죽을 뻔 했다. 코가 막히고 설사했다. 뭔가에 강한 알레르기 난 것 같다."

미역[145]: "체한 느낌 든다."

김: "소화가 잘 안 된다." "아토피 심해진다."

골뱅이무침[146]: "배 아프고 무른 변 엄청나게 봤다."

재첩[147]: "몇 년 전 한번 심하게 두드러기 난적 있다."

유제품

우유[148]: "설사하고 여드름 난다." "마시면 70% 정도 설사를 한다." "속 불편

---

140 생선회에 부작용이 있는 금양체질이 가끔 있다. 이런 사람은 익혀 먹는 것이 좋다.

141 금양체질 중에 게장에 알레르기를 일으키는 경우가 종종 있다. 이런 경우는 알레르기를 치료한 후 먹으면 괜찮다.

142 금양체질에 꽃게에 대한 알레르기도 종종 보인다. 그런 사람도 대게나 킹크랩은 괜찮다고 하는 경우가 흔하다. 역시 알레르기를 치료한 후에 먹는 것이 좋다.

143 금양체질에 튀긴 음식은 체질에 맞는 음식이라도 대부분 해롭다.

144 굴에 대한 알레르기 반응도 금양체질에 종종 보인다. 익힌 것은 대체로 괜찮다.

145 금양체질의 미역에 대한 체질적합성은 중간 정도 된다. 김도 비슷하다. 둘 다 좋은 사람, 그렇지 않은 사람이 공존한다. 아주 좋은 건 아니라는 것이다.

146 골뱅이는 금양체질에 나쁘지 않은데, 같이 사용되는 식재료가 맞지 않은 경우가 많다. 그리고 대체로 매운 양념을 많이 쓰기 때문에 이 체질에 해로운 경우가 많다. 이것도 술안주로 먹는 경우가 흔해서 역시 해로움이 배가된다. 골뱅이 때문이라기보다는 골뱅이를 둘러싼 주위의 것들이 해로운 것이다.

147 재첩은 민물조개에 속하여 금양체질에 좋지 않다.

148 우유도 금양체질에 상당히 해로운 식품인데 많은 사람들이 선호한다. 특히 나이든 사람들의 경

하다.""마시고 2번 결석 생겨 혼나서 전혀 안 마신다. 신장(우측) 거의 기능을 못한다.""찬 우유 마시면 설사한다."

우유나 치즈: "먹으면 다음날 바로 뾰루지 노랗게 올라온다."

치즈: "우측 상복부 가스 차고 아프다."

유제품: "설사한다. 치즈는 설사 안 하지만 뭐가 얼굴에 난다."

채소

부추: "발열 있다."

우엉: "가스차고 설사한다.""먹고 죽을 뻔했다.""속이 너무 안 좋다.""먹으면 가스 차고 난리난다."

무: "빈속에 먹으면 어깨 아프다.""생무 먹으면 장에 가스 많이 발생한다."

고구마[149]: "속이 쓰린다.""겨울에 먹으면 속이 불편하고 누렇게 뜬다.""장내 가스 발생한다.""먹으면 변비 생긴다. 가스가 많이 찬다.""위산과다 생긴다."

고구마나 호박: "음식이 역류하거나 신물이 올라온다."

고구마나 감자: "속은 더부룩, 하지만 대변은 유쾌하다."

감자: "속 안 좋다.""감자튀김 먹고 바로 다음날 얼굴에 뭐가 났다.""속 쓰린다."

호박: "호박즙 먹으면 이마에 여드름 확 올라온다. 속 쓰리고 아침에 붓는 느낌이다.""몸에 안 맞다.""계속 혈압 오른다. 머리 아팠다."

당근: "비위가 상한다."

우 골다공증 걱정에 우유에 특히 집착한다. 우유를 대체하는 멸치나 게, 새우 같은 칼슘이 풍부한 다른 식품을 섭취하는 것이 좋다.

149 변비 때문에 고구마를 선호하는 사람들이 많다. 이 체질에 맞는 식이섬유가 많은 다른 식품으로 대체하는 것이 좋다. 양배추, 브로콜리, 쌈채소 등등.

피망: "소화불량, 가스 찬다."

토란대[150]: "목 아픔, 호흡곤란으로 죽을 뻔했다." "무친 것은 괜찮으나 육개
장에 들어간 것 먹으면 속 쓰리다.

연근: "속이 너무 안 좋다."

버섯: "입 주위가 부르트고, 심지어 기도가 부어 응급실에 여러 번 갔다."
"버섯과 청경채 먹고 죽을 뻔 했다. 코가 막히고 설사했다. 뭔가에 강한
알레르기 난 것 같다."

달래: "못 먹는다. 호흡이 안 되서 힘들다."

오이[151]: "위식도 역류 일어나고, 냄새 역겹다."

생채소[152]: "생채소 먹으면 속 안 좋다. 익혀 먹으면 괜찮다."

외식 채소[153]: "직방으로 보내서 대변에 뭘 먹었는지 다 보인다(안 좋다). 집
에서 야채 먹을 땐 괜찮다."

죽순: "알레르기 난다."

양념 및 소스

매운 음식[154]: "먹으면 설사를 여러 차례 한다, 특히 밖에서 먹은 음식." "매
운 음식 먹으면 역류하고, 가래 심해진다." "요즘 매운 것 먹으면 너무 힘
들다." "두드러기 난다." "살짝 매운 것 먹어도 얼굴, 머리에서 땀 많이 난

---

150 토란이 은근히 알레르기가 심한 식품이다. 금체질은 주의를 요한다.

151 오이에 가끔 불편감을 보이는 금양체질에 보인다. 하지만 대부분은 별 탈 없다.

152 위장이 약한 금양체질은 생채소를 잘 소화시키지 못하는 경우가 있다. 데쳐 먹을 것을 권한다.

153 외식업소에서 제공하는 채소에 문제가 있다면 그것은 식재료의 질이 낮은 경우가 아닌가 추측
한다. 깨끗하게 세척하지 않았거나 농약을 많이 쓴 채소이거나 하는 문제가 있을 수 있다. 그렇
지 않고서야 왜 이런 일이 일어나겠는가?

154 고추가 들어간 매운 음식도 이 체질에 강력한 유해 식품에 속한다. 금양체질 3대 유해 식품은
고기, 밀가루 음식, 그리고 여기 고추.

다." "위경련이 와서 온몸이 뻣뻣해지고 통증, 숨도 못 쉰다. 응급실 가야 할 것 같이 힘들다. 전에 김치 겉절이 맵게 먹고 장이 끊어질 듯 아팠다." "매운 아구찜 먹으니 콧물이 질질 나온다."

고추: "위가 아프고 위염이 생긴다." "매운 고추 먹으면 딸꾹질 한다." "비염 증세 바로 도진다."

마늘[155]: "어지럽고 혈압이 떨어진다." "생마늘 먹으면 위통(위염) 생긴다." "가스가 바로 찬다." "초절임 마늘 먹으면 음식이 계속 올라온다." "생마늘 못 먹는다. 호흡이 안 돼서 힘들다." "속쓰림, 트림, 소화가 잘 안 되는 느낌이 든다."

양파: "생양파 먹으면 위가 아프다.[156]" "호흡이 안 돼서 몹시 힘들다."

파[157]: "파 먹으면 호흡이 안 돼서 힘들다." "생파 먹으면 위가 아프다."

들깨: "들깨가루 밥에 많이 넣어 비벼 먹었더니 대변에 소화 안 되고 그대로 나왔다." "들기름 마시니 배가 아프다."

설탕[158]: "설탕 같은 감미료 들어간 음식 먹으면 항상 탈난다." "설탕 든 음식 먹고 차 타면 멀미한다." "먹으면 뼈가 쑤신다." "단 음식 먹으면 피부 건조해지고, 코 점막 마르고, 아토피 올라오고, 기운 빠진다. 특히 달달한 커피, 카페모카 같은 것, 생크림 올라간 것 안 좋다."

---

155 고추와 더불어 우리나라 음식에 들어가는 향신료의 대표 주자인 마늘이 또 이 체질에 해롭다. 요리하는 주부들을 난감하게 하는 대목이다. 약간 맛을 내는 용도로만 소량 쓰기를 권한다. 아니면 다른 향신료나 소스를 개발해야 한다. 흔히 불가에서 스님들에게 금하는 오신채(五辛菜, 즉 부추, 마늘, 파, 달래, 아위)의 다수가 금체질에 해롭다. 불교는 이런 면에서 금체질 종교라고 할 수 있다.

156 양파는 생으로 먹지 말고 익혀 먹는 것이 좋다.

157 파도 약간만 쓰기를 권한다. 파, 마늘, 고추 안 쓰면 한국음식이 안 된다고 하니. 하지만 중한 환자나 알레르기가 심한 사람은 이들을 금해야 한다.

158 단 음식을 좋아하는 금양체질이 꽤 많은데 사실 설탕은 이 체질에 상당히 해롭다. 포도당가루나 쌀로 만든 조청 같은 감미료로 바꾸는 것이 좋다.

마요네즈: "앞 목에 발진 생겼다."

짠 음식: "속이 불편하다."

기름진 음식: "어렸을 때 설사 많이 했다. 명절만 되면 설사해서 팬티를 입지 못할 정도로 심했다. 기름진 음식 때문."

차가운 음식

찬 물[159]: "거의 못 먹는다." "마시면 몸이 경직되는 느낌이다." "아침 빈속에 물마시면 느글거린다. 미식거린다. 비위가 되게 약하다."

찬 음식: "속이 막히고 목이 답답하다." "주로 찬 음식을 먹으면 속이 안 좋다. 아이스크림, 차가운 샌드위치 안 좋다." "찬 음식 절대 못 먹는다. 가슴에서 턱 막힌다." "찬 음식 먹으면 화장실 자주 간다." "설사한다."

주류[160]

맥주나 보리차: "몸이 싸늘해지고 설사한다. 아침마다 싸늘하고 되게 아팠다. 5년 전에 알았다. 안 마시니까 그 증상이 싹 없어졌다." "맥주 마시면 바로 화장실 가서 설사한다." "맥주 마신 다음 날 설사한다." "추울 때 맥주 마시면 배가 아프다." "금방 취한다."

막걸리: "막걸리 마시면 너무 피곤하고 몸이 많이 붓는다." "두드러기 난다." "숙취가 24시간 간다." "금방 취한다." "장이 꼬이는 느낌, 배 아프다."

양주: "매일 양주를 반주로 마셨더니 지독한 변비 와서 병원에서 파냈다. 그후 술 입에도 안 댄다."

---

159 금양체질에 찬 물, 찬 음식을 권하는 경우가 종종 들리는데, 위열이 많은 사람들을 제외하곤 대체로 따뜻하게 먹는 게 좋다. 특히 나이가 들수록 그렇다.

160 술도 금양체질에 이렇게 해롭다는 증언이 많다. 금양체질은 수도승처럼 살라는 말이다. 정신적 희열을 추구하라는 것.

술: "술 마시면 설사, 두통 심하다." "피부 가렵다." "술 마시면 발진처럼 빨갛게 올라와서 전신으로 올라온다." "많이 마시면 관절이 쑤신다." "입술 피부가 좀 이상해진다." "술 마시면 이가 아린다." "한 잔만 마셔도 머리가 깨질 듯 아파서 진통제 먹어야 한다." "술과 고기 같이 먹으면 숙취 심해서 자도 자도 피곤하다. 주사비 생긴다."

인삼주: "온몸에 울긋불긋 올라온다." "밤 10시에 잤는데 새벽 3시에 깨서 잠이 안 온다."

정종: "한잔만 마셔도 나가 떨어져버린다."

백세주나 소곡주: "항상 탈난다."

소주(+홍초): "피곤, 몸 붓는다."

음료수 및 차

콜라: "잠이 안 온다."

사이다와 콜라: "제일 안 좋다."

커피[161]: "변이 마려워지고 대변 끝 무렵은 설사한다." "커피 마시면 체한다. 일주일 내내 속 쓰리고, 두근거리고, 후들거려 한모금도 못 마신다. 큰일 난다." "심장 뛰고, 손발에 식은땀 난다. 에스프레소는 이마에서도 식은땀. 안 마신다." "아이스커피 마시면 바로 화장실 가서 설사한다." "어지럽다." "속 안 좋다." "무릎이 후들거린다." "대변 마려워 화장실을 바로 가게 되고, 여러 번 가게 된다." "오후 1시 이후 커피를 마시면 밤에 잠이 안 온다." "불면증 온다." "믹스커피 마시면 속이 안 좋다." "커피 마시면 몸 전체

---

161 커피가 해로운 것도 금양체질에 치명타라고 할 수 있다. 잠을 줄여가면서 바삐, 부지런히 살아가려면 커피 같은 각성제가 필수인데 이것도 부작용이 적지 않은 것이다. 녹차를 대체제로 쓰려고 하는데 그 역시도 카페인이 많아 맞지 않다. 체질에 맞는 다른 차(코코아 등)를 마시는 것이 대안일 수밖에 없다. 부록에 붙인 체질식 일람표를 참고 바란다.

가 안 좋다." "많이 마시면 가슴 두근거리고 잠 안 온다."

커피와 콜라: "20대부터 커피, 콜라 함께 마시면 반드시 설사한다. 컨디션 안
　　좋으면 하나만 마셔도 설사한다."

라떼: "먹으면 몸 안 좋아진다."

홍차: "잠 안 온다." "메스껍다. 홍차카페인에 알레르기 있다."

녹차: "속을 훑는다." "위염 증상 생기고 가스 찬다." "느글거린다."

우엉차: "엄청 설사했다."

다과

비스켓: "트림이 증가한다."

케익: "딱 한 조각 먹었는데 저녁에 많이 간지러웠다." "1조각만 먹었는데 속
　　이 약간 니글거린다."

팥빙수: "앞 목에 발진 생긴다."

팥빵: "하루 종일 속이 안 좋다."

들깨강정과 참깨강정: "속이 안 좋아 자다가 깼다."

혼합

혼합(술+밀가루+케이크+치킨 등): "먹고 편도 붓고 식도염, 알레르기 왔다.
　　목이 망가졌다.

혼합(보쌈+스무디+김밥+오뎅): 가슴 답답하고 체기 있다.

혼합(무지방 우유+돼지감자): "무지방 우유에 돼지감자 갈아 먹고 당이 170
　　까지 올라갔다."

돼지고기 김치찌개: "당이 올라간다."

떡볶이: "속 쓰리고 붓는다."

회냉면[162]: "바로 안 좋은 신호가 온다."

냉면: "전날 먹고 아침에 속 안 좋다."

햄버거: "속이 쓰린다."

불닭볶음면: "속이 쓰린다."

스트레스

분노: "화가 나면 이틀 맥을 못 춘다."

스트레스: "사장님한테 스트레스 받으니 바로 턱밑에 여드름 올라온다."

긴장 또는 생활의 변화: "장이 꼬이고 가스가 심하게 차면서 몸이 피로해진다."

정신적 충격: "아는 남자한테 스토킹 당해서 심하게 충격 받았다. 이후 어
　　지럽고 몽롱하다." "독일에서 스토킹 당하면서 스트레스로 구토 많이 했
　　다. 후에 기침, 코피 반복. 한번은 수도 터지듯 코피 흘렸다. 한번은 길에
　　서 어지러워 구토했다. 이석증이 아니고 편두통성 어지럼증이라고 한다."

세월호 사건: "침몰 방송 보고 슬프고 화가 나서 소화 안 된다."

금속

금니[163]: "왼쪽 얼굴 금니 한 부위가 땡기고 항상 불편한 느낌. 입이 계속 마
　　른다. 광대뼈 부위 부종."

골드주사[164]: "좁쌀 같은 두드러기가 입안, 온몸, 항문까지 난다."

---

162 냉면은 함흥냉면보다 메밀 함량이 높은 평양냉면이 낫다. 하지만 문제는 육수나 첨가되는 고기,
　　양념 그리고 화학조미료가 체질에 맞지 않는 경우가 많다는 것.

163 금은 금양체질에 해로운 금속이다. 금니가 특히 골칫거리인데, 비싼 돈 주고 해 넣은 걸 뺄 수도
　　없고 그냥 두자니 찜찜하고. 금니의 부작용은 대개 두통, 안면통, 입마름, 목 잠김, 안구 이물감
　　등이 있다. 이런 불편한 증상이 크게 느껴지지 않으면 그냥 지니고 사는 것이 차선이다. 다음에
　　이를 해 넣을 일이 있으면 세라믹 같은 재료를 쓰는 것이 좋다.

164 이렇듯 금의 부작용은 생각보다 많다. 가끔 금침 맞은 사람이 있는데, 금양체질은 절대 금해야

8체질 보고서

금붙이: "금목걸이 하면 목이 가렵다. 귀걸이도 계속 진물 나온다." "금목걸이 하면 두통 온다."

금속안경테: "금속알레르기로 진물 난다."

기타

수돗물: "손에 닿으면 손이 쫙쫙 갈라진다. 약수 물은 괜찮다.[165]"

화학조미료(MSG): "손발이 붓는다." "피부트러블이 생긴다." "일을 못할 정도로 졸린다. 뒷골 땡기고 졸려 정신 못 차린다. 심장 천천히 뛴다." "화학조미료 든 음식 먹으면 속 안 좋고, 머리 아프다." "10년 전 끊고부터 병원 가지 않는다. 전에는 위장병, 감기, 비염 달고 살았다."

외식[166]: "외식 못한다. 입 주위가 빨갛게 변한다." "외식하면 몸 피곤하다." "밖에서 식사하면 피부 등 몸 상태 안 좋아진다."

중국음식[167]: "소화 안 된다." "먹으면 속 안 좋고, 머리 아프다."

과식[168]: "조금만 과식해도 속 니글거린다." "머리가 아프고 체한다." "음식 절대 과식 못한다. 응급실 간다."

핸드폰[169]: "오래 사용하면 몸이 안 좋다. 어지럽다."

한다. 한번 몸에 금침을 넣으면 제거할 방법이 없다. 부작용으로 평생 고생할 수 있다.

165 수돗물: 수돗물 정화에 사용된 화학물에 의한 것으로 생각된다.

166 외식하면 안 좋은 이유도 역시 화학조미료 사용이라고 할 수 있다. 외식업계에서 대부분 이것을 사용하기 때문이다. 그밖에 다른 요인, 즉 맵고 짠 자극적 조리법, 좋지 않은 식재료 등과 같은 원인이 있을 수 있다.

167 중국음식도 화학조미료를 많이 사용하기로 널리 알려져 있다. 또 다른 중국음식의 특징으로 과다한 기름의 사용을 들 수 있다. 다들 이 체질에 매우 해로운 것들이다.

168 과식도 건강에 상당히 해로운 식습관이다. 체질에 맞는 음식도 과식하면 독이 된다. 과식만 금해도 건강상의 문제가 많이 해결될 수 있다.

169 전자파증후군이라 할 수 있다. 금양체질에 특히 전자파에 취약한 사람들이 많다. 가능하면 유선 이어폰이나 스피커폰으로 통화하는 것이 좋을 것이다.

컴퓨터: "컴퓨터를 못한다. 눈이 뿌옇게 된다. 몸이 못 견딘다." "컴퓨터 보면 매우 피곤하다. 좀 보다보면 눈이 흐려진다. 컴퓨터도 전기 코드 안 하고 밧데리로 본다."

헤어드라이어: "속이 메스껍고 머리가 멍해지는 느낌. 숨도 잘 못 쉬어진다."

전기면도기: "괜히 살이 붓는다."

빨간색: "빨간색만 보면 땀이 난다. 그래서 딸기를 상에 못 올린다. 다른 사람 김치 담그는 것 봐도 땀난다."

햇빛: "햇빛 쐬면 땀나면서 피부 따가워지고 몸에 힘이 빠진다."

합성섬유[170]: "몸이 가려워서 못 입는다."

농약: "일반 농약 대신 유황으로 소독을 2년 했는데, 이후 혀와 입안, 입술이 싹 마른다. 최근엔 손발 저리고 머리에 열감이 올라온다. 더운 날 우비 입고 농약 뿌리는데 땀이 물처럼 쏟아져 병 날 것 같은 생각이 들었다." "귀농하고부터 아토피 심해진 것 같다. 농약을 안 치면 농사가 안 돼 조금 쳤는데 그것 때문인 것 같다."

제초제[171]: "밭에 제초제 치고 그 흙을 만졌더니 피부에 열이 오르고 간질간질, 따끔따끔하다. 요즘은 농약 안 치는데도 농사일 하면 피부 안 좋아진다. 전에 친 제초제가 땅에 남아 있어서 그런 것으로 추정된다. 마스크 없이 제초하면 바로 호흡기 알레르기 발생하여 콧물, 재채기가 계속된다."

---

170 금양체질은 특히 자연친화적으로 사는 것이 좋다. 화학적인 것, 인공적인 것 대부분이 이 체질에 영향을 많이 준다.

171 제초제는 맹독 중의 맹독성 약재이다. 일반 농약보다 몇 십 배, 아니 몇 백배 더 센 약이라고 생각하면 된다. 한의과대학 다닐 때 예방의학과 교수님이 농촌에서 제초제 중독 사고로 가끔 병원에 실려 오는데 한명도 살아나간 사람이 없었다고 한 말이 아직도 기억난다. 부부 싸움하다 홧김에 남편 겁주려고 살짝 먹는 체만 하고 입에 살짝 댔다 뱉어버린 부인이 응급실로 실려 왔는데 그 여인도 예외 없이 얼마 안가 사망했다는 일화도 내 뇌리에 선명하게 박혀 있다. 잡초 제거하기 위해 이런 맹독을 그 넓은 밭이나 골프장에 광범위하게 살포한다는 게 정말 섬뜩한 일이 아닐 수 없다. 골프장 같은 데 가면 하시라도 그 푸른 초원의 잔디에 극히 주의하길 바란다.

파마약: "탈모 심해진다."

염색약: "부작용 심하다." "골이 띵하다."

향수: "버스 안에 어떤 여자가 향수 너무 많이 뿌려서 속 안 좋고 두통 생겼다."

에어컨: "많이 쐬어서 목(소리)이 갔다." "천식처럼 숨쉬기가 답답해진다." "금방 몸 아프고 두통 생긴다." "기침 난다." "감기 걸리고 코 막힌다." "에어컨 쐬면 다른 데는 엄청 더운데 뒷목 바로 아래 등 부위 엄청 시리다. 더우면 얼굴이 홍당무 되면서 몸 붓고 몸 전체가 아프다."

먼지: "재채기 난다."

꽃가루: "일본에서 있을 때 봄에 꽃가루 날리면 비강을 뭔가가 끊임없이 막고 눈이 가렵고 빠질 것 같아 죽고 싶을 정도였다."

쵸크가루: "스포츠클라이밍에 쓰는 가루인데 매번 목이 칼칼하다."

대중목욕탕 수건[172]: "몸에 뭐가 난다."

더위: "한 달 전 더위 먹고 근육통, 야간 빈뇨, 근육통 있었다." "여름에 추위 엄청 탄다. 외부 날씨에 잘 반응한다. 날씨 추우면 몸이 같이 추워진다."

겨울철: "피부가 겨울만 되면 트러블이 심해진다."

비오는 날: "머리로 피가 안 올라가 기절한다."

---

172 대중탕에서 나오는 다량의 세탁물을 독한 화학 세제를 많이 써서 세탁하기 때문이라고 생각한다.

금양체질 「건강식품·영양제·한약·건강법」 부작용 사례 보고서

건강식품

마: "갈아서 먹다가 죽는 줄 알았다."

능이버섯: "먹으면 바로 가렵다."

배즙: "눈 떨고 안면마비 왔다."

메밀차(티백): "안 좋다. 티백 제거하고 메밀만 끓여 마시니 괜찮았다.[173]"

은행: "몸에 두드러기 난다."

코코넛향: "복통 일어난다."

실큐아미노산: "소화가 더 안 좋다."

초유 락토페린(lactoferrin)[174]: "한 달 먹었더니 부작용으로 피부, 배가 가렵다. 정신이 집중 안 된다. 초유 없는 것을 먹었어야 했다."

천마차: "마셨더니 입주위에 뭐가 갑자기 났다."

구연산: "빈뇨 생긴다."

영지[175]: "상초에 열이 나고 다리 따가워 잠 못 자고 혼났다."

상황버섯: "류마티스관절염 악화된다."

---

173 티백으로 나온 메밀차가 시중에 많은데 이분은 이 티백에서 나온 미량의 물질에 부작용을 일으키는 매우 예민한 금양체질 환자다. 왜 그런지 몰랐다가 티백 때문이 아닌가 의심해서 제거하고 먹었더니 괜찮았다고 한다. 이렇다면 시중에 나와 있는 대부분의 티백 차 제품이 이런 예민한 사람들에게는 문제가 될 수 있을 것이다. 편리만 추구하는 댓가를 치르고 있는 것이다. 제일 좋은 건 그냥 원재료를 구입해서 끓이거나 우려먹는 것이라고 할 수 있다. 좀 불편해도 그것이 가장 안전하지 않겠는가!

174 락토페린: 사람과 젖소의 초유(colostrum)에 많이 함유된 강한 항균 및 항바이러스 물질. 세균이 증식하기 필요한 철분을 차단해 증식을 억제하고 사멸시키는 기능을 한다. 그 외 에이즈나 간염 바이러스, 그리고 진균(곰팡이)의 억제에도 관여한다고 알려져 있다.

175 영지는 토양이나 토음체질에 좋은 약재이다. 수체질에는 맹독성일 수 있으므로 주의를 요하고 그 밖의 체질에도 좋지 않으므로 역시 주의 요망.

옻: "인산이야기에서 만든 옻 제품 먹고 간수치 증가했다."

우엉차: "2년 먹었더니 몸 차가워지고 몸 되게 안 좋았다."

흑염소[176]: "여드름 때문에 흑염소 먹고 피부는 좋아지는데, 감기 걸리고 몸이 너무 축나고 찌뿌둥해진다. 위도 안 좋아진다."

건강식품: "허리 신장부위, 오른 갈비 부근 아프다. 건강식품처럼 약성이 있는 식품 먹으면 대부분 그런 것 같다.[177]"

함초[178]: "혈압 상승한다."

생식[179]: "더부룩하고 소화 안 된다."

눈영양제: "몸 전체가 가렵다."

양파+적하수오[180]: "함께 달여 먹고 두통이 심하여 버린 적 있다."

야콘: "한 박스 이상 많이 먹었는데 안 맞는 것 같다. 느낌 안 좋고 배가 군데군데 아팠다."

양약

바카스: "어지럽고 메스껍다. 바카스 먹으면 콜라가 목에 막히는 것처럼 속 아주 불편해진다."

항생제[181]: "수술 후 항생제 복용 많이 하고 나서 몸 컨디션 완전 다운되

---

176 흑염소 먹고 좋다는 금양체질도 있고 좋지 않다는 금양체질도 있다. 좋다고 하더라도 장복은 피하는 것이 좋다.

177 이 분도 워낙 예민한 금양체질이어서 뭔가 건강식품이나 생약 같은 약과 비슷한 효능이 있는 것들은 거의 대부분 부작용이 있다. 이런 분은 오로지 음식만으로 건강을 지켜야 하지 않을까 싶다.

178 변비에 효과 있으나 염분이 많아 과다 복용하면 혈압을 올릴 수 있다.

179 생식에 들어가는 재료가 체질에 맞지 않은 것들이 많이 포함돼 있으면 소화장애를 일으킬 수 있다. 체질에 맞는 것으로 맞춰서 만들어 먹는 것이 좋다.

180 적하수오는 수양이나 수음체질에 좋은 약재이다. 탈모, 흰머리, 노화, 허혈 등에 좋은 약재이다.

181 양약의 대표 약재인 항생제에 대한 금양체질의 부작용 사례는 정말 셀 수 없이 많다. 소염진통

고(무기력) 얼굴에 지루성피부염 생겼다.""얼굴, 입술 퍼래지고 혀 붓고 몸도 멍해진다.""소화불량, 속 뻐근함.""치아 치료시 항생제 복용한 후 몸에 힘 없어지고 피로가 몰려왔다. 몸도 차가워짐.""항생제 카나마이신(Kanamycin) 복용했더니 부작용으로 두드러기 났다.""허리디스크에 비수술요법 시행 후 복용한 항생제(세파계열) 쇼크로 못 깨어나고 온몸이 퉁퉁 부은 적 있다.""항생제 썼는데 포진이 낫지 않고 약 부작용으로 더 확산됐다.""항생제(피린계, 설파제, 마이신 등 대부분의 항생제) 복용하면 피부 가려워져 긁으면 군데군데 시퍼렇게 된다.""질염에 양약(항생제 추정) 복용했더니 질염은 호전되는데 속이 계속 안 좋다. 약 끊으니 질염 재발한다.""쎄파졸린(Cefazoline, 항생제) 복용하면 알레르기 일으킨다. 알레르기 테스트에서 피부괴사 일어난다.""항생제 듀리세프(Duricef cap.), 세프라딘(Cefradine cap.), 토브라마이신(Tobramycin tab.), 에리스로마이신(Erythromycin cap.) 등에 과민반응 일어난다. 전에 봉와직염으로 항생제 쓰자 피부 두드러기, 가려움증 발생한 적 있다.""항생제에 알레르기, 두드러기, 발열 있다.""레보플록사신(Levofloxacin tab., 항생제) 복용하면 불면 생긴다."

소염진통제: "울트라셋(Ultracet tab., 소염진통제) 복용하고 어지럼증, 구토 난다.""트라마돌(Tramadol) 성분이 함유된 소염진통제 원트란(Wontran tab.) 복용하면 어지럼증, 구토 난다.""근육 소염진통제 복용하니 부종 생긴다.""사타구니, 겨드랑이 아프고 몸살 난다.""애들 것만 먹어도 손가락, 온몸이 붓는다. 스멀스멀.""폰탈제(Pontal cap., 진통제) 복용하고 쇼크 일어나 혈압 50/40으로 떨어지고 두드러기 난 적 있다."

제도 마찬가지로 많다. 하여튼 금체질은 화학적인 물질과 가능하면 멀리하는 것이 상책이다. 병 고치려고 약 먹다 병에 죽기 전에 약에 죽을 판이니 말이다.

"알레르기, 두드러기, 발열 있다." "게보린 먹으면 토한다." "속이 쓰린다." "해열제 폰탈 복용하고 부작용으로 고정약진[182] 발생한 적 있다."

타이레놀(Tylenol): "1년 전 복용하고 가슴 떨림 있었다." "생리통 때문에 20대 초반에 2알 먹고 죽는 줄 알았다. 손발, 온몸에 식은땀. 어지럽고 메스껍고 눈앞 노랗고. 1알은 괜찮고."

여성호르몬제: "안젤릭(Angel tab.) 복용하니 자궁 출혈이 심하여 미레나 삽입하고 리비알 복용 중이다." "질에 가려움증이 있어 치료를 위해 에스트로겐 복용했는데 11개월 만에 유방암 생겼다.[183]"

감기약[184]: "위통 및 호흡곤란 생긴다." "감기약 먹으면 보름정도 변비 생긴다." "감기약 먹으면 입이 바싹 마른다." "피곤 심해진다." "감기 약 먹고 15분 되니 손바닥 가려우면서 정신 잃고 쓰러졌다. S종합병원에 입원해서 3일 만에 깨어났다."

이비인후과 약: "이비인후과 약 복용하고 안절부절 못 한 적 있다."

고지혈증약[185]: "간수치 확 올라간다."

콜레스테롤약: "혈압 상승, 감기 발생. 위통 및 호흡곤란 나타난다."

---

182 고정약진: 약에 의한 피부발진 증상. 환자의 경우 손에 수포로 시작, 전신에 퍼진다고 한다. 심하면 죽을 수도 있다는 말을 들었다고 한나.

183 여성호르몬이 암을 유발하는 전형적인 케이스라고 할 수 있다. 갱년기에 이른 여성들은 체질치료와 체질식을 통해 자연스럽게 극복하는 것이 가장 좋을 것이다.

184 감기약도 생각보단 독한 약들이 많이 들어가 있다. 해열제(발열 치료), 항히스타민제(콧물, 코막힘 치료), 거담지해제(기침, 가래 치료), 그리고 위장보호제(속쓰림 등 위장보호) 등등 많은 약들이 복합적으로 이뤄진 것이다(그래서 이런 처방을 칵테일처방이라고 한다). 거기에 정작 감기 바이러스에 대한 약은 전혀 없다. 그냥 불편한 증상만 감소시켜주는 대증 약의 전형인 것이다. 그래서 감기약이 약량이 많아 의외로 몸에 부담을 많이 준다. 그만큼 부작용도 많다. 감기도 사실 체질에 맞는 치료를 하면 생각보다 잘 치료된다는 사실을 인지할 필요가 있다. 체질약과 체질침 등으로 다스리면 어렵지 않게 치료됨을 임상에서 자주 경험한다.

185 고지혈증이 있으면 아무렇지도 않게 처방받는 약이 고지혈증약인데, 이것도 간독성이 있다는 것을 알 수 있다. 금양체질은 하여튼 함부로 양약을 복용하는 데 신중해야 한다.

고혈압약: "콜레스테롤 상승한다." "고혈압약 먹으니 팔 저린다. 정신도 깜박깜박한다."

대상포진약: "얼굴 부종, 눈 주위 알레르기 진물 생긴다."

양약: "부작용 때문에 약을 견디지 못해 결국 링거 맞아야 한다." "거의 체하거나 우측 상복부 통증 생긴다." "모든 양약에 부작용 난다.[186]" "전날 병원 약 먹고 밤에 기침 심하게 난다. 양약만 먹으면 붓고 피곤하고 힘이 없어 잔다." "감기약 등 양약은 먹으면 어지러워 못 견딘다. 백내장 약 눈에 넣었더니 더 불편하다. 독감약 3일 먹었더니 온 데가 저리고 몸이 진짜 안 좋다. 졸립고 정신 못 차린다." "간혹 양약 피부발진 난다." "양약 먹으면 심장 뛰고 머리 아프다."

골다공증약[187]: "3일 동안 온몸이 다 아프고 힘이 없어 누워만 있다가 링거 맞고 겨우 일어났다." "위장에 안 좋아 먹다가 중단했다."

타미플루: "전에 독감 때 타미플루 복용하고 몸 매우 안 좋았다." "타미플루 복용하면 어지럼증, 가슴 답답, 피곤 온다."

항히스타민제: "엄청난 무기력증으로, 자도자도 잠이 온다."

피임약: "무드스윙과 무기력증 생기고, 피부 뒤집어진다."

근육이완제: "소양증이 생기고 나른해진다."

무좀약: "두 번 복용했는데 힘이 하나도 없다."

고혈압약: "말초에 피가 안 돌아 과감하게 끊었다."

탈모약: "탈모약 먹고 발기부전 와서 끊으니 발기력 약간 회복."

---

186 금양체질에 이렇게 모든 양약에 부작용을 일으키는 사람들이 참 많다. 양약에 매사에 신중해야 할 것이다.

187 골다공증약이 상상 외로 부작용이 심한 케이스를 종종 임상에서 본다. 매우 주의를 해야 할 치료라는 생각이 든다. 주사가 특히 위험한 경우가 많으므로 평소 약재 부작용이 많은 사람은 필히 경계를 잘 할 것.

전립선비대약: "먹었더니 유방이 불어나서 약 안 먹었다. 통풍도 생긴다."

통풍약: "약이 독해서 발바닥 화끈거리고 손바닥 감각 없다. 양약 너무 많이 먹고 있는데 가는 데마다 약을 지어주니 못 살겠다."

신경 치료약: "허리 신경치료 하는 주사 맞고 이틀 죽었다 살아났다. 두통, 발열 등으로 너무 힘들었다."

신데렐라 주사[188]: "맞고 두통 심했다."

예방주사: "동남아 가면서 말라리아 예방주사 맞고 류마티스 심해진 것 같다."

뼈주사[189]: "전에 뼈주사 맞다가 혈압상승 해서 발이 뻣뻣해지면서 감각 없어져 이후 못 맞는다."

류마티스약[190]: "심장 터질 것 같고 달달달 떨리면서 한 말을 기억 못해 약 반납한 적 있다."

정맥류약: "한 달 분 먹고 죽을 뻔했다. 위가 너무 쓰려서 유산균음료 두 개씩 먹고, 빨아먹는 물약, 양배추 등을 먹고 겨우 나았다. 양약 도저히 못 먹겠다."

마취제: "치과에서 마취제 맞고 심장 급하게 뛴 적 있다." "마취제 맞고 몸이 따갑다. 허리, 아랫배, 다리부위. 그 다음부터 성질나면 위가 불어난다. 소화되면 없어진다."

신경안정제: "심한 경련과 두드러기가 났다."

---

188 신데렐라 주사: 알파리포산 성분의 주사제로 대표적인 항산화 주사. 피부 노화방지와 같은 미용에 사용한다.

189 뼈주사: 항염증 작용이 강한 스테로이드 성분의 주사. 퇴행성관절염이나 류마티스관절염과 같은 염증성 질환에 쓴다. 신속하게 통증을 줄여주는 단기 효과가 있으나 남용할 경우 심한 부작용이 일어날 수 있어 주의를 요한다.

190 류마티스약으로는 대개 스테로이드제나 면역억제제가 자주 쓰인다.

알레르기비염약: "많이 먹었더니 속이 안 좋다. 비염약 먹고 입이 바짝 마르고 눈도 마른다. 밤에 열도 올라왔다."

눈물 유도제: "눈이 가려우면서 붓는다. 알레르기 없애는 양약 2주 먹었는데 효과 없고 몸만 더 힘들다."

스테로이드 연고: "처음엔 피부염에 효과 있었으나 오래 사용한 후 부작용으로 얼굴에 피부염이 오히려 심해짐."

아스피린: "어렸을 때 응급실에서 아스피린 주사 맞고 발작, 그 후 안 먹었다." "속이 좀 더부룩해서 가끔 안 먹는다."

보존제[191]: "피부염증, 안구, 항문 가려움 등이 생긴다."

기침약: "손이 떨린다."

소화제: "알레르기, 두드러기, 발열 있다."

조영제: "CT 혈관조영제 복용하고 심하게 어지럽고 식은땀 줄줄 났다. 입을 못 벌려서 두유 빨대 꽂아 먹었다."

영양제

종합비타민[192]: "종합비타민 복용하면 몸이 안 좋다." "변비 부작용 있다." "기침을 심하게 함. 영양제 끊으니 멈췄다." "먹고 되게 안 좋아진 적 있다. 피로해진다." "먹고 혈압 올라가 안 먹는다." "먹으면 속이 쓰리다."

철분제: "변비가 약간 온다." "변비가 심해진다." "구토가 올라온다." "액상은 빈혈에 효과 없고, 정제는 효과 있으나 변비 생긴다." "주사 쇼크 때문에

---

191 보존제: 미생물의 성장을 억제하는 화학물질.

192 금양체질 중에는 이렇게 종합비타민 먹고 부작용을 보이는 사람들이 적지 않다. 금양체질은 약제에 대한 부작용이 많은 편이어서 영양제도 함부로 복용하기보다는 체질에 맞는 것으로 선택해서 복용하는 것이 좋다. 소량일 때는 괜찮으나 장복하게 되면 반드시 부작용을 일으킬 수 있다.

주사 못 맞는다. 복용제로 나온 알약이나 시럽도 안 좋다."

칼슘제: "소화불량 온다."

비타민C[193]: "속쓰림이 있다. 식후에 복용하는 게 나으나 아주 민감한 사람
은 식후에 복용해도 속이 쓰리다. 3년 정도 하루 2~4알정도 꾸준히 복용
후 신장 결석이 생겼다." "먹으면 힘은 나는데 속 쓰리다. 안 먹었더니 속
쓰림 없어졌다." "갑상선암 수술 후 동위원소 치료 2회 받고 침샘이 말라
레모나(하루 20포)와 비타민C, 그리고 오렌지를 엄청 먹었는데, 이후 소
화기 나빠지고 몸도 많이 안 좋아졌다." "과다복용(메가도스) 했을 때 탈
수 비슷한 증상이 와서 피부에 물이 한 방울도 없는 것처럼 쪼여들고 주
름 생겼다." "부작용으로 어깨가 너무 아프다." "비타민C 먹고 소변 안 좋
았는데 끊으니 좋아졌다."

엽산: "1년 전 먹었는데 피부에 붉은 반점이 솟았다."

영양제: "영양제 복용하면 거의 체하거나 우측 상복부 통증 온다."

아로나민 골드[194]: "호흡이 안 돼서 힘들다."

혼합(비타민B+비타민C+아연): "두통 있다."

한약

인삼[195]: "너무 열이 올라서 힘들었다." "우측 상복부 통증 생긴다." "열이 많이
나고 살이 찐다." "눈이 피로해진다." "인삼즙 먹었더니 심하게 설사한다."

---

193 비타민C는 효과가 있는 사람도 많고 부작용이 있는 사람도 많은 영양제라 할 수 있다. 금양체
　　질은 남용하거나 공복에 복용하는 것을 금하는 것이 좋다.
194 비타민B1·B2·B6, C, E가 함유된 복합영양제의 하나이다. 대체로 금양체질에 무난한 조합이나
　　부작용이 있는 사람이 있다.
195 금양체질은 인삼이 상당히 해로운 체질이다. 홍삼도 정도는 덜하나 역시 상당히 해롭다. 인삼
　　뿐만 아니라 홍삼, 장뇌삼도 좋지 않다.

장뇌삼: "어려서 장뇌삼을 많이 먹였는데 뒤에 그것만 먹으면 뇌가 꽉 막힌 것 같았다."

홍삼[196]: "열이 많이 나고 살찐다." "많이 먹으니 심계항진 발생. 온몸에 열이 올라와서 힘 들었다." "소화가 잘 안 된다." "꾸준히 먹었는데 그것 때문인지 혈압 올라가 열흘 전부터 홍삼 끊으니 혈압 내려간다." "3년가량 복용하고, 전에는 여름에도 땀 한 방울 안 흘렸는데 요즘엔 땀 많이 나고 몸 뜨거워지는 것 같아 끊다." "먹었더니 뒷머리가 무거워 안 먹으니 그 증상 없어졌다. 아들 둘을 홍의장군 먹이니 둘다 쌍코피 흘렸다." "낭습이 생긴다."

소음인약: "먹으면 혈압 많이 치솟는다."

숙지황: "계속 먹으니 두통 온다."

맥문동: "소변 자주 마려우면서 몸이 너무 힘들었다."

황기와 계피: "안 좋다."

건강법

물 마시기: "하루 2리터 마시고 있는데 너무 힘들다. 속이 불편." "장이 불편해진다."

사우나: "심하게 하고 병원 입원한 적 있다. 몸이 절단 났다." "어지럽다." "몸이 가렵고 잠 못 자고 감기 잘 걸린다." "건식 사우나 하면 땀내도 개운한 맛이 없고 짜증나고 어지럽고 힘이 빠진다."

발한: "전에 막일 했는데 땀 많이 흘리고 냉수 먹으면 바로 다시 땀으로 나

---

196 홍삼은 체질에 상관없이 좋다는 미신이 많은데 여기 예만 봐도 부작용이 상당히 많은 약재임을 알 수 있다. 홍삼은 수체질에 가장 맞는 약이다.

왔다.[197] 땀 많이 흘리면 무기력해진다."

반신욕[198]: "반신욕 2일, 3일 되면 뻗는다." "기운 빠져 죽는 줄 알았다." "반신욕 하고 다음날 경기 뛰다가 기절했다. 땀을 빼니 진이 빠진다." "열이 올라 안 좋다."

찜질방[199]: "땀 많이 빼면 안 좋다."

쑥뜸[200]: "등에 떴는데 부위가 가렵고 켈로이드가 생긴다."

상체 근력운동[201]: "몸이 푹 가라앉고 피부가 나빠진다."

등산[202]: "하산할 때 두통 있다."

운동[203]: "운동 좀 했더니 눈 빠지려고 하고, 온몸 근육이 아프고, 아침에 대변보기 힘들어졌다." "운동알레르기 있어 땀을 흘리면 온몸에 두드러기 난다. 닭고기 먹고 두드러기 난 다음부터 알레르기 생기기 시작했다."

---

197 금양체질이 발한을 심하게 하면 기허증이 발생하여 땀구멍이 조여지지 못하고 그냥 개방되다시피 하는 경우가 있다. 식은땀이 줄줄 흐르게 되는데 기허증의 대표적 증상이다.

198 금양체질은 반신욕이라도 발한을 많이 하면 부작용이 나는 사람들이 많으므로 주의를 요한다.

199 찜질방에서도 발한을 많이 하면 부작용이 날 수 있다. 참숯가마나 황토방, 혹은 옥가마 등에서 심한 발한을 하지 않는 선에서 적당히 몸을 덥히는 것이 좋다.

200 금양체질 중에 피부가 예민한 사람은 쑥뜸 시 나오는 진액에 알레르기를 일으키는 사람이 있다. 그런 경우는 피하는 것이 좋다.

201 금양체질은 상체의 기가 성한 편이므로 근력운동을 하체를 위주로 하는 것이 균형 잡힌 신체 발달에 좋다.

202 일부 금양체질은 등산에 부작용을 보인다. 폐가 체질적으로 성하기 때문에 산소포화도가 높은 산의 공기가 오히려 해로울 수 있다.

203 금양체질은 격렬한 운동보다 유산소운동이 좋다. 걷기, 자전거, 수영, 체조, 조깅 등을 권한다.

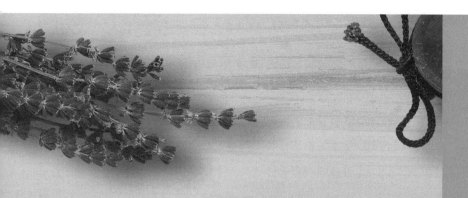

둘째 가름

금음체질 보고서

금음체질의 특징

장부대소구조

폐·대장〉신·방광〉비·위〉심·소장〉간·담

체형의 특징

주로 보통 체격이나 마른 체격을 갖는 사람이 많다. 마른 사람 중에 아무리 먹어도 살이 안 찐다는 사람이 있다. 키가 크고 늘씬한 사람들 중에 이 체질이 꽤 많다. 비만인 사람도 가끔 있으나, 그리 많지는 않다.

음식과 관련된 특징

육식이나 밀가루 음식을 먹으면 소화장애가 많아, 가슴이 답답하거나, 체하거나, 무른 변 또는 잦은 변의(便意) 등이 나타날 수 있다. 특히 대변이 가늘거나 무르면서도 변 보기가 어려운 증상인 난변(難便)은 이 체질에서 흔히 나타나는 증상이다. 하지만 육식이나 밀가루 음식을 좋아하고 먹어도 아무렇지도 않은 사람도 드물지 않다.

튀긴 음식이나 기름진 음식에 소화장애를 일으키는 사람들이 많다.

우유를 마시면 속이 좋지 않거나 설사를 하는 사람들이 많다. 하지만 우유를 아무리 마셔도 소화장애를 일으키지 않는 사람들도 있다.

매운 음식에 속이 불편하거나 설사를 하는 사람들이 많다. 하지만 매운 음식을 좋아하고 아무런 불편을 보이지 않는 사람들도 있다.

생선이나 해물을 좋아하는 사람들이 많다. 하지만 간혹 고등어나 꽁치 같은 기름기 많은 생선에 속이 불편함을 느끼는 사람들이 있다. 또는 새우나 생굴 등 갑각류나 패류에 속이 불편하거나 설사하는 사람들도 있다. 생선이나 해물이 맞는 체질임에도 싫어하는 사람들이 있다.

채소나 과일을 좋아하는 사람들이 많다. 하지만 간혹 싫어하는 사람들도 있다.

정상적인 경우 채식과 생선, 해물을 주로 즐기며, 이럴 때 대변은 매우 굵고 다량으로 속히 나와 극적인 쾌변을 경험한다.

체질식을 지키지 않을 경우 나타날 수 있는 질병의 특징

체질에 맞지 않은 음식을 먹거나 신경을 많이 써서 스트레스가 심한 경우, 설사가 나거나 대변이 가늘어지면서 자주 마려운 증상이 나타날 수 있다. 대개 배가 차고 아랫배가 잘 아픈 경우가 흔하다. 특히 육식이나 밀가루 음식, 콩 음식 등을 많이 먹으면 장에 가스가 많이 찬다.

음식이나 약물에 대한 알레르기 반응이 가끔 있으며, 알레르기 비염, 피부건조증, 가려움증, 피부묘기증, 금속, 햇빛 알레르기가 있는 사람도 있다.

건선(psoriasis)으로 고생하는 환자가 이 체질에 가끔 있다. 건선은 발진이 전신의 피부에 나타나는 만성 염증성 피부병으로, 주로 팔꿈치나 무릎, 엉덩이, 두피, 손발바닥의 피부 등에 나타난다. 팔꿈치나 무릎의 내측 접힌 부분보다, 외측의 돌출부에 나타나는 것이 아토피 피부염과 구별되는 점이다.

아토피 피부염과 유사한 피부병을 가진 사람들도 가끔 보인다.

찬바람이 불면 손가락 피부가 갈라지면서 심하면 피가 나고 아픈, 습진과 유사한 특징적 피부질환이 발생할 수 있다.

중증근무력증이나 파킨슨병(Parkinson's disease) 등 난치의 근육-신경계 질환이 발생할 수 있다.

알츠하이머병(노인성치매)도 다른 체질에 비해 많이 있는 편이다.

금음체질 케이스 스터디

스트레스 받으면 먹는 것으로 푼다

대강의 줄거리

주소: 소화불량. 40세 이후 소화가 계속 안 된다. 식탐이 많다.

무기력, 만성피로. 기본적으로 몸에 힘이 없다.[1]

우울증 치료받은 병력이 있다. 스트레스를 잘 받는다.

골다공증이 심하다.

설문의 다양한 해석의 지평

I. 땀이 주는 신진대사의 단서들

- 건강할 때는 땀이 거의 없다.
- 목욕탕에서 땀을 빼고 나면 몸이 오히려 나빠진다.
- 강한 햇볕에서 땀을 많이 흘리며 운동하면 속이 메스껍고 머리가 아프다.
- 목욕탕에서 땀을 많이 빼면 어지럽다.
- 겨드랑이에 특히 땀이 많다.

  *이상 대체로 금음체질에 적합한 땀 반응들이다. 금양체질과 유사하다는 걸 알 수 있다.

---

1 무기력: 어려서 처음 생리할 때부터 생리량이 너무 많아 기진맥진했다고 한다. 그 때문에 항상 빈혈이 있었다. 그리고 생리하면 폭식하는 습관이 있었다.

II. 음식이 제공하는 귀한 정보

- 고기나 기름진 음식을 먹으면 속이 매우 거북하다.
- 밀가루 음식을 먹으면 생목 또는 신물이 잘 올라온다.
- 대부분의 육식을 싫어해서 거의 먹지 않는다.
- 고기는 소화가 잘 안 되지만 생선은 소화가 잘 된다.
- 고등어를 먹으면 신물이 올라온다.
- 민물장어를 먹으면 속이 거북하거나 설사한다.
- 참외를 먹으면 속이 불편하거나 설사한다.

  *이상 일곱 문항, 대체로 금음체질에 적합한 음식반응들이다.

- 냉한 음료나 찬 음식을 많이 먹으면 설사하거나 속이 불편해진다.

  *속이 냉하다는 사인이다.

- 상추 같은 잎채소를 많이 먹으면 속이 불편하다.

  *금양체질과 마찬가지로, 금음체질에 잎채소는 대체로 좋으나 상추에는
  불편감을 드러낸다.

- 오렌지를 먹으면 속이 쓰리거나 거북하다.

  *이것도 금양체질과 비슷한 소견이다. 토체질도 이런 반응을 보일 수 있다.

- 땅콩이나 호두 등 견과류를 먹으면 설사하거나 속이 불편하다.

  *금음체질은 견과류에 소화장애가 있다.

- 커피를 마시면 손이 떨리거나 가슴이 두근거린다.

  *커피에 민감한 금음체질의 특징을 잘 보여준다. 다른 체질도 물론 이런
  특징이 있다.

- 매운 음식을 먹으면 자주 설사한다.

  *매운 음식 역시 금양체질과 비슷하게 소화장애를 일으킨다.

- 식탐이 많아 과식하고 속이 부대끼는 경우가 많다.

*소화력이 약한데 식탐이 많으면 소화불량으로 항상 시달릴 수밖에 없다. 모든 체질에 나타나는 증상이다.

- 밥맛이 없을 때는 종종 식사를 거르다가, 배고플 때 한 번에 몰아서 많이 먹는 버릇이 있다.
- 활명수(또는 까스명수)에도 취한다.

*활명수에 든 어떤 성분에 이 체질이 이런 중독 증상을 보이는 것으로 추측된다. 다른 체질에도 민감한 사람의 경우 종종 나타나는 반응이다.

- 육식이나 분식보다는 꼭 밥(rice)을 먹어야 기운이 난다.

*금음체질도 쌀이 아주 잘 맞는 체질이다.

- 감을 먹으면 변비가 생긴다.

*감은 금음체질에 안 맞는 경우가 자주 있다.

III. 약으로부터의 깨달음

- 포도당주사를 맞으면 힘이 난다.

*금음체질에게도 포도당주사가 효과가 좋다.

- 홍삼을 먹으면 몸이 좋아진다.

*금음체질에 홍삼은 과용하면 부작용이 날 수 있다.

- 복합영양제 주사를 맞으면 얼마 동안은 기운이 난다.

*영양제 주사도 금음체질은 과용하지 않는 것이 좋다.

IV. 체형이 주는 전관적 이미지

- 아무리 먹어도 살이 안 찐다.
- 몸이 매우 말랐다.
- 근육운동을 꾸준하게 열심히 해도 근육이 거의 안 만들어진다.

*이상 세 문항은 대체로 마른 금음체질의 특성을 보여준다. 하지만 가끔 살찐 금음체질도 적지 않으므로 주의를 요한다.

V. 대변의 체질적 프리즘

- 대변이 항상 가늘게 나온다.

  *금음체질은 대장이 가장 긴 체질이어서 장의 상태가 좋지 않은 경우 대변이 가늘고 묽으면서도 시원하게 잘 나오지 않는 경향이 있다(난변). 하지만 몸이 좋아지면 굵고 많은 변을 아주 쾌변으로 보는 특징을 보인다.

- 과식하면 꼭 설사한다.

  *이것은 이 환자의 소화기가 약하다는 사인이다. 대부분의 체질에 나타나나, 체질적으로는 수체질에 가장 잘 나타난다.

VI. 과거와 현재의 단면들

- 폐결핵을 앓았거나 현재 앓고 있다.

  *금음체질은 폐가 가장 큰 체질이지만, 면역이 떨어지면 이렇게 폐병을 앓을 수 있다. 폐가 크다고 폐에 병이 안 걸리는 것은 아니라는 점을 다시금 알 수 있다.

- 화가 날 때 또는 스트레스 받고 식사하면 잘 체한다.

  *대부분의 체질에 공통으로 나타나는 증상이다. 이 환자가 스트레스를 잘 받는 성향임을 알 수 있다.

- 눈이 항상 건조하고 피로하다.

- 배를 차가운 상태에 노출하면 설사한다.

  *금음체질의 대장이 민감하고 좋지 않은 경우 아랫배가 매우 찬 증상이 발생한다. 이때 배를 차게 하면 설사할 수 있다. 다른 체질들에서도 흔히

나타나는 증상이다.

- 너무 쉽게 멍이 든다.
- 평소 입안이 잘 마른다.
- 골다공증
- 위축성위염
- 심한 우울증
- 대상포진
- 혈압이 저혈압으로 내려가면 몸이 안 좋아진다(무기력, 어지럼, 피곤 등).
- 한여름에도 찬물로 샤워 못 한다.

주원장의 진단: 금음체질(금양체질과 감별 요함)

치유로 나아가는 길

오래된 소화불량으로 항상 시달리고 있으므로 소화기 치료를 최우선으로 함.

체질침 치료를 주로 하면서 기력이 많이 저하되면 체질보약으로 치료.

과정과 실재

소화불량이 잦다. 식탐이 강하다. 과식하면 소화가 잘 안 된다. 특히 외식하면 소화가 안 된다. 스트레스 받거나 힘든 일을 할 때도 소화가 안 된다. *체질침과 체질약 치료로 소화불량이 많이 개선됨.

평소 뒷목과 어깨가 자주 아프다(체질침 치료로 호전됐다). 날씨가 흐리거나 추우면 통증이 심해지는 경향 있다. 다리 저리고 시림 있어 이 때문에 잠을 잘 못 잔다. *체질치료로 수면 질 많이 향상됨(잠을 잘 잘 수 있게 된 것에 무척 신기해함). 날 흐리면 무릎이 안 좋다. 고관절도 안 좋다. 일하거나 무리하면 손가락마디, 무릎, 허리, 어깨, 고관절 등 모든 관절이 아프다(정형외과 약을 써도 효과 없다). *체질침을 맞으면 통증 많이 감소하나 무리하면 재발하는 경향 있다.

불면증 있어 간간이 수면제 복용한다. 체질치료 받으면서 불면증 많이 호전됐다. 열대야에는 발이 뜨거워 잠을 못 잠.

건망증이 심해져서 치매 걱정이 많다. *금음체질에 알츠하이머병이 많으므로 체질식을 강조하고 분노하지 않도록 조언함.

무기력증, 만성피로. 조금만 걸어도 숨이 차다. 아침에 잘 못 일어남.

무리하면 감기 잘 걸린다.

다한증. 여름에 뒷머리와 뒷목에 땀 많다.

피부 소양증. 피곤하면 목 앞부분 가렵고 심하면 귀까지 가렵다.

::: 환자의 식탁 등 :::

• 안 좋은 음식: 대구(체한다)[2], 떡(소화불량).[3]
• 안 좋은 조건: 고지대(잠 못 잔다)[4], 흐린 날(불면증 심해짐).[5]

회상

마음이 여리고 예민하여 스트레스를 잘 받는 금음체질 여성이다. 스트

---

2 대구: 금음체질에 대부분의 생선이 좋은데 몇 가지 생선은 간혹 맞지 않은 게 있다. 고등어 같은 등푸른 생선이 종종 그렇고 여기 대구도 다 그렇진 않지만 그런 면이 있다. 계속 그러면 피하는 것이 좋다.

3 떡: 떡도 쌀로 만든 것이지만 밀도가 높아 체하거나 소화불량을 잘 일으키는 음식이다. 금양처럼 금음체질도 떡이 소화가 어려운 사람이 종종 있다.

4 고지대: 가끔 고지대에서 생활하면 몸이 좋지 않다는 사람이 금음체질에 보인다. 이 환자는 고지대에 가면 불면증이 심해진다고 했다.

5 흐린 날: 흐린 날 몸이 안 좋아지는 사람이 많은데, 금음체질에 그런 사람이 가끔 눈에 띈다.

레스의 진원지는 주로 가족인 듯하다. 남편과 의견이 잘 맞지 않는다고 한다. 그런데 시집 간 딸이 역시 남편과 화목하지 못한 걸 본 후 가슴에 화가 하나 더 맺혔다. 이렇게 화병이 있으면 대개 소화가 잘 되지 않기 마련이다. 스트레스에 가장 민감한 장기 중의 하나가 위장이기 때문이다. 뒷목이 뻣뻣하고 어깨가 강직되는 것도 스트레스로부터 파생되는 대표적인 증상이다.

불면증 또한 화병이 있는 사람에게 흔히 있다. 가슴이 두근거리고 답답하고 아픈데 어찌 잠인들 잘 오겠는가! 잠이란 "신간 편해야" 오는 법이다.

그녀는 나이가 들면서 건망증이 크게 증가하자 혹시 알츠하이머병(Alzheimer's disease)에 걸리지 않을까 안절부절 못했다. 금음체질에 이 병이 많다는 말을 들었기 때문이다.

그녀가 달고 사는 만성피로와 무기력증도 금음체질의 상징적인 질환으로 알려진 근무력증으로 오해되기 쉽다.

그녀에게 들은 말 중에 잊을 수 없는 인상 깊었던 말이 있다. 고지대에 가면 잠을 하나도 못 잔다는 말. 가끔 그런 게 아니라 계속 반복적으로 그런 증상이 생긴다는 것이다. 앞서 언급한 딸이 타지에 살고 있어 가끔 딸을 보러 그곳에 간다고 한다. 그 지역은 과거 동계올림픽 개최지로서 고도가 상당히 높은 산악지대이다.

"딸 사는 데만 가면 잠이 잘 안 왔어요! 왜 그런지 잘 몰랐는데, 알고 보니 그게 고도 때문이었어요!"

다른 지역은 괜찮은데 높은 지대만 가면 불면에 시달린다는 것이다.

그녀 말을 들으니 얼마 전에 봤던 다른 환자의 케이스가 생각난다. 몸이 항상 무겁고 피곤하고, 쑤시고 아프고, 뻑 하면 감기 잘 걸리고, 평소 소화가 잘 안 되는 등의 증상으로 사는 내내 시달리던 분이었다. 그런데 이 분에게 예기치 않게 놀라운 변화가 생겼다. 고층 아파트 25층에서 살다가 다른 아파트 2층으로 이사 갔는데 이후 몸이 몰라보게 좋아진 것이다.

"높은 데 사는 게 그렇게 몸에 안 좋은 건지 정말 몰랐어요!" 이 분 역시 금음체질이다.

우리나라 사람들은 고층에서 사는 걸 매우 좋아하는 경향이 있는데, 금음체질은 높은 데서 살면 그다지 좋을 것 같지 않다. 아무래도 이 체질은 '낮은 데로 임'하는 게 무병장수하는 비결이랄까.

에피소드 2

스트레스에 가슴 답답 호흡곤란

대강의 줄거리

주소: 몸이 항상 피로하다.

주소: 스트레스 받으면 호흡곤란 증상이 생겨 가슴이 답답하고 숨쉬기가 곤란해진다.

육아 중으로 아기를 많이 안고 다녀서 무릎이 가끔씩 아프다.

건강염려증(hypochondriasis)[6] 같은 소견 보인다. 건강 상태에 상당히 민감하게 반응하고 자주 걱정, 근심하는 타입.

---

6 건강염려증: 자신이 아주 심각한 중병에 걸렸다는 믿음이나 가까운 미래에 그런 병에 걸릴 거라는 강한 공포를 가지고 자신의 건강에 비정상적으로 염려하고 집착하는 정신과적 질환. 그래서 이런 환자는 그에 합당한 병명으로 진단하는 의사를 찾아 온갖 병원을 전전하는 경향이 있다.

설문의 다양한 해석의 지평

I. 땀이 주는 신진대사의 단서들

- 목욕탕에서 땀을 많이 빼면 어지럽다.
- 뜨거운 음식을 먹을 때 땀을 많이 흘린다.
- 조금만 매운 것을 먹어도 머리나 얼굴에 땀이 많이 흐른다.

　*이상 세 문항의 땀의 반응들은 기가 허한 금음체질에 대체로 잘 들어맞는 증상들에 속한다.

II. 음식이 제공하는 귀한 정보

- 생선회를 많이 먹어도 속이 불편하진 않다.
- 익힌 생선은 싫어하나 회는 좋아한다.

　*이상 두 문항의 생선에 대한 음식반응은 금음체질에 흔한 소견들이다.

- 차가운 음료나 음식을 많이 먹어도 탈이 없다.
- 라면을 먹으면 설사하거나 속이 불편하다.
- 피자를 먹으면 체하거나 속이 불편한 경우가 많다.

　*이상 두 문항, 밀가루 음식에 불편한 반응도 일반적으로 금음체질에 자주 보인다.

- 땅콩이나 호두 등 견과류를 먹으면 설사하거나 속이 불편하다.

　*금음체질에 견과류는 그다지 좋지 않다.

- 커피를 많이 마셔도 잠은 잘 잔다.
- 밥맛이 없을 때는 종종 식사를 거르다가, 배고플 때 한 번에 몰아서 먹는 버릇이 있다.
- 몸이 아플 때도 식욕은 항상 좋다.

III. 체형이 주는 전관적 이미지

- 근육운동을 꾸준하게 열심히 해도 근육이 거의 안 만들어진다.

  *금음체질은 특히 근육 형성이 잘 안 되는 경우가 많다.

IV. 대변의 체질적 프리즘

- 웬만해선 설사는 거의 안 한다.
- 항상 쾌변을 본다.

  *대변 상태를 보건대 건강에 큰 문제는 없어 보인다. 금음체질은 대개 대
  변 상태를 통해 건강을 체크해 볼 수 있을 정도로 배변이 매우 중요한 건
  강의 지표이다.

V. 과거와 현재의 단면들

- 온종일 방귀가 계속 나온다.

  *방귀가 계속 나온다는 말은 평소 먹는 음식이 체질에 안 맞는 게 많다는
  뜻이다.
- 눈이 항상 건조하고 피로하다.
- 폐렴

주원장의 진단: 금음체질

치유로 나아가는 길

　체질침 치료에 잘 반응하는 환자임. 따라서 침치료를 주로 하고, 간혹 심
한 과로로 체력저하가 심할 경우 체질보약으로 치료함.

항상 피곤하다. *체질치료로 피로 많이 감소.

가끔 호흡곤란 증세. *금음체질에 이런 증상을 호소하는 경우가 종종 눈에 띈다. 아무 이유 없이 가슴이 답답하고 불쾌하면서 숨쉬기가 힘든 증세로, 생각보다 견디기 힘든 증상이다. 자칫 공황장애로 이행하기 쉬운 증상이다.

몸 힘들면 안면부종이 온다.

육아로 인한 스트레스로 우울증이 있다. 그리고 아이 돌봄으로 인해 무릎 통증도 있다(엑스레이 소견 상 물이 찬 상태. 체질침 치료로 많이 호전됨).

가끔 심한 감기로 고생.

섬광증(눈에 섬광처럼 빛이 번쩍 느껴지는 증상)이 한 달에 한 번 정도 발생, 한 번 발생하면 30분 정도 지속되는데, 이런 증상이 처음 발생한 지 5년 됐다. *대개 눈의 내부 기관(망막, 맥락막, 시신경 등)의 문제 때문인데, 이 환자의 경우는 눈의 문제라기보다는 편두통의 전조증상으로 여겨진다.

혈압이 종종 높다(체질침 맞으면 내려간다). 병원에서 재면 혈압이 높게 나오는데, 다시 재면 점점 떨어진다.

항상 체한 것 같은 느낌이 있다. *역류성 식도염으로 인한 증상의 하나.

::: 환자의 식탁 등 :::

• 안 좋은 음식: 라면, 피자, 빵 등 밀가루 음식(과식하면 속이 거북해진다), 육식(어려서는 비위가 약해 잘 먹지 못했으나 성인이 되어서는 익힌 고기를 적당히 먹고 있다).

회상

항상 친절하고 남을 배려하는 언행을 보이는 금음체질 환자이다. 금음체질에 대해 흔히 성격이 괴팍하고 화를 잘 내며 자기주장이 강하다고 말하는데, 이 사람을 보면 그와 정반대다. 항상 웃고 조용조용 말하며 매사에 예절이 바른 그런 성품의 사람인 것이다. 따라서 체질별 성격 유형을 가지고 체질을 진단하고 논하는 것은 매우 위험한 발상이라는 걸 말하고 싶다.

이 환자가 호소하는, 항상 피곤하다거나, 우울증이 있다거나, 항상 체한 것 같은 소화불량 증상이 있다거나, 가끔 감기에 고생한다거나 하는 증상들은 일반적으로 어느 체질에나 흔히 올 수 있는 증상이라 할 수 있다.

이 사람이 가진 증상 중 눈에 띄는 것으로 섬광증이 있다. 눈에 빛이 번쩍 느껴지는 증상이다. 한 달에 한번 정도 발생하며 대개 30분 정도 지속한다고 하니 생각보다 긴 시간 동안 유지되는 증상이라고 생각한다. 특이한 현상이지만 이런 증상만 있고 크게 몸에 통증이나 불편한 느낌을 주지 않아 그냥 지나치고 사는 듯하다. 과로나 스트레스로 인해 발생하는 뇌의 오작동, 즉 이상 반응의 하나라고 생각한다.

또 하나 주목할 만한 것은 호흡곤란 증상이다. 이유 없이 가슴이 답답하고 숨쉬기가 힘든 증상으로 상당수의 금음체질이 이와 유사한 증상을 호소한다. 공황장애 증상과 유사하여, 이 때문에 공황장애라는 진단을 받아 신경정신과 약을 복용하는 경우가 적지 않다.

체질치료를 해보면 이런 호흡곤란 증상은 그다지 어렵지 않게 치료가 됨을 경험한다. 따라서 신경정신과 약을 복용하기보다는 체질침이나 체질약과 같은 8체질치료를 받는 것이 훨씬 더 좋을 것이다. 인체에 정말 아무런 위해도 가하지 않고, 또 아무런 의존성도 없는 이런 청정 치료법을 두고 그 독한 화학물질을 수 년, 아니, 수십 년 집어삼키고 있는 그 수많은 무명의 사람들을 보고 있노라면, 참다운 이 세상의 개화는 과연 언제나 오려나 하는 생각이 든다. 가슴 속이 저 강물 위에 핀 안개처럼 답답함을 지울 길이 없다.

에피소드 3
아침에 몸이 천근만근

대강의 줄거리

주소: 아침에 몸이 아주 무겁고 피곤하다.

다몽증. 꿈을 많이 꾼다.

종아리에 쥐가 잘 남.

허리를 잘 삠.

위염.

족냉증. 사계절 발이 시려움. 특히 엄지발가락과 발등.

심계항진. 밤에 자다가 심장이 쿵쾅대서 일어남.

소변을 자주 본다.

전두통. 앞머리가 아프다.

사람들 만나면 스트레스가 심하다.

화병이 있다.

설문의 다양한 해석의 지평

I. 땀이 주는 신진대사의 단서들

- 강한 햇볕에서 땀을 많이 흘리며 운동하면 속이 메스껍고 머리가 아

프다.

- 매운 음식을 먹어도 땀이 거의 없다.
- 살이 많이 쪘는데도 땀이 별로 나지 않는다.

   *이상 세 문항은 땀을 별로 흘리지 않는 금음체질의 특징을 보여준다. 여기
   서 건강이 나빠지면 땀이 많아질 수 있다.

II. 음식이 제공하는 귀한 정보

- 밀가루 음식을 먹으면 생목 또는 신물이 잘 올라온다.

   *밀가루 음식에 속이 거북함은 금음체질에 맞는 음식반응이라고 할 수 있다.

- 우유를 많이 마셔도 속이 불편하지 않다.

   *우유는 금음체질에 맞지 않는 음식이다. 그럼에도 속이 불편하지 않은 금
   음체질이 꽤 있다.

- 닭고기를 먹으면 몸이 가렵다.
- 어렸을 때나 젊었을 때는 고기는 입도 안 댔다.

   *이 말은 이 사람이 금체질일 확률을 매우 높여준다. 체질적 본능에 따른
   행동일 수 있기 때문이다. 일부 수체질도 그럴 수 있으므로 유의할 필요
   는 있다.

- 생선회를 많이 먹어도 속이 불편하진 않다.
- 맥주를 많이 마셔도 설사하지 않는다.
- 차가운 음료나 음식을 많이 먹어도 탈이 없다.

III. 알레르기 반응의 미묘한 암시

- 갑자기 온몸에 두드러기가 나타났다 사라지기를 반복하며 몹시 가려
  운 때가 있다.

*피부가 예민한 금음체질에 흔히 나타날 수 있는 반응이다.
- 먼지가 많은 곳에 가면 알레르기를 일으킨다.

IV. 체형이 주는 전관적 이미지

- 살이 아주 많이 쪄서 '고도비만' 상태라 할 수 있다.

    *금음체질에 고도비만은 가끔 보인다.
- 근육운동을 꾸준하게 열심히 해도 근육이 거의 안 만들어진다.

    *근육이 잘 만들어지지 않는 건 금체질, 특히 금음체질의 특징이라고 할
    수 있다.

V. 대변의 체질적 프리즘

- 웬만해선 설사는 거의 안 한다.

VI. 과거와 현재의 단면들

- 폐결핵을 앓았거나 현재 앓고 있다.

    *금음체질은 폐가 가장 큰 체질인데도 폐병을 앓을 수 있다는 점을 기억
    하기 바란다. 이 체질의 큰 장기에 오는 '폐기능항진증'이라고 볼 수 있다.
- 편두통이 주기적으로 온다.
- 너무 쉽게 멍이 든다.
- 두피에 지루성피부염이 잘 생긴다.
- 벌레에 물리거나 상처가 나면 빨리 안 아문다.
- 혓바늘이 잘 생긴다.
- B형간염

    *B형간염은 면역학적 질환으로 간이 가장 작은 체질인 금체질에 많은 질

환이다. 물론 다른 체질에도 나타나지만 그 빈도는 상대적으로 낮다.

- 지방간

　*간이 작아 지방분해를 잘 못 시키는 금체질에 빈도가 많은 질환이다.

- 고혈압

- 고질적인 만성위염

주원장의 진단: 금음체질(토양체질과 감별 요함)

치유로 나아가는 길

　체질침과 체질약으로 치료.

　체질에 맞지 않은 음식에 대한 반응이 민감하여 체질식 준수 강조함.

과정과 실재

　항상 피로. *체질치료로 많이 좋아짐. 체질침 치료에 잘 반응하는 환자 유형이다.

　수면장애가 있는데 체질치료로 숙면하게 됨.

　소화불량이 잦고, 위산과다로 속쓰림 잘 느낀다. 신경 쓰면 속이 안 좋아진다.

　무릎 통증, 허리디스크로 인한 요통 등 관절이나 근육 질환 잦다.

　금음체질식으로 9kg 체중감소.

> **::: 환자의 식탁 등 :::**
>
> • 좋은 음식: 야채(야채 위주 식사로 지방간, 콜레스테롤 수치 떨어짐. 문제는 속이 냉해진 느낌), 케일·신선초·키위 간 것(소화 잘 됨), 양파즙(약간 속 편함), 꿀(인후

염 가라앉음).[7]

- •좋은 건강법: 찬물 샤워(좋다), 연수기(얼굴 피부 좋아짐)[8], 비타민C 화장품(얼굴 피부 좋아진다).
- •안 좋은 음식: 고기(느끼해서 못 먹는다. 지루성두피염 생김), 뿌리채소(위 안 좋아지고 인후염, 안면홍조 발생. 목욕할 때 때 밀면 피부가 빨갛게 올라옴), 칼국수(몸 부종), 소고기(다음날 노란 눈곱 끼고 눈 부음), 바나나(속 안 좋다).

회상

큰 키에 몸집이 큰 운동선수 같은 체형이 인상적인 금음체질 환자다. 사상체질 한의원에 갔다면 필시 태음인이라는 체질진단이 나왔을 법하다. 8체질로 진단을 한다면 목양체질로 오진할 가능성이 높다. 체질진단에 주의를 요하는 유형의 사람이다.

환자는 심한 피로와 수면장애, 소화불량, 위산과다(속쓰림), 그리고 무릎통증, 요통 등을 주된 증상으로 호소했다. 다른 체질들과 별반 다를 바 없는 일반적인 증상들이다. 다행히 체질침에 특히 잘 반응하여 치료가 잘 되는 편이었다. 몇 번의 치료만으로도 증상들이 잘 소거되었다.

환자는 특히 체질식을 열심히 해서 10개월 정도 만에 체중을 9kg을 뺐다고 즐거워했다. 세상에는 저 하늘에 별만큼이나 많은 비만약과 비만치료법이 있는데, 특별한 비법 없이 체질식을 지키는 것만으로 9kg이나 뺐다니 이보다 더 좋은 감량법이 어디 있으랴! 살도 빼고, 건강도 챙기고, 일석이조, 일거양득! 두 마리 토끼를 한꺼번에 잡는 방법, 바로 여기 8체질의학에 있다.

---

7 꿀: 금음체질에 꿀은 맞지 않은 식품에 속한다. 하지만 이 환자인 경우 인후염에 효과가 있으므로 가끔 사용하는 것은 괜찮을 것이다.

8 연수기: 경수(센물)를 연수(단물)로 바꿔주는 기계. 아토피 피부나 기타 민감한 피부에 사용하여 좋아졌다는 사람이 가끔 눈에 띈다. 하지만 근본치료는 역시 겉(피부)이 아닌 속(오장육부)을 치료해야 할 것이다.

거대결장에 한없이 팽창하는 배

대강의 줄거리

주소: 거대결장[9], 게실[10], 선종(adenoma)[11]이 있다. 장에 가스가 자꾸 차서 배가 풍선처럼 부풀어 오른다.

알레르기 비염.

잠을 잘 못 잔다.

역류성 식도염으로 양약 복용 중.

설문의 다양한 해석의 지평

I. 알레르기 반응의 미묘한 암시

- 꽃가루가 날리면 알레르기를 일으킨다.

- 먼지가 많은 곳에 가면 알레르기를 일으킨다.

＊이상 반응들은 금음체질에 종종 보이는 알레르기 증상이다.

---

9 거대결장(megacolon): 대개 태어날 때부터 대장의 부교감 신경절이 결여되어 발생하는 선천성 거대결장(congenital megacolon)이 대부분이다. 장운동이 되지 않아 대장에 변비가 생기고 가스가 가득 차서 배가 크게 부풀어 오르는 질환이다. 치료는 신경절이 없는 결장부위를 수술로 잘라내는 방법을 주로 쓴다. 이 환자는 그런 선천성이 아닌, 장운동이 좋지 않아 일시적으로 장에 가스가 많이 찬 유사 거대결장 증상으로 보인다. 금음체질은 다른 체질에 비해 대장이 상대적으로 가장 긴 편이어서 장내 가스가 잘 생기는데, 그러한 요인으로 인해 거대결장과 유사한 증상이 이 환자에 나타난 것으로 추정된다.

10 게실(diverticulum): 대장 점막에 주머니가 생겨 근육막 쪽으로 부풀은 병.

11 선종(adenoma): 선상피세포에서 발생하는 양성종양이나 후에 악성으로 전환될 가능성이 높아 주의를 요한다. 주로 결장(대장)이나 부신, 뇌하수체, 갑상선 등에 잘 나타난다. 이 환자는 수술로 선종을 제거했다.

II. 약으로부터의 깨달음

- 홍삼을 먹으면 몸이 좋아진다.

  *금음체질에 일시적으로 좋을 수 있으나 체질적으로 맞지 않으므로 장복은 금물이다.

- 비타민C를 먹으면 몸이 좋아진다.

  *비타민C는 금음체질에 맞는 영양소다.

III. 과거와 현재의 단면들

- 온종일 방귀가 계속 나온다.
- 배를 차가운 상태에 노출하면 설사한다.
- 대장검사를 하니 대장이 다른 사람보다 매우 길다고 한다.

  *이상 세 증상들은 모두 금음체질에 잘 맞는 증상들이다. 특히 대장이 길다는 항목은 체질 장부구조상 금음체질에 드라마틱하게 들어맞는 소견이다.

- 반신욕을 하면 몸 컨디션이 좋아진다.
- 알레르기 비염
- 한여름에도 찬물로 샤워 못 한다.

주원장의 진단: 금음체질

치유로 나아가는 길

거대결장에 좋은 체질약과 체질침으로 치료.

장의 문제는 스트레스와 음식에 직결돼 있으므로 체질식 준수와 스트레스 관리 강조.

과정과 실재

거대결장 치료를 위해 대장과 위에 좋은 체질침과 체질약으로 치료.
*체질침 치료로 신속하게 장내 가스가 감소하여 속이 편해짐. 8회 치료 후 가스가 계속 나오더니 복통이 사라짐.

불면증. 평소 수면장애로 가끔 수면제 복용.

우울증도 있다. 운동 시작하면서 우울증 많이 감소.

만성피로로 고생하곤 했는데, 체질치료 후 체력이 향상돼 일하는 데 힘이 덜 든다.

평소 식욕이 거의 없었는데 체질치료 후 식욕이 많이 생김.

어지럼증 있었는데 체질치료로 감소.

무리하면 감기 자주 걸림.

회상

환자는 불면 날아갈 듯 왜소한 체격에 마음도 약하고 성격마저 예민한데, 책임감은 하늘을 찌를 듯 그 누구보다 강한 타입이다. 때문에 감당하기 힘든 일을 맡아 이를 악 물고 수행하곤 결국 기진맥진하여 몸져눕는, 대표적인 악바리 같은 유형의 사람이다.

처음 내원했을 때 환자가 가장 호소한 증상은 복부팽만이었다. 그냥 팽만이 아니라 상상을 초월하게 심한 팽만으로, 배에 가스가 한없이 차서 마치 커다란 풍선이 복어의 배처럼 부풀어 오르는 증상을 가지고 있었다. 그런 연유로 거대결장이라는 병명이 붙었다. 금음체질은 대장이 가장 긴 체질인데, 이렇게 장이 매우 긴 체질적 특성 때문에 병도 이런 병이 생기는 것이 아닌가 생각이 든다.

환자는 이런 대장의 무한 팽창하는 기이한 증세에 너무도 괴로워하며 어쩔 줄을 모르고 있었다. 이에 대해 대장내과에서 할 수 있는 거라고는 식물성 식이섬유 과립제와 위장관 운동 조절제를 사용하여 장의 팽만 증상을 약간 완화시키는 데 지나지 않은 정도였다. 그녀는 모친이 대장암으로 별세했다면서 자신에게도 그런 일이 일어나지 않을까 항상 전전긍긍하며 살고 있었다.

환자의 체질이 금음인지라 나는 장운동을 조절하는 자율신경조절 처방으로 본격적인 치료에 들어갔다. 겉으로 보기에 매우 연약해 보이지만, 의외로 장부의 상태는 꽤 실하여 체질치료에 상당히 잘 반응하였다. 치료 초기부터 그녀를 괴롭히던 장내가스가 현격히 감소하기 시작하여 얼마 안 있어 속이 참 많이 편해졌다. 이제야 비로소 마음대로 숨을 쉴 수 있는 상태가 된 것이다. 그전까지는 장내가스가 심하게 팽창하여 위로 횡격막을 압박하는 바람에 호흡곤란이 발생했던 것이다.

그런데, 8회 가량 치료를 받은 날 그녀에겐 밤새 괴이한 일이 일어났다. 갑자기 뱃속이 요동치면서 저녁 내내 가스가 전쟁 난 것처럼 뿡뿡 터져 나오는 것이었다. 그녀는 무슨 큰일이나 난 게 아닌가 놀란 가슴을 끌어 앉고 밤새 두려움에 떨며 뜬 눈으로 밤을 샜다. 그런데 아침이 밝았을 때, 그토록 오랫동안 그녀를 괴롭히던 악질적인 복통이 온 데 간 데 없이 사르르 사라져버렸다! 오랫동안 무력증에 빠져 있던 장이 바야흐로 용트림을 하며 활기찬 운동을 시작한 것이다.

그녀는 이제 보통 사람처럼 쑥 들어간 배를 가지고 다닌다. 만삭의 여인처럼 빵빵한 배를 떠받치고 다니는 일은 이제 까마득한 옛 일이 되었다. 원하는 대로 숨을 쉴 수 있다는 게 이처럼 행복한 일일 줄이야! 그녀는 그저 편안하게 숨을 쉴 수 있게 된 현재 삶을 맘껏 누리며 오늘도 열심히 살고 있다.

이명, 귀가 항상 시끄럽다

대강의 줄거리

주소: 이명.

전신성홍반성루푸스(systemic lupus erythematosus)로 진단받고 스테로이드제와 항말라리아제 복용 중.[12]

노안, 난시(백내장성).[13]

피부가 항상 가렵다.

불면증이 최근 갑자기 생기다. 잘 때 몸을 떤다.

10월부터 생리가 비정상적이다.

20대 초반에 임신 2개월 만에 근무력증이 생겨 흉선제거 수술 및 약물치료받고 나은 적이 있다. 당시 갑자기 체중이 감소하더니 혀가 안 움직이고 팔다리에 힘이 빠지는 근무력증(myasthenia gravis, 중증근무력증) 증상이 온 것이다. 당시 호흡곤란으로 인공호흡기까지 달았다.

설문의 다양한 해석의 지평

I. 땀이 주는 신진대사의 단서들

- 건강할 때는 땀이 거의 없다.

---

12 전신홍반성루푸스: 만성 염증성 자가면역 질환으로 결합조직(뼈, 힘줄, 혈액, 인대 등)과 피부, 관절, 신장 등 신체의 여러 기관을 침범하는 질환. 전신 쇠약감, 피로, 얼굴과 목, 가슴 등에 발진(코와 볼에 나타나는 나비 모양이 붉은색 발진이 특징), 구강궤양, 관절통, 근육통, 발열, 체중 증가 또는 감소, 부종, 두통, 탈모, 호흡시 흉통 등의 증상을 일으킨다. 임상에서 체질침, 체질약, 체질식 등 체질치료로 증상이 많이 호전됨을 종종 경험할 수 있다. 스트레스에 영향을 많이 받으므로 생활 속의 스트레스를 줄이는 것이 매우 중요. 양방은 스테로이드제, 면역억제제, 항말라리아제 등의 대증 약물로 계속 관리하는 치료.

13 루푸스 치료를 위해 복용하고 있는 피디정(스테로이드제의 일종인 메틸프레드니솔론)으로 인한 부작용으로 백내장이 와서 눈이 되게 불편하다고 한다.

- 목욕탕에서 땀을 많이 빼면 어지럽다.

  *금음체질에 합하는 땀의 반응이다.

II. 음식이 제공하는 귀한 정보

- 육식을 많이 해도 체하거나 설사하거나 속이 거북한 경우는 거의 없다.
- 생선회 많이 먹어도 속이 불편하진 않다.
- 냉한 음료나 찬 음식을 많이 먹으면 설사하거나 속이 불편해진다.
- 잎채소 반찬만으로 줄곧 식사해도 허기지거나, 속이 거북하거나, 피곤하지 않다.

  *이상 세 문항은 금음체질에 합당한 반응이다.
- 음식은 가리지 않고 뭐든지 잘 먹으며 별 탈 없다.
- 자장면을 먹으면 속이 거북하다.

  *면류에 금음체질은 부작용이 많다.
- 병나거나 몸이 안 좋으면 대개 식욕이 먼저 뚝 떨어진다.
- 감을 먹으면 변비가 생긴다.

III. 알레르기 반응의 미묘한 암시

- 귀걸이나 목걸이에 금속알레르기가 있다.

  *금체질은 합금에 알레르기를 일으키는 경향이 자주 있다.

IV. 대변의 체질적 프리즘

- 항상 쾌변을 본다.

V. 과거와 현재의 단면들

- 배를 차가운 상태에 노출하면 설사한다.
- 한여름에도(아무리 더워도) 찬물로 샤워 못 한다.

주원장의 진단: 금음체질(금양체질과 감별 요함)

치유로 나아가는 길

체질침과 체질약으로 치료.

과정과 실재

이명. 체질침 맞고 가는 당일 날 이명이 바로 그침. 내 한의원이 거리가 멀어 전에 다니던 8체질 한의원에 가서 다시 금양체질침 치료를 받았는데 그날 바로 이명이 재발하여 귀에 소리가 매우 요란해짐. 다시 주원장한의원에 내원해서 금음체질침 치료를 받고 이명이 다시 가라앉음.[14]

항상 변의가 있다(가끔 대변실금). *체질치료 후 처음으로 대변을 깨끗하게 황금색으로 보고 잔변감이 없어졌다고 매우 좋아함.

피부 소양증 심하다. *금음체질 치료받고 피부 가려움 없어져 숙면할 수 있게 됨.

::: **환자의 식탁 등** :::

• 안 좋은 음식: 늦은 밤 캔맥주(마시고 자는데 새벽에 다리에 심한 가려움이 와서 많이 긁음. 다음날 속이 메스꺼워 구토가 나오려고 함).

---

14 금양체질침과 금음체질침: 금양과 금음체질이 체질식 같은 섭생은 거의 비슷하나 체질침 치료에는 상당히 다를 수 있다는 것을 드라마틱하게 보여주는 사례이다.

- 안 좋은 건강법: 온천(다른 사람들은 괜찮은데 본인만 몸 컨디션 바닥을 쳐 죽을 맛이다), 등산(갔다 오면 얼굴이 빨개지고 몸 컨디션이 매우 안 좋아짐).
- 좋은 건강법: 냉온욕(너무 상쾌), 실외온천(예전에 일본 벳부 실외온천에서 눈 맞으면서 온천욕을 한 적이 있었는데 그때 몸 컨디션 매우 좋았음).[15]

회상

일반적으로 금음체질은 그 체질적 특징이나 체질식의 구성 등이 금양체질과 흡사하다. 그래서 체질식만을 두고 말하자면 이 두 체질은 별로 구별되지 않는다. 하지만 침 치료에 있어서는 매우 다른 반응을 보여줄 수 있다(이런 점은 다른 체질들에서도 동일하다).

이 환자는 금양체질침을 맞으면 특이한 부작용이 잘 난다고 했다. 난시가 오기도 하고, 새벽에 몸을 갑자기 떨면서 잠이 깨는 바람에 불면증이 생기기도 했다.

그녀는 멀리 지방에서 주원장한의원에까지 찾아와 체질진단과 치료를 받았다. 그녀의 체질은 금음이었다. 그녀는 내 한의원에서 금음 체질침을 몇 차례 맞고 얼마 되지 않아 몸이 많이 좋아졌다. 하지만 그녀는 내 한의원이 치료받으러 다니기에 너무 멀어 집에 가까운 한의원을 찾았다. 헌데 거기서 금양체질이라고 하는 바람에 금양체질 치료를 받았다. 그러자 갑자기 이명이 생겼다.

그녀는 깜작 놀라 다시 부랴부랴 주원장한의원에 찾아왔다. 자초지종을 이야기 하고 다시 금음체질침을 맞았다. 어렵사리 체질을 찾고 제대로 치료를 받아 몸이 많이 좋아졌는데, 이렇게 체질이 달라지면 한 순간에 그

---

15 실외온천: 실외의 찬 공기 때문에 땀이 별로 나지 않아 좋은 효과가 있었던 것 같다. 그래서 나는 가끔 욕조에 찬 물 받아 놓고 뜨거운 물 마시면서 욕조목욕을 하면 금체질에 참 좋으리라고 생각하고 있다.

간의 노고가 수포로 돌아가고 만다는 게 참 허망하다는 생각이 들었다. 그녀는 내게 치료를 받고 얼마 안 있어 이명이 없어졌다.

그녀의 이러한 반응은 내게 신선한 충격을 주었다. 금양 체질침을 맞았다고 난시가 오질 않나, 몸을 부르르 떨지를 않나, 갑자기 이명이 생기지를 않나, 정말 특이한 일이 아닐 수가 없다. 그런데 금음체질침을 맞으면 언제 그랬냐 싶게 금방 정상을 회복한다. 이 또한 참으로 신묘하다.

그녀로부터 얻은 이러한 생생한 경험은 내게 금양과 금음체질의 체질침 치료에 대한 차이를 확실하게 각인시켜 주었다. (같은 논리로 토양과 토음체질, 목양과 목음체질, 그리고 수양과 수음체질에 대한 차이도 미루어 짐작할 수 있게 해주었다.) 그녀는 내게 체질진단의 중요성을 일깨워준 환자로 특히 기억되고 있다.

에피소드 6

하늘이 무너질까 자나깨나 걱정

대강의 줄거리

주소: 자주 체한다. 특히 신경을 쓰거나 걱정이 있으면 체하거나 소화불량이 잘 온다.

주소: 불안증과 불면증에 시달린다. 신경 쓰는 일이 있거나 근심, 스트레스 등이 있으면 불안하다. 이럴 때 불면증이 같이 나타난다.

주소: 무릎에 퇴행성관절염이 심해 걸으면 매우 고통스럽다.

작년 11월에 수정체, 유리체 수술했다. 림프종(3년 전 완치)으로 인해 안구에 손상이 간 상태. 지난주 수술 받은 A병원에 갔더니 수술 후 경과가 좋아 눈은 괜찮다고 함.

설문의 다양한 해석의 지평

I. 땀이 주는 신진대사의 단서들

- 건강할 때는 땀이 거의 없다.

II. 음식이 제공하는 귀한 정보

- 밀가루 음식을 먹으면 속이 거북하거나 얼굴에 뭐가 잘 난다.
- 밀가루 음식을 먹으면 생목 또는 신물이 잘 올라온다.
- 차지 않은 우유를 마셔도 속이 불편하거나 설사한다.

    *이상 세 문항은 이 체질에 잘 들어맞는 반응들이다.

- 보리밥을 먹으면 설사하거나 속이 불편하다.
- 참외를 먹으면 속이 불편하거나 설사한다.
- 수박을 먹으면 소화가 잘 되지 않는다.
- 냉한 음료나 찬 음식을 많이 먹으면 설사하거나 속이 불편해진다.

    *이상 4가지 문항은 이 환자의 속이 냉하다는 소견을 보여준다. 이런 경
    우 소음인(수체질)이라고 곧잘 진단하는 오류를 범할 수 있다. 주의해야
    할 것이다.

- 자장면을 먹으면 속이 거북하다.
- 낙지를 먹으면 기운이 난다.

III. 약으로부터의 깨달음

- 홍삼을 먹으면 몸이 좋아진다.

    *속이 냉하므로 일시적으로 홍삼이 좋을 반응을 보일 수 있으나 과용
    은 금물이다. 이 역시 수체질(소음인)의 오해를 불러일으킬 수 있는 소
    견이다.

- 화가 날 때 또는 스트레스 받고 식사하면 잘 체한다.

  *스트레스에 취약한 사람들에게 잘 나타나는 증상이다.

- 담석증

  *금체질에 담낭 질환이 많은 편이다. 육식에 맞지 않은 체질적 특성 때문으로 생각한다.

주원장의 진단: 금음체질

치유로 나아가는 길

주로 체질침과 체질약으로 치료.

마음이 매우 여려서 잘 놀라고 불안증에 자주 시달리므로 마음을 잘 다스리는 수양법에 대해 조언해 줌.

과정과 실재

소화기능이 약해 체하거나 속 쓰리는 경우가 많다. 뭘 잘못 먹으면 속부글거림. 따라서 소화기 치료를 최우선으로 시행함(체질침 치료로 많이 호전됨).

항상 슬통(무릎 통증), 가끔 요통, 고관절통, 어깨 결림. 체질침 맞고 근골격계 통증 많이 감소함. 무릎은 연골이 닳아서 많이 걸으면 잘 붓고 통증 심함(체질침 치료하면 통증 완화되나 무리하면 다시 재발). 오래된 염증으로 무릎이 완전히 펴지지 않고 굽어 있어 잘 때 무릎 밑에 베개를 받혀놓고 자야 한다(퇴행성관절염). *체질치료 하면 좀 나아지나 무리하면 다시 아프다. 연골이 너무 닳아서 완치는 어려운 상태라 통증 완화에 만족하고 있다.

불면증 잦다. 건강염려증이 약간 있어 몸에 이상 증상이 나타나면 근심 걱정(잡념)이 끊이지 않아 소화가 잘 되지 않고, 밤엔 가슴이 두근거려 잠을 못 이루는 일이 잦음. 염증을 치료하고 마음을 편안하게 하는 자율신경 처방으로 치료함(체질치료로 점차 좋아져서 25회 가량 치료 후 수면제 없이 잘 수 있게 됨). 잇몸이 갑자기 붓는 경우가 있다.

눈 수술 후 눈 주위가 붓고 아파서 수술했던 A병원에 갔더니 수정체 수술 후 염증이 생겼다고 함. 이 말에 놀라 3주 가량 불면(과거엔 이럴 때 수면제 복용해야 잘 수 있었다). 눈 침침한 증상도 자주 온다. 백내장도 있다. *체질치료 초기부터 호전되기 시작하여 대략 44회 정도 치료 후 눈의 염증 및 통증이 거의 감소.

감기 몸살에 자주 걸린다. 감기 심하게 들어 양쪽 귀 청력이 일시 저하하여 아주 고생함.

밤에 가끔 한기가 든다. (몸은 찬데 등에는 땀이 나기도 한다.) 여름에도 내복 입고 잔다.

요로결석 있다. 담석 있다. 종종 다리 저림 심하다. 신경 쓰면 두통 자주 온다.

::: 환자의 식탁 등 :::

• 안 좋은 음식: 대봉감(속쓰림)[16], 복숭아(가슴 두근, 답답, 호흡곤란, 코 매움, 콧물, 항문 벌레 기어가는 느낌)[17], 토란대(입 다 부르트고 목 따끔따끔)[18]

---

16 대봉감: 금음체질에 감은 그다지 맞지 않은 과일이다.

17 복숭아: 복숭아는 금음체질에 맞는 과일이나, 이 환자의 경우 알레르기가 심한 편이어서 부작용을 보인다. 알레르기가 치료되기 전까지는 피하는 것이 좋다.

18 토란대: 토란은 금체질에 해로운 음식에 속한다. 가끔 심한 과민반응을 일으켜 호흡곤란까지 올

회상

이 환자는 마음이 약해서 오는 심적인 동요로 병이 발생하는 경우가 많다. 무슨 문제만 좀 있어도 심히 걱정하고, 가슴이 두근거려 잠을 못 자고, 소화가 안 되고, 몸이 여기 저기 아픈 데가 자꾸 생긴다. 따라서 치료 시 마음을 안정시키는 치료와 조언이 매우 중요하다. 금음체질의 성격이 괴팍하다든지, 결단성이 있어 리더쉽이 좋다든지, 무슨 장군 타입이라느니 하는 등의 말들이 있는데, 이 환자나 앞의 환자들의 사례에서 보듯이 이런 식의 성격 기술은 전혀 사실 무근임을 알 수 있다. 하여튼 성격을 가지고 체질을 논하는 모든 설들은 근거가 아주 박약한 것임을 재삼 강조한다.

이 환자는 꾸준한 체질침 및 체질약 치료로 평소 호소하던 소화기 문제, 수면장애, 근골격계 문제 등 전반적인 건강의 문제가 많이 향상된 사례라고 할 수 있다. 다만 무릎에 심한 퇴행성관절염이 있는데 이런 병은 완치가 어려우므로 꾸준히 치료하면서 관리해 나가야 할 것이다.

수 있으므로 금해야 한다.

19 쑥차: 쑥은 금체질에 좋은 채소에 속하나 가끔 알레르기를 보이는 사람이 있다. 그런 경우 역시 피하는 것이 좋다.

운동하면 오히려 몸이 아파

대강의 줄거리

주소: 수영 후 발목 붓고 아파서 소염진통제, 근육이완제 10일 가량 먹었는데 발등, 발가락까지 아프다. 건강을 위해 운동 한두 달 하면 이렇게 병이 나는 경우가 많다. 운동 안 하다가 처음 시작하면 이렇게 아프다. 아이러니하게도 컨디션이 좋을 때 오히려 아프게 된다. 그래서 운동을 안 하면 컨디션이 다시 나빠진다. 이런 패턴이 반복된다.

림프부종이 잘 생긴다.

몸에 염증이 자주 난다.

어제부터 허리가 아프다.

갱년기증후군 증상 너무 심해 호르몬 치료를 2년 반 했는데, 그 후 양 유방에 하얗게 석회가 생겨 중단함. 갱년기 증상이 일찍 와 45세 검사 때 호르몬 수치가 너무 낮게 나와 호르몬 먹기 시작했는데 석회화로 끊음.

몇년 전 파킨슨병 환자처럼 잘 못 걷고 손 붓고 얼굴도 붓고 아프고 균형을 못 잡는 등 2년 정도 아팠다. 병원 여러 과를 돌았는데 원인불명이라고 함. 약을 다 끊고 영양치료 함. 글루타치온요법을 이틀에 한번 씩 하면서 영양주사 2달 맞고, 여기에 협진 한방치료 6개월을 하여 좋아졌다. 지금도 힘들면 눈, 팔 등이 붓는다.

살이 안 찌는 체질이었는데 체중증가 후 아무리 해도 안 빠진다.

고지혈증 있어 양약을 먹다가 약에 대한 두려움에 끊다.

염증이 자주 생긴다(근육염, 산부인과 계통 염증, 허리통증, 관절통증).

눈이 점점 안 좋아져서 안경을 써도 시야가 답답하다.

갑자기 가슴이 답답하고 허전하며 어딘가 나가야 할 거 같은 느낌이 수시로 온다.

몸의 변화를 매우 예민하게 느낌.

설문의 다양한 해석의 지평

I. 땀이 주는 신진대사의 단서들

- 목욕탕에서 땀을 빼고 나면 몸이 오히려 나빠진다.
- 긴장만 하면 손에 땀이 흥건해진다.
- 신경 쓰면 유독 머리에 땀이 많이 난다.
- 강한 햇볕에서 땀을 많이 흘리며 운동하면 속이 메스껍고 머리가 아프다.
- 목욕탕에서 땀을 많이 빼면 어지럽다.
- 뜨거운 음식을 먹을 때 땀을 많이 흘린다.
- 조금만 매운 것을 먹어도 머리나 얼굴에 땀이 많이 흐른다.
- 몸이 말랐는데도 땀이 많다.

   *이상 땀에 관한 대부분의 항목이 대체로 건강이 많이 나빠진 금음체질에 합당한 반응들이다.

II. 음식이 제공하는 귀한 정보

- 밀가루 음식을 먹으면 속이 거북하거나 얼굴에 뭐가 잘 난다.
- 밀가루 음식을 먹으면 생목 또는 신물이 잘 올라온다.
- 닭고기를 먹으면 몸이 가렵다.
- 냉한 음료나 찬 음식을 많이 먹으면 설사하거나 속이 불편해진다.
- 상추 같은 잎채소를 많이 먹으면 속이 불편하다.

- 라면을 먹으면 설사하거나 속이 불편하다.
- 피자를 먹으면 체하거나 속이 불편한 경우가 많다.
- 커피를 마시면 손이 떨리거나 가슴이 두근거린다.
- 커피를 마시면 속이 거북하거나 대변이 묽어진다.
- 자장면을 먹으면 속이 거북하다.
- 식탐이 많아 과식하고 속이 부대끼는 경우가 많다.
- 술 한 잔만 마셔도 얼굴이나 몸이 아주 빨개진다.
- 육식이나 분식보다는 꼭 밥(rice)을 먹어야 기운이 난다.
- 고기나 기름진 음식을 먹으면 혈중 콜레스테롤이 올라간다.
- 감을 먹으면 변비가 생긴다.

  *이상 대부분의 음식반응들이 몇 가지를 제외하곤 이 체질에 잘 들어맞는 편이다.

III. 알레르기 반응의 미묘한 암시

- 귀걸이나 목걸이에 금속알레르기가 있다.
- 파스 붙이면 가렵거나 부작용이 나서 오래 못 붙인다.
- 갑자기 온몸에 두드러기가 나타났다 사라지기를 반복하면서 상당 기간 몹시 가려운 때가 있다.
- 피부에 살짝만 자극을 주어도 자극받은 자국이 벌겋게 부어오르며 알레르기 반응을 보인다.
- 먼지가 많은 곳에 가면 알레르기를 일으킨다.
- 평소 피부가 건조해 가려움이 심하다.
- 천식이 있다(먼지나 동물 털, 꽃가루, 찬 공기 등에 호흡곤란을 일으킨다).

＊이상 대부분의 알레르기 반응들도 대체로 이 체질과 부합한다.

IV. 약으로부터의 깨달음
- 홍삼을 먹으면 몸이 오히려 좋지 않다.
- 인삼을 먹으면 몸이 오히려 안 좋다.
- 양약은 물론 한약도 몸에 잘 안 받아, 대부분 먹다 중도에 포기한다.
  ＊약물 반응도 이 체질에 대체로 합당하다.

V. 체형이 주는 전관적 이미지
- 음식조절을 안 하면 살이 너무 많이 찐다.

VI. 대변의 체질적 프리즘
- 몸은 건강한데도 대변을 하루에 여러 번 본다.
  ＊금음체질은 대장이 항진되면 과민성대장증상을 보인다.

VII. 과거와 현재의 단면들
- 당뇨병을 앓았거나 현재 앓고 있다.
- 편도선이 잘 붓는다(혹은 과거에 잘 부었다).
- 화가 날 때 또는 스트레스 받고 식사하면 잘 체한다.
- 배를 차가운 상태에 노출하면 설사한다.
- 건강이 상당히 안 좋았는데 수영장을 다닌 후로 많이 좋아졌다.
  ＊금체질에 수영은 좋은 운동이다. 수체질도 좋으나 추위를 심하게 타는 사람들이 많아 기피하는 경향이 있다. 물론 금체질도 추위타는 사람은 싫어한다.

- 휴대폰이나 컴퓨터, 전자렌지 등 전자파가 많은 기기를 사용하면 두통이나 불면, 피로 등의 부작용이 잘 나타난다.
- 벌레에 물리거나 상처가 나면 빨리 안 아문다.
- 반신욕을 하면 오히려 몸 컨디션이 나빠진다.

  *이상 세 문항도 이 체질과 잘 부합한다.
- 자궁질환이 잘 생긴다.
- 지방간

  *지방 분해능이 약한 금체질에 자주 보이는 소견이다.
- 혈압이 저혈압으로 내려가면 몸이 안 좋아진다(무기력, 어지럼, 피곤 등).

  *평소 기허증(氣虛症), 즉 기가 허한 상태가 잦다는 소견이다.

주원장의 진단: 금음체질

치유로 나아가는 길

발의 통증 치료에 집중해서 체질침 시술.

과정과 실재

주소인 발(주로 발등과 발바닥, 발목, 발가락)의 통증 치료를 위해 체질침 치료를 시행함. 치료 후 다음 날 와서 통증이 감소했다고 함. 익일은 통증 아직 있으나 터질 듯 아픈 증상은 감소했다고 함.

요통도 치료 며칠 후 없어져 몸이 가벼워진 느낌 받음. 옷 입을 때 꽉 끼는 느낌이 없어짐.

금속알레르기가 있는 듯, 침 치료 후 침 맞은 자리가 가렵다고 함. 이는 금기가 강한 체질인 금체질 중 일부 환자에게 종종 나타나는 현상.

체질치료 후 항존하던 몸의 전반적인 피로감이 없어짐.

수면상태도 좋아짐. 평소 거의 잠을 잘 못 잤는데 수면 시간이 늘어남.

::: 환자의 식탁 등 :::

- 좋은 음식: 아스파라거스(특별히 좋다)[20], 데친 채소(속 편함).
- 효과 본 건강요법: 비트+사과+바나나+블랙베리+와일드베리로 주스를 만들어 먹은 후 지방간 감소, 혈당감소, 피로 감소 효과 봄(비트는 보름 먹고 보름 쉬을 반복함).[21]
- 안 좋은 음식: 비트(장기간 먹으면 신장에 무리 느껴짐), 생 채소(속 불편).[22]

회상

이 환자는 금음체질의 주요 질환 중 하나인 파킨슨병(Parkinson's disease)의 병력이 있는 환자로 인상이 깊다. 양약에 대한 부작용이 심해 본인 스스로 영양학적인 치료를 해서 나았다는 것 역시 주목할 만하다. 놀라운 것은 모친뿐만 아니라 자매들도 비슷한 파킨슨증후군으로 고생하고 있다는 사실이다. 이런 케이스는 임상에서 처음 접한 것이었다. 파킨슨병이 유전성이 강하고 가족력이 짙은 질환이긴 하지만 이렇게 가족들에게 다발하는 경우는 흔치 않은 것이다. 아마도 모친의 체질이 금음이었음을 강력히 시사한다. 물론 자매들도 금음체질일 확률이 매우 높다.

환자는 주소(chief complaint)였던 발의 통증만을 치료한 후에는 더이상 내원하지 않았다. 계속 내원해서 다른 증상들에 대해서도 치료하고,

---

20 아스파라거스: 금체질에 좋은 것으로 보임.

21 과일주스: 비트와 사과, 바나나는 금음체질에 이롭지 않으므로 빼는 것이 좋다.

22 생 채소: 생채소가 소화력이 약해 부담이 가는 경우 데쳐 먹으면 된다.

또 파킨슨병의 재발을 위한 예방적 치료도 계속 했으면 좋았을 것이란 생각이 든다. 언제든 파킨슨병 같은 질환은 강한 스트레스를 받거나 체질섭생이 잘못 됐을 때는 재발할 수 있는 병이기 때문이다. 비슷한 증상으로 고생하고 있는 자매들 역시 체질진단을 받아 체질섭생을 시작했으면 얼마나 좋았을까 하고 생각한다. 체질의학의 본령으로 진입하도록 적극 안내하지 못한 것이 못내 아쉬운 환자이다.

에피소드 8

새벽에 꼭 배아프고 설사하고

대강의 줄거리

주소: 복통, 설사. 특히 저녁 많이 먹으면 새벽녘에 복통 설사하는 경우 잦다. 이 때문에 적게 먹어서 그런지 기력저하.

당뇨병 초기로 예방약 복용 중.

항상 아랫배 차다.

입이 마른다.

수면장애. 종종 새벽녘에 깨서 잠 안 온다.

최근 독감 걸린 적 있다.

몇 년 전부터 다리 외측 시린다.

설문의 다양한 해석의 지평

Ⅰ. 땀이 주는 신진대사의 단서들

- 긴장만 하면 손에 땀이 흥건해진다.

- 뜨거운 음식 먹을 때 땀을 많이 흘린다.
- 발바닥에 특히 땀이 많다.

  *이상 소견들은 대체로 몸이 좋지 않을 때 땀이 나는 금체질의 특징을 보여준다.[23]

II. 음식이 제공하는 귀한 정보

- 고기나 기름진 음식을 먹으면 속이 매우 거북하다.

  *이 체질에 적합한 소견.
- 우유 많이 마셔도 속이 불편하지 않다.
- 냉한 음료나 찬 음식을 많이 먹으면 설사하거나 속이 불편해진다.
- 상추 같은 잎채소를 많이 먹으면 속이 불편하다.

  *금양체질처럼 금음체질도 상추에 대해서는 속이 거북한 증상 보이는 경우가 많다. 배추나 양배추는 상대적으로 부작용이 덜하다. 그리고 익힌 채소는 더 좋다.
- 커피를 마시면 속이 거북하거나 대변이 묽어진다.

  *커피에 이런 소견 보이는 금음체질 적지 않다.
- 음식은 가리지 않고 뭐든지 잘 먹으며 별 탈 없다.
- 자장면을 먹으면 속이 거북하다.
- 매운 음식을 먹으면 자주 설사한다.
- 매운 고추를 먹으면 딸꾹질이 난다.

---

23 발한: 발한 증상에 있어선 아이러니가 있다. 땀이 많이 나면 사람들은 대개 목체질을 떠올리는데 실상은 그렇지 않은 것이다. 반대로 금체질이나 아니면 토체질에 땀 많은 사람이 적지 않다. 왜 그럴까? 그건 평소 섭생과 관련이 있다. 평소 체질에 맞는 음식을 섭취하면 금체질은 땀이 별로 없고 목체질은 땀이 많다. 그런데 사람들이 반대로 섭생을 하여 이렇게 역전현상이 발생하는 것이다. 한의원에 오는 사람들은 건강이 대개 좋지 않은 사람이므로 이렇게 반대 현상을 가지고 내원한다. 참 아이러니다.

*위 두 문항으로부터 금음체질도 고추에 부작용을 잘 일으키는 걸 알 수 있다.

III. 약으로부터의 깨달음
- 한약을 복용해도 부작용은 별로 없다.
- 인삼이나 홍삼 모두 효과가 좋다.

   *인삼이나 홍삼에 효과가 좋다고 해도 금음체질에는 인삼류를 권하지 않는다. 반복하지만 많이 복용하면 결국 부작용이 날 수 있다.

IV. 대변의 체질적 프리즘
- 평소 설사가 잦다.

V. 과거와 현재의 단면들
- 당뇨병을 앓았거나 현재 앓고 있다.
- 배가 항상 차서 괴롭다.
- 평소 입안이 잘 마른다.
- 혓바늘이 잘 생긴다.
- 평소 입술이 잘 갈라진다.
- 한여름에도 찬물로 샤워 못 한다.
- 손이나 발에 열이 많아 불쾌하다.

주원장의 진단: 금음체질

치유로 나아가는 길

체질침 치료를 주로 하고 가끔 체질약을 보조로 하여 치료했다.

과정과 실재

복통, 설사, 체질침 및 체질약 치료로 감소. 해로운 음식 먹으면 새벽에 복통, 과식하거나 날 것 먹을 때도 복통, 체질식 안 지키면 복통 있다. 설사 멈추고 나서 대변이 토끼똥처럼 나온다(약간 변비).

감기에 가끔 걸린다. 체질침 및 체질환(감기환) 치료로 빠른 회복.

자다 깨는 경우 잦았는데, 체질치료 후 잠 잘 잔다. 덕분에 피로도 많이 감소. 속이 불편하면 자다 깬다. 신경 쓰는 일 있으면 잠이 잘 안 온다.

평소 혈압이 좀 높았는데 체질치료 후 혈압이 오히려 낮아졌다.

체질치료 후 체중감소.

가끔 힘이 아주 없다.

피곤하면 안구출혈이 올 때 있다.

::: **환자의 식탁 등** :::

- 안 좋은 음식[24]: 오전에 고구마와 커피(설사), 차가운 생선초밥(복통), 날 것(복통), 멍게비빔밥(복통), 칼국수(바로 복통).

회상

복통과 설사가 일상적인 환자로서 체질치료로 그 증상이 드라마틱하게

---

24 안 좋은 음식: 속이 냉하면 생선이나 멍게 같은 날 것을 잘 소화시키지 못하므로 생선이나 해물이 체질에 맞다고 해도 이런 경우는 익혀 먹는 것이 좋다. 고구마, 커피, 칼국수는 금음체질에 해로우므로 당연 좋지 않다.

감소한 케이스. 자다가 깨는 수면장애가 종종 있었는데 배가 아프면 그런 경우가 많았다. 이 역시 체질치료로 많이 좋아졌다. 체질침을 주 2·3회 꾸준히 맞은 결과 건강이 많이 좋아졌는데 가끔 사정이 있어 치료를 건너뛰면 배가 불편해지고 그로 인해 수면장애도 생긴다고 한다. 환자는 체질침 치료를 꾸준히 받아 복통과 설사가 크게 줄어 이제는 편안한 밤을 구가하고 있다.

에피소드 9
이것이 과민성대장증후군

대강의 줄거리

주소: 과민성대장증후군, 소화불량, 설사 잦다. 현재 1달 이상 속이 안 좋다. 어려서부터 설사를 자주 하였다. 대장검사 소견 이상무, 위내시경 소견 이상무, 췌장CT 소견도 이상무, 간 검사도 이상무.

식욕 없다. 잘 먹지 못해 체중 50kg에서 45kg으로 저하.

만성피로, 기력소진. 남편을 오랜 기간 간병 중이다. 기진맥진 상태.

무릎이 시림. 겨울만 되면 무릎 아래에서 얼음이 나온다. 아랫배도 얼음이다.

갑상선기능저하증 5~6년 됐다. 갑상선약 1알 반에서 1알로 줄이다. 조직검사 이상무.

골다공증약 복용중. 35% 이상 골감소 소견.

설문의 다양한 해석의 지평

I. 땀이 주는 신진대사의 단서들

- 몸이 건강할 때는 땀이 참 많이 난다.
- 목욕탕에서 땀을 많이 내고 나면 몸 컨디션이 아주 좋아진다.

  *이상 두 문항의 땀 반응이 이 체질과 모순된다. 하지만 땀에 대한 반응은 생각보다 정확하지 않다. 진짜 몸이 좋아진 건지, 아니면 깨끗하게 몸을 씻어서 그냥 기분이 좋은 건지 확실하지 않은 것이다. 이럴 경우는 다른 소견들을 참고해서 판단해야 한다.

- 발에 특히 땀이 많다.

II. 음식이 제공하는 귀한 정보

- 육식을 하거나 기름진 음식을 먹으면 대변이 잦아져 하루에도 몇 번씩 화장실을 들락거린다.
- 육식을 하거나 기름진 음식을 먹으면 속이 매우 거북하다.

  *이 두 문항은 금음체질에 합당하다.

- 변비 때문에 우유를 매일 마시는데 변은 보지만 대변 상태가 좋은 편은 아니다.

  *우유에 대한 부작용으로 대변을 보는 현상이다. 금음체질에 이런 사람이 종종 있다.

- 생선회를 먹으면 설사하거나 속이 좋지 않다.
- 생선은 비려서 거의 안 먹는다.

  *이상 두 문항의 생선에 대한 소견은 이 체질에 모순되어 보인다. 소화력이 약하고 속이 냉해서 발생하는 반응이라고 볼 수 있다.

- 고등어를 먹으면 신물이 올라온다.

- 생굴을 먹으면 배탈이 잘 난다.
- 민물장어를 먹으면 속이 거북하거나 설사한다.

  *위 세 문항의 생선과 해물에 대한 반응은 이 체질에 잘 들어맞는 소견
  이다.

- 맥주를 마시면 십중팔구 설사한다.
- 보리밥을 먹으면 설사 하거나 속이 불편하다.
- 참외를 먹으면 속이 불편하거나 설사한다.
- 수박을 먹으면 속이 거북하거나 체하거나 배앓이를 잘 한다.

  *위의 네 문항은 위가 약하여 찬 성질의 음식에 죄다 탈을 일으키는 소견
  이다.

- 배추나 상추 같은 잎채소를 먹으면 그것이 대변에 소화 안 된 채로 나
  오는 경우가 종종 있다.
- 육회를 먹으면 속이 거북하거나 잘 체한다.
- 배추나 상추 같은 잎채소를 많이 먹으면 속이 불편하다.
- 사과를 먹으면 소화가 잘 안 되거나 속이 거북하다.
- 오렌지를 먹으면 속이 쓰리거나 거북하다.
- 라면을 먹으면 설사하거나 속이 불편하다.
- 피자를 먹으면 체하거나 속이 불편한 경우가 많다.
- 땅콩이나 호두 등 견과류를 먹으면 설사하거나 속이 불편하다.
- 생밤을 먹으면 속이 거북하거나 몸이 불편하다.
- 집에서 먹을 땐 괜찮은데, 외식하면 설사하는 경우가 많다.
- 매운 음식을 먹으면 자주 설사한다.
- 식탐이 많아 과식하고 속이 부대끼는 경우가 많다.

  *이상 열두 문항 대부분의 음식반응은 이 체질에 잘 부합한다.

- 커피 마시면 금방 기운이 난다.
  - *평소 커피에 많이 의존하는 금체질의 특징을 잘 보여준다. 체질에 맞지 않은 음식이므로 금하는 것이 좋다.
- 귤을 먹으면 속이 좋지 않다.
- 조개를 먹고 크게 탈이 난 적이 있다.
  - *조개는 금체질에 맞는 식품이나 가끔 설익은 조개구이 같은 요리를 먹을 때 배탈이 심하게 나는 경우가 있다. 삶아 먹으면 대개 괜찮다.

III. 알레르기 반응의 미묘한 암시
- 피부에 살짝만 자극을 주어도 자극받은 자국이 벌겋게 부어오르며 알레르기 반응을 보인다.
- 평소 피부가 건조해 가려움이 심하다.
- 알레르기성 비염이 심하다.
- 천식이 있다(먼지나 동물 털, 꽃가루, 찬 공기 등에 호흡곤란을 일으킨다).
  - *위 네 문항은 알레르기 소인이 많은 금음체질의 특성을 잘 반영한다.

IV. 약으로부터의 깨달음
- 인삼을 먹으면 몸이 좋아지는 걸 확실히 느낀다.
  - *속이 허냉한 사람들에게 일시적으로 인삼이 좋은 느낌을 줄 수 있으나 금음체질에 맞지 않은 약재이므로 피하는 것이 좋다.
- 옻닭을 먹고 심하게 옻이 올라 고생한 적이 있다.
  - *옻에 알레르기 반응이 심한 소견으로 이 체질에 합당한 반응이다.

V. 체형이 주는 전관적 이미지

- 아무리 먹어도 살이 안 찐다.
- 몸이 매우 말랐다.

    *매우 마른 체형을 가진 금음체질의 특성이 잘 나타난다.

VI. 대변의 체질적 프리즘

- 평소 설사가 잦다.
- 대변이 항상 무르게 나온다.
- 과식하면 꼭 설사한다.

    *대변 반응도 이 체질에 잘 들어맞는다.

주원장의 진단: 금음체질

치유로 나아가는 길

체질침을 주로 하고, 몸 상태가 매우 안 좋을 땐 체질약을 병행함.

과정과 실재

고질적인 설사로 항상 고생한다. 설사병이 나면 물과 같은 설사를 계속하여 하루 10번 혹은 20번도 간다. 길 가다가도 대변 마려워 아무 건물에나 들어가 대변을 보기도 한다. 방귀도 계속 나온다. 설사병이 도지면 양약을 아무리 먹어도 안 낫는다. *설사를 멎게 하는 체질침과 체질약을 병행해서 치료하여 설사 횟수 많이 감소하고 대장 많이 편해짐. 곱똥, 물똥 자주 싼다. 아랫배가 빵빵하게 부풀어 터져나갈 듯하다. 토끼똥 혹은 퍼지는 똥을 쌀 때도 많다. 혹은 지렁이 같은 똥. 소변 볼 때 대변도 조금씩 나오기도 한다.

물 많이 마시면 장에 가스 찬다. 장 안 좋으면 오른쪽 허리 통증 동반. *이상 대부분의 증상이 전형적인 과민성대장증후군의 소견을 여실히 보여준다.

배가 고프면 위가 아프다.

계속 속이 미식거리고, 입안에 맑은 침이 돌고, 머리가 시리고, 뒷목에 열나고 아프기도 한다. 하품, 미식거림, 졸림 같이 온다. 병원에서는 위가 안 움직인다고 함. 가슴 조이고 미식거림 같이 올 때도 있다. 소화 안 되고 물침이 자꾸 올라와 양약을 복용했는데 변비 발생. 그래서 변비약을 복용했는데 안 좋아졌다. 속쓰림. 아침에 입이 쓰다.

엉치 통증이 심해서 잠을 못 잘 때가 있다. 아랫배와 엉덩이가 동시에 아프기도 한다.

잘 때 땀이 많이 나서 등과 머리가 젖을 정도.

손이 자꾸 떨린다. 숟가락질 하면 벌벌 떨려서 밥을 못 먹을 지경. 신경 쓰면 더 떨리고 배고프면 더 떨린다. *파킨슨병 같은 신경-근육계 질환이 많은 금음체질의 특성이라 할 수 있다.

손에 쥐가 잘 난다. 쥐날 때는 내장도 쥐가 난다. 에어컨 바람 쐬거나, 찬 데 앉으면 쥐가 난다. 다리에도 쥐가 잘 난다. 날씨 추우면 손발에 쥐가 난다. 몸이 부으면서 손에 쥐가 나 숟가락질도 못 할 때가 있다. 손에 쥐나는 것 때문에 MRI 검사하고 신경과 약 복용. *체질침 맞고 쥐나는 빈도 감소함.

목디스크가 있었는데 호흡조절 병행하는 108배를 하고 좋아졌다. 오른 팔 손가락에 마비감이 올 때 있다.

혈압이 오르내린다. 혈압약 3일 먹고 가슴이 계속 떨려서 복용 중단. 콜레스테롤이 높다.

발이 건조해 발뒤꿈치가 자꾸 갈라짐.

가슴 답답한 증상 잦다. 이럴 땐 밥이 안 먹힌다.

자꾸 졸린다. 기운이 없다. 두통 잦다.

자꾸 심장이 멈추려고 한다. 걸으면 심장이 멈출 것 같다.

감기 몸살이 잦다. 감기약을 먹으면 속이 안 좋다. 기침 안 하다가 한 번 하면 정신없이 한다.

귀가 욱신욱신 아프다. 이비인후과 검사 이상무. 오른쪽 귀에 쉭쉭 소리(이명). 이비인후과 약 먹어도 소용없다. 이명약 복용 후 배에 가스, 곱똥, 대변 잦음.

축농증. 콧물, 가래 많이 나옴. 항생제 복용을 자주 한다.

턱관절이 안 좋다. 턱이 어긋나서 잘 씹지 못한다.

어깨, 무릎 통증. 등산 후 서혜부 당기는 통증으로 걸을 수 없었다. 자고 나서 어깨 통증, 왼다리 근육 터질 듯 통증. 요통. 뒷목 통증, 골반 통증. 몸 안 좋으면 전신 통증.

다리 부종. 부종과 함께 옆구리 결림 동반. 보건소 검사에서 요잠혈, 단백뇨 소견(이 때문에 요통 올 수도 있다고 함). 신장, 간, 췌장 검사 모두 이상무. 소변 거품. 신장검사 재차 이상무. 임파부종이라고 함. 양약 복용 후 체중 2kg 빠짐. 이후 다시 부종 심해 신장 조직검사 한 소견에서는 염증으로 나온다. 혈뇨, 단백뇨 때문에 양약 복용.

골다공증. 한 달에 한번 골다공증약을 복용하는데, 먹으면 속 아프다. 칼슘제 주사도 맞는다.

안구피로, 침침. 눈에 염증이 나서 양약을 넣는데, 침침하고 자꾸 안 보인다.

혓바늘. 과로하고 입병, 잇몸병.

몸에 찬바람이 난다. 몸에 한기 들면서 손에 쥐가 나 틀어지기도 한다. 다리가 시리고 발끝에서 찬바람 나온다.

갑상선기능저하증. 갑상선호르몬 수치 저하로 갑상선약 반 알에서 한 알 반으로 늘림. 몸의 냉기가 이 약 때문인 것 같다고 함.

::: 환자의 식탁 등 :::

- 좋은 음식: 찹쌀(설사에 좋다)[25]
- 좋은 건강식품: 홍삼+꿀(위 많이 좋아짐), 홍삼액(복통감소)[26], 오미자시럽+설탕 (가래 삭고 기침에 좋다)[27], 자가제조한 우유 유산균(대변 좋아짐)[28], 염소(두통에 효과).[29]
- 안 좋은 음식: 오리(복통 계속, 맥을 못 춤), 홍시(속 미식거림), 멸치(헛바늘).[30]
- 안 좋은 약: 혈압약(가슴이 떨림), 감기약(속이 안 좋고 미식거려 밥을 못 먹는다. 입 이 바짝바짝 마르기도 한다. 배에 가스 많이 차서 불면), 골다공증약(복통), 칼슘제 (복통), 이명 약(장염), 신장약·갑상선약(입 마름 생김).

회상

중환을 앓던 남편을 20년 넘게 간병하고 수발한 강인한 정신력의 여성

---

25 찹쌀: 금음체질에 좋다. 수체질에도 좋다.

26 홍삼, 꿀: 이것들은 금음체질에 맞지 않은 약제에 속하니 이 흰지는 워낙 몸이 허하고 냉하여 일 시적으로 효과를 볼 수 있다. 하지만 장복하면 부작용이 날 수 있다. 홍삼과 꿀은 수체질에 가장 좋다. 이런 소견들을 보면 필시 수체질(소음인)으로 진단하기 딱 좋다. 하지만 수체질로 치료하면 오히려 부작용으로 병을 악화시킬 수 있다. 아주 경계해야 하는 환자이다.

27 오미자+설탕: 둘다 금음체질에 맞지 않는 식품이나, 일시적으로 효과 볼 수 있다. 장복은 피해야 한다. 오미자와 설탕은 목체질에 좋다.

28 자가 제조한 우유 유산균: 손수 만든 요거트인 것 같다. 대장이 워낙 과민하여 이것이 효험을 보이 는 것으로 생각한다. 일반적으로 금음체질에 요거트는 맞지 않아 권하지 않는 식품이다.

29 염소: 일부 금체질에 염소가 좋다는 사람이 있다. 몸이 차고 속이 냉한 사람에게 일시적으로 좋 을 수 있다. 하지만 장복은 피하는 것이 좋다. 염소는 수체질에 좋은 식품이다.

30 멸치: 멸치는 크기는 작지만 소위 '등푸른 생선'에 속한다. 이 환자는 음식에 극히 민감한 편이어 서 멸치에도 부작용을 보인다.

이다. 비록 나이는 들었지만 인지적 측면에서 매우 총명한 환자로 기억된다. 다만 과도한 노동과 스트레스로 오는 삶의 무게로 하루도 심신이 편할 날이 없었던 게 병환으로 점철된 삶의 원인이 아니었나 생각한다.

금음체질의 전형적 특징인 대장의 문제가 가장 두드러지게 나타나는 케이스로 이 환자보다 더 좋은 사례는 없을 것이다. 과민성대장증상, 소화불량, 가슴 답답, 허리, 어깨, 다리 등 전신의 근골격계 질환, 양약에 대한 심한 부작용, 축농증 같은 알레르기 질환, 갑상선 내분비 질환 등 금음체질에 가능한 거의 모든 질환을 한 몸에 구현했다고 할 수 있다.

이 환자의 치료에서 가장 큰 난관은 양약으로 인한 부작용이라고 할 수 있다. 어떤 한 질환을 치료하기 위해 복용하는 약이 또 다른 부작용을 동반하면서 계속적으로 약이 늘어가는 연쇄반응으로 걷잡을 수 없는 약물 폭격의 희생양이 될 수밖에 없었던 것.

그녀는 바쁜 일상때문에 먼 거리에 있는 주원장한의원보다, 거처에서 가까운 양방병원에 가서 양약을 타 치료하는 간편한 방법을 택하곤 했다. 그 바람에 약의 작용과 부작용의 롤러코스터 같은 삶 속에서 끊임없이 배회하고 있다. 그러다 몸이 더 이상 견딜 수 없는 지경이 되면 내 한의원에 지친 몸을 이끌고 노크하곤 한다.

주원장한의원에서 체질치료를 받으면 항상 좋아짐을 경험하면서도 왜 그녀가 그렇게 서양의학에 계속 의존하는지 참 수수께끼가 아닐 수 없다. 의료제도에서 헤게모니를 장악한 서양의학에 쉽게 굴복하는 현대인의 자화상을 그녀에게서 쉽게 목격할 수 있다. 내 한의원이 그녀의 삶의 공간에서 조금만 더 가까웠더라면 그녀의 삶이 보다 더 건강하고 행복했을 텐데 하는 아쉬움이 항상 남는다.

금음체질식

"체질식 지키니 몸이 정말 많이 좋아졌다."

"체질식 하고 새벽에 너무 발기가 되어 몸이 피곤하다."

곡식

녹두: "소화 잘 된다. 방귀 잘 나온다."

현미: "확실히 (몸에) 좋다.[31]"

현미+귀리밥: "변비 엄청 심했는데 현미, 귀리 먹고 없어졌다."

과일

단감: "속 편하고 좋다."

감: "작년 10월부터 감을 먹고 대변이 많이 좋아졌다." "먹으니 몸 가벼워진 느낌이 든다."

딸기: "먹으니 몸 가벼워진 느낌 든다."

포도: "변비가 없어졌다."

생선 및 해물

생선회: "몸이 좋아진다." "혈액순환에 좋다."

가자미, 광어, 참치, 우럭: "(몸에) 아주 좋다."

홍합과 조개: "거의 매일 먹는데 아무리 먹어도 질리지 않고 좋다."

---

31 금음체질은 대장 운동이 가장 중요한 체질 중의 하나이다. 현미를 오래 꼭꼭 씹어먹으면 변비나 난변을 타개할 수 있다.

낙지와 해물: "원기가 보충되는 것 같다."

해물: "머리가 가벼워진다."

육류

염소[32]: "전에 염소 먹고 두통 없어졌다. 체력 떨어지면 염소 많이 먹었다. 체력은 좀 올라오나 무릎 밑에 찬바람 나고 추위 타는 것은 효과 없었다."

채소

양상추: "청상추(일반적인 상추)보다 양상추가 더 낫다.[33]"

아스파라거스: "특별히 좋다."

데친 채소[34]: "속 편하다."

양배추: "변비와 소화에 좋다."

양배추즙: "1년 가까이 양배추즙 반 컵 먹고 피부가 많이 나아졌다."

야채: "고기는 느끼해서 못 먹고, 야채는 좋다. 야채 위주 식사로 지방간, 콜레스테롤 떨어졌는데 (대신) 속이 냉해진 느낌이다.[35]"

채소: "채소 안 먹으면 소화가 안 된다. 즙은 별로 효과가 없다. 직접 먹어야 한다.""소화 잘 되어 좋아한다.""채소 위주로 식사하니 머리가 가볍다."

두릅: "많이 먹었는데 소화 잘 되고 괜찮았다."

쌈채소: "소화 잘 되고 또 좋아한다."

---

32 염소: 몸이 냉한 금음체질에 일부 효과가 있을 수 있다.

33 상추 먹으면 소화 안 된 채 그대로 나온다는 사람들이 있는데 양상추는 괜찮다는 사람이 종종 있다.

34 소화력이 약한 금체질은 채소도 익혀 먹는 것을 권한다. 이런 의미에서 나물도 좋다.

35 야채: 야채로 주로 해서 식사를 하면 속도 편하고 다 좋은데 문제는 이렇게 추위를 타는 경우가 있다. 이런 사람은 생채보다 데친 채소가 낫고, 또 생강이나 겨자 같은 따뜻한 성질의 식품을 같이 섭취하는 것이 좋다.

아스파라거스+파인애플 주스: "몸에 좋다."

집밥[36]: "속 편하고 좋다."

금음체질 「건강식품·영양제·건강법」 효험 사례 보고서

건강식품 및 영양제

오메가3: "오메가3 먹었을 때 생기 있어 보인다는 말 들었다."

인진쑥환: "수족냉증에 좋다."

생강차: "계속 먹었더니 손 저림 많이 감소했다. 생강차 마시면 바로 소변 마려워 자주 화장실 간다." "아침에 1잔, 점심에 1잔 마시고 배 아픈 증상이 없어졌다. 최근 20일 정도 안 먹으니 배가 아프다."

생강: "몸이 따뜻해지고 소화 잘 된다. 생리 전에 먹으면 좋다."

생강가루차: "아침, 저녁으로 먹었더니 밤에 저림 증상 없어졌다. 속도 안 쓰린다. 손발도 많이 따뜻해졌다."

헛개나무: "괜찮다."

신선초+키위+자두 주스: "신선초와 키위, 자두를 함께 갈아먹었더니 속이 편하다."

케일즙: "녹즙기로 갈아 먹는데, 이것 마시면 정신이 든다."

계피[37]: "신경 많이 쓰면 혀에 백태 생기는데, 계피가루 계속 먹었더니 백태

---

36 외식하면 안 좋은데 집에서 먹으면 좋다는 사람들이 매우 많다. 이는 여러 원인이 있을 수 있지만 MSG 같은 화학조미료가 가장 중요한 요인 같다. 체질에 맞는 걸 먹어도 바깥에서 먹으면 탈이 잘 난다는 말을 많이 듣는데, 이는 이것으로밖에는 달리 설명할 길이 없다.

37 계피는 수양이나 수음체질에 좋은 약재인데, 여기 금음체질에도 괜찮은 것 같다.

감소하고, 냄새도 감소했다."

알로에 베라: "위가 쓰릴 때 알로에 베라를 먹으면 쓰린 증상이 곧 가신다."

"알레르기비염에 좋다. 십년 이상 고생했는데 이걸로 나았다.

감식초: "감식초 복용 후 전립선 좋아지고 있다."

베이킹소다수[38]: "하루 두 번 먹는데 잠도 잘 오고 좋다."

클로렐라: "피곤이 덜한 기분이 든다."

달맞이꽃종자유: "갱년기증상으로 인해 열나고 땀나는 것이 달맞이꽃종자
　　유 먹고 좋아졌다."

죽염: "술 많이 먹고 죽염 먹으면 잘 깨고 속 괜찮고 머리 덜 아프다. 죽염 쓰
　　면 혀 갈라지는 것도 아문다."

강황[39]: "괜찮은 것 같다. 가슴 답답함과 좋지 않던 대변상태가 좋아졌다."

목초액[40]: "복용도 하고 외용도 했는데, 몸 상태가 많이 좋아졌다."

비타민C: "피로 회복되고, 피부가 개선됐다." "농축액을 먹고 손 떨림 증상
　　이 많이 좋아졌다." "비타민C 먹으니 두통이 좀 나은 것 같다."

루테인: "안구건조증에 루테인 좀 먹었더니 괜찮아진다."

마그네슘: "잠자기에 좋다." "먹으면 수면에 도움 되고 변비에도 좋다."

건강법 등

말하기: "하루 종일 말해도 지치지 않고 좋다.[41]"

---

38 베이킹소다수: 식용 베이킹소다(탄산수소나트륨)를 물에 용해한 것. 신장 질환이나 요로감염, 소
　　화장애 등에 좋다고 알려짐. 과다 복용 시 설사, 위장장애 등의 부작용 있다.

39 카레의 주원료 중의 하나이다. 수양이나 수음체질에 좋은 약재인데, 금음체질에도 나쁘지 않은
　　것으로 보인다.

40 목초액은 복용을 위한 것과 외용을 위한 것이 달리 나오므로 잘 구분해서 사용하기 바란다. 참
　　나무숯으로 만든 것이 좋다.

41 금체질은 폐가 큰 체질이기 때문에 평소 폐를 많이 사용하는 것이 건강에 좋다. 노래하거나 말

냉수욕[42]: "피부 건조가 매우 심했는데, 샤워 할 때 마무리로 찬물 샤워하니
　　피부건조증이 없어졌다."

연수기[43]: "연수기 사용하고 얼굴 피부가 좋아졌다."

비타민C(외용): "비타민C 화장품 쓰면 얼굴 피부가 좋아진다."

실외온천: "실외온천에서 눈 맞으면서 목욕할 때 너무 몸 좋았다.[44]"

수영: "수영하고 건강이 많이 좋아졌다."

금음체질 「음식·건강식품·영양제·한약·양약」 부작용 사례 보고서

곡식

밀가루: "신물 올라온다." "얼굴에 뾰루지 생긴다." "칼국수 먹으면 몸이 붓
　　는다." "밀가루 음식을 급하게 먹으면 속이 답답하고 더부룩하다." "밀가
　　루 음식 먹으면 체한다." "밀가루 음식 먹으면 바로 장에 가스 찬다." "밀
　　가루 먹으면 목이 답답하다." "짜장면이나 짬뽕 먹으면 죽는다." "빵 먹으
　　면 소화 안 된다." "만두 먹고 심하게 배탈난다." "라면 먹으면 다음날 설
　　사하고 소화 잘 안 된다."

보리: "보리밥 먹고 2번 정도 장이 꼬이듯 지독하게 아팠다."

하기를 하면 도움이 된다.

42 금체질은 냉수욕이 좋다. 혹은 냉온욕도 좋다. 땀을 많이 흘리지 않는 한도에서 하는 목욕도 나
　　쁘지 않다.

43 연수기: 안에 있는 양이온교환수지가 센물(경수)을 단물(연수)로 바꿔주는 기계이다. 지하수나
　　수돗물에 있는 칼슘, 마그네슘, 철 등을 흡착하여 온천수처럼 미끈한 물로 변화시키는 원리이다.

44 실외온천: 실내온천에서 온천욕하면 기운이 쫙 빠지는데 이렇게 실외에서 하면 좋다는 사람들이
　　금체질에 종종 눈에 띈다. 아무래도 실외에서 하면 발한 량이 많지 않기 때문이 아닌가 추측한다.

두류: "두유 먹다 안 마시니 속이 편해진다." "콩 먹으면 오른쪽 손바닥이 붓는다." "음식점 된장 먹으면 안 좋다. 조선된장은 괜찮다."

흑미: "전혀 소화 안 된다."

채소

채소: "생으로 먹으면 속 안 좋다."

비트: "장기간 먹으면 신장에 무리 느껴져 보름 먹고 보름 쉰다."

토란: "잎 먹었더니 입이 다 부르트고 목 따끔따끔거린다."

우엉이나 도라지: "먹으면 두통이 온다."

뿌리채소: "많이 먹으니 위 안 좋고 인후염, 얼굴 빨개진다."

고구마: "식도 막히는 듯 체기 있다."

과일

참외: "속 안 좋다." "뒷맛이 안 좋다."

수박: "속 안 좋다." "너무 배불러 숨이 막힐 지경이다." "기운이 빠진다."

배: "속 불편하다."

곶감: "곶감 먹으면 속이 안 좋은 것 같다. 갑자기 아프지 않고 오래 가면서 슬슬 아프다."

대추: "대추 먹으면 속 안 좋다."

사과: "아침에 좀 무거운 느낌 있었다." "속이 쓰리다." "사과 먹으면 속이 안 좋다."

사과나 귤, 오렌지: "속 쓰리다."

사과 등의 과일: "먹으면 위가 쓰려 빈속에 못 먹는다."

사과나 생밤, 견과류: "기도가 붓고 잇몸 간질거린다. 쇠를 다루는 직업 1년 정도 한 이후 생겼다."

귤: "먹으면 속이 안 좋다."

바나나: "먹으면 입속이 하얘진다."

과일: "공복에 먹으면 속 쓰리다."

육류[45]

소고기: "소고기 먹은 다음날 눈곱이 노랗게 끼고 눈이 붓는다." "먹고 난 다음 소화의 부작용은 없다. 그날은 힘이 나기까지 한다. 하지만 다음날, 그리고 3일째 되는 날에는 몸에 힘이 쫙 빠진다."

돼지고기: "돼지고기 먹고 체한 적 있다." "많이 먹으면 가끔 체한다." "어릴적에 왼쪽 팔 상단 바깥쪽에 발진 일어난 적 있다." "가끔 배가 뒤틀리게엄청 아프면서 설사한다." "많이 먹으면 종종 설사한다." "속이 미식거리고 안 좋다. 먹자 곧 그런 반응이 나온다." "전에 삼겹살 5점 먹고 엄청 고생했다." "돼지고기+김치 먹고 설사한다."

육류: "소화 안 된다." "방귀가 많이 나온다." "고기 먹으면 바로 장에 가스 찬다." "고기 먹으면 가래가 생긴다. 몸도 가렵고." "어릴 때부터 안 먹었다." "고기 많이 먹었을 때 머리가 갑갑했다."

닭고기: "하루 종일 화장실에 있어야 한다. 특히 닭튀김."

계란: "두드러기 난다."

유제품

"어제 밤 좀 배고파 치즈 좀 먹었더니 당장 감기기 왔다." "우유 마시면

---

45 육류가 해롭다는 진술이 다양한 방식으로 펼쳐지고 있다. 금음체질은 고기를 금하는 것이 가장 좋다.

설사한다." "아침에 우유 마시면 설사한다." "우유 마시면 배 아프다." "마시면 어지럽고 소화가 안 되고 잘 체한다(안 먹는다)." "우유 마시면 가스 차고 설사한다." "빈속에 우유 마시면 설사한다." "우유 마시면 체한다." "우유 마시면 신물 넘어오는 듯하고 소화가 안 되는 느낌이다."

생선과 해물

고등어: "고등어구이 먹으면 기름 냄새가 올라온다." "어렸을 때 고등어 먹고 나서 물김치 먹고 심한 두드러기, 입술부터 크게 부었다. 그래서 군대 가기 전까지는 생선을 안 먹었다. 지금도 주기적으로 두드러기 난다." "고등어 먹고 체한 적 있다." "고등어 먹으면 (속이) 매우 안 좋다."

새우: "방귀가 많이 나오고 가스가 많이 생긴다."

게장[46]: "먹으면 입안 간지럽고 부르튼다. 귀도 간지럽다."

건오징어[47]: "두드러기 난다."

김: "소화 안 된다."

굴: "비린내에 구토 난다."

톳: "설사한다."

양념

마늘[48]: "생마늘 먹으면 속 쓰리다." "마늘 많이 먹었을 때 머리가 갑갑했다."

매운 음식: "설사한다." "너무 매운 걸 먹으면 위가 아프다." "속이 쓰리고 얼

---

46 금음체질도 게장에 알레르기 일으키는 사람들이 종종 있다.

47 마른오징어에 알레르기나 소화장애 일으키는 경우가 금음체질에도 종종 있다.

48 매운 음식에 대한 부작용은 대체로 알려져 있는데, 마늘에 대한 부작용은 생각보다 잘 알려져 있지 않다. 마늘에 대한 효능이 체질에 대한 고려 없이 너무 과대포장된 느낌이 있다. 마늘은 목체질에 제일 좋고, 다음으로 수음체질, 그 다음으로 토양체질 정도가 좋다. 금체질에 마늘은 좋지 않다.

굴이 가렵다." "곧바로 설사한다." "매운 것 먹으면 머리에서 땀 많이 나면서 멍해지고 어지럽다. 기분이 좀 안 좋다. 힘이 빠지는 것 같고, 졸리기도 하고, 화도 난다."

차

프림커피: "소화가 안 된다."

코코아: "코코아 먹으면 속이 안 좋다."

국화차: "국화차 마시고 머리 어지러웠다."

커피: "커피 마시면 잠이 안 오고 가끔 가슴이 두근거린다." "두근거림은 없으나 잠을 못 잔다." "커피 마시면 몸이 안 좋다." "커피나 카페인 음료 마시면 식도염이 악화된다." "손 차가워진다. 커피 못 끊었는데 하루 한잔으로 줄였다. 마실 때마다 손발이 차진다."

녹차: "녹차 마시면 확실히 안 좋다."

음료수: "속이 안 좋다."

음식의 성질

찬 음식: "안 받는 것 같다." "찬 것 먹으면 설사한다."

기름진 음식: "배탈 증상 있다."

짠 음식: "조금만 짜게 먹으면 짠기가 올라와서 안 좋다."

술

막걸리와 포도주: "블루베리 막걸리와 포도주 조금 먹었는데 물 계속 먹고 소변 계속 나왔다. 술 먹으면 얼굴 빨개진다."

술: "얼굴 빨개지고 가슴이 두근거리며 호흡이 빨라진다." "술 마시면 건선

심해진다."

맥주: "전에 어루러기 많이 났는데 맥주 끊으니 없어지다. 종아리 아픈 것도 없어졌다. 맥주 엄청 좋아했다." "맥주 마시면 설사한다." "맥주 2잔 이상 안 넘어간다."

건강식품

작두콩[49]: "많이 먹었는데 소화 잘 안 되는 것 같다. 작두콩물 마시니 잇몸 물집이 없어졌다."

더덕: "전에 허리에 좋았는데, 이번에는 그것 먹고 답답하고 안 좋다. 최근 한 달 사이에 그런다."

꿀: "먹고 잔 다음날 체기 있고, 기운이 하나도 없었다."

로얄제리: "전에 로얄제리 먹고 머리 무지 아팠다. 머리가 왜 아픈지 했는데 안 먹으니까 안 아팠다."

녹즙[50]: "공복에 먹으면 속 쓰린다."

영지버섯[51]: "먹고 호흡곤란으로 죽을 뻔했다."

백수오: "3년 전 백수오 먹고 급성간염 걸려 입원 치료했다."

알칼리 약수: "마시니 미식거린다."

프로폴리스: "프로롤리스 먹고 감기 심해졌다. 목에 열 화끈화끈, 따끔, 기침, 낮에 계속 졸리고 기운 떨어지고, 밤에는 오히려 잠 안와 꼴딱 밤 샐 때도 있었다. 안 먹으니 낮에 안 잔다. 감기에 힘 들어서 타이레놀 먹고 왔다."

---

49 작두콩은 금음체질에 구내염 같은 염증성 질환에 효과 있으나 소화장애를 일으킨다. 장단점이 공존한다. 소화가 안 되는 것으로 봐 맞는 식품은 아닌 것 같다.

50 케일즙은 속이 쓰리다는 사람들이 종종 있다. 양배추나 브로콜리로 만든 녹즙이 부작용이 별로 없다. 명일엽도 대안이 되는 녹즙이다.

51 버섯은 체질에 맞지 않을 경우 독성이 매우 큰 식품이다. 주의해야 할 식품.

영비천[52]: "먹으면 손발 저린다."

영양제

비타민C[53]: "1알만 먹어도 속이 굉장히 쓰리다."

종합비타민: "속이 아주 쓰리다."

칼슘[54]: "두통 오고 혀 갈라져, 약 끊고 나서 증상 호전됐다."

양약

골다공증 주사[55]: "골다공증 주사 맞고 3일 앓았다. 음식 잘못 먹으면 안 좋
은 곳이 쑤시는데, 10배는 더 아팠다. 발목, 손목, 무릎, 엉치뼈, 갈비뼈,
가슴 구멍 난 것처럼 아팠다."

항생제: "소화가 안 된다."

항생제와 감기약: "위장장애 항상 온다."

게보린[56]: "수전증이 생긴다."

위염약: "유방이 붓고 뭔가가 나온다. 알아본 결과 약 먹는 환자들에 종종 있
는 일이라 해서 약을 바꾼 뒤에는 증상이 없어졌다."

아스피린과 타이레놀: "두드러기 난다."

---

52 영지버섯과 꿀을 원료로 한 건강음료. 둘 다 금음체질에 맞지 않은 것들이라고 할 수 있다.

53 비타민C는 금음체질도 효과가 좋은 사람, 그렇지 않은 사람이 갈린다. 하지만 효험을 본 사람들
이 훨씬 더 다수이므로 부작용이 없는 사람들은 복용해도 괜찮을 것이다. 다만 식후에 복용 권함.

54 칼슘도 이 체질에 부작용이 많은 영양제이다. 칼슘 많은 체질식품을 섭취하는 것이 좋다.

55 골다공증 주사도 부작용이 만만찮다. 상당히 주의해야 할 치료법이다. 평소 햇빛 자주 보면서 운
동하고 칼슘 풍부한 체질식으로 대처하는 것이 제일 좋다.

56 아세트아미노펜(acetaminophen, 중추성진통제), 카페인무수물(caffeine anhydrous, 신경
계약), 이소프로필안티피린(isopropylantipyrine, 비스테로이드성 소염진통제)으로 구성된 진
통소염제로서 두통이나 치통, 관절통, 근육통, 생리통 같은 각종 통증에 효능이 있다.

양약: "6개월 전에 작은창자 기능 좋게 하는 약 먹고 간수치 엄청 증가한 적 있다."

조영제[57]: "쇼크 2번 있었다."

한약

생부자[58]: "먹고 혀가 오그라들어 혼났다."

연자육차[59]: "하루 한번 씩 마시니 설사 멎는다. 두 잔 마시면 변비 오는 것 같다."

산양삼[60]: "작년에 산양삼 먹으니 신장수치가 바로 올라갔다." "산양삼 먹고 배 아팠다."

인삼: "잘 안 받는 것 같다. 대변 하루 1, 2회 본다." "어릴 때 인삼 먹으면 열이 났다." "중학교 때 인삼 먹고 개기름, 열 올라 상당히 안 좋았다."

홍삼: "공복 복용 시 위가 속 쓰리고 안 좋아 안 먹는다." "얼굴이 붉어지는 경향이 있다." "면역력 기르려고 홍삼 먹었는데 냉방병이 왔다. 겨울까지 너무 고생했다." "코피 터진다."

인삼이나 홍삼: "먹으면 손발 저린다."

일반 한약: "손바닥 갈라져 원대한방병원 약 먹었는데 손바닥 조여서 중단. 손에서 땀 안 나면 갈라진다."

---

57 조영제 같은 약으로 허망하게 쇼크사 하는 경우가 종종 매스컴을 장식한다. 바로 이런 체질에서 그런 일이 자주 발생한다고 하겠다. 마취제도 마찬가지. 금체질은 이런 약물에 부작용이 많으므로 필히 조심해야 한다.

58 수체질약이다.

59 목체질약.

60 수체질에 가장 좋고 다음으로 목양체질에 좋다. 인삼, 홍삼도 마찬가지.

건강법

온천: "온천만 가면 나 혼자만 (힘들어) 죽는다."

물따로 밥따로[61]: "이명, 어지럼증 있다. 물따라 밥따라 하다가 이명이 걸렸다. 모친 돌아가셔서 충격도 겹쳤다. 그 후 엄청 고생했다. 한의원 엄청 다녔는데 안 나았다. 이거 하다가 이명 걸린 사람 많다고 한다."

걷기[62]: "걷기 하루 2시간씩 했더니 몸이 무너졌다. 입이 왜 쓰지? 단맛 잃다. 그러면서 입맛 잃다."

등산: "등산만 갔다 오면 얼굴 빨개지고 안 좋다. 겨울산은 좋다.[63]"

기타

아이스크림: "설사한다."

오뎅[64]: "오뎅 먹으면 피부 간지럽다."

화학조미료(MSG): "확실히 안 좋다. 어제 김치찌개 식당에서 먹고 연달아 소변 4번 봤다."

체질에 맞지 않은 음식: "목음체질식을 1년 정도 했더니 차 몰고 갈 때 (아무데나) 들이박고 싶었다."

다툼: "누구하고 싸우면 위통이 생긴다."

---

61 식사할 때 수분 섭취를 금하는 식사법이다. 따라서 물을 먹지 않고 국도 건더기만 건져 먹는다. 물은 식후 2시간가량 지나서 마실 수 있다. 이는 체질적으로 수체질에 적합한 건강법으로 생각된다. 수체질 중에 물을 거의 안 먹고 생활하는 사람들이 종종 있기 때문이다.

62 걷기가 나쁜 것이 아니라 무리해서 운동한 게 나쁜 것으로 보인다. 걷기나 조깅은 금음체질에 좋은 대표적 운동이다.

63 등산: 금음체질도 등산이 그다지 좋지 않은 체질이다. 겨울산은 나뭇잎이 떨어져 광합성이 감소하므로 산소포화도가 감소하여 부작용이 덜한 것으로 추측한다.

64 오뎅은 사실 생선만 있는 게 아니다. 밀가루, 화학조미료, 그리고 튀김 기름 등이 짬뽕된 음식이다. 금음체질에 좋지 않은 식재료가 더 많이 함유된 것이다. 그리고 뭣이건 기름에 튀긴 건 무조건 금체질에 좋지 않다는 걸 명심해야 할 것이다.

에어컨: "쐬면 설사한다."

습기: "이사해서 습이 없는 아파트로 갔는데 몸이 많이 좋아졌다."

고층: "고층에서도 못 산다. 2층 이상 안 간다."

자외선[65]: "자외선 차단제 안 바르면 짓무르고 볼록 올라온다."

바닷가 짠바람: "못 쐰다. 몸이 붓는다."

금속: "알레르기로 피부 빨개진다."

복부노출[66]: "잘 때 배를 내놓으면 설사를 한다. 배탈 증세, 계속 속이 안 좋다."

---

65 햇빛알레르기라 할 수 있다.

66 배가 찬 것은 체질적 특성이 아닌 하나의 증상 또는 병으로 봐야 한다. 금체질, 목체질, 수체질, 토체질, 죄다 배가 차면 안 좋다는 사람들이 다 있다.

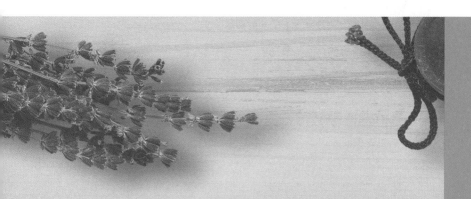

셋째 가름

토양체질
보고서

토양체질의 특징

장부대소구조

  비·위〉심·소장〉간·담〉폐·대장〉신·방광

체형의 특징

  대개 살찌거나 토실토실한 사람이 많다. 어릴 때는 마른 편이다가 성인이 되면서 살이 많이 쪘다는 사람도 있다. 일반적으로 얼굴이 둥글고 큰 편이며, 가슴둘레도 원통형으로 크다. 배가 나온 사람이 많고 팔다리, 허벅지도 굵다. 보통 체격 또는 날씬하거나 마른 사람도 있다.

음식과 관련된 특징

  일반적으로 식욕이 좋고, 먹는 것을 즐기는 식도락가가 많다. 하지만 드물게 조금밖에 안 먹는 사람도 있다.

  아무 음식이나 다 잘 먹는 편인데, 드물게 육식을 싫어하는 사람이 있다.

  매운 음식은 이 체질에 해롭지만 아무 탈 없는 사람도 있고, 속이 쓰리거나 설사를 하는 사람도 있다.

  대개 얼음이나 빙수 등 차가운 음료를 매우 좋아하며, 이런 찬 음식을 많이 즐겨도 탈이 나는 경우는 별로 없다. 드물게 찬 음식을 싫어하고, 먹으면 탈이 나는 사람도 있다.

체질식을 지키지 않을 경우 나타날 수 있는 질병의 특징

매운 음식을 즐겨하면 속이 쓰리거나, 위염 혹은 위궤양이 생길 수 있으며, 위암도 드물지 않다.

운동을 게을리 하면 비만이 잘 되는데, 살이 찌면 좀체 잘 빠지지 않는 경향이 있다.

당뇨병이 많은 편이다. 고지혈증, 고혈압과 같은 합병증이 동반되는 경우도 있다.

평소 몸이 잘 붓고 소변보는 횟수도 잦은 편이다. 여성의 경우 난소에 물혹이나 종양, 자궁근종, 생리불순, 생리통 등 생식기 질환이 많고, 타 체질에 비해 불임(infertility)도 많은 편이다.

심장이 잘 흥분하여 심계항진, 불안 등이 잘 나타나고, 가정불화나 장기적인 스트레스에 처하면 화병, 우울증 같은 정신적 고통을 잘 겪는다.

다한증을 가진 사람이 종종 눈에 띈다. 손발에 나는 사람도 있지만, 신체 상부, 특히 긴장하거나 신경을 쓰면 머리에 땀이 많이 흐르는 사람이 있다.

천식, 두드러기, 알레르기 비염 등 알레르기 질환이 많은 편이며, 꽃가루, 동물털, 먼지, 햇빛, 금속 등에도 알레르기 반응을 보이는 사람이 가끔 있다.

아토피 피부염과 유사한 피부질환이 나타날 수 있다. 흔히 닭살 같은 피부를 갖는 경우도 흔히 있다.

약물에 대한 부작용이 많으며, 특히 항생제에 과민하여 위장장애나 면역학적 과민반응, 눈이나 귀 등의 감각기관에 심각한 장애가 발생하기도 한다.

화가 나면 곧바로 머리가 아프다

대강의 줄거리

주소: 자주 정수리 통증이 온다. 이 통증이 얼굴로 흘러내리면서 이어지기도 한다.

화가 많아 자주 분노한다.

11년 전 안면 수술 후 전체 얼굴에 가려움과 부종 있었는데, 그런 느낌이 아직도 있다.

설문의 다양한 해석의 지평

I. 땀이 주는 신진대사의 단서들

- 목욕탕에서 땀을 많이 내고 나면 몸 컨디션이 아주 좋아진다.

- 햇볕에 땀을 많이 흘리며 운동하면 속이 메스껍고 머리가 아프다.

- 뜨거운 음식을 먹을 때 땀을 많이 흘린다.

- 겨드랑이에 특히 땀이 많다.

  *이상 네 문항. 토양체질은 내열이 많아 땀을 흘리는 사람이 많다. 너무 심하지 않으면 나쁘지 않은 증상이다.

II. 음식이 제공하는 귀한 정보

- 육식을 하거나 기름진 음식을 먹으면 대변이 잦아져 하루에도 몇 번

씩 화장실을 들락거린다.

- 육식을 하거나 기름진 음식을 먹으면 속이 매우 거북하다.
- 밀가루 음식을 먹으면 생목 또는 신물이 잘 올라온다.

　＊이상 세 문항은 위장이 좋지 않음을 보여주는 소견이다. 토양체질이 몸
　　이 좋지 않은 사람은 의외로 소화와 관련된 증상이 많다. 비위가 가장 큰
　　체질에 소화불량이 많다는 것이 모순처럼 보이나, 이 역시 큰 장부에 병
　　이 없다는 말은 아님을 깨달아야 한다. 비위가 항진되면 얼마든지 소화
　　장애를 일으킬 수 있다.

- 생선회를 많이 먹어도 속이 불편하진 않다.

　＊토양체질은 날것이 가장 좋은 체질이다. 생선회, 육회, 생채소, 과일 등 뭐
　　든지 익히지 않고 그대로 먹으면 가장 좋다. 체질에 맞는 식품으로 구성된
　　생식을 하는 것이 최상인 체질이다.

- 맥주를 마시면 십중팔구 설사한다.

　＊맥주가 가장 맞는 체질 중의 하나가 토양체질이지만 부작용을 보이는 경
　　우도 흔히 있다. 맥주가 맞다기보다는 덜 해롭다고 알고 있는 게 더 정확
　　할 것이다. 술이 가장 해로운 체질 중의 하나가 토양체질이기 때문이다.

- 보리밥을 먹으면 설사하거나 속이 불편하다.

　＊이 소견은 보리가 가장 잘 맞는 체질인 토양체질에 모순되는 것이다. 아마
　　착오이거나 아니면 보리밥을 싫어해서 선택한 것으로 보인다. 물론 실제
　　이런 증상이 드물게 있을 수도 있다.

- 배추나 상추 같은 잎채소를 먹으면 그것이 대변에 소화 안 된 채로 나
　오는 경우가 종종 있다.

　＊상추는 토양체질에 맞지 않은 채소이다. 배추는 괜찮다.

- 라면을 먹으면 설사하거나 속이 불편하다.

*라면은 목체질을 제외하면 대부분 좋지 않은 소견을 보이는 식품이다. 심지어 일부 목체질인 사람도 부작용을 일으킬 수 있다. 참 맛있지만 가장 해로운 식품이라 할 수 있다.

- 땅콩이나 호두 등 견과류를 먹으면 설사하거나 속이 불편하다.

*견과류는 목체질에 가장 좋다. 토양체질도 견과류는 대체로 좋은 편인데 이 환자는 소화기가 민감하여 기름진 음식에 죄다 부작용을 일으키고 있다.

- 커피를 마시면 손이 떨리거나 가슴이 두근거린다.

*토양체질은 심장이 커서 쉽게 흥분하는 경향이 많다. 커피의 각성 작용이 너무 강하게 작용하여 교감신경항진증을 일으키면 이런 증상이 나타날 수 있다. 이런 증상이 있는 토양체질은 커피를 삼가는 것이 좋다.

- 매운 음식을 먹으면 자주 설사한다.

*고추가 가장 해로운 체질이 바로 토양체질이다.

- 식탐이 많아 과식하고 속이 부대끼는 경우가 많다.

- 술 한 잔만 마셔도 얼굴이나 몸이 아주 빨개진다.

*술이 가장 해로운 체질도 토양체질이라고 할 수 있다. 내열이 많은 체질이기 때문이다.

- 오징어를 먹으면 잘 체한다.

*대개 마른 오징어가 소화장애를 잘 일으키는 것 같다. 뱃속에 들어가 크게 부풀어 뒤늦게 과식의 문제를 일으키는 것이다.

III. 알레르기 반응의 미묘한 암시
- 귀걸이나 목걸이에 금속 알레르기가 있다.[1]
- 갑자기 온몸에 두드러기가 나타났다 사라지기를 반복.

---

1 귀걸이 하려고 귀를 뚫었는데 켈로이드가 생겨 귀가 단단해지고 두꺼워졌다.

- 봄에 꽃가루가 날리면 알레르기를 일으킨다.

  *위 세 소견은 토양체질 중에도 알레르기가 심한 사람들이 적지 않다는 사실을 알려준다.

IV. 약으로부터의 깨달음

- 마취가 잘 되지 않는 경향이 있다.

  *약에 잘 반응하지 않는 소견이다. 이 체질은 금체질과 많은 면에서 유사하다는 걸 알 수 있다.

V. 대변의 체질적 프리즘

- 평소 설사가 잦다.
- 과식하면 꼭 설사한다.

  *이 환자는 주로 설사가 대장의 주증상으로 나타나지만, 어떤 토양체질은 변비가 극심한 사람도 있다. 같은 체질이라도 항상 증상은 다양할 수 있다는 걸 명심해야 한다.

VI. 과거와 현재의 단면들

- 편도선이 잘 붓는다(혹은 과거에 잘 부었다).
- 스트레스 받고 식사하면 잘 체한다.

  *토양체질도 화나면 소화력이 떨어진다.

- 눈이 항상 건조하고 피로하다.
- 배를 차게 하면 설사한다.
- 두피에 지루성피부염이 잘 생긴다.
- 피곤하면 목이 꼭 잠긴다.

- 합성섬유소양증
- 평소 입술이 잘 벗겨진다.
- 갑상선결절

주원장의 진단: 토양체질

치유로 나아가는 길

체질침과 체질약으로 치료함.

분노에 의한 증상이 잘 나타나므로 감정 조절의 중요성에 대한 조언을
자주 함.

과정과 실재

화병 및 두통. 대개 타인과의 대화 중의 갈등으로 스트레스를 잘 받는
다. 이럴 경우 명치도 단단해지면서 펄떡펄떡 뛴다. 화가 차오르면 숨도 쉬
기 답답하고 머리 무겁고 통증이 온다. 주로 정수리가 아프고 뒷목도 아프
다. 눈 주위가 조이거나 붓거나 당기는 통증, 혹은 우측 머리가 팔딱팔딱
뛰는 증상, 혹은 눈, 코, 이마(미간, 눈썹 포함)를 짓누르는 듯한 증상으로
나타날 때도 있다. 스트레스를 받으면 오른 눈썹 위가 튀어나온다고도 한
다. 눈도 붓고 콧속도 붓는 경우가 있다. *증상이 상당히 까다로워 난치일
것 같지만, 의외로 체질침과 체질약 치료로 신속히 호전된다. 다만 스트레
스를 심하게 받으면 증상이 쉽게 재발하는 문제가 있다.

어깨 통증으로 주사 3가지를 동시에 맞았는데 며칠 후 몸이 뜨거워지
면서 안면홍조 발생. 열이 배에서 뒷목, 머리 등으로 옮겨 다니고 머리가
어지럽다.

위장이 쓰리고 아픈 증상이 잦다. 잘 체한다. 가끔 위경련.

감기에 걸려 땀이 비 오듯 한다. 잘 때 땀을 많이 흘려 여러 번 옷을 갈아입을 정도로 심하게 흘렸다. 등이 뜨거워지면서 땀이 나다가 추웠다가, 다시 땀나다 추웠다가, 이런 증상을 반복한다. 갱년기증상과 유사하다.

피로 심할 때가 있다. 눈도 되게 피곤해지고 눈이 기어들어가는 것 같다. 기운 없고 입맛이 없다. 잠을 잘 못 잘 때가 자주 있다.

::: **환자의 식탁 등** :::

- 좋은 영양제: 아미노산 주사(기운 없고 입맛 없을 때 약간 효과).[2]
- 안 좋은 음식: 육포(위경련)[3], 평소 잘 안 먹던 음식 혹은 식당의 짠 음식(배탈).[4]
- 안 좋은 장식: 귀걸이(켈로이드 피부 증상).

회상

흔히 분노조절장애라는 질환이 있는데 이와 유사한 경우에 해당되는 환자다. 대개 타인과의 대화에서 무시당했다고 느끼거나 기분 상하는 얘기를 들었을 경우 자주 발생한다고 한다.

---

2 아미노산 주사: 흔히 말하는 영양제 주사로, 함유된 아미노산의 종류와 함량은 제제마다 다르다. 아미노산은 단백질의 구성요소이므로 단백질 공급을 위해 투여한다. 주로 식사를 할 수 없는 영양상태가 불량한 환자에게 단백질 보충의 목적으로 쓰인다. 사실 이 환자의 경우 이런 주사까지 맞아야 할 환자로 보이지 않는다. 아마 병원에서 몸이 피곤할 때 피로회복 목적으로 맞았던 것 같다. 부작용이 있을 수 있으므로 남용은 금하는 것이 좋다. 신장애, 고질소혈증, 신부전증, 폐부종 등이 있는 사람은 금기.

3 육포: 고기를 말린 것으로 주로 소고기로 만들지만 돼지고기로 만든 것도 있다. 둘 다 체질적으로 해로운 것은 아니나 말린 상태가 소화장애를 일으키는 요인인 것 같다. 그냥 생고기를 익히거나 조리해서 먹으면 괜찮을 것이다.

4 평소 안 먹던 음식 혹은 식당의 짠 음식: 이런 음식에 탈이 난다는 건 음식 자체보다는 심리적인 요인이 강하게 작용하는 듯하다. 낯선 음식이나 식당의 청결상태, 의심스런 요리 관행 등이 소화장애를 일으키는 것이다. 극단적으로 예민한 환자의 예라 할 수 있다.

흔히 토양체질이 성격이 급하다는 평가가 많은데, 아마도 이 환자는 성질 급한 토양체질의 전형이라 할 수 있다. 이 때문에 화를 잘 내고, 화가 잘 쌓이고, 그래서 흔히 말하는 화병이 잘 도진다. 화를 감당하지 못하면 두통이 오고, 체하고, 피로해지고, 잠 못 자는 등의 증상이 줄지어 일어난다.

이런 환자는 항상 마음을 잘 다스리는 것이 병을 치료하고 예방하는 데 가장 필수적인 요건이다. 평소 매사에 느긋하게 임하고, 가능한 서두르지 않으며, 타인에게 양보하고 배려하는 자세를 가져 마음의 평화를 얻는 것이 건강의 첩경임을 명심하여야 할 것이다.

에피소드 2

감기 달고살고 살찌고 피곤하고 우울하다

대강의 줄거리

주소: 요즘 감기 한 달에 한 번 꼴로 걸린다. 감기에 걸리면 눈부터 염증이 온다. 인후염, 비염도 동반.

주소: 만성피로. 쉽게 피로하다.

작년 10월부터 우울증 심해 항우울제 복용중.

10년 전부터 살이 급속히 찌기 시작하여 고도비만 상태.

안구건조증.

입술 마른다.

고지혈증으로 양약 복용중.

2년 경과했을 때

주소: 안면마비 발생.

설문의 다양한 해석의 지평

I. 땀이 주는 신진대사의 단서들

- 신경 쓰면 유독 머리에 땀이 많이 난다.
- 뜨거운 음식을 먹을 때 땀을 많이 흘린다.
- 조금만 매운 것을 먹어도 머리나 얼굴에 땀이 많이 흐른다.
- 맵거나 뜨거운 음식이 아니라도, 식사할 때는 항상 땀을 많이 흘린다.
- 전에는 땀이 별로 없었는데 나이가 들면서 많아진다.

   *이상 다섯 문항의 땀의 반응 대부분이 토양체질의 속열이 많은 소견을 반영하고 있다. 이런 사람은 식은 밥을 먹어도 땀을 뻘뻘 흘린다. 몸 상태가 상당히 좋지 않음을 보여주는 사인이다.

II. 음식이 제공하는 귀한 정보

- 밀가루 음식을 먹으면 생목 또는 신물이 잘 올라온다.

   *토양체질에 밀가루 음식에 불편감을 표현하는 사람이 종종 있다. 면보다는 빵 종류에 그런 경향이 더 많다. 빵에 든 효모 때문이 아닌가 생각한다.

- 우유를 많이 마셔도 속이 불편하지 않다.
- 육식을 많이 해도 체하거나 설사하거나 속이 거북한 경우는 거의 없다.
- 생선회를 많이 먹어도 속이 불편하진 않다.
- 맥주를 많이 마셔도 설사하지 않는다.
- 차가운 음료나 음식을 많이 먹어도 탈이 없다.
- 얼음 먹기를 좋아하며 많이 먹어도 탈이 없다.
- 사과를 먹으면 소화가 잘 안 되거나 속이 거북하다.
- 커피를 많이 마셔도 잠은 잘 잔다.
- 음식은 가리지 않고 뭐든지 잘 먹으며 별 탈 없다.

- 식탐이 많아 과식하고 속이 부대끼는 경우가 많다.
- 밥맛이 없을 때는 종종 식사를 거르다가, 배고플 때 한 번에 몰아서 많이 먹는 버릇이 있다.
- 몸이 아플 때도 식욕은 항상 좋다.

  *이상 열두 문항, 대부분의 음식 반응이 토양체질에 잘 들어맞는다.
- 커피를 안 마시면 일을 못한다.
- 커피를 마시면 금방 기운이 난다.

  *평소 과로에 시달리고 있음을 보여주는 소견이라고 할 수 있다. 커피를 마시면 잠깐 반짝하고 피로가 가시고 정신이 돌아오기 때문에 커피가 본인에게 맞다고 생각하기 쉬우나, 이는 커피에 함유된 카페인(향정신성의약품에 속함)의 각성 효과이지 결코 몸에 맞아서 그런 건 아니라는 점을 꼭 알아야 한다. 거듭 말하지만 토양체질은 심장이 큰 체질이기 때문에 카페인에 의해 심장이 쉽게 흥분하는 경향이 있어 커피를 많이 마시는 건 그다지 좋지 않다.

III. 알레르기 반응의 미묘한 암시
- 갑자기 온몸에 두드러기가 나타났다 사라지기를 반복하면서 상당 기간 몹시 가려운 때가 있다.
- 꽃가루가 날리면 알레르기를 일으킨다.
- 먼지가 많은 곳에 가면 알레르기를 일으킨다.
- 알레르기 비염이 심하다.
- 천식이 있다(먼지나 동물 털, 꽃가루, 찬 공기 등에 호흡곤란을 일으킨다).

  *이상 다섯 문항은 알레르기가 심한 소견을 보여준다. 토양체질도 금체질 못지않게 알레르기가 많음을 알 수 있다.

IV. 약으로부터의 깨달음

- 복합영양제 주사를 맞으면 얼마 동안은 기운이 난다.

V. 체형이 주는 전관적 이미지

- 음식조절을 안 하면 살이 너무 많이 찐다.
- 살이 아주 많이 쪄서 '고도비만' 상태라 할 수 있다.

   *위 두 문항은 소화력이 좋은 토양체질의 특징적 측면이 잘 드러나 있다. 건강은 안 좋아도 먹는 것은 언제나 잘 할 수 있다. 그 결과 돌이킬 수 없이 심한 체중증가가 일어난다.

VI. 대변의 체질적 프리즘

- 웬만해선 설사는 거의 안 한다.

VII. 과거와 현재의 단면들

- 항상 감기를 달고 산다.
- 편도선이 잘 붓는다(혹은 과거에 잘 부었다).

   *위 두 증상은 면역이 떨어진 사람의 전형적 특징을 보여준다.

- 스트레스 받고 식사하면 잘 체한다.
- 건강이 상당히 안 좋았는데 수영장을 다닌 후로 많이 좋아졌다.

   *토양체질은 일반적으로 수영이 맞지 않은 체질이다. 이 환자의 경우 좋았다는 주관적인 느낌을 가질 수는 있지만, 토양체질은 가능하면 수영을 하지 않는 것이 좋다. 임상에서 확인한 바에 따르면, 토양체질이 계속 수영을 하게 되면 피로가 심해지고, 면역이 저하하여 감기나 알레르기 비염 같은 질환에 끊임없이 시달리게 된다. 이 환자도 사실 이런 증상에 계속 시

달리고 있었다.
- 혓바늘이 잘 생긴다.
- 평소 입술이 잘 갈라진다.
- 알레르기 비염
- 고혈압
- 혈압이 올라가면 금방 몸이 안 좋아지는 것을 느낀다.
- 한여름에도 찬물로 샤워 못 한다.

주원장의 진단: 토양체질

치유로 나아가는 길
　주로 체질침 위주로 치료하고, 체질약은 증상이 중할 때에만 선택적으로 처방했다.

과정과 실재
　감기 몸살에 자주 걸린다. *체질치료 후 감기 빈도 크게 감소. 전엔 보름마다 감기 걸림.
　일 혹은 공부 때문에 잠을 충분히 못 자 눈이 튀어나올 것 같다. 만성피로, 기력저하. *체질치료 후 피로 많이 감소.
　우울하다. 항우울제 복용중.
　고혈압. 중성지방 높다.
　급성 고안압증에 양약을 복용하고 전해질이 떨어져서 다리에 마비증 옴.
　눈에 염증 생김. 체질 치료 후 바로 없어짐. 눈에 알레르기 잘 생김.
　요통 있다. 사이클이나 수영 후에 근육통 심해짐.

알레르기 비염이 심하다.

소변 거품뇨. 전립선이 안 좋다.

위통. 식후 속 아리고 더부룩.

안면마비 오다. 저린 증상. 뒷목까지 굳어지다. 심한 스트레스 받았다. 체질침 치료로 안면 마비 증상 완화.

::: 환자의 식탁 등 :::

- 안 좋은 식품: 커피(아침에 커피 2잔 마시고 갑자기 가슴 답답해짐).
- 안 좋은 양약: 안압증 치료약(높은 안압을 내려주는 약인데, 이 환자에게는 전해질 저하를 야기하여 다리 마비증을 유발함).
- 안 좋은 운동: 사이클 또는 수영(근육통이 심해짐).

회상

이 에피소드는 고도비만인 토양체질의 전형적 케이스라 할 수 있다. 물론 고도비만이 건강에 있어서 이 환자의 중요한 장애 요인이지만 실제로 환자를 괴롭히는 더 심각한 문제는 우울증이라는 정서적 측면이 아닌가 생각한다. 과중한 일과 간단없는 스트레스 속에서 계속 악화되는 건강으로 인해 정신마저도 자꾸 피폐해져 결국 심한 우울증이 일어나는 것이다.

문제는, 이런 문제를 타파하려고 해도 주위 여건이 여의치 않다는 것이다. 평소 아무거나 되는 대로 먹는 식이어서 체질식이 거의 불가능한 상황인 것이다. 거의 매일 밤늦게 퇴근하여 제대로 조리된 체질 음식을 챙겨 먹을 수 있는 환경 자체가 사실상 안 된다. 그러니 밖에서 사 먹을 수밖에 없고, 다 그렇진 않지만 질 낮은 식재료에 화학조미료도 많이 쓰는 식당 밥을 또 택해야만 하고… 이런 상황에서 체질식은 말 그대로 그림의 떡이 되고 만다. 환자를 병에서 구원하는 일은 정말 구원한 일이 되고 마는 것이다. 이 사람은 사실 이대로 가면 당뇨병에 걸리는 것도 시간문제일 뿐이라는 생각까지 든다. 여기에서 당뇨병마저 온다면 그건 그에게 치명적인 상황을 의미한다.

문제의 해결은 무얼까? 아무래도 해법은 결국 환자 자신의 주체적인 결단뿐이다. 내 몸을 스스로 고치겠다는 사생결단의 각오를 다지고 체질식을 철저히 하고, 체질치료를 받고, 그리고 운동을 꾸준히 해서 건강을 회복하는 일. 이렇게 하면 건강도 당연히 좋아지겠지만, 억지로 하지 않아도 체중감량은 절로 따라올 것이다.

에피소드 3

당뇨병보다 협착증이 더 괴로워

대강의 줄거리

주소: 당뇨병으로 30년가량 당뇨약 복용 중이다. 손끝, 발끝 감각이 다 죽어서 내 살이 아닌 것 같이 요상하다.[5] 따뜻한 데 손발을 대야 감각이 좀 돌아온다. 발가락이 툭툭 쏜다.

주소: 척추관협착증. 오른쪽 다리가 손도 못 대게 아프고 저리다.

불면증. 신경안정제를 먹어야 잘 수 있다. 눈이 불편하다.

머리부터 발끝까지 전신이 아프다.

난청. 귀가 잘 안 들린다. 귓속이 괴롭고 아프다. 간지러워 손가락으로 판다.

자궁하수. 자궁이 밑으로 약간 빠진 상태.

소화불량. 먹기만 하면 계속 트림한다.

---

5 당뇨합병증: 당뇨병을 오래 앓아서 당뇨병성신경병증(diabetic neuropathy)이 발생한 것으로 추측된다. 주로 발에 설명할 수 없는 이상한 감각 증상이 나타난다. 환자는 환부에 숯으로 만든 파스를 붙이면 좀 나아진다고 하였다.

설문의 다양한 해석의 지평

I. 땀이 주는 신진대사의 단서들

- 몸이 건강할 때는 땀이 참 많이 난다.
- 몸이 말랐는데도 땀이 많다.

  *이상 두 문항, 몸에 내열이 많다는 소견이다. 토양체질은 땀이 많이 나는 것이 그다지 좋지 않다.

II. 음식이 제공하는 귀한 정보

- 육식을 자주 하고 많이 먹지만, 체하거나 설사하거나 속이 거북한 경우는 거의 없다.
- 맥주를 많이 마셔도 설사하지 않는다.
- 음식은 가리지 않고 뭐든지 잘 먹으며 별 탈 없다.

  *이상 세 문항은 대체로 토양체질에 합당한 소견이다.
- 냉한 음료나 찬 음식을 많이 먹으면 설사하거나 속이 불편해진다.

  *찬 음식이 맞지 않다는 소견은 토양체질에 모순되는 것이다. 음식이나 음료가 토양체질에 맞지 않은 것이 아닌가 추측한다. 예를 들어 귤이나 탄산음료 같은 것을 들 수 있다. 이들은 아무리 찬 음식이라도 토양체질에 해롭다.

III. 과거와 현재의 단면들

- 당뇨병을 앓았거나 현재 앓고 있다.

  *토양체질에 잘 생기는 병이다.

IV. 추가문항

- 뭘 먹기만 하면 금방 대변이 마렵다.

＊대장이 민감하다는 사인이다. 이런 증상은 여러 체질에 나타난다. 장이 짧은 목체질에도 흔하고, 장이 긴 금체질에도 흔하다. 감별진단이 중요하다.

주원장의 진단: 토양체질

치유로 나아가는 길

오랜 당뇨병으로 인해 몸이 많이 허한 상태여서 허증을 보호하는 체질보약으로 주로 치료함.

체질침은 거동이 불편하여 몇 차례만 시행하고 대부분 체질약(총 25제)으로 치료함.

과정과 실재

당뇨병 30년 이상 앓고 있다. 이 때문에 당뇨병성신경병증이 다리에 나타남. 콜레스테롤이 높다. ＊지속적인 체질약 치료로 당뇨수치(당화혈색소) 감소.

척추관협착증으로 인한 다리의 통증으로 주로 호소함. ＊체질약으로 치료하여 다리가 부드러워지고 통증도 많이 사라짐.

머리와 귀 등에 열이 많이 난다. 이 때문에 불면증도 발생(신경안정제 복용해야 잔다. 약 끊으면 두통 심함). ＊체질약 복용으로 열 감소하고 차분해져 잠도 더 잘 자게 됨.

왼쪽 귀와 왼쪽 눈 거의 실청과 실명(당뇨병의 합병증일 수 있다) 상태. 빈혈 심하다.

소화불량으로 자꾸 트림이 난다. 체질약 복용하고 소화기능 향상, 식사량도 증가.

감기에 양약 먹고 기침이 도리어 심해져 천식 발생. 천식약 복용하고 기침 감소했으나, 천식약 때문에 위가 안 좋아져 식사를 못한다. *이런 게 현재 양의학의 가장 큰 문제라고 생각한다. 약으로 인한 부작용이 너무 많은 것이다. 이 환자는 심지어 원래의 병보다 약의 부작용으로 인해 더 큰 병이 생겼다(감기→천식). 그래서 다른 약을 썼는데 또 부작용이 튀어나온다(위장병). 이건 약을 계속 약으로 덮는 형국이랄까? 마치 한편의 도미노 게임을 보는 듯하다. 두더지 잡기 게임 같기도 하고.

부종. 비타민E 복용하고서는 안 붓는데, 복용을 안 하면 다시 붓는다.

기력 저하. *체질약 복용으로 기력 많이 회복됨. 오랜 기간 병환으로 신세한탄 많았으나 체질치료 후 건강이 많이 회복되어 신세한탄을 안 한다고 함.

::: 환자의 식탁 등 :::

- 좋은 영양제: 비타민E(부종에 좋다).[6]
- 좋은 의료용품: 숯으로 만든 파스(감각이 상실된 발의 감각이 좀 돌아온다).
- 안 좋은 식품: 돼지고기(먹으면 온몸 가렵다).[7]
- 안 좋은 건강식품: 스피루리나(과다 복용 후 황달기 발생).

회상

작은 키에 약간 마른 듯한 아담한 외모를 갖고 있는 환자이다. 환자의 주병(主病, main disease)은 당뇨병이지만, 주소(主訴, chief complaint)

---

6 비타민E: 토양 및 토음체질에 좋은 영양소다. 신장에 좋다는 말이 있는데 과연 그런 셈이다. 이 영양소는 생식기능에도 좋다고 알려져 있다. 한의학에서 신장은 비뇨생식기를 총괄하는 개념인데 역시 틀린 말이 아니었다.

7 돼지고기: 토양체질에 돼지고기가 좋은데 이런 반응을 보이는 건 좀 특이하다(간혹 돼지고기 중에 기름기 많은 부위인 삼겹살을 먹으면 설사한다는 토양체질은 있다). 알레르기가 심해져서 그런 것 같다. 체질치료로 알레르기를 치료한 후에 섭취하는 것이 좋을 듯하다.

는 척추관협착증으로 인한 다리의 심한 통증과 저린 증상이다. 의학적으로는 당뇨병이 훨씬 중요하지만, 환자에겐 이 다리의 통증이 가장 절실하게 괴로운 것이다. 이 분의 경우 거동 때뿐만 아니라 가만히 있거나 잘 때도 통증이 왔다고 하니 정말 하루 온종일 아픈 것이다. 이런 지속적인 통증을 참아낼 자가 세상 어디 있겠는가! 그래서 불면증도 같이 생긴 것 같다. 환자 말로 "머리부터 발끝까지 다 아프"고, 온몸이 "내 살이 아닌 것 같"고, 그리고 당뇨병의 합병증인 당뇨병성신경병증으로 "손끝 발끝이 툭툭 쏘"는 이상한 증상으로 전신이 다 아프니 당최 하루도 편히 잠을 이룰수가 없었던 것이다.

결국 이를 보다 못한 아들이 모친을 한의원까지 모시고 왔다. 안타까운 건 몇 차례는 모시고 올 수 있지만, 지속적으로 모시고 올 수가 없는 까닭에 체질침을 자주 시술할 수 없다는 것이다. 그래서 처음 몇 차례 정도만 체질침 치료를 하고, 이후론 체질약만으로 치료할 수밖에 없었다. 그럼에도 불구하고 통증을 줄이고 당뇨를 치료하며 기력을 보강하는 체질약으로 꾸준히 치료한 결과, 그녀를 그렇게도 괴롭히던 다리의 통증이 크게 줄어들어 이젠 정상적인 생활을 할 수 있게 되었고, 잠도 역시 큰 어려움 없이 편안하게 잘 수 있게 되었다. 효자 아들을 둔 덕을 톡톡히 본 사례라고나 할까?

에피소드 4

화병, 심장에 불 난다

대강의 줄거리

주소: 열이 위로 올라와 머리가 뜨끈뜨끈하고, 머리에서 땀이 줄줄 흐른

다. 머리에 뭐가 나서 가렵고 열이 나서 미칠 것 같다.

배와 배꼽주위에 불덩이가 돌아다니고 가슴에서도 그런다. 그러다 심장이 갑자기 차가워지기도 한다.

어지럽다. 고혈압이 있어 약을 10년 정도 복용 중. 고지혈증 약 서너 달 복용 중.

트림이 잦다.

무릎, 허리, 다리 땡긴다.

설문의 다양한 해석의 지평

I. 땀이 주는 신진대사의 단서들

- 햇볕에 땀을 많이 흘리며 운동하면 속이 메스껍고 머리가 아프다.

  *토양체질은 땀을 많이 흘리면 그다지 좋지 않은 경향이 있다. 대체로 적절한 수준으로 흘리는 것이 좋다. 발한으로 가장 좋은 체질은 목체질이라고 할 수 있다.

II. 음식이 제공하는 귀한 정보

- 돼지고기를 많이 먹어도 탈이 나지 않는다.
- 육식을 많이 해도 체하거나 설사하거나 속이 거북한 경우는 없다.
- 고등어를 먹으면 신물이 올라온다.

  *토양체질에 고등어 먹고 '생목'이 오른다는 사람들이 꽤 많다.

- 상추 같은 잎채소를 먹으면 대변에 채소가 소화 안 된 채로 나오는 경우가 종종 있다.

  *상추는 토양체질에 좋지 않다.

- 커피를 마시면 손이 떨리거나 가슴이 두근거린다.

    ＊토양체질은 커피에 교감신경이 쉽게 흥분하는 경향이 있다.
- 음식은 가리지 않고 뭐든지 잘 먹으며 별 탈 없다.
- 매운 음식을 먹으면 자주 설사한다.
- 식탐이 많아 과식하고 속이 부대끼는 경우가 많다.
- 몸이 아플 때도 식욕은 항상 좋다.
    ＊위 네 문항은 이 체질에 잘 들어맞는 소견들이다.
- 고기나 기름진 음식을 먹으면 혈중 콜레스테롤이 올라간다.
    ＊이 문항은 약간 석연치 않다. 토양체질은 닭고기를 제외하고 소고기나 돼
    지고기가 맞는 체질이기 때문이다. 닭고기를 많이 먹었던지 아니면 다른
    콜레스테롤을 올리는 음식을 먹었지 않았을까 생각해 본다.
- 감을 먹으면 속이 편하다.
    ＊이 체질에 적합한 문항이다.

III. 알레르기 반응의 미묘한 암시
- 귀걸이나 목걸이에 금속알레르기가 있다.
- 파스를 붙이면 가렵거나 부작용이 나서 오래 못 붙인다.
- 접촉성 피부염.
- 피부묘기증.
    ＊위 네 항에서 보듯이 토양체질도 체질에 맞는 섭생을 잘 하지 않을 경우
    이렇게 피부에 알레르기 반응이 잘 일어난다.

IV. 체형이 주는 전관적 이미지
- 음식조절을 안 하면 살이 너무 많이 찐다.

V. 대변의 체질적 프리즘

- 대변이 항상 무르게 나온다.
- 대변이 항상 가늘게 나온다.
- 평소 대변이 가늘거나 무른데도 시원하게 안 나오는 경우가 많다.

  *대변이 상태가 좋지 않은 것은 평소 식생활이 체질에 맞지 않은 경우가 많음을 시사한다.

VI. 과거와 현재의 단면들

- 편도선이 잘 붓는다(혹은 과거에 잘 부었다).
- 스트레스 받고 식사하면 잘 체한다.
- 온종일 트림을 계속 한다.
- 너무 쉽게 멍이 든다.
- 두피에 지루성피부염이 잘 생긴다.
- 벌레에 물리거나 상처가 나면 빨리 안 아문다.
- 역류성 식도염
- 고혈압
- 고질적인 만성위염
- 혈압이 올라가면 금방 몸이 안 좋아지는 것을 느낀다.
- 한여름에도 찬물로 샤워 못 한다.

주원장의 진단: 토양체질

치유로 나아가는 길

　체질침과 체질약 병행 치료

과정과 실재

머리에 열 자주 올라오고 불안하다. 머리 가렵다. 안면홍조. *체질약과 체질침으로 머리 열과 불안 증상, 두피 가려움 많이 감소. 머리가 쥐나는 것 같고 뭐가 스물스물 기어가는 듯한 느낌도 있다. 안면부종 종종 있다.

어지럼증 자주 있다. 집중력 저하로 정신이 없다(지하철 2호선을 타야 하는데 1호선을 타고 있다).

가끔 불면증이 온다. 누우면 가끔 숨이 찬다. 잠이 깨면 다시 잠이 잘 안 든다.

심계항진. 갑자기 가슴이 벌렁벌렁 뛴다.

다리가 차다.

감기 자주 걸림. 콧물, 가래 나온다. 알레르기 비염, 축농증 있다.

소화불량, 트림 많다. 대변 가늘고 묽은 편. 체해서 심하게 토함.

오른쪽 골반통증, 요통. 체질침 맞고 통증 감소.

부종. 몸이 잘 붓는다.

오줌소태 잘 온다. 요실금도 오려 한다.

> ::: 환자의 식탁 등 :::
> • 좋은 식품: 보리밥(가스가 잘 배출되어 좋다).
> • 좋은 건강식품: MSM(관절에 좋다).[8]

회상

토양체질은 심장과 위에 열이 많아 상열감이 잘 나타나는 성향이 있는데, 이 환자가 그런 증상을 갖는 전형적 케이스라고 할 수 있다. 대개 심장

---

8 MSM(Methylsulfonylmethane): 식이유황 성분으로 관절에 좋은 효능을 가진 것으로 알려져 있다.

이 잘 흥분하여 가슴이 두근거리는 증상도 흔히 동반된다. 환자는 "배꼽 주위에서 불덩이가 돌아다니고 가슴에서도 불덩이가 돌아다닌다"고 했다. 표현이 마치 강원도 산불처럼 화마가 몸속을 이리저리 휘젓고 다니는 그런 느낌이다. 실제 겪고 있는 당사자가 아닌 이상 그 느낌이 정말 어떤 건지는 정확하게 헤아릴 길이 없다. 하지만 이것만은 확실한 것 같다: 그것은 실제로 몸속에 불이 활활 타고 있는 것이다. 비유적 표현이 아니라 진짜 불이 난 것이다. 이것이 바로 이 환자가 말하는 화병(火病)의 진정한 의미일 것이다. 화병이란 몸속에서 리얼하게 화재가 난 것이다.

이 분이 한의원에서 진료 받을 때 "건강이 좋지 않은 아들 때문에 항상 가슴이 에린다"는 말을 했다. 이런 지속적인 걱정이나 스트레스가 결국 이런 문제의 발단이 되고 있다고 할 수 있다. 의식의 저편에 잠복하는 근심 걱정이 심한 스트레스와 만나면 심장이 항진되고, 그러면 가슴에서 열이 나고, 이 열이 상승하여 머리가 뜨겁게 되고, 얼굴이 심하게 홍조를 띠게 되는 것이다. 화병에서 말하는 화는 심장의 불을 말한다. 그래서 화병이란 심장병인 것이다. 이 분에게 화병은 아마 영원히 지속될지도 모르겠다. 아들이 건강을 되찾아 제 발로 우뚝 서지 않은 이상.

나는 환자에게 마음을 평안하게 하고 심장의 불을 꺼주는 체질침과 체질약을 주었다. 그러자 그녀를 괴롭히던 심신의 문제가 짧은 시간에 극적으로 해소되었다. 그녀가 가진 병의 무게를 생각하면 생각보단 치유가 잘 된 것이다. 그녀는 나의 체질치료로 증상들이 많이 호전되어 일상으로 돌아갔다. 이젠 한의원의 치료 없이도 예전보다 꽤 건강한 삶을 살고 있다. 지방에서 살고 있기에 평소에는 힘들여 내원해서 치료받지 않고 체질식을 지키면서 몸을 잘 관리하고 있다. 그리고 이따금 1년에 한두 번 건강이 좋지 않을 경우에 한의원에 내원해서 치료를 받아 급한 불을 끄곤 한다. 몸이 좋아지면 다시 일상으로 돌아가 또 스스로 몸을 돌본다. 생각해 보니 주원장한의원은 그녀에게 소방서인 셈이다.

에피소드 5

당뇨병과 합병증의 공포

대강의 줄거리

주소: 당뇨병(2년 전 진단) 및 합병증(당뇨발 등).

주소: 변비.

뇌졸중 2년 전 진단. 이후 후유증으로 말이 어눌해지고 걸음이 부자연스러워짐.

근력 약화.

고혈압, 1년 전에 진단.

설문의 다양한 해석의 지평

I. 음식이 제공하는 귀한 정보

- 육식을 많이 해도 체하거나 설사하거나 속이 거북한 경우는 없다.

- 생선회를 많이 먹어도 속이 불편하진 않다.

- 차가운 음료나 음식을 많이 먹어도 탈이 없다.

- 잎채소 반찬만으로 줄곧 식사해도 허기지거나, 속이 거북하거나, 피곤하지 않다.

  * 위 4문항은 이 체질에 합당한 소견들이다.

- 커피를 마시면 손이 떨리거나 가슴이 두근거린다.

- 평소 커피를 자주 마시는데도, 오후에 마시면 잠이 잘 안 온다.

 *커피에 심장이 큰 토양체질은 잘 흥분하는 경향이 있다.

- 음식은 가리지 않고 뭐든지 잘 먹으며 별 탈 없다.

- 몸이 아플 때도 식욕은 항상 좋다.

- 술 한 잔만 마셔도 얼굴이나 몸이 아주 빨개진다.

- 술은 거의 한 모금도 못 한다.

 *이상 네 문항들도 토양체질에 잘 들어맞는 반응들이다.

II. 대변의 체질적 프리즘

- 항상 변비로 고생한다.

 *토양체질은 변비가 심한 사람도 있고 설사가 심한 사람도 있다. 이런 것은
 체질적인 특성이 아닌 개인적 증상이라고 봐야 한다.

III. 과거와 현재의 단면들

- 당뇨병을 앓았거나 현재 앓고 있다.

 *체질의학에서 당뇨병이 가장 많은 체질 중 하나가 토양체질이다. 비위가
 좋아서 뭐든 잘 먹는 식도락가들이 많기 때문이라고 한다.

- 뇌경색

 *뇌경색은 이 환자의 경우 당뇨병의 여파로 발생한 것으로 추측된다. 당뇨
 병이 심해지면 높은 혈당으로 인해 피가 끈적끈적하게 되어 혈액순환이
 저해되고 혈전(피떡)이 잘 생기기 때문이다. 당연히 고혈압이 동반되는 경
 우도 매우 많다.

- 고혈압

- 혈압이 상당히 높아도 몸에 별다른 이상을 거의 못 느낀다.

주원장의 진단: 토양체질

치유로 나아가는 길
　체질침 및 체질약 병행 치료.
　당뇨병의 혈당 조절을 위해 체질식 준수를 크게 강조함.

과정과 실재
　당뇨병 오래됨. 합병증으로 뒤꿈치와 발가락에 궤양성 병변이 발생하여 발에 통증이 심함. 병원에서 수술을 권유받고, 발을 잘라야 한다는 의사의 말에 불안감이 심함(후에 결국 발가락과 발꿈치 부분 수술함). *체질약과 체질침 치료로 당뇨 수치가 내리고 발의 통증도 감소. 발가락 수술 후 체질약 및 체질침으로 치료하여 통증이 줄고 염증도 빨리 회복됨.
　변비가 심함. *변비에 좋은 체질약 치료로 대변이 많이 편해짐.
　소변불리, 불규칙적 소변. *이뇨에 좋은 체질약 치료로 소변 좋아짐.
　고혈압, 동맥경화. *체질약을 복용하고 혈압수치가 140~150대에서 130~140대로 내림.
　기력저하 심함. *체질치료 후 기력이 많이 회복됨.
　뇌졸중 후유증으로 걸음이 부자연스럽고, 말이 많이 어눌해짐. *체질치료 후 말하는 것과 걸음걸이가 많이 나아졌다고 함.
　중병을 앓고 있어 마음이 항상 불안함.
　가끔 감기 몸살을 심하게 앓음.
　골다공증 있음.
　간혹 식은땀이 남. 오한도 동반.
　어지럼증.

몸 가려움.

회상

토양체질에 당뇨병이 많다고 하는데, 이 환자는 이 질병으로 고생하는 전형적인 케이스라고 하겠다. 아마도 그녀가 체질을 모르던 시절, 체질에 맞지 않은 음식을 자주 섭취하여 그 결과로 당뇨병이 발생한 것으로 생각된다. 고혈압, 동맥경화도 역시 체질에 맞지 않은 음식 섭취로 인한 것으로 생각되며, 이로 인해 중풍(뇌졸중)까지 발발하여 걸음걸이와 발성에 약간의 장애가 생겼다(보행에 균형감이 부족하고 말이 상당히 어눌했다).

토양체질이 일에 끝마무리가 좀 약하다는 평을 잘 듣는데, 이 환자도 그런 면이 좀 있었다. 처음엔 잘 하다가 결심이 금방 무너져 체질에 맞지 않은 음식을 무심코 섭취하는 경향이 있었다. 주의를 주면 잘 지키겠다고 다짐하고 얼마 지나면 다시 지키지 않는 패턴이 반복되었다.

하지만 타고난 낙천적 성격 때문에 몸이 다시 회복되리라는 믿음을 강하게 가지고 있었다. 이 점은 이 환자가 가진 최대의 장점이라고 생각한다.

그녀는 체질침과 체질약이 잘 듣는 편이어서 철저하게 체질식을 하면서 치료를 지속적으로 받았더라면 많이 좋아졌을 거라는 생각이 들었다. 하지만 정기적으로 병원에 가서 검사받고 치료받으면서 듣게 되는 의사들의 말이 근본적인 치료(체질치료)를 봉쇄하는 요인으로 작용하는 것이 참 안

---

9 비타민D: 토양체질에 가장 좋은 비타민으로는 비타민E가 있다. 비타민D는 그다지 권장하지 않는다.

타까웠다. 의사들은 환자가 실제로 증상이 나아지고 있는데도 한사코 자신들이 가진 의학적 신념을 환자에게 주입하여, 수술하는 쪽으로 환자를 계속 종용한 것 같았다. 수술하지 않고도 치료나 관리할 수 있는 길이 얼마든지 있을 수 있는데 말이다.

결국 환자는 그토록 하기 싫어했던 수술을 받을 수밖에 없었다. 그리고 이후 항생제나 진통소염제 등 화학적인 요법에 의존하는 고식적인 치료 프로그램에 종속되고 말았다. 양의학은 한 번 빠지면 헤어나올 수 없는 거대한 '시스템 의학'이다. 한의사인 나마저도, 그리고 내 사랑하는 가족도 일단 거기 들어가면 예외 없다. 나는 죽기 직전까지 피를 뽑고 엠알아이를 찍다 세상을 뜬 가족들 얘기를 임상에서 부지기수로 들었다. 존엄한 임종은 이제 기대할 수가 없게 됐다(세계 초우량 대기업의 회장마저도!). 누구든 한번 발을 들여놓으면 더 이상 어쩔 방법이 없어 병원으로부터 퇴원 종용을 받기 전까지는 도저히 자의로 발을 뺄 수가 없을 것 같다. 내 한의원에 오는 다수의 환자가 이렇게 현대의학으로부터 방출된 사람들인 것이다. 애재(哀哉)!

에피소드 6
물도 소화 못 시키는 사람

대강의 줄거리

주소: 심한 소화불량. 물도 소화가 안 될 정도로 위가 불편함. 위에서 출렁출렁 소리 난다. 항상 소화 안 되는데도 식탐이 많아 잘 먹는데, 먹고 나면 고통스러워 잘 움직이지도 못 한다.

설문의 다양한 해석의 지평[10]

I. 땀이 주는 신진대사의 단서들

- 목욕탕에서 땀을 빼고 나면 몸이 오히려 나빠진다.
- 강한 햇볕에서 땀을 많이 흘리며 운동하면 속이 메스껍고 머리가 아프다.
- 목욕탕에서 땀을 많이 빼면 어지럽다.

  *토양체질은 대체로 땀을 흘리면 컨디션이 좋아지는 편인데, 이 환자는 그렇지 않은 경우에 속한다고 볼 수 있다. 오래 지속된 소화장애로 몸의 기가 허한 상태이기 때문으로 보인다.

- 매운 음식을 먹어도 땀이 거의 없다.

II. 음식이 제공하는 귀한 정보

- 밀가루 음식을 먹으면 속이 거북하거나 얼굴에 뭐가 잘 난다.

  *이 체질은 밀가루 음식에 소화장애가 많은 편이다.

- 차지 않은 우유를 마셔도 속이 불편하거나 설사한다.

  *토양체질은 우유를 마시면 속이 부글거리거나 좋지 않은 사람이 많다.

- 소고기를 많이 먹어도 탈이 나지 않는다.
- 육식을 많이 해도 체하거나 설사하거나 속이 거북한 경우는 거의 없다.

  *토양체질은 소고기나 돼지고기 같은 육식이 좋은 체질이다.

- 고등어를 먹으면 신물이 올라온다

  *이 체질 중에 고등어를 먹으면 생목 오른다는 사람이 참 많다.

- 민물장어를 먹으면 속이 거북하거나 설사한다.

---

10 전반적으로 토양체질과 맞지 않은 문항들이 많이 선택된 편이다. 이런 점이 이 환자의 체질진단을 어렵게 하는 요소라고 하겠다.

＊민물장어는 이 체질에 좋은 식품인데, 이렇게 소화장애를 일으키는 것은 흔하지 않은 경우라고 할 수 있다.

- 수박을 먹으면 소화가 잘 되지 않는다.

　＊토양체질에 수박이 좋지 않다는 반응도 흔치 않은 사례다.

- 상추 같은 잎채소를 먹으면 대변에 채소가 소화 안 된 채로 나오는 경우가 종종 있다.

　＊상추는 이 체질에 맞지 않은 채소이다.

- 사과를 먹으면 소화가 잘 안 되거나 속이 거북하다.
- 피자를 먹으면 체하거나 속이 불편한 경우가 많다.
- 떡을 먹으면 잘 체한다.
- 식탐이 많아 과식하고 속이 부대끼는 경우가 많다.
- 몸이 아플 때도 식욕은 항상 좋다.
- 신 과일을 못 먹는다.
- 오렌지를 먹으면 속이 좋지 않다.

　＊이상 일곱 문항들은 대체로 이 체질에 들어맞는 음식반응들이다.

III. 알레르기 반응의 미묘한 암시

- 가짜 귀걸이나 목걸이에 금속 알레르기가 있다.
- 햇빛 알레르기가 있다.
- 꽃가루가 날리면 알레르기를 일으킨다.
- 먼지가 많은 곳에 가면 알레르기를 일으킨다.

　＊위 네 문항들을 보면 이 사람은 알레르기 소인이 꽤 많은 편임을 알 수 있다.

IV. 약으로부터의 깨달음

- 비타민제를 복용하면 오히려 몸이 좋지 않다.

  *이 체질에도 종합비타민에 부작용을 가진 사람들이 종종 보인다.

V. 체형이 주는 전관적 이미지

- 음식조절 안 하면 살이 너무 많이 찐다.

  *토양체질에 흔한 소견이다.

VI. 대변의 체질적 프리즘

- 대변이 항상 무르게 나온다.
- 평소 대변이 가늘거나 무른데도 시원하게 안 나오는 경우가 많다.

  *이 환자는 평소 과민성대장증후군 같은 증상을 나타내고 있다.

VII. 과거와 현재의 단면들

- 두피에 지루성피부염이 잘 생긴다.
- 피곤하면 목이 꼭 잠겨서 말하기가 곤란하다.
- 합성섬유 소양증
- 평소 입술이 잘 갈라진다.
- 반신욕 하면 오히려 몸 컨디션이 나빠진다.
- 이명
- 갑상선결절
- 자궁근종

  *위에 열거된 질병들은 이 환자의 건강상 문제들을 대략 보여준다. 체질적
  인 특성을 반영하는 것은 아니다.

주원장의 진단: 토양체질(토음, 금양, 금음체질과 감별 요함)

치유로 나아가는 길

체질약과 체질침 치료를 초기에 했으나, 주로 환자 본인의 체질식에 의존하여 치료했다.

과정과 실재

체질침과 체질약에 상당히 반응이 좋은 환자여서 처음 한두 번의 치료에 즉각적인 치료 효과가 나타났다. *체질침과 체질약 치료 후 이틀째에 속이 편해지고 입안에 신맛이 나던 증상이 사라짐. 찬 것을 먹으면 열꽃이 올라왔는데 이것도 사라짐.

화장이 잘 먹지 않아 뜨는 현상이 있었는데 체질치료 후 그런 것도 사라졌다고 매우 기뻐함.

손에 자꾸 땀이 나고 눈에 뭐가 낀 듯 흐린 증상이 생겼는데, 이것 역시도 체질치료 및 섭생으로 곧 사라짐.

::: **환자의 식탁 등**[11] :::

• 좋은 음식: 따뜻한 음식(노안이 좋아짐)[12], 팥물·보리차·오이·당근·배추김치·귀리가루(몸 컨디션 좋다).

---

11 환자의 식탁 등도 일반적인 토양체질에 역행하는 것이 꽤 많다. 예를 들어 따뜻한 음식보다는 찬 음식이 좋은데 이 환자의 경우는 찬 것을 먹으면 대개 안 좋은 반응이 난다. 김치나 된장이 안 좋다거나 짠 음식이 안 좋다는 것도 역시 일반적인 토양체질에 잘 따르지 않는 사례이다. 대개 따뜻한 목욕이 좋은 편인데 좋지 않다거나, 수영하고 혈액순환이 좋아졌다는 것도 일반적인 토양체질의 반응이라고 보기 어렵다. 하여튼 체질진단이 상당히 까다로운 환자임에는 틀림이 없다.

12 따뜻한 음식: 따뜻한 음식은 토양체질에 잘 맞지 않는 편이나 이 환자는 반대 성향을 보인다. 위장이 나빠 찬 음식을 회피하는 심리가 작용해서 따뜻한 음식이 좋다는 느낌이 든 게 아닌가 생각한다.

- 안 좋은 음식: 찬 음식(얼굴에 뭐가 올라옴)[13], 고등어·꽁치·조기(안 좋다)[14], 김치·된장(안 좋다)[15], 신 김치(좋아하나 얼굴에 뭐가 올라와 고름처럼 물집 잡힌다)[16], 사과·오렌지·키위·포도 등 신과일(못 먹는다), 상추(배가 살살 아픔), 커피(눈에 틱이 온다), 젓갈·깻잎·장아찌 등 짠 음식(몸 붓고 위장장애 심하다).[17]
- 안 좋은 영양제: 비타민(소화불량 1시간).
- 안 좋은 행위: 목욕(머리에 두드러기 나고, 몸 가렵고 긁으면 올라온다)[18], 수영(혈액순환 되게 좋아지고 정맥류 가벼워져 매우 좋으나, 얼굴, 몸이 붓는다).[19]

회상

이 환자는 토양체질로서 오로지 만성소화불량 문제로만 내원한 특별한 케이스다. 비위가 가장 센 체질로 알려진 토양체질이 만성소화불량에 시달린다? 그것도 그냥 소화불량이 아니라 물도 소화가 잘 안 될 정도로 심한 상태라니. 찬 음식이 맞는 체질인데 찬 것을 먹으면 오히려 속이 더 안 좋다? 심지어는 된장마저도 안 좋다? 그녀가 보인 이런 증상들은 대부분 수체질, 즉 수양이나 수음체질에나 해당되는 것들이다. 그런데 어떻게 반

---

13 찬 음식: 대개 찬 음식은 토양체질에 이로운데, 이 환자의 경우 평소 빈번한 소화장애 때문에 심리적으로 회피하는 성향이 반영된 것으로 생각한다.

14 고등어·꽁치·조기: 등푸른 생선은 토양체질에 불편한 경우가 많다. 조기는 수체질에 좋은 생선이다. 토체질엔 권하지 않는다.

15 김치·된장: 토양체질에 이들 음식이 직접 해로운 것은 아니다. 환자가 짠 음식이 좋지 않다고 했는데 이들 음식이 대개 짠 편이어서 이런 반응을 보이는 것이 아닌가 생각한다.

16 신 김치: 토양체질은 비위의 활성이 높은 체질이므로 발효가 안 된 음식이 더 좋은 편이다. 짜지 않은 생김치를 권한다.

17 젓갈·깻잎·장아찌 등 짠 음식: 토양체질의 신장 기능이 떨어지면 부종을 일으키는 경향이 많다. 이런 경우 싱겁게 먹는 것이 좋다.

18 목욕: 토양체질은 온수욕이 좋다. 이 환자는 당시 알레르기가 심해서 온수에 과민반응을 보인 것으로 생각한다. 토양체질치료로 알레르기를 치료한 후에는 괜찮아진다.

19 수영: 원래 토양체질에 수영은 좋지 않은 운동에 속한다. 피로가 심해지고 감기나 비염 같은 면역저하의 현상이 생기기 쉽기 때문이다. 이 환자처럼 운동 그 자체로부터 오는 효과가 일부 있을 수 있으나, 부종이 나타난다는 본인의 말로 보건대 수영이 진짜 좋은 건지는 의심스럽다.

대 체질인 토양체질로 진단한단 말인가?

그녀를 토양체질로 진단한다는 것은 어렵고, 매우 위험 부담이 높은 일이었다. 체질이 맞지 않으면 역방이 되어서 몸이 더 나빠질 수 있기 때문이다. 게다가 그녀는 저 멀리 지방에서 몇 시간 동안이나 차로 달려오지 않았는가! 환자를 가까이서 자주 볼 수 없는 상황이기 때문에 반드시 단칼에 체질이 적중해야 한다.

보이는 증상과 상반되는 진단을 해야만 할 때 의사는 상당히 갈등한다. 가장 믿음직스러운 진단의 증표가 환자가 보여주는 갖가지 객관적 증상들인데 이들을 배척하고 나의 주관적인 진단을 밀고 나가야 하니 말이다.

그럼에도 불구하고, 나는 수차례 확인하고 또 확인한 끝에 나의 진단을 확신했다. 20년 가까운 나의 임상경험으로부터 환자가 보이는 증상들을 '가짜'로 판단하고, 그 증상 이면에 숨어 있는 '진짜'를 본 것이다.

나는 환자에게 체질침을 시술하고, 체질약을 지어주고, 그리고 체질식을 잘 지키라고 단단히 일러줬다. 환자는 고개를 갸우뚱하고 주원장한의원을 나섰다. 그녀는 진정 내 말대로 토양체질을 실천할까? 내게 과연 어떤 소식을 돌려줄까? 내가 할 일은 다 했다. 주사위는 던져졌다! 진인사대천명(盡人事待天命)[20]! 사실 인생의 매 순간이 다 이런 결단의 연속이다.

이틀 후 한의원의 전화벨이 울렸다. 그녀였다. 가슴을 졸였다. "속이 너무 편해졌어요!" 수화기 너머로 들리는 그녀의 말이었다.

순간 내 몸 구석구석에서 아드레날린(adrenaline)[21]이 솟구쳤다. "내가 맞았구나!" 그녀가 행복한 것보다 내가 더 행복했다.

---

20 진인사대천명(盡人事待天命): 사람의 일을 다하고 하늘의 명령을 기다린다.

21 아드레날린(adrenaline): 부신수질에서 분비되는 호르몬으로 심장박동과 혈관수축, 혈액 속의 당과 지질의 수준 등을 올린다. 교감신경을 흥분시키는 호르몬의 일종.

스트레스와 호흡곤란 그리고 술

대강의 줄거리

주소: 직장에서 스트레스를 받으면 밤에 잠이 잘 안 오면서 숨이 얕아지고 잘 안 쉬어진다.

주소: 소화불량, 위가 부은 느낌. 주로 과식 후 발생한다.

굳은 변이 나오면 항문 파열되면서 배변 후 휴지에 선혈이 묻는다.

설문의 다양한 해석의 지평

I. 땀이 주는 신진대사의 단서들

- 뜨거운 음식을 먹을 때 땀을 많이 흘린다.

- 조금만 매운 것 먹어도 머리나 얼굴에 땀이 많이 흐른다.

 *이상 두 문항에서 속에 열이 많은 토양체질의 발한 특성이 잘 드러난다.

II. 음식이 제공하는 귀한 정보

- 돼지고기를 많이 먹어도 탈이 나지 않는다.

- 육식을 많이 해도 체하거나 설사하거나 속이 거북한 경우는 거의 없다.

- 생선은 비려서 거의 안 먹는다.

- 상추 같은 잎채소를 먹으면 대변에 채소가 소화 안 된 채로 나오는 경우가 종종 있다.

- 음식은 가리지 않고 뭐든지 잘 먹으며 별 탈 없다.

- 몸이 아플 때도 식욕은 항상 좋다.

 *생선에 관한 반응을 제하곤 대체로 이 체질에 맞는 반응들이다.

III. 약으로부터의 깨달음

- 한약을 복용해도 부작용은 별로 없다.
- 마취가 잘 되지 않는 경향이 있다.

  *마취에 대한 반응은 체질과 크게 관련은 없는 것으로 생각된다. 개인적인
  특성이라고 볼 수 있다.

IV. 대변의 체질적 프리즘

- 대변이 항상 무르게 나온다.
- 대변이 항상 가늘게 나온다.
- 평소 대변이 가늘거나 무른데도 시원하게 안 나오는 경우가 많다.
- 꼭 아침에만 대변을 여러 번 본다.

  *이상 네 문항. 내원 당시 환자는 음주를 자주 하는 상황이었다. 이 때문에
  대변이 안 좋은 것으로 생각한다.

V. 과거와 현재의 단면들

- 혓바늘이 잘 생긴다.
- 반신욕 하면 몸 컨디션이 좋아진다.

주원장의 진단: 토양체질

치유로 나아가는 길

　주로 체질침을 위주로 치료하면서, 증상이 심하거나 체력이 많이 저하된
경우 체질약 혹은 체질보약으로 치료.

주된 증상은 숨이 잘 쉬어지지 않아 답답한 증상. 가끔 숨 쉴 때 흉통. 왼쪽 가슴 횡격막 부위 답답한 느낌이 올 때 있다. *이 환자의 경우 주로 업무 스트레스와 과로, 음주, 흡연 등으로 인한 것으로 보임. 체질침을 놓고, 체질약도 같이 처방하여 속히 호전됨. 체질침과 체질약에 잘 반응하는 환자다.

과식 후 속이 편치 않다. 평소 음주와 과식을 즐기는 편이어서 숙취와 속이 거북한 증상 잦음. 소화불량, 위가 부은 느낌, 식욕부진, 위 쿡쿡 쑤심, 트림 시 뭐가 올라오는 느낌 등. *속 불편감은 체질침(치료 후 트림이 나면서 체기가 내려가 편해짐)과 체질약으로 곧 호전됨. 치료 초기에 술을 마시고도 숙취가 없어서 너무 극적이라고 함.

과음 혹은 폭음 후 명치, 아랫배, 옆구리, 허리 등에 통증이 심하고 숨이 가빠짐. 체질치료 하면 통증이 잘 제어됨.

회사에서 스트레스를 받으면 머리가 뜨겁다.

건강검진을 했는데 폐활량이 적고, 페리틴(ferritin)[22] 수치 높고, 통풍, 지방간, 비만 소견. 염증 수치가 높다는 경우도 있다.

혀뿌리가 말라 있는 느낌이 든다. 혓바닥 왼쪽 밑이 아플 때가 있다.

평소 가래가 잦다. 흡연 또는 음주 후 특히 많다. 체질치료 후 많이 감소.

감기에 종종 걸린다. 콧물, 기침, 두통 등의 증상. 밤에 갑자기 오한이 들 때가 있다. 열이 나면 이불을 덮고 자도, 반신욕을 해도 땀이 안 난다.

등산 후 무릎 통증 올 때가 있음.

---

22 페리틴: 철분 저장 기능을 하는 단백질. 체내 철분 함량 측정에 사용된다. 이 수치가 저하하면 철분이 부족하여 빈혈 증상이 나타나고, 이 수치가 증가하면 철 함량이 과다하여 조직과 장기의 기능부전을 일으킬 수 있다.

혈변. 음주 후 특히 심하다. 굳은 변일 때는 항문이 찢어져서 혈변을 본다. 요도염에 걸려 항생제 1일 복용함.

고혈압. 혈압 상승하면 두통, 뒷목 뻣뻣하고 가슴 두근거림. 음주 후 심계항진이 잦다.

아침에 다량의 코피를 가끔 흘린다. 어릴 때는 잦았다.

피로감이 잦다.

::: 환자의 식탁 등 :::

- **좋은 건강법**: 저탄수고지방다이어트[23](머리가 맑아지고 숙취도 없어짐), 차전자피 (대변이 잘 나옴), 좌욕(내치핵[24] 호전됨).
- **안 좋은 음식**: 감자(가슴에 걸린 느낌. 아침에도 걸려 있는 느낌이 들어 토했는데 2/3가 소화되지 않고 그대로였음)[25], 소주 혹은 맥주(과음 후 이틀까지 입에서 짠 맛 느껴짐. 입술이 틈. 술을 섞어 먹으면 특히 안 좋다), 맥주(위통), 소주(입이 뻑뻑해짐, 명치 통증), 매운 오징어(얼굴에 뾰루지)[26], 매운 음식(설사), 치킨(구토).[27]
- **안 좋은 약재**: 홍삼 또는 인삼+꿀(어려서 자주 복용했는데 당시 아침에 항상 코피)[28]
- **안 좋은 생활방식**: 에어컨(틀고 잤더니 다음날 손발이 차고, 식은땀이 났다).[29]

---

23 저탄수고지방다이어트: 돼지고기, 버터, 크림치즈, 다량의 샐러드, 다량의 요거트 등을 주로 섭취했다고 함. 핵심은 탄수화물 섭취를 크게 제한하는 것. 몸 컨디션은 매우 좋은데 문제는 대변이 거의 안 나옴.

24 내치핵: 항문과 직장 근처에 돌출된 핏줄 덩어리(정맥류)를 치핵(치질)이라고 하는데, 항문관 안의 보이지 않는 것을 내치핵이라고 하고, 항문 밖에 노출된 것을 외치핵이라고 한다. 내외의 어느 것이건 치핵이 터지면 혈변(피똥)을 본다.

25 감자: 토양체질에 안 좋은 대표적 식품.

26 매운 오징어: 매운 건 무슨 음식이든 토양체질에 독약이다.

27 치킨: 역시 토양체질에 안 좋은 대표적 식품.

28 홍삼, 인삼, 꿀: 토양체질에 안 좋은 대표적 약재들이다. 이로 인해 기가 위로 역류하여 코피를 자주 쏟게 한 것이다.

29 에어컨: 토양체질은 피부를 차게 하면 매우 안 좋다. 겉은 따뜻하게 하고 속은 시원하게 해야 건강에 좋다.

회상

잦은 음주가 항상 건강상의 문제를 일으키는 토양체질 케이스다. 이 사람은 사실 음주만 아니라면 건강에 별로 문제가 없을 환자다. 우선 타고난 신체조건이 상당히 우수하기 때문이다. 그는 거의 매일 술을 마시는 것 같았다. 주량도 많아서 종종 폭음도 한다.

토양체질은 위와 심장 등에 열이 많아, 화기(火氣)의 대표라 할 수 있는 술을 자주 마시는 행위는 건강에 치명적이라 할 수 있다. 그가 과식 후 숙취와 위장의 불편감, 근육통 등 갖가지 괴로운 증상에도 불구하고 그렇게 술을 좋아하는 이유를 이해하기가 쉽지 않았다. 얼핏 듣기에 음주 외에 딱히 여가를 보내는 취미가 없는 것 같았다. 일이 끝나고 무료한 시간을 친구들을 만나 술 마시는 것으로 보내다 보니 그게 습관이 되어 집에 혼자있더라도 음주를 하는 게 일상이 된 것이다. 좋은 취미를 갖는다는 게 정서적 측면뿐만 아니라 건강을 위해서도 무척 중요하다는 것을 깨닫게 했다.

그는 최근에 사랑하는 사람과 결혼을 하고 귀여운 딸의 아빠가 된 후 가족을 위해 음주를 많이 줄였다고 한다. 물론 가끔 어쩔 수 없이 술을 마시고 또 고생하기는 하지만. 나는 그가 좋은 남편, 멋진 아빠가 되기 위해 지금도 열심히 노력 중이리라 믿는다.

이 환자에게서 또 다른 인상적인 것은 어렸을 적에 인삼이나 꿀 같은 보양제를 자주 복용하고 코피를 매일 흘렸다는 것이다. 부모님이나 어른들이 자나 깨나 몸보신케 한다고 인삼과 꿀을 갖다 먹인 것이다. 인삼이나 꿀은 이 환자의 체질인 토양체질에는 치명적인 독약인 건데 그걸 모르고 사약을 먹인 셈이다. 그래서 기가 그렇게 거꾸로 치솟아 매일 코에서 피가 분수처럼 넘쳐났던 것이다. 어려서 망정이지 나이 지긋한 중년에 뇌 속에서 그랬다면 중풍으로 팍 고꾸라졌을 것이다. 체질을 안다는 게 천수를 누리는 데 얼마나 중요한지 깨닫게 해주는 사례다.

또 하나 이 환자에게서 특기할 것으로 저탄수화물고지방(Low Carbohydrate High Fat) 다이어트를 들 수 있다. 흔히 '황제다이어트'라고 알려진 체중감량 식이요법과 유사한 것이다. 그는 탄수화물을 크게 줄이고(거의 안 먹고), 돼지고기, 버터, 크림치즈 등 지방이 풍부한 식품과 채소, 요거트를 중심으로 하는 다이어트를 해서 상당한 효험을 봤다고 한다. 체중감량은 물론 숙취가 줄고 위도 편해지고 몸의 제반 컨디션이 크게 향상됐다는 것이다. 이 방법은 토양체질에 체중감량을 원하는 사람들에게 추천할 수 있다. 또는 목양이나 목음체질에도 역시 권할 수 있다. 자신의 체질에 맞는 것을 선택해서 나름대로 식단을 짜보기를 바란다. 뭘 하건 항상 체질을 기준으로 해야 몸을 상하지 않고 소기의 목적을 달성할 수 있다는 점을 반드시 명심하기를 바란다.

에피소드 8

천식과 헛배부름 속에 평생을 살다

대강의 줄거리

주소: 천식. 숨이 차서 걸어 다니기 힘들다.

주소: 복부팽만. 배가 너무 많이 나와 부대낀다.

주소: 부종. 얼굴과 몸이 항상 띵띵 붓는다.

요통 및 슬통. 허리와 무릎이 아프다.

설문의 다양한 해석의 지평

I. 땀이 주는 신진대사의 단서들

- 건강할 때는 땀이 거의 없다.
- 긴장만 하면 손에 땀이 흥건해진다.
- 신경 쓰면 유독 머리에 땀이 많이 난다.
- 뜨거운 음식을 먹을 때 땀을 많이 흘린다.
- 조금만 매운 것을 먹어도 머리나 얼굴에 땀이 많이 흐른다.
- 전에는 땀이 별로 없었는데 나이가 들면서 많아진다.
- 발바닥에 특히 땀이 많다.
- 겨드랑이에 특히 땀이 많다.
    *이상 여덟 문항의 땀에 관한 반응은 이 체질이 몸이 좋지 않을 때 잘 나
    타날 수 있다.

II. 음식이 제공하는 귀한 정보

- 밀가루 음식을 먹으면 속이 거북하거나 얼굴에 뭐가 잘 난다.
- 밀가루 음식을 먹으면 생목 또는 신물이 잘 올라온다.
- 차지 않은 우유를 마셔도 속이 불편하거나 설사한다.
    *이상 세 문항은 토양체질에서 잘 나타나는 반응들이다.
- 대부분 육식을 싫어해서 거의 먹지 않는다.
- 어렸을 때나 젊었을 때는 고기는 입도 안 댔다.
- 돼지고기를 먹으면 속이 매우 불편하다.
    *이상 세 문항은 토양체질에 잘 나타나지 않는 반응들이다. 마치 금체질을
    떠오르게 한다. 토양체질에 간혹 육식이 싫고 속이 불편한 사람들이 있다.
- 돼지고기를 많이 먹어도 탈이 나지 않는다.

*바로 위 문항과 모순되는 것 같은데, 돼지고기를 먹으면 속은 불편하나 배
　　탈이 날 정도는 아니라는 뜻으로 보인다.
- 소고기를 많이 먹어도 탈이 나지 않는다.
- 생선은 비려서 거의 안 먹는다.
　　*이 문항도 토양체질의 일반적 성향과는 배치된다. 냄새에 민감한 토양체
　　질이라고 할 수 있다. 이런 사람은 대개 알레르기질환이 많다.
- 고등어를 먹으면 신물이 올라온다.
- 참외를 먹으면 속이 불편하거나 설사한다.
　　*토양체질에 유익한 과일인 참외에 대해 속이 불편하다는 것은 얼핏 모순
　　처럼 보이지만, 이렇게 사람에 따라 불편감을 보이는 사람이 있다는 사실
　　도 받아들여야 한다.
- 줄곧 잎채소 반찬만으로 식사해도 허기지거나, 속이 거북하거나, 피
　곤하지 않다.
- 사과를 먹으면 소화가 잘 안 되거나 속이 거북하다.
- 오렌지를 먹으면 속이 쓰리거나 거북하다.
- 라면을 먹으면 설사하거나 속이 불편하다.
- 피자를 먹으면 체하거나 속이 불편한 경우가 많다.
- 커피를 마시면 손이 떨리거나 가슴이 두근거린다.
- 평소 커피를 자주 마시는데도, 오후에 마시면 잠이 잘 안 온다.
- 자장면을 먹으면 속이 거북하다.
- 떡을 먹으면 잘 체한다.
- 식탐이 많아 과식하고 속이 부대끼는 경우가 많다.
- 병나거나 몸이 안 좋으면 대개 식욕이 먼저 뚝 떨어진다.
- 술 한 잔만 마셔도 얼굴이나 몸이 아주 빨개진다.

- 신 김치를 못 먹는다.
- 신 과일을 못 먹는다.
- 귤을 먹으면 속이 좋지 않다.
- 오렌지를 먹으면 속이 좋지 않다.
  *이상 16개의 문항들은 토양체질에 대체로 자주 나타나는 반응들이다.
- 육식이나 분식보다는 꼭 밥을 먹어야 기운이 난다.
- 산 낙지를 먹고 위경련(혹은 복통)이 난 적이 있다.
  *산 낙지에 복통을 일으키는 토양체질이 가끔 있다. 산 낙지에 알레르기가
  있는 것으로 생각된다. 이럴 경우 피하는 것이 좋다.
- 고기나 기름진 음식을 먹지 않는데도 혈중 콜레스테롤이 높다.
- 감을 먹으면 속이 편하지 않다.
  *토양체질에 감은 좋은 과일에 속하는데, 이런 반응을 보이는 건 이 체질
  과 배치된다.

III. 알레르기 반응의 미묘한 암시

- 파스를 붙이면 가렵거나 부작용이 나서 오래 못 붙인다.
- 햇빛 알레르기가 있다.
- 피부에 살짝만 자극을 주어도 자극받은 자국이 벌겋게 부어오르며 알
  레르기 반응을 보인다.
- 복숭아를 먹으면 눈·코·입이나 피부에 알레르기 반응이 일어난다.
- 꽃가루가 날리면 알레르기를 일으킨다.
- 먼지가 많은 곳에 가면 알레르기를 일으킨다.
- 알레르기 비염이 심하다.
- 천식이 있다(먼지나 동물 털, 꽃가루, 찬 공기 등에 호흡곤란을 일으킨다).

*이상 8개 문항의 반응은 알레르기가 심한 토양체질에 잘 나타날 수 있는 것들이다.

IV. 약으로부터의 깨달음
- 포도당주사를 맞으면 힘이 난다.
  *포도당주사가 토양체질에 좋다는 반응이 종종 있다.
- 인삼을 먹으면 몸이 확실히 좋아진다.
- 홍삼은 별로 효과가 없는데, 인삼은 효과가 좋다.
  *이상 두 문항은 토양체질에 맞지 않은 것들이다. 사람들이 평소 어떤 약이나 음식에 대해 느끼는 바가 사실은 부정확한 경험의 소산일 수 있다는 것을 알 수 있다.
- 한약을 복용해도 부작용은 별로 없다.
- 옻닭을 먹고 심하게 옻이 올라 고생한 적이 있다.
  *토양체질에 합당한 반응이다.
- 복합영양제 주사를 맞으면 얼마 동안은 기운이 난다.

V. 체형이 주는 전관적 이미지
- 음식조절을 안 하면 살이 너무 많이 찐다.

VI. 대변의 체질적 프리즘
- 웬만해선 설사는 거의 안 한다.
- 항상 변비로 고생한다.
- 하루라도 대변을 못 보면 대단히 괴로워한다.
- 대변이 항상 가늘게 나온다.

- 몸은 건강한데도 대변을 하루에 여러 번 본다.
- 평소 대변이 가늘거나 무른데도 시원하게 안 나오는 경우가 많다.
- 꼭 아침에만 대변을 여러 번 본다.
  *이상 일곱 문항, 대체로 대변상태가 좋지 않은 것을 통해 평소 식생활이
   체질과 맞지 않은 경우가 많음을 예측할 수 있다.

VII. 과거와 현재의 단면들
- 항상 감기를 달고 산다.
- 편도선이 잘 붓는다(혹은 과거에 잘 부었다).
  *이상 두 문항은 평소 면역력이 낮음을 보여준다.
- 온종일 트림을 계속 한다.
- 온종일 방귀가 계속 나온다.
  *이상 두 문항은 평소 소화불량이 잦다는 소견이다.
- 눈이 항상 건조하고 피로하다.
- 너무 쉽게 멍이 든다.
- 평소 입안이 잘 마른다.
- 역류성 식도염
- 알레르기 비염

주원장의 진단: 토양체질

치유로 나아가는 길
　치료 초기에는 체질약과 체질침을 병행해서 치료하다가, 건강이 많이
좋아진 후로는 가끔 몸 컨디션이 저하됐을 때 체질보약(체질단)으로 주
로 치료함.

천식이 있었다. 걸을 때 특히 숨이 차는데, 심할 땐 누워 있기만 해도 숨이 차다. 몸 안 좋으면 천식이 도진다. *체질침과 체질약으로 숨이 찬 것이 많이 줄어 등산도 다니게 되었다. 걸음걸이도 빨라짐. 몸이 무지 가벼워졌다고 함.

변비. 배가 항상 헛배 불러 있다. 방귀 냄새 지독함. *체질침과 체질약으로 대변 시원하게 봄. 대변 잘 보면 숨 안 찬다고 함. 방귀 냄새도 지독하지 않게 됨.

몸이 잘 붓는다. 특히 아침에 얼굴이 잘 붓는다. 몸이 안 좋으면 몸이 붓는다. *체질치료 후 부종과 체중이 감소하여 몸이 너무 가벼워졌다고 고마워 함. 숨이 차 평지도 못다녔는데 이젠 계단 오르는 데에도 숨이 하나도 안 찬다고 함.

가끔 배탈이 나서 설사하면 기운이 빠진다.

가끔 입맛이 없음. 밥맛없고 헛배 부르고 졸려 잠만 온다고 함. 체질치료로 식욕 회복, 기운 돌아옴. *체질단 복용하고 밥맛이 좋아졌다고 함.

온몸에 쥐가 자주 난다.

가끔 감기가 심하게 온다. 지하철 에어컨때문에 몸살감기에 걸려 입술이 다 부르텄다고 함. *체질치료 후 감기 걸리는 횟수가 현격하게 줄었다. 지난 겨울엔 한번도 안 걸림.

가끔 입병에 걸려 음식을 먹지 못할 때가 있다.

가끔 어지럼증이 심하게 와 천지가 다 돈다. 어지럼증이 한 번 오면 기운이 없어 한동안 힘을 못 씀. 최근 어지럼증에 양약 복용하고 위가 다 헐었다고 함.

등산 갔다 온 후 무릎 통증이 있다고 함.

불면 가끔. *체질치료 받고 잘 자게 됨.

오후 피로감. 체질단 복용하고 오후에 피로한 것 없어졌다고 함.

::: 환자의 식탁 등 :::

- 좋은 건강식품: 상어연골(무릎에 좋다).
- 안 좋은 음식: 찬 음식(아이스크림, 찬 물).[30]
- 안 좋은 것: 풀독(피부 가려움), 미세먼지(기침, 천식 악화).

회상

작고 아담한 체형이나, 언행이 정확하고 어떨 땐 단호한 모습도 보인다. 흔히 토양체질은 조급한 성품이면서도 언행은 상당히 조심하는, 약간 소심한 성향을 보이는데 이 환자는 이런 성향과는 많이 구별된다.

소아 때부터 발생한 천식으로 평생을 고생하며 살았는데, 주원장한의원에서 토양체질로 치료 후 증상이 크게 호전되었으며 빈도 또한 많이 감소했다. 대개 보행 중에 숨이 차서 길 가다가 멈춰서야 했고 심하면 가만히 누워 있어도 숨이 찰 지경이었는데, 이 고질적 질환에서 극적으로 해방되어 주원장한의원의 최고 예찬론자가 되었다.

이 분의 특이한 증상은 헛배 부르는 증상. 배가 풍선처럼 불러올라 답답하고 숨까지 차서 일상생활이 이만저만 불편한 게 아니었다. 변비도 이 증상에 일조를 하고 있었지만, 주로 소화장애가 주된 요인이었다. 체질식과 체질치료로 소화기능이 좋아지니 이 헛배 부르는 증상도 드라마틱하게 감

---

30 찬 음식: 토양체질은 찬 음식이 좋은데, 이 환자는 평소 찬 것을 거의 안 먹는다. 삼복더위에도 아이스크림을 절대 안 먹고, 등산 가서도 뜨거운 물을 마신다고 한다. 찬 것을 먹으면 천식이 도지거나 혹은 기침이 나기 때문. 이렇게 호흡기가 민감한 토양체질에 가끔 찬 음식이 안 좋은 사람들이 있다.

소했다. 헛배 부른 것이 감소하니 숨 찬 증상도 도미노처럼 크게 감소했다. 체질에 맞지 않은 식생활이 주된 요인이었는데, 그것을 모르고 수많은 세월을 고통스럽게 산 것이다. 체질을 안다는 것이 삶에 얼마나 중요한 것인지를 새삼 깨닫게 해준 환자로 기억된다.

에피소드 9

몸이 안 좋으면 무조건 배가 돌처럼 뭉친다

대강의 줄거리

주소: 기력이 없다. 전 해 마사지를 받고 몸이 나빠짐. 이후 체중도 증가.

주소: 목이나 어깨 근육이 잘 뭉침.

주소: 소화불량이 잦다. 잘 체한다. 소화가 안 되면 복부가 굳어진다.

식은땀이 난다.

혈액순환이 안 된다.

전엔 그렇지 않았는데 요즘 술 마시면 심장이 빨리 뛴다.

소화가 안 된다.

변비가 심해 양약을 먹고 있다.

설문의 다양한 해석의 지평

I. 알레르기 반응의 미묘한 암시

- 귀걸이나 목걸이에 금속알레르기가 있다.

- 피부묘기증

  *위 두 문항은 이 환자에게 알레르기 성향이 있다는 걸 말해준다.

II. 약으로부터의 깨달음

- 홍삼을 먹으면 몸이 오히려 좋지 않다.

  *사실 홍삼에 대한 이런 반응은 상당히 중요하다. 홍삼은 인삼의 약성을 많이 순화시켰기 때문에 웬만하면 부작용이 별로 없다. 그런데도 홍삼이 좋지 않다는 것은 토체질이나 금체질일 확률을 매우 높인다. 적어도 홍삼이 좋은 체질들인 수양, 수음, 목양체질들은 배제할 수 있다.

- 한약부작용

  *이 환자는 양약뿐만 아니라 한약에도 부작용을 잘 일으키는 환자였다. 체질약도 심사숙고해서 써야 부작용을 피할 수 있었다.

- 특정 소염진통제에 부작용이 심하다.

  *위 세 문항은 이 환자가 양약이나 한약 모두에 대한 부작용이 많은 타입임을 잘 보여준다. 토양체질에도 이렇게 약에 민감한 사람들이 종종 보인다.

III. 대변의 체질적 프리즘

- 항상 변비로 고생한다.
- 하루라도 대변을 못 보면 대단히 괴로워한다.
- 대변이 항상 무르게 나온다.
- 평소 대변이 가늘거나 무른데도 시원하게 안 나오는 경우가 많다.

  *위 네 문항은 환자가 평소 체질에 맞지 않은 식생활을 자주 한다는 사인이다.

IV. 과거와 현재의 단면들

- 항상 감기를 달고 산다.
- 편두통이 주기적으로 온다.

- 스트레스를 받고 식사하면 잘 체한다.
- 눈이 항상 건조하고 피로하다.
- 너무 쉽게 멍이 든다.
- 피곤하면 목이 꼭 잠겨서 말하기가 곤란하다.
- 평소 입안이 잘 마른다.
- 평소 입술이 잘 갈라진다.
- 반신욕 하면 몸 컨디션이 좋아진다.
- 자궁질환이 잘 생긴다.
- 극심한 생리통.
- 혈압이 저혈압으로 내려가면 몸이 안 좋아진다.
- 한여름에도 찬물로 샤워 못 한다.

주원장의 진단: 토양체질

치유로 나아가는 길

주로 체질침 치료를 하고 가끔 증상이 중한 경우 체질약 치료를 함.

과정과 실재

소화불량이 매우 잦다. 잘 체한다. 역류성 식도염 있다. 변비도 심하다. 속이 안 좋으면 배가 굳는다. 소화 문제뿐만 아니라, 거의 모든 건강상의 문제가 생기면 항상 배가 굳는다고 한다. 이 환자의 특징적 증상이다. 배가 굳는다는 것은 장운동이 멈추는 현상으로 보인다. *체질침에 상당히 잘 반응하는 환자로서, 침 치료를 받으면 얼마 안 가 바로 회복이 됨. 체질

약에도 좋은 효과를 보임.[31]

성교 시 배에 힘을 주면 허리와 배가 뭉쳐버린다. 심하면 소화도 안 될 지경이 된다고 함.

요통. 신이 작은 토양체질에 잘 나타나는 '신허요통(腎虛腰痛)[32]'의 일종으로 생각됨.

골반과 엉덩이도 통증.

뒷목 뭉침. 평소 화를 잘 내는데 이 때문에 뒷목이 뭉치는 증상이 자주 오는 것 같다. 화나면 어깨도 뭉친다. 화를 풀기 위해 음주를 자주 하는데 이 때문에 몸이 더욱 안 좋아진다고 함.

혈액순환 안 돼 잘 붓는다. 산후 부종도 심했음. 소염제, 소화제 등 거의 모든 양약에 부종.[33] 한번은 안마 기구를 사용했는데 오히려 온몸에 혈액순환이 안 되고, 복부와 허리의 근육이 뭉치고, 소화불량, 두피 뻣뻣한 증상 등이 발생하여 매우 고생함[34].

동네 한의원에서 침 치료, 물리치료, 부항 치료 후 심계항진이 오기도 함.

어지럼증 있다. 고소공포증이 있어 육교, 엘리베이터 타고 높은 데는 못 올라간다.

감기를 달고 산다.

---

31 체질약도 환자의 증에 딱 맞게 아주 잘 처방돼야 효험을 보이는 환자이다. 평소 다른 토양체질 환자에게 하던 대로 일반적인 처방을 쓰면 부작용이 난다.

32 신허요통: 신장이 기능이 약해지면 신장이 위치한 허리 부근에 통증이 발생하는 경우가 많다. 이를 한의학에서는 신허요통이라는 범주로 분류한다. 근육통처럼 느껴지지만, 사실은 신장이라는 장기로 인한 연관통(聯關痛, referred pain)의 일종이다.

33 이 환자는 양약에 대한 부작용이 매우 심한 편이었다. 이런 면은 금체질과 매우 유사해 보인다. 양약에 대한 부작용이 금체질뿐만 아니라 토체질도 강할 수 있음을 보여주는 아주 좋은 사례라고 할 수 있다.

34 안마 기구: 이 환자는 물리치료나 마사지 같은 시술에도 종종 심한 부작용을 보인다. 심지어 훌라후프 하고도 배가 뭉친다고 한다. 정말 예민한 환자의 극한을 보여주는 사례다.

만성피로. 힘없어 잠만 잘 때도 많다. 체력이 떨어지고 몸이 안 좋으면 열이 나고 식은땀도 많이 난다. 심할 땐 몸이 한없이 밑으로 꺼지는 증상. 소변 거품뇨.

한번은 내원해서 무월경 1년 됐다고 함[35].

::: 환자의 식탁 등 :::

• 안 좋은 음식: 라면, 빵, 피자 등 밀가루 음식, 튀김류, 고등어, 술.
• 안 좋은 건강식품: 일반적인 건강식품이나 한약(속이 쓰리고 체함).
• 안 좋은 영양제: 대부분의 영양제(부종).
• 안 좋은 양약: 대부분의 양약(부종).

회상

이 환자는 여러 가지 특성을 두루 보여주는 특별한 환자이다. 내원 동기부터 특이했다. 마사지를 받고 몸이 매우 나빠졌다는 것이다. 마사지를 받고 몸이 나빠졌다고 해봐야 몸이 쑤시고 아픈 정도지 싶겠지만, 이 환자는 그렇지 않았다. 배가 굳어지고, 등이 굳어지고, 허리가 아프고, 소화가 안 되고, 몸에 힘이 하나도 없고… 이런 총체적인 몸의 부조화가 동시 다발로 발생한다.

또, 특이한 점은 성생활이었다. 환자 자신의 말에 따르면 성생활을 자주 하는 것으로 보인다. 그런데 성교를 하면 근육에 힘을 많이 쓰는 까닭에 그 때마다 자주 근육이 뭉친다는 것이다. 오장육부 중에 신방광이 가장 작아, 흔히 성적 무관심이 가장 많은 것으로 간주되는 토양체질인데도 성생활이 잦은 것이다. 그때문에 몸에 무리가 되어 이렇게 근육이 뭉치는

---

35 신장이 작은 토양체질이 신장이 허해져서 오는 증상 중 하나. 신(장)은 한의학에서 비뇨생식기계를 포괄하는 장기로 간주된다.

특이한 증상이 발생한다. 그래서 며칠 동안 몸 컨디션이 아주 바닥을 친다.

특이한 것은 이렇게 신기능이 약한 체질인데도 임신은 또 상당히 잘 되는 편인 것 같다. 결혼한 후에도 얼마 안 있어 바로 임신에 성공해 아이까지 낳았다.

비위가 발달한 토양체질인데도 소화불량이 아주 심한 것도 역시 일반적이지 않았다. 몸이 나빠졌다 하면 예외 없이 심하게 체하는 증상이 일어나는 것이다. 배가 뭉치고, 등이 뭉치고, 허리가 아픈 증상, 그리고 피로한 증상도 어김없이 동반된다. 그럴 때면 혈액순환도 안 돼서 몸이 띵띵 붓는다. 그리고 어지럽기도 한다. 평소 변비가 심해 변비약을 먹어야 변을 본다고 한다. 뭐 하나 중하지 않은 병이 없다.

그녀는 술이 매우 안 좋은 체질인데도 자주 음주를 하는 것 같았다. 내원해서도 음주하고 몸이 안 좋다는 얘기를 자주 하니 말이다. 술도, 토양체질에 그나마 낫다는 맥주보다는 오히려 소주를 즐기는 것 같다. 그리고 사소한 시비에 분을 참지 못해 옆 사람과도 심심찮게 싸움에 휘말리곤 했다. 다혈질인 토양체질의 한 전형을 보여준다.

가장 특이한 것은 체질침에 아주 잘 반응한다는 것이다. 올 때는 거의 빈사 상태로 오는데 침 맞고 갈 때는 언제 그랬냐 싶게 아무 일 없다는 듯 툭툭 털고 병원문을 나선다. 이럴 땐 정말 보는 나까지도 신기하다는 생각이 든다. 그 때문인지 지방에 사는데도 두 시간 정도나 걸려서 주원장한의원에 들른다. 아무리 멀어도 내게 침을 맞으면 '직방' 효과가 있으니 '불원천리(不遠千里)[36]' 오지 않을 수 없는 것이다. 참으로 미스테리한 환자다.

---

36 불원천리(不遠千里): 천리길도 멀다 하지 않는다. 『맹자(孟子)』「양혜왕(梁惠王)」편에 나오는 유명한 어구. 맹자가 양혜왕으로부터 초청을 받아 내방하자 양혜왕이 맹자를 맞으며 한 말.

토양체질식 및 체질침

"역류성식도염 있었는데 체질식 하고 없어졌다."

"체질식 하고 이틀 만에 손바닥 껍질 다 벗겨지더니 속 편하고 잠 잘 자게 됐다. 그래서 올 5월부터 어지럼, 구토 등 괜찮아졌다."

"체질식 지키고 방귀 많이 줄었다.[37]"

"체질식 시작 후 요즘엔 밤에 화장실에 대변보러 안 간다."

"30년 말초신경이상으로 쑤시던 것이 체질침으로 싹 나은 적 있다. 너무 신기했다."

곡식

팥, 콩: "2년 꾸준히 섭취하고 단백뇨가 없어졌다."

보리[38]: "먹으니 배가 쑥쑥 들어가는 것이 보일 정도로 살이 빠지다." "밥 먹으면 소화가 안 돼 반공기도 잘 못 먹는데, 보리는 한 공기를 먹어도 소화가 잘 된다."

흰죽: "몸 아플 때 좋다."

두부(비지, 연두부 포함)[39]: "속이 매우 편안해지며 에너지원을 받는 느낌이다."

과일

밤: "2년 먹고 단백뇨가 없어졌다."

---

37 평소 방귀가 많다는 사람들이 많은데, 방귀가 많은 건 섭취하는 음식이 본인의 체질에 맞지 않은 게 많기 때문일 수 있다. 특히 냄새가 독한 경우 더욱 그렇다.

38 토양체질은 보리가 가장 좋은 체질이다. 항상 보리밥을 먹는 것이 건강에 최고다. 체중감소뿐만 아니라 당뇨에도 역시 발군이다.

39 콩 역시 토양체질에 매우 좋은 식품이다. 보리와 콩으로 밥을 지어 먹으면 금상첨화.

수박: "먹고 자면 다음날 피부가 좋아지고 기력이 증가하는 느낌이다." "몸
살 걸렸을 때 수박 먹으면 낫는다. 나의 비법. 수박 반통 먹으면 두통 없어
지고 몸이 좋아진다." "아플 때 (수박) 찾게 된다." "청량감이 느껴지고 체
내 수분보충이 잘 된다."

참외[40]: "좋아서 잘 먹는다. 속이 불편하면 참외 먹으면 소화되는 듯하다.
앉은 자리에서 8개까지도 먹는데, 먹으면 기분이 너무 좋아진다."

석류: "빈뇨가 있는데 석류 먹으니 소변 횟수가 줄었다."

감: "가을에 감 먹으면 살이 많이 찌는 것 같다.[41]"

블루베리즙: "1년 먹으니 눈 충혈, 피로감 감소했다. 안 먹으니 눈 굉장히 뻑
뻑해지고, 눈곱도 끼고 피로 심해진다."

레몬: "몸이 안 좋을 때 오이나 레몬같이 상큼한 것이 먹고 싶다."

생선 및 해물

생선회[42]: "먹으면 속 편하고 쾌변 본다." "몸 아플 때 먹으면 나아진다."

민물장어[43]: "먹으면 컨디션 좋다."

조개: "속이 편하다."

육류

삼겹살: "먹으면 살이 빠지고 몸 훨씬 더 낫다." "기력이 생기는 느낌이다."

---

40 참외는 소화가 잘 되기 어려운 과일에 속하는데 이 과일이 가장 좋은 체질이 또 토양체질이다.
여름철 과일의 대표인 수박과 함께 토양체질에 가장 좋은 과일의 하나이다. 토양체질의 위열을
확 식혀준다.

41 요즘은 살찌는 것을 싫어하는 추세이기 때문에 이렇게 살찌게 하는 음식을 싫어할 수 있으나, 의
외로 몸이 매우 말라서 살찌기를 학수고대하는 사람들도 적지 않다. 토양체질 중에 이런 사람은
감을 자주 섭취하는 것도 좋을 것이다.

42 토양체질은 생것이 가장 좋은 체질이다. 생채소, 생과일, 생선회, 육회 등등.

43 토양체질은 민물장어나 바닷장어 둘 다 좋다.

돼지고기[44]: "한 달 넘게 돼지고기 계속 먹었는데도 피검사왈 콜레스테롤 170 정도로 예상보단 적게 나왔다.[45] 다른 수치, 간수치 등도 정상이다." "돼지고기 먹고 대변이 아주 좋았다." "힘 딸릴 때 돼지고기 먹으면 좋다." "기운 딸릴 것 같을 때 먹으면 바로 회복된다(닭은 별로다)." "계속 먹으니 대변 좋아졌다. 그렇지 않으면 대변이 풀려나온다." "힘이 난다."

고기: "힘이 난다."

소고기: "먹으면 다음날 피부가 좋아지는 느낌이다." "기운 딸릴 때 먹으면 바로 체력이 회복된다."

곱창: "기운이 난다."

채소

비트: "비트를 계속 먹고 대변 잘 나온다."

양배추즙: "피부 트러블이 잦아든다."

고구마: "소화 잘 된다."

호박즙: "신장염으로 붓는 데 도움이 된 적 있다."

오이: "청량감이 느껴지고 체내 수분보충이 잘 된다."

채소: "에너지가 생긴다."

비트+당근 즙: "비트와 당근을 같이 넣어 갈아 먹고 변비가 호전됐다."

기타

된장찌개: "속이 편하다."

---

44 돼지고기가 가장 좋은 체질이 토양체질이다. 간혹 삼겹살 먹고 설사하는 토양체질이 있는데 그런 경우는 수육으로 먹으면 괜찮다.

45 콜레스테롤 기준치는 115~230mg/dl 정도이다.

청국장: "속 편하다."

안 매운 음식: "맵지 않게 먹으니 몸이 붓지 않는다."

싱거운 음식: "좋아한다."

찬 음식[46]: "맵거나 뜨거운 음식을 멀리하고, 찬 음식을 주로 섭취하니 탈이
　　나지 않는다(이전에는 장염을 달고 살았다)."

양파(외용): "전에 양파 썰어서 (주위에) 두고 자면 잠을 잘 잤다."

보리차: "속 편하고 쾌변한다."

토양체질 「건강식품·영양제·건강법」 효험 사례 보고서

건강식품

구기자: "피로감이 감소한다."

상어연골: "식당에서 무릎 구부리고 앉아 있을 수 없었다. 상어연골 먹고
　　8년 끄떡없었다."

양파즙: "먹고 변비 없어지고 소화 잘 되었다. 더부룩함 없어졌다."

노니: "도움 되는 것 같다. 무거운 게 빠져나가는 느낌이다. 나흘 먹었는데 소
　　변 많이 나온다. 식욕 약간 감소. 배고픈데 든든하다."

초마늘[47]: "평소 오후에 나른할 때 마시니 좋다."

아로니아: "눈 빨갛게 염증 오던 것 아로니아 먹고 좀 나아졌다.

죽염: "죽염 9증9포 한 것 눈에 넣으니 안구건조증 바로 사라진다. 아들 눈

---

46 토양체질은 뭐든지 찬 게 좋다. 찬 물, 오이냉채, 얼음, 팥빙수, 보리차, 수박, 참외, 냉동참치, 얼
　　린 생선회, 냉동 감 등이 좋고, 심지어 밥도 식은밥이 좋다.
47 초마늘: 마늘을 식초(천연발효식초가 좋다)에 넣어 6개월가량 숙성한 것. 마늘과 식초를 같이
　　복용하는 것이 좋다.

다래끼 조금 날 때 넣으니 없어진다. 소화 안 될 때도 죽염 좋다." "거품가래 때문에 죽염 복용하는데 약간 좋아진다."

유산균(사균): "유산균 규칙적으로 먹은 이후 통풍약 안 먹어도 발작, 재발 없다.

유산균: "건선부위랑 얼굴부위가 덜 가려워졌다."

곰보배추효소: "작년 천식 기에 곰보배추 효소 먹고 나았다. 집에서 씨를 사가지고 직접 재배하고 있다."

영지[48]: "영지를 삶아 먹었을 때 몸 좋았다."

상황버섯[49]: "작년에도 그랬는데 상황버섯 먹으니 몸 좋아졌다가 끊으니 다시 안 좋아진다."

알로에[50]: "변비 개선된다." "변통이 잘 된다." "청량감이 느껴지고 체내 수분보충이 잘 된다." "1년 가까이 알로에(과립) 먹고 많이 좋아졌다. 생리통심한 것도 없어졌다. 대변 시도 때도 없었는데, 대변 좋아지고, 우유 먹고설사하거나, 커피 먹고 설사하는 것도 없어졌다. 전에는 설사를 하도 많이해서 지사제, 두통약 약국에서 항상 구입해서 복용하곤 했다."

흑마늘[51]: "먹고 혈압약을 줄였다."

콜라비: "잘 듣는다. 확실히 몸이 되게 좋아진다. 겨울에서 초봄까지 나온다. 양배추와 무를 접붙였다고 한다. 감기 걸렸을 때 빨리 나았다."

건조효모[52]: "5년 복용 중이다. 신장기능 올려준다고 하는데, 도움 많이 받은 것 같다. 전에는 너무 피곤했는데 이것 먹고 많이 좋아졌다. 이것 먹으

---

48 토양체질에 버섯이 대개 좋지 않은 편인데, 영지는 좋다.

49 상황버섯도 토양체질에 나쁘진 않은 것 같다.

50 알로에가 가장 잘 맞는 체질이 토양체질이라고 할 수 있다.

51 토양체질에 마늘은 생마늘보다 익힌 것 또는 발효한 것이 좋다.

52 건조효모: 맥주효모를 건조시킨 것. 비타민B 복합체가 풍부한 것으로 알려져 있다.

면서 일도 할 수 있게 됐다. 항상 부어있고 부스스했는데 이것 먹고 사람이 됐을 정도다."

생식[53]: "익히지 않고 먹으면 (알레르기)비염 좋아진다." "생것만 먹으면 몸무게 변화 없는데(살 안 찌는데) 화식을 하면 바로 몸무게가 올라간다. 밥, 된장찌개, 나물, 채소 같은 것만 먹는데도 몸무게 오른다. 화식(火食)하면 몸 다운된다. 하지만 생식하면 몸이 엄청 가볍다. 생식 더 많이 하니 살 2kg이 빠졌다. 칼로리 때문에 살찌는 게 아니다."

MSM: "이것 먹고 손끝 통증 없어졌다. 퇴행성 손가락관절의 통증이 금방 없어진다."

오메가3: "저녁에 팔 저린 것 없어진 것 같다."

보리+구기자 차: "설사할 때 보리+구기자차 진하게 먹으면 멈춰 지사제 정도 효과는 된다."

영양제

비타민C[54]: "덜 피로하고 눈 건조한 것도 나아진다." "몸이 좋아진다. 거의 모든 문제 해결된다. 집나간 성욕도 해결. 고지혈, 고혈압, 뱃살 감소된다. 지루성피부염도 비타민C 8알로 해결된다." "복용하고 뒷머리 우직한 것이 없어졌다." "편두통에 효과 좀 있다."

마그네슘: "다리 쥐 잘 났는데 마그네슘 먹고 거짓말처럼 싹 가셨다."

칼슘: "무릎 좋아진 것 같다."

---

53 토양체질은 가능하면 뭐든 생 걸로 먹는 것이 좋다. 불을 발견하기 전의 원시인처럼 사는 것이 최적인 체질이다.

54 예상외로 토양체질에 비타민C가 좋은 사람들이 꽤 보인다. 위의 활성이 높은 체질이어서 비타민C의 강한 신맛이 위에 너무 자극적일 것 같은데 그렇지 않은 모양이다. 참고로 토양체질에 가장 좋은 영양제는 비타민E이다.

건강법 등

자수정 목걸이: "목이 좀 낫다."

수면양말: " 발 너무 시릴 때 수면 양말 신으면 몸이 좋아진다."

진주 팔찌: "팔저림이 없어진다. 목걸이는 천돌(天突)[55]혈에 닿아야 한다. 싼
   것도 괜찮다."

저탄수고지방다이어트: "거의 한달 넘어 하고 있는데 몸 꿍장히 좋다. 머리
   맑고 숙취 아예 없다. 초반 일주일은 전혀 아무 것도 안 먹고, 그 다음은
   조금만 먹는다. 돼지고기, 버터, 크림치즈, 샐러드 다량, 요거트 다량 먹는
   다. 탄수화물과 숙취가 무슨 관계인지 신기하다. 대신 대변 잘 안 나오고
   아예 변의가 없고 와도 조금밖에 안 나온다."

핫 워터 바틀(hot water bottle): "이것 대고 자면 잠 잘 잔다.[56]"

옥방: "갔다 오면 몸무게 1kg 빠진다." "40대 중반에 힘들어서 앉지도 눕지
   도 못하고 몸을 갱신을 못한 적 있는데, 옥으로 된 찜질방에서 자고 나오
   면 좀 편했다."

발한 운동: "땀 흘리면서 운동하면 확실히 몸이 좋아진다."

1일 1식: "오후 5시부터 밤 10시까지 먹는다. 단, 과일은 수시로 먹는다.[57]"

요료법(尿療法)[58]: "비듬, 손가락습진, 팔꿈치가려움, 무좀 등 피부병에 효

---

55 천돌: 갑상연골 아래 쇄골 중앙 움푹 들어간 곳으로, 호흡기능을 조절하여 기침과 담을 치료하
   는 혈이다. 토양체질에는 보석에 대한 금기는 별로 없다. 금도 좋고 은도 좋고(건강의 관점에서는
   금보다 은이 더 좋다), 그리고 위에 언급한 (자)수정이나 아래 소개하는 옥, 그리고 여기 진주 같
   은 광물도 좋다. 아마 다이아도 분명 좋을 것 같다. 비싼 게 좀 흠이지만...

56 핫 워터 바틀(hot water bottle): 뜨거운 물을 넣은 물병(고무 재질)이다. 이것으로 환부에 대
   어 주면 좋다. 토양체질은 뭐든지 따뜻한 것으로 아픈 데를 자극해주면 좋다. 근육통, 관절통,
   신경통 등에 효과.

57 이 사람만의 식사법으로 일반화하기는 어렵다. 소식하는 것은 나쁘지 않으나 밤늦게 식사하는
   건 피하는 것이 좋다.

58 요료법: 자기 오줌을 받아서 복용하는 건강법이다. 소변을 볼 때 컵으로 처음 앞부분은 건너뛰고

과 있다."

반신욕: "전에 알레르기비염 심했는데 반신욕으로 치료해서 재발 안 된다."

토양체질 「음식 등」 부작용 사례 보고서

곡식

현미: "소화가 안 된다." "지난 여름 현미 먹고 위가 싸 하면서 아파서 일주일
정도 고생했다." "양파즙과 솔잎, 현미 먹고 더 혈당이 치솟아서 왔다. 당
뇨약 처방은 받았으나 안 먹고 있다.[59]" "지난 해 현미 열심히 먹고 운동해
서 살을 많이 뺐는데도 당뇨 수치 안 떨어졌는데, 원장님 말 대로 현미 끊
고 체질식으로 맘껏 먹었는데 당이 떨어져 놀랐다."

찹쌀[60]: "끊으니 목에 걸리던 느낌 사라졌다. 찹쌀 먹고 역류성식도염이 생
겼었다."

찰떡: "찰떡 먹으면 생목 하루 종일 올라온다. 밥을 먹으면 가라앉는다."

중간부터 받되, 마지막 부분도 받지 않는 것이 좋다(중간뇨를 받을 것). 소변은 혈액의 일부이므
로 무균 상태라 그것을 마신다고 해서 몸에 나쁘진 않다. 다만 소변을 받은 즉시 신선한 상태에서
신속하게 마시는 것이 세균증식을 막을 수 있어 좋다. 무슨 치료법으로도 낫지 않는 난치의 질환
에 효험을 볼 수도 있으나 계속 시행하기가 생각보다 쉽지 않다. 조선의 거유(巨儒) 우암 송시열(
尤庵 宋時烈)이 이런 요료법으로 건강을 유지했다는 말이 전한다. 그가 장희빈의 아들 세자 책봉
을 반대했다가 장희빈의 미움을 사 숙종에게 사약을 받았을 때 바로 죽지 않아 무려 사약 세 사
발을 받아 마신 후에야 겨우 죽었다는 말이 있는데, 그 이유로 그가 평소 해왔던 이 요료법 덕분
(?)이었다는 말이 있다. 사약에 들어가는 비상이나 부자 같은 대열(大熱)한 맹독성 약이 그가 평
소 복용해왔던 대한(大寒)한 성질의 오줌 때문에 독성이 반감되어 그랬다는 전설 같은 이야기.

59 이 셋 중 현미가 가장 해롭고 그 다음으로 솔잎이 해롭다. 건강식으로 현미가 항상 빠지지 않는데,
토양체질에 현미는 독약이라는 걸 명심할 것. 현미는 수체질에 가장 좋다.

60 소화가 잘 안 될 경우 찹쌀밥을 권하는 경우가 많은데 토양체질에는 역시 독약이다. 역시 수체
질에 가장 좋다.

떡: "떡 먹으면 잘 체한다." "소화 안 된다."

밀가루 음식[61]: "밀가루 많이 먹으면 졸린다." "밀가루 음식 먹으면 속 더부룩하거나 체한다." "소화 잘 안 된다." "속이 더부룩하고 힘들다." "요즘에는 밀가루음식이나 기름진 음식을 먹으면 설사한다." "속이 더부룩하다." "만두 먹으면 위에서 냄새가 계속 올라온다." "면이나 피자 먹으면 바로 몸이 붓는다." "빵이나 면, 전 등을 먹으면 소화가 잘 안 된다." "빵 먹으면 생목이 오른다." "추울 때 빵 종류를 먹으면 잘 체한다." "외식 피자를 먹으면 꼭 설사한다." "피자 소화 안 된다." "라면 먹으면 속 안 좋다." "파스타 종류는 괜찮은데 짜장면은 진짜 안 좋다." "짜장면 먹으면 하루 종일 졸려 맥을 못 춘다."

옥수수: "다음날 부어서 너무 고생한다." "옥수수 먹으면 체한다."

과일

귤: "귤 먹으면 속이 쓰린다."

오렌지와 귤: "오렌지와 귤을 3개월 먹고 염증이 생겼다."

사과: "사과 먹은 후 인후(목구멍)가 가려운 증상 있다." "가끔 위가 아프다." "속이 더부룩하다." "사과 먹으면 대변에 소화 안 된 채 그대로 나온다."

토마토: "먹기 직전 입술 간지럽다."

키위: "키위 먹으면 목구멍과 귓속이 간지럽다."

사과와 오렌지, 키위, 포도[62]: "부작용 때문에 못 먹는다."

복숭아나 체리, 사과: "알레르기 생겨 목구멍이 간지럽다."

---

61 토양체질에 대체로 밀가루 음식이 상당히 좋지 않음을 알 수 있다.
62 이들은 토양체질에 해로운 대표적 과일들이다.

두리안[63]: "이틀 연속 먹었더니 오늘 가슴이 두근거리고 벌렁거리고 정신이
　　나가는 것 같아 안정제 먹고 겨우 진정했다. 응급실 갈 뻔했다."

땅콩[64]: "땅콩 먹고 죽을 뻔했다. 핫브레이크 먹고 기침이 엄청나게 나면서
　　멈추질 않았다. 땅콩알레르기 같다."

생선이나 해물

고등어: "속이 안 좋다." "고등어 먹으면 생내난다." "두드러기 난다." "고등어
　　나 꽁치, 조기 먹으면 속이 안 좋다."

김[65]: "소화 잘 안 되는 느낌 든다."

미역[66]: "소화가 안 된다."

낙지: "두드러기 난다.[67]"

새우나 꽃게[68]: "새우나 꽃게 먹으면 두드러기 난다. 대개나 킹크랩은 괜찮다."

양념 또는 소스

매운 음식[69]: "먹으면 땀을 많이 흘린다." "아귀찜 같은 매운 음식 먹으면 속

---

63 중국이나 동남아에 가면 두리안이라는 희한한 과일을 먹을 기회가 있는데, 과일이면서 버터 같
　　은 기름진 맛을 보이는 것이 참 인상적이었던 기억이 있다. 아마도 목체질이나 수체질에 좋지 않
　　을까 추측해 본다.

64 토양체질도 금양체질처럼 땅콩 알레르기가 심한 사람들이 가끔 눈에 띈다. 호흡곤란을 일으키
　　므로 조심해야 한다.

65 김이나 미역 같은 해조류가 가장 안 좋은 체질이 토양체질이다. 해롭다 하는 말에 토양체질 사람
　　들이 가장 애석해 하는 음식 중의 하나다.

66 미역은 산후조리에 각광받는 대표 음식인데 토양체질은 오히려 산후풍을 일으킬 수 있다. 혹 떼
　　려다 혹 붙이는 결과를 초래할 수 있으니 주의.

67 낙지에 대한 알레르기가 있는 경우라고 할 수 있다. 이런 경우는 섭취하지 않는 것이 좋다.

68 새우나 꽃게는 토양체질에 좋은 식품이나 일부 예민한 토양체질의 경우 알레르기를 일으키는 경
　　우가 있다. 알레르기를 치료한 후 섭취하는 것이 좋다.

69 토양체질은 고추가 가장 좋지 않은 체질이다. 고추만 피해도 토양체질은 대체로 건강을 지킬 수

이 안 좋다." "소화가 안 된다." "매운 음식 먹으면 설사한다." "소고기든 돼지고기든 맵게 먹었을 때 설사한다. 요즘 매운 것은 못 먹는다. 전에는 청양고추 좋아했다." "매운 무교동 낙지 먹고 그 날 저녁 밤새 구토에 설사로 생고생했다." "매운 음식 먹으면 설사한다."

카레: "속이 하루 종일 거북하다." "카레 먹으면 속이 불편하다."

파[70]: "절대 못 먹는다. 억지로 먹으려 해도 못 먹는다. 먹으면 입맛이 싹 가신다."

마늘[71]과 파: "토요에 생마늘, 쪽파 먹고 배 아팠다. 주말에 위경련 하듯 사르르 쥐어짜듯 아팠다."

유제품

우유: "소화가 잘 안 된다." "빈속에 우유를 먹으면 속이 메스껍다. 구토증상이 느껴진다." "자주 설사한다." "복부와 허리 주변에 알레르기 반응이 일어난다."

유제품: "우유를 비롯한 유제품이 소화가 잘 안 된다."

육류

닭고기: "가슴살 먹으면 속 안 좋다." "닭고기 먹으면 열감이 있다." "소화 안 되고 피부 트러블 올라오고 눈이 가렵다." "예전에 닭고기 먹고 체한 적

있다고 할 정도.

70 토양체질은 파와 상극인 체질이다. 내 대학 다닐 때 파라면 질색을 하던 친구가 있었다. 말술에 아무거나 거침없이 다 먹는 무쇠 같은 친구인데 파에게만은 한없이 작아지던 친구였다. 아마 토양체질이 아닌가 생각한다.

71 토양체질에 마늘은 생것보다는 익힌 것이 좋다. 생마늘의 매운 맛 때문이다. 매운 것은 토양체질의 최대의 적이다.

8체질 보고서

있다." "닭고기 먹으면 잘 체한다." "소화가 안 된다." "닭고기 먹으면 몸에
열이 난다." "닭고기만 먹으면 다음날 2kg이 찐다. 몸이 붓는다."

소 곱창: "소 곱창처럼 기름 많은 것 먹으면 꼭 설사한다.[72]"

꿩고기[73]: "꿩고기 먹고 눈이 뿌옇게 된 적 있다.

번데기: "알레르기 난다."

채소

상추: "배가 살살 아프다."

감자: "매우 싫어한다."

부추: "소화가 안 된다."

토마토: "속 부글부글거린다." "토마토 먹으면 가슴이 답답하다." "속이 쓰
린다."

토란[74]: "토란 먹으면 알레르기 일어난다."

무청: "소화가 안 된다."

버섯[75]: "지금 표고버섯 먹고 약간 체한 것 같고 신물 올라오고 미식거린다.
표고는 항상 안 좋다." "버섯 먹으면 두드러기 난다."

기타

튀김류[76]: "속이 안 좋다."

---

72 토양체질 중 일부는 기름기 많은 고기에 설사하는 사람들이 종종 있다. 삼겹살도 설사한다고 하
고, 여기처럼 곱창 먹고도 설사한다는 사람이 있다. 이런 경우 삶아 먹으면 대개 괜찮다.

73 토양체질은 날짐승이 대부분 해롭다. 닭, 오리, 꿩 등. 아마 칠면조도 해롭지 않을까 추측한다.

74 토란은 금체질에도 알레르기가 많은데 여기 토양체질에도 알레르기 일으키는 사람이 있다. 의외
로 독성이 많은 식품인 것 같다.

75 토양체질은 금체질과 더불어 버섯이 맞지 않는 대표적인 체질이다. 버섯은 대체로 목체질과 수
체질에 좋다.

76 튀김이 좋은 체질은 아마도 목체질 뿐일 것 같다. 금체질, 토체질, 수체질, 죄다 튀긴 음식에는 손

찹쌀+들기름: "많이 먹으면 가슴 답답하고, 식욕 감소한다.

삼겹살+술: "삼겹살 안주에 술 먹고 집에 가면 배 아프고 머리 아프다.[77]"

돼지고기+상추: "설사한 적 있다.[78]"

미숫가루나 선식: "생목이 오른다.[79]"

현미채식(현미와 상추, 양배추 등 채소): "5, 6개월 먹은 후에 목 부위 피부 질환 심해졌다."

귀걸이: "구멍 내서 거니까 켈로이드 생겼다. 귀가 딴딴, 두꺼워졌다."

컴퓨터: "오래보면 눈이 뿌옇게 보인다."

핸드폰이나 마우스: "전자파증후군. 핸드폰 근처에 가면 몸 상태 안 좋아진다. 눈 희미. 마우스 손끝 아파서 헝겊 쓴다. 잠 잘 자는데도 아침에 잘 못 일어나고 피곤한 증상, 알고 보니 전자파차단기 때문이었다. 그걸 제거하니 나아졌다."

핸드폰: "많이 사용하니 두통, 며칠 전에는 구토했다."

백금가루 테이프 치료: "K한방병원에서 얼굴에 테이프(백금가루 묻은 테이프) 치료받았다. 처음에는 6시간 붙였을 때는 좋았으나 다음에 24시간 붙이면서 얼굴 가렵고 붓고, 그 후에 얼굴에 주름이 많이 생겼다. 눈 부위 붓다가 쪼글쪼글해졌다.[80]"

을 든다. 그런데 또 튀김처럼 좋아하는 사람이 많은 음식도 없는 것 같다. 뭐든 튀기기만 하면 다 맛있으니. 라면과 더불어 가장 마술 같은 음식이 아닐까.

77 삼겹살은 토양체질에 맞으나 술이 맞지 않아 부작용을 일으킨 것이다.

78 돼지고기는 좋으나 상추가 토양체질에 맞지 않다.

79 미숫가루나 선식에 들어가는 재료 중 토양체질에 맞지 않은 것이 들어간 경우 부작용이 있을 수 있다. 체질에 맞는 걸로 맞춰서 만드는 것이 좋다. 그리고 토양체질은 볶은 것보다는 생것이 더 좋다.

80 테이프에 사용된 접착제에 대한 부작용으로 보인다.

찬 데서 수면[81]: "찬 데서 자면 몸이 아프다. 따뜻한 데서 자야 한다."

햇빛: "햇빛에 오래 있으면 머리가 많이 아프다."

비 오는 날: "전에 신경통, 비 오기 3일 전이면 딱 안다. 강수량까지 알았는 데 이제는 감이 없어졌다."

합성섬유[82]: "나일론을 입으면 답답하고, 안절부절 못한다. 거들상태에서 팬 티스타킹 신으면 몸에 진저리가 난다."

합성수지: "합성수지 베드에서나 솜 베개 베고는 잠 못 잔다. 딱 질색이다."

복부 노출: "배 내놓고 자면 배가 꾸룩꾸룩, 전쟁 난 것 같다.[83]"

곰팡이: "알레르기 있다."

분노: "화나면 아무것도 먹기 싫다. 이 때 먹으면 위경련 자주 난다." "성질 날 때 참으면 두드러기가 난다. 어떻게든 표출해야 한다.[84]"

음식의 성질

뜨거운 음식[85]: "뜨거운 음식을 안 먹고 설사가 없어졌다." "땀 많이 흘린다."

기름진 음식: "설사한다." "기름진 음식에 배탈난다."

단 음식과 느끼한 음식: "어려서부터 단 거나 느끼한 거를 안 좋아했다."

신 음식: "신 음식 절대 못 먹는다. 귤도 하나도 못 먹는다.[86]"

---

81 토양체질은 반드시 피부를 따뜻하게 해 줘야 건강에 좋다. 근육통이 있을 때 환부를 뜨거운 것 으로 대주면 대체로 통증이 완화된다.

82 금체질 못지않게 토양체질도 피부가 예민한 사람들이 많다. 역시 알레르기 소인이 많은 체질이다.

83 거듭 말하지만, 정도의 차이는 있으나 대부분의 사람들이 (장이 좋지 않은 경우) 배를 내놓고 자 면 복통이나 설사를 일으킨다. 체질과 무관한 증상이다.

84 스트레스가 알레르기도 유발한다는 사실. 음식이나 독성물질만 알레르기원이 아니다.

85 뜨거운 음식이 설사를 유발한다는 건 사실 상식을 위배하는 사실처럼 보인다. 토양체질은 위에 열이 많으므로 뜨거운 음식은 위에 해롭다.

86 사과나 오렌지, 귤, 레몬 같은 신 과일이나 신 김치 같은 것을 말한다. 신 음식은 비위를 자극하 는 성질이 있어 토양체질의 비위가 항진될 수 있기 때문에 이런 음식을 싫어하는 것으로 보인다.

술

술: "술 먹으면 몸이 안 좋다." "음주 후 숙취 심하다." "음주, 특히 섞어 먹은 다음날 가스가 많이 차고, 냄새가 역한 방귀를 뀐다." "음주 후 복통과 함께 설사한다." "술 전혀 못한다. 맥주 1잔 마셔도 빨개진다."

소주: "소주 먹으면 입이 뻑뻑, 막걸리는 그런 것 없고 오히려 대변 시원히 잘 본다." "술(특히 소주) 먹고 설사로 화장실 많이 간다. 대여섯 번도 간다."

맥주[87]: "맥주 먹고 통풍 재발했다." "약간만 마셔도 설사한다." "맥주 마시면 설사한다."

막걸리: "한잔 먹고 몇 시간 후에 그대로 토한 적 있다." "다음날 가스가 많이 차고, 냄새가 역한 방귀를 뀌었다."

찹쌀소곡주: "찹쌀로 만든 소곡주(앉은뱅이술) 먹고 죽을 뻔 했다. 술 한잔도 못했는데 96년부터 제주도에서 회에다 한라산소주 먹고 조금 늘었다. 지금도 술 먹으면 그 자리에서 존다."

레드와인: "1잔만 마셔도 입안이 부르튼 느낌이다."

다과

초콜렛: "먹으면 두통 있어서 안 먹는다."

초콜렛이나 코코아: "먹으면 코피를 쏟는다."

아이스크림[88]: "배 아프고 설사한다."

---

87 토양체질에 맥주가 개중 부작용이 덜한 술이지만, 맥주에도 부작용을 일으키는 토양체질이 적지 않다. 토양체질은 가능한 한 술을 멀리하는 것이 가장 좋다.

88 아이스크림에 포함된 우유나 유제품 때문이 아닌가 생각한다.

차나 음료수

커피[89]: "우유가 들어간 아이스커피 마시면 설사한다." "커피 마시면 손바닥에 염증 생긴다." "커피 마시면 매핵기[90] 증상 같은 게 온다." "커피 마시면 틱장애처럼 눈 깜박깜박 한다." "많이 마시면 잠 안 온다." "가슴 두근두근, 밤 꼴딱 샌다." "커피 마시면 심장 콩콩 뛴다." "커피 먹으면 잠 잘 못 잔다. 가슴 떨리는 것은 없다." "커피믹스 먹으면 설사한다. 블랙커피 연하게 먹으면 덜하다."

커피와 우유: "하나씩 먹으면 괜찮은데 섞어 먹으면 생목 하루 종일 올라온다. 밥을 먹으면 가라앉는다."

녹차[91]: "저번 주 녹차 먹고서 위궤양처럼 며칠 심하게 아팠다." "어디 가서 녹차 마시고 속이 쓰리고 많이 아파서 되게 고생했다. 한 1주일 고생했다." "녹차 마시면 속 쓰리고 헛구역질한다."

콜라[92]: "여름에 콜라 많이 마시고 일시적으로 당뇨병 온 적 있다. 혈당강하제 먹고 낫췄다. 당시 이유 모르게 갈증 나서 물 엄청 켰다."

---

89 토양체질은 심장이 큰 체질이어서 커피 카페인 성분에 잘 흥분하는 성향이 많다(교감신경항진). 가능하면 피하는 것이 상책이다.

90 매핵기: 목에 뭐가 걸려 있는 느낌. 뱉어도 나오지 않고 삼켜도 삼켜지지 않는, 그냥 느낌만 있는 것이다. 위가 무력해진 상태에서 잘 나타날 수 있다.

91 녹차는 커피처럼 카페인이 많은 차인데 부작용은 주로 속쓰림과 같이 위장에 나타나는 경우가 많은 것 같다. 커피처럼 심계항진이나 불면은 별로 호소하지 않는 특징을 보인다.

92 토양체질은 단 것이 매우 해로운 체질이다. 설탕은 토양체질에 당뇨병의 지름길이다.

건강식품

쑥[93]: "먹으면 염증 생긴다. 쑥 10일 먹고 잇몸 염증 생겨 결국 발치했다."

마: "먹으면 속 부글부글거린다." "심한 복통과 함께 심한 설사한다." "마 먹으면 목 간질간질 하고, 복통이 오고, 물 설사한다. 응급실 간적 있다."

개똥쑥: "눈이 뜨거운 증상 생긴다."

매실: "속이 별로 안 좋다."

화분: "소화가 안 된다."

옻닭[94]: "알레르기, 두드러기 난다. 옻닭 김만 쐐도 옻오른다. 옻닭 그릇 설거지만 해도 오른다." "옻닭 먹고 몸이 더 나빠졌다. 눈이 뿌옇게 되서 운전 못할 정도였다."

로얄제리: "눈 두덩이가 부어오르며 심한 구토와 심한 속 쓰림 생긴다."

꿀: "설사하는 것 같다."

프로폴리스[95]: "입안 염증 및 잇몸출혈 생긴다." "프로폴리스 먹고 위가 안 좋아졌다."

영양제

칼슘제[96]: "칼슘제 먹으면 가슴 통증 있다."

---

93 쑥은 토양체질에 가장 해로운 식품이다.

94 토양체질에 닭도 안 맞지만, 옻도 역시 맞지 않은 약재이다. 옻닭은 수체질에 가장 좋다.

95 대체로 보면 벌과 관련된 건강식품은 토양체질에 거의 다 맞지 않은 것 같다. 화분, 로얄제리, 꿀, 그리고 여기 프로폴리스.

96 칼슘제에 토양체질이 부작용이 있다는 게 좀 의외다. 소고기나 돼지고기가 좋은 체질인데 왜 그러지? 하는 의문이 든다. 이런 경우 사골을 끓여 먹길 권한다. 그리고 평소 다른 칼슘 많은 식품

비타민제[97]: "계속 먹으면 등허리 쪽이 종종 아픈 듯하다." "비타민제 먹으면 소화불량이 1시간가량 있다."

영양제(비타민 등): "몸이 붓는다." "장염 때 영양제주사 맞았는데 그게 더 안 좋았던 것 같다. 기운이 하나도 없었다."

양약

항생제[98]: "세파클러(cefaclor)나 베타락탐(β-lactam) 같은 항생제에 아나필락시스(anaphylaxis)[99] 반응 있다. 그래서 양약 안 먹는다. 또 이 항생제와 상호작용 있는 아목시실린(amoxicilin cab.), 세프라딘(cephradine cab.), 세팔렉신(cephalexin cab.) 등도 금한다." "심한 과민반응을 일으킨다. 변비, 설사 생긴다. 몸 안 좋으면 하루걸러 변 보는데 설사 같다." "항생제 먹으면 속 쓰린다." "알레르기 반응 있다(어떤 성분의 항생제인지는 모르겠음. 식중독 걸렸을 때 맞았는데 위경련 일으켜서 토사 났음)." "항생제 복용하고 변비로 꽉 막혀서 엄청 고생했다." "페니실린 쇼크[100] 있다. 30년 전에 죽을 뻔 했다. 쿠웨이트 근무할 때 감기 몸살 심해 골골했는데, 응급실에서 페니실린 맞고 갑자기 목이 꽉 막히면서 숨이 갑갑해지고, 혈압이 뚝뚝 떨어져 신속히 해독 주사 맞고 살아났다." "아목시실린 복용하고 두드러기 한번 경험했다."

(멸치, 게, 새우 등)을 체질에 맞게 섭취하는 게 좋을 것이다.

97 토양체질에 가장 해로운 비타민은 비타민B이다.

98 항생제는 토양체질에 부작용이 가장 많다고 알려져 있다. 그 다음으로 금체질, 그리고 다음으로 수체질, 목체질 순.

99 아나필락시스: 극심한 면역과민반응을 일컫는다. 갑작스런 호흡곤란이나 쇼크를 일으켜 심하면 사망에도 이를 수 있다.

100 페니실린 쇼크는 토음체질에 가장 심하다고 한다. 하지만 여기 토양체질이나 앞의 금체질도 부작용이 만만치 않다.

감기약과 알레르기약: "목이 마르고 치료도 안 되고 부작용만 난다." "나른하고 졸린다." "감기약 먹으면 힘들다." "몽롱해진다."

감기 주사: "전에 감기 주사 맞고 당일 하늘 팽 돌고 토하고 쓰러졌다(패혈증). 혼수상태로 만 3일 있었다가 깨어났다. 보름 입원. 죽었다가 살아난 거나 다름없다.[101]"

아스피린: "온몸이 두드러기 난다."

콜레스테롤약: "먹으면 변비 생긴다."

양약: "먹으면 대체로 잠을 잘 못 잔다."

관절약: "평소 관절약 자주 먹고 신부전증도 왔다. 패혈증 15일 치료하고, 신부전증 보름 치료해서 총 한달 입원했다."

스테로이드제: "먹으면 몸이 잘 붓는다."

다이어트 양약: "얼굴에 열이 나고 두드러기가 생기고 간지럽고 화장을 못한다. 얼굴이 멍게처럼 두드러기 난다."

양약: "먹으면 졸린다."

예방주사: "폐렴예방주사 맞고 너무 아파서 고생. 입원까지 생각한 적 있다.

펫CT 조영제[102]: "복용하면 비위가 상한다.

간CT 조영제: "부작용, 온몸의 구멍이란 구멍에서 다 열이 나고 심장이 멈출 것 같다."

한약

인삼[103]: "복용하면 가슴에 열꽃이 핀다." "인삼 먹으면 열이 난다." "안면홍

---

101 이런 일화를 보면 감기약이 얼마나 독한 약인가 알 수 있다. 감기약 함부로 먹지 말기 바란다.

102 조영제도 만만찮게 부작용 많은 약이다. 함부로 검사 많이 응하지 말고 꼭 필요한 경우에 한하여 검사를 최소로 하는 것이 가장 좋다. 마취제도 역시 주의 요망.

103 인삼이 가장 안 좋은 체질이 바로 토양체질이라고 할 수 있다. 그밖에 토음, 금양, 금음체질도 좋

조 발생한다." "초오(草烏)[104] 든 건강식품 먹고 계속 피곤, 자도 자도 피곤했다." "인삼 먹으면 두통 생긴다." "열나면서 취한다."

인삼+꿀: "어려서부터 항상 홍삼이나 인삼을 꿀에 찍어먹었는데 아침에 항상 코피 났었다."

산삼: "산삼 먹고 열이 39도까지 올라 응급실 갔다. 두통 심했다." "산삼 먹고 잠이 안 와서 혼났다." "먹고 온몸이 화끈화끈, 그 후 등이 가끔 화끈거렸다."

홍삼: "홍삼제리 먹으면 몸에 열나고, 힘이 빠진다." "목에서 땀을 훑어내듯 흘리고 자다가 벌떡벌떡 일어난다." "홍삼 먹으면 소변이 잦아진다." "원액을 먹으면 위가 경련을 일으킨다."

건강법

뜸[105]: "김남수 뜸 자리 떠봤더니 가슴이 답답하고 확실히 안 좋았다. 뜸은 속에 열이 없는 금, 수체질에 좋은 것 같다."

반신욕[106]: "많이 하니 몸 흔들리는 느낌(어지럼) 나서 안 맞는 것 같다." "대중탕에서 반신욕 20분 하고 핑 돌아 쓰러져 잤다."

지 않다. 인삼은 수체질에 가장 좋고 다음으로 목양체질 정도 꼽을 수 있다.

104 토양체질에 매우 독성이 많은 약재이다. 바꽃의 덩이뿌리를 약재로 쓴다(여기 곁가지로 새끼처럼 달랑 붙어 있는 약재가 바로 부자이다). 민간에서 신경통이나 관절통에 종종 쓰이는 약재인데 체질적으로는 수체질에 가장 좋은 약재이다. 토체질이나 금체질이 이 약을 잘못 쓰고 중독돼서 병원에 119로 실려오는 사례가 종종 있다고 했던 예방의학과 교수 말이 생각난다. 아마도 이런 사람들은 여기 토양이나 혹은 토음, 금양, 금음체질일 확률이 높다.

105 토양체질은 내열이 많은 체질이므로 뜸이 맞지 않다. 쑥이라는 약재 자체도 체질에 맞지 않고, 쑥에서 발현되는 열기가 인체 심부로 들어가는 것도 역시 좋지 않다.

106 토양체질에 온수욕이 좋으나 땀을 많이 내는 건 그다지 좋지 않다. 적당히 몸을 덥혀주는 선에서 마치는 것이 좋다.

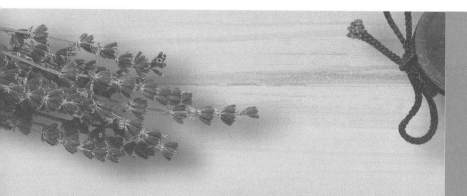

넷째 가름

토음체질 보고서

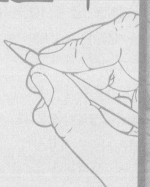

토음체질의 특징

장부대소구조

비·위〉폐·대장〉심·소장〉간·담〉신·방광

체형의 특징

토음체질은 비만에서 저체중까지 다양한 체형을 갖는다. 살찐 사람은 포동포동한 토양체질의 체형을 꼭 닮았고, 마른 사람은 금체질(금양, 금음) 또는 수체질(수양, 수음)의 체형을 닮았다. 보통 체격인 사람도 많다.

음식과 관련된 특징

돼지고기를 제외한 육식 중에 소고기나 닭고기에 소화장애를 일으키는 사람이 많다. 소화력이 좋은 사람의 경우 별 문제를 느끼지 않는 사람들도 있다.

밀가루 음식에 대해서 소화 장애를 일으키는 사람이 많다. 특히 밀가루 음식에 생목이 오른다는 사람이 많다. 밀가루 음식을 좋아하고 부작용이 없는 사람도 적지 않다.

평소 채식을 좋아하는 사람이 많으나 가끔 싫어하는 사람도 있다.

생선 중에는 꽁치나 고등어 같은 등푸른 생선들에 생목이 잘 오른다고 한다. 하지만 흰살 생선들에는 그런 문제가 없다.

대개 얼음이나 빙수, 냉한 음료 등 찬 음식을 좋아하고 자주 먹어도 별 탈이 없는 사람이 많으나, 간혹 찬 음식을 싫어하고 반응이 좋지 않은 사람도 있다.

체질식을 지키지 않을 경우 나타날 수 있는 질병의 특징

체하거나 소화불량으로 인한 잦은 위장질환, 그리고 설사, 치질, 혈변, 대장염과 같은 장 질환이 많다. 대개 매운 음식을 즐기거나, 육식, 밀가루 음식 등 체질에 맞지 않은 음식을 많이 먹을 때 그런 경우가 많다.

두드러기, 가려움증, 접촉성 피부염, 기타 알레르기로 인한 피부질환과, 알레르기성 비염과 같은 호흡기의 알레르기 질환이 잘 발생하는 편이다.

유사 아토피 피부염이 가끔 확인된다.

머리, 손발 등 국소부위에 지나치게 땀이 많이 나서 일상생활에 큰 불편을 호소하는 사람이 있다.

항생제에 대한 부작용이 심한데, 특히 페니실린 쇼크는 이 체질이 주의해야 할 약제부작용이다. 마취제에 대한 쇼크로 사경을 헤맨 환자가 있는 것으로 보아 다른 약물에도 부작용이 심한 편이다.

금체질과 매우 유사한 바가 많다. 육식, 밀가루 음식, 유제품, 매운 음식 등에 부작용이 많은 점, 약물에 대한 부작용이 많은 점, 그리고 알레르기성 질환이 많은 점 등이 그렇다.

에피소드 1

눈이 늘상 불편하다

대강의 줄거리

주소: 감기에 걸린 지 5일 됐다. 콧물, 재채기, 편도부종.

주소: 안구 망막색소(상피세포)변성증(retinitis pigmentosa)[1]으로 시야가 좁아짐. 중심시야는 아직 또렷함. 밤에 잘 보이지 않는 증상이 있다. 비문증[2]

설문의 다양한 해석의 지평

I. 땀이 주는 신진대사의 단서들

- 목욕탕에서 땀을 많이 내고 나면 몸 컨디션이 아주 좋아진다.

- 전에는 땀이 별로 없었는데 나이가 들면서 많아진다.

II. 음식이 제공하는 귀한 정보

- 참외를 먹으면 속이 불편하거나 설사한다.

---

1 망막색소(상피세포)변성증: 망막의 색소상피세포의 변성으로 인해 시야가 좁아지고, 심하게 진행되면 실명으로까지 갈 수 있는 중한 안과질환. 처음엔 망막 주변부의 간상세포에 손상이 와서 어둠에서 물체를 식별하는 능력이 감소하는 증상이 발생한다(야맹증의 일종으로 처음엔 밤눈이 어둡다고 느낌). 중심부의 원추세포까지 손상이 진행된다면 낮에도 물체를 인식하기 어렵게 되며, 결국 실명을 하기도 한다. 개그맨 이동우 씨가 이 병으로 현재 실명상태가 된 예라고 할 수 있다.

2 비문증(飛蚊症, myodesopia): 직역하면 '날아다니는 모기 증상'이란 말로서, 안구 유리체 속에 떠다니는 부유물로 인해 눈앞에 모기나 날파리 같은 것이 날아다니는 것 같은 현상.

- 냉한 음료나 찬 음식을 많이 먹으면 설사하거나 속이 불편해진다.

  *이상 두 문항은 토음체질에 잘 맞지 않은 반응들이다. 체질진단에 주의해
  야 할 사항들이라 할 수 있다.
- 피자를 먹으면 체하거나 속이 불편한 경우가 많다.
- 평소 커피를 자주 마시는데도, 오후에 마시면 잠이 잘 안 온다.
- 음식은 가리지 않고 뭐든지 잘 먹으며 별 탈이 없다.
- 몸이 아플 때도 식욕은 항상 좋다.
- 술 한 잔만 마셔도 얼굴이나 몸이 아주 빨개진다.

  *이상 다섯 문항은 이 체질에 종종 나타나는 반응들이다.

III. 약으로부터의 깨달음
- 비타민C를 먹으면 몸이 좋아진다.

  *토음체질엔 비타민E가 좋다. 비타민C도 좋을 수 있는데, 빈속에는 먹지
  않는 것이 좋다.

IV. 과거와 현재의 단면들
- 눈이 항상 건조하고 피로하다.
- 비문증

  *위 두 문항은 이 환자가 갖고 있는 망막세포변성증과 관련이 있을 것이다.
- 편도선이 잘 붓는다(혹은 과거에 잘 부었다).
- 두피에 지루성피부염이 잘 생긴다.
- 평소 입술이 잘 갈라진다.
- 반신욕 하면 몸 컨디션이 좋아진다.
- 혈압이 올라가면 금방 몸이 안 좋아지는 것을 느낀다.

주원장의 진단: 토음체질

치유로 나아가는 길
체질침 및 체질약으로 치료.

과정과 실재
감기가 오래 간다. 계속 콧물, 피곤, 가끔 재채기. *체질침과 체질약으로 감기 호전.

비문증. 체질약 및 체질침으로 거의 없어짐[3].

음주 계속 하면 안구건조증 생기고, 앞이 흐릿하게 보임.[4] 빛에 눈이 민감해짐. 모니터를 많이 보거나, 바람 불면 안구건조 심해지고 침침해짐. *체질침 치료 후 눈 시원해지고 편한 느낌 든다고 함.

얼굴 발진.

환절기 피로.

::: 환자의 식탁 등 :::

- 좋은 음식: 조개찜(속 편함).
- 좋은 영양제: 비타민C(좋다).
- 안 좋은 음식: 조개구이(불편)[5]

---

3 비문증: 체질침이나 체질약으로 이런 증상이 완화되거나 없어지는 걸 보면 진짜 부유물 때문인지 무척 의심스럽다.

4 안구건조증: 환자가 지속적으로 호소하는 증상은 바로 안구건조증이다. 눈이 건조해질 때면 시야도 흐릿해져 답답함을 많이 느낀다. 환자가 가지고 있는 망막상피세포변성과 직접 관련성이 있는 건지는 잘 알기 어렵다. 망막상피세포변성은 시신경이 손상되는 질환이므로 이미 손상된 시신경은 되돌릴 수 없다. 더 이상 진행되는 것을 막는 것이 최선이다.

5 같은 조개인데 조리법에 따라 반응이 다른 점이 매우 특이함. 아마도 조리 할 때 설익거나 상한

8체질 보고서

회상

원래 이 환자는 오래 된 감기 증상으로 내원했다. 면역이 떨어져 감기를 떨쳐내지 못하고 계속 콧물, 재채기 등의 증상에 시달리고 있었던 것이다. 감기는 체질약과 체질침으로 얼마 안 돼 완쾌했다.

감기로 고생했지만 사실 이 환자에겐 더 중한 질환이 있었다. 망막색소변성증이라는 질환이다. 이 질환이 있으면 밤눈이 어두운 증상, 즉 야맹증이 있다. 망막의 색소상피세포에 변성이 일어나 시야가 좁아지고, 망막 손상이 지속되면 실명까지도 일어날 수 있다고 한다.

질환은 중하지만 아주 서서히 진행되는 질환이기 때문에 그 심각성을 잘 인식하지 못하는 경우가 많다. 10년이고 20년이고 미세하게 진행하여 환자가 그 사실을 알아차리지 못하는 것이다. 물론 시야가 좁아지고 밤에 물체를 잘 식별하지 못하는 등의 불편한 증상이 오면 그 임박한 위험을 실감하기도 한다. 하지만 그것마저도 익숙함이라는 루틴에 빠지므로 역시 무감각해질 수 있다.

환자가 평소 주로 호소하는 증상은 이것보다는 안구건조증이나 눈이 침침한 증상이었다. 주로 컴퓨터 모니터를 많이 보거나 바람을 쐬거나 했을 때 발생하는 눈의 불편함이다. 이런 증상은 의외로 많은 사람들이 호소한다. 아마도 대부분의 직장인이나 학생, 중년이상의 사람들은 이 증상을 자주 경험하고 살 것이다. 지금처럼 컴퓨터나 스마트폰에서 한시도 눈을 뗄 수 없는 시대에서는 특히.

이 환자는 망막색소변성이 있기 때문에 증상이 더 심한 것 같았다. 그런데 이런 증상이 의외로 체질약과 체질침으로 빨리 호전되었다. 물론 무리

것 때문이 아닌가 생각한다.

하거나 몸 컨디션이 안 좋으면 그 증상이 재발하기는 하지만.

환자는 주원장한의원의 치료에 매우 만족해 했다. 아마도 그 전엔 어느 곳에서도 이렇게 눈이 편해진 적이 없었을 것이다. 안과에 가면 항상 암울한 전망만 들을 것이고, 맨날 눈에 넣는 인공눈물이나 아니면 눈영양제 같은 처방이나 받았을 것이다. 그러던 그가 이젠 의지할 수 있는 믿을 구석이 생겼다. 그는 눈이 불편할 때나 일상적으로 몸이 불편할 때면 으레 주원장한의원에 내원해서 체질치료를 받는다. 그러면 한동안 또 편안하게 생활할 수 있다고 한다.

에피소드 2

알레르기와 소화불량 그리고 피로

대강의 줄거리

주소: 알레르기 비염. 특히 먼지에 심하다.

주소: 수족다한증과 수족냉증으로 손발에 땀 많으면서 차다.

식후 가래 많다. 전에 폐렴 걸린 직후 발생했다.

만성피로.

설문의 다양한 해석의 지평

I. 땀이 주는 신진대사의 단서들

- 건강할 때는 땀이 거의 없다.

- 목욕탕에서 땀을 빼고 나면 몸이 오히려 나빠진다.

- 강한 햇볕에서 땀을 많이 흘리며 운동하면 속이 메스껍고 머리가 아

프다.

- 목욕탕에서 땀을 많이 빼면 어지럽다.

  *이상 네 문항을 보건대 토음체질은 적당한 온수욕이 낫다. 땀을 많이 흘리는 것은 그다지 좋지 않은 것 같다.

II. 음식이 제공하는 귀한 정보

- 술 한 잔만 마셔도 얼굴이나 몸이 아주 빨개진다.

  *토음체질은 술이 아주 좋지 않은 체질이다.

III. 알레르기 반응의 미묘한 암시

- 새우를 먹으면 입이 간지럽거나 부르트거나 두드러기가 잘 난다(새우 알레르기).
- 먼지가 많은 곳에 가면 알레르기를 일으킨다(먼지 알레르기).
- 알레르기 비염이 심하다.

  *이상 세 문항은 이 체질에 자주 발생하는 알레르기 반응들이다.

IV. 약으로부터의 깨달음

- 수술 도중 마취가 풀려 고생한 적 있다.

  *마취제가 잘 듣지 않음을 보여준다. 그런데 어떤 토음체질은 마취제에 쇼크를 일으킨다. 마취제에 대한 반응이 같은 체질이라도 서로 다름을 알 수 있다.

V. 대변의 체질적 프리즘

- 대변을 며칠 못 봐도 그다지 불편하지 않다.

주원장의 진단: 토음체질

치유로 나아가는 길
체질침과 체질약으로 주로 치료함.

과정과 실재
알레르기 비염으로 항상 고생한다. 콧물이 뒤로 넘어간다. 가래 많다. 코막힘이 심하다. 피곤하면 비염기가 다시 생긴다. 가습기를 틀어야 한다. *체질치료 후 비염 많이 감소.

가끔 감기 걸리면 콧물 많이 흘린다. 열이 심하고, 눈이 붓고, 편도선이 붓는 경우도 있다.

소화불량. 명치가 답답하고 속이 불편하다. *체질치료 후 소화기능 향상.

가끔 몸(가슴, 종아리, 손가락, 손 등등)에 두드러기 난다. 가끔 팔꿈치에 뭐가 나고 가렵다. *체질약으로 호전.

평소 피로 심하다. 체질치료 후 감소. 몸 안 좋으면 안구피로, 안구충혈 심하다. 몸에 열나고 식은땀 날 때 있다. 심한 과로 후 천정이 빙빙 도는 어지럼증 발생. *체질약으로 어지럼증 호전.

자고 나면 어깨 또는 뒷목이 뻣뻣하다.

어려서부터 몸이 안 좋을 때면 구토와 설사한다.

소화불량. 급히 먹으면 명치가 답답하다. 가끔 속이 쓰리고, 명치가 쿡쿡 쑤신다. 가끔 소화 안 되면 설사한다. 아랫배가 살살 아플 때 있다. *체질치료 후 소화불량 많이 감소.

손발에 땀이 난다. 손발이 차다. 손에 습진 생김.

가슴 뻐근감이 있다. 운동 후 없어짐. 양 발목이 아플 때가 있다. 요통도 가끔.

::: 환자의 식탁 등 :::

• 좋은 음식: 아이스홍시(좋다), 얼음(속 편하고 좋다), 배추 및 양배추(좋다), 돼지고기(좋다), 보리밥(좋다), 생선(좋다), 우동 및 메밀국수(좋다).

• 안 좋은 음식: 꽃게(알레르기로 입안 간지러움 있다. 대게나 킹크랩은 괜찮다. 체질치료 후 꽃게 알레르기 없어짐)[6], 녹차(속쓰림), 짠음식(속 안 좋다), 돼지고기(내원 초기엔 가슴에 두드러기 일으킴. 가끔 팔꿈치에 발진 및 가려움이 일어난다)[7], 고등어(안 좋다), 꽁치(안 좋다), 삼치(안 좋다).[8]

회상

오래 된 주원장한의원의 환자다. 얼핏 보면 금양체질처럼 보이므로 체질진단에 상당히 주의를 요한다. 여러 가지 질환이 있으나 가장 고질적인 것은 알레르기 비염. 항상 몸이 안 좋으면 코가 막히고 콧물, 코막힘으로 고초를 치른다. 몸은 겉으로 보면 상당히 건장해 보이는데, 사실 건강은 그다지 좋지 않은 편이다. 환자 스스로 자신을 '저질체력'이라고 할 정도로 어려서부터 자잘한 병으로 편할 날이 없었다.

비염을 포함하여 두드러기, 습진, 가려움증 등 갖은 알레르기로 고생하

---

6 꽃게가 토음체질에 해롭지 않은데도 이렇게 알레르기를 일으키는 경우가 종종 있다. 금체질에도 꽃게에 알레르기를 일으키는 사람이 있다. 알레르기를 치료하여 면역기능을 정상화 하면 알레르기를 일으키지 않는다.

7 돼지고기 역시 토음체질에 해롭지 않으나 이 환자에게는 알레르기를 일으킨다. 면역기능이 민감한 상태에 있다고 할 수 있다. 역시 알레르기를 치료한 후 돼지고기 먹어도 문제가 발생하지 않았다.

8 고등어, 꽁치, 삼치: 등푸른 생선에 죄다 부작용을 일으킨다. 토음체질에 이런 생선들이 좋지 않음을 알 수 있다.

였고, 소화불량, 구토, 설사 등 소화기 질환을 자주 앓았으며, 감기도 자주 걸려 콧물, 재채기, 고열, 편도부종 등으로 시달렸다. 주원장한의원의 토음체질 치료로 비염이나 피부 알레르기가 많이 호전되었다. 소화기능도 많이 좋아졌고, 면역기능도 좋아져 감기 걸리는 빈도도 많이 줄었다.

만성피로도 많은 편이었는데 역시 체질치료 후 그것도 많이 가셨다.

그가 맨 처음 내원할 적엔 여자친구와 같이 왔었다. 둘은 10년가량의 오랜 연애 끝에 결혼했다. 그리고 자녀를⋯ 넷을 낳았다!

넷째를 가졌다는 소식을 접했을 때 이 청년은 망연자실했다. 셋째까지는 그래도 어린이집은 보낼 정도까지는 되어서 한시름 놨다고 생각했는데, 넷째가 운명처럼 이 부부에게 또 등장한 것이다!

이 순간에도 그는 심한 피로에 시달리고 있을 것이다. 낮에 일하고, 밤에 네 명의 자녀를 돌보면서. 하루도 편할 날이 없다고 내 한의원에 오면 항상 푸념이다.

체질이 토음이면 신방광이 가장 작은 체질, 그래서 비뇨생식기가 가장 취약할 것 같은데, 웬걸 그렇지 않은 걸 보면 수수께끼다. 신부도 금양체질이니 역시 신방광이 큰 체질이 아니다. 그런 부부 사이에서 의도하지도 않았는데 이렇게 다산이 가능한 것을 뭘로 설명해야 할까?

"원장님, 정말 왜 이렇게 임신이 잘 되는지 이해를 못 하겠어요!"

그의 말을 들으면서 가만 생각해 보니 이 아이들이 참 범상치 않다는 생각이 들었다. 이들 중 큰 인물이 나올 것 같은 근거 없는 예감이 팍 스치는 것이다. 나는 웃으면서 말했다. "다 하늘의 뜻이요. 부디 잘 기르시오!"

아토피피부염 치료기

대강의 줄거리

　주소: 아토피 피부염

설문의 다양한 해석의 지평[9]

　I. 땀이 주는 신진대사의 단서들

　- 몸이 건강할 때 땀이 참 많이 난다.

　- 평소에는 땀이 잘 나다가, 병이 나거나 건강이 나빠지면 땀이 좀체 나
　　지 않는다.

　- 운동을 많이 해도 땀이 거의 나지 않는다.

　- 뜨거운 탕속에 들어가 있어도 땀이 잘 나지 않는다.

　　*토음체질은 일반적인 생각보다 땀이 잘 나지 않는 체질이라는 걸 알 수
　　있다.

　II. 알레르기 반응의 미묘한 암시

　- 평소 피부가 건조해 가려움이 심하다(피부건조증).

　　*피부가 예민한 토음체질이다.

　III. 과거와 현재의 단면들

　- 피부과 검사 결과 아토피 피부염 진단을 받았다.

　　*아토피 피부염은 금양체질에 많으나 이 체질에도 드물지만 존재한다.

9　설문 결과: 아동들은 아직 어리기 때문에 설문에 해당되는 문항이 거의 없는 경우가 많다.

- 항상 변비로 고생한다.

주원장의 진단: 토음체질(금양체질과 감별 요함)

치유로 나아가는 길

체질침과 체질약으로 치료.

과정과 실재

전형적인 아토피 피부염으로, 접힌 데와 팔다리 등 전신에 일어난 각질과 염증, 가려움증으로 고생함. *체질약과 체질침으로 치료하여 아토피 피부염 거의 완치함. 다만, 체질식을 잘 지키지 않으면 피부 가려움증이나 발진이 가끔 발생하는 경우가 있음. 이 역시 체질치료로 호전됨.

알레르기 비염으로 재채기가 잦다. 체질침 및 체질약으로 호전.

계란 흰자를 먹고 1달 이상 발진이 심하게 오르내림. 얼굴과 목이 심함. 노른자는 알레르기가 없다. 체질침과 체질약 치료로 호전.

몸 컨디션 안 좋으면 안면홍조 발생.

::: 환자의 식탁 등 :::

• 안 좋은 음식: 계란흰자(심한 발진)[10], 새우(알레르기)[11]

---

10 계란흰자: 어려서는 노른자에 대해서도 알레르기가 있었으나 성장해서는 없다고 함. 하지만 토음체질엔 계란 자체가 좋지 않다.

11 새우: 새우는 토음체질에 괜찮은 음식인데도 이 환자에게는 알레르기를 일으킨다(특히 껍질에). 체질식을 평소 잘 지키지 않으면 면역이 과민해져서 새우 같은 갑각류에 일시적으로 알레르기를 일으키는 경향이 있다. 알레르기를 치료하면 새우에 대한 과민반응도 없어진다.

회상

이 어린이는 전형적인 아토피 피부염을 가진 케이스다. 아이의 증상은 흔히 아토피 피부염에서 보듯, 팔꿈치와 무릎 내측 접힌 데와 팔다리, 그리고 몸통 등 전신에 다 있었다. 지방에서 엄마와 함께 1년가량을 꾸준히 내원해서 치료를 받은 결과, 처음 왔을 때 보였던 심한 아토피 피부염 증상은 거의 치료가 되었다. 아이를 낫게 하겠다는 엄마의 지극 정성과, 또래와 다르게 침을 무서워하지 않는 아이의 의젓함으로 인해 성공적인 치료를 할 수 있었다. 만으로 두 살 정도밖에 되지 않은 아이가 그렇게 체질침 치료를 잘 받은 경우는 흔치 않다. 그래서 지금도 내 기억에 아이의 치료과정이 뚜렷이 남아있다. 지금은, 체질식을 잘 지키지 않아 가끔 아토피 증상이 올라오거나, 혹은 감기, 소화불량, 두드러기 등 다른 질환이 생겼을 때 이를 치료하기 위해 주원장한의원에 내원하곤 한다.

대개 아토피 피부염은 금양체질의 '독점병'처럼 알려져 있지만, 드물게 다른 체질에도 나타나는 경우가 가끔 있다. 필자가 겪은 금양체질 외의 아토피 사례로는 여기 토음체질뿐만 아니라 토양체질, 수양체질, 금음체질 등이 있었다. 여기 사례는 토음체질에 아토피 피부염이 올 수 있다는 점을 환기시키기 위해 실은 것이다.

에피소드 4

알레르기비염과 편평사마귀

대강의 줄거리

주소: 알레르기 비염

편평사마귀, 면역이 저하되면 나타난다[12].

주원장의 진단: 토음체질(금양체질과 감별 요함)

치유로 나아가는 길

체질침 및 체질약 병행치료.

과정과 실재

알레르기 비염. *체질치료 후 없어짐.

편평사마귀. *체질치료 후 없어짐.

두통. 체질치료 후 감소.

위장 불편, 가슴답답 증상. *체질침 맞고 이 증상 거의 없어짐.

만성피로. 아침에 일어나기 어렵다. 체질치료 후 피로 감소, 아침에 쉽게 일어남.

오전 거품뇨. 체질치료 후 거품뇨 거의 없어짐.

::: **환자의 식탁 등** :::

• 좋은 음식: 채소 및 나물(속 편하고 대변이 잘 나옴).

• 좋은 건강식품: 마늘환(피로 감소).[13]

---

12 편평사마귀: 과음하면 면역이 떨어져 이 증상이 발생한다고 함. 이는 인유두종바이러스 감염에 의해 피부 점막세포가 지나치게 증상하는 피부질환이다. 편평사마귀의 표면은 칼로 자른 듯이 편평하여 정상 피부보다 약간 융기한 정도이며 직경은 2~4밀리미터 가량이다. 둥글거나 서로 융합하여 불규칙한 성상을 띠기도 한다. 어린이나 청소년기에 잘 나타나나 성인에게도 발생할 수 있다. 주로 얼굴, 목, 팔다리에 나타나고, 긁는 행위를 통해 신체의 다른 부위에도 전염될 수 있다. 양의에서는 주로 면역치료를 통해 치료한다. 환자는 체질치료로 잘 치료되었다.

13 마늘환: 마늘은 토음체질에 맞지 않은 식품에 속한다. 피로감소의 효험이 일시적으로 있을 수 있

회상

증상은 그리 특기할 만한 환자는 아니나, 다른 한의원에서 금양체질로 진단받고 치료받은 후 발생한 부작용이 특기할 만하다.

금양체질침을 단 2회 맞았는데 심한 두통과 소화불량, 장내 가스로 아주 고생했다고 한다. 이런 사실은 8체질을 전문으로 하는 나에게 시사하는 바가 매우 크다. 왜냐 하면 토음체질과 금양체질은 단위처방에 사용하는 구성 혈들과 보사법이 완전히 동일하기 때문이다[16]. 이유는 체질구조를 보면 알 수 있다.

토음체질은 '비위〉폐대장〉심소장〉간담〉신방광'이고,
금양체질은 '폐대장〉비위〉심소장〉신방광〉간담'이다.

두 체질 다 중앙장부인 '심소장'이 같고, 중앙장부를 중심으로 좌우에 배열된 장부들이 대칭적으로 같다. 단지 순서만 '비위〉폐대장'이 '폐대장〉비위'로, '간담〉신방광'이 '신방광〉간담'으로 바뀌었을 뿐이다. 이런 대칭적

으나 장복은 피하는 것이 좋다.

14 귤: 전에는 귤 먹고 안 좋은 것을 못 느꼈는데, 체질치료 후 귤을 먹으니 매우 안 좋음을 느꼈다고 함.

15 센트룸: 종합영양제는 대개 토음체질에 좋지 않다.

16 금양체질침: 자세한 내용은 필자의 저서 『8체질의학의 원리』에서 '단위처방의 구성원리'편을 참조할 것.

구조 때문에 두 체질의 단위처방에 사용되는 혈과 보사법이 동일하다. 단지 차이점은 치료에 쓰는 복합처방(단위처방들의 조합)[17]을 구성할 때 어느 장부들을 택하여 조합을 하는가, 하는 것이다. 예를 들어 장계염증방(장계에 발생한 염증성 질환을 치료하는 복합처방)을 쓸 때, 토음체질은 먼저 비를 사하고 그 다음 신을 보하는 처방을 쓰고, 금양체질은 먼저 간을 보하고 다음 폐를 사하는 처방을 쓴다. 이와 같이 동일한 목적(장계의 염증 치료)에 선택하는 장부들이 다른 것이다.

결국 단위처방이 같다 하더라도 치료에 적용된 복합처방이 잘 맞지 않으면 효과가 없고 오히려 부작용이 발생할 수도 있다는 걸 이 환자의 사례로 알 수 있다.

환자는 주원장한의원에서 토음체질침을 맞고 알레르기 비염, 두통, 위장장애, 만성피로 등이 호전되었다. 특이한 것은 편평사마귀가 체질치료 후 없어진 것. 이렇게 피부에 뭐가 난 증상도 짧은 시간에 치료가 잘 된 것이다. 또 하나 특기할 만한 것으로 거품뇨를 들 수 있다. 환자는 평소 소변 볼 때마다 거품이 많이 나와 혹시 당뇨가 아닌가 걱정하면서 지켜보던 차였다. 그런데 체질치료 후 그 증상이 일거에 사라진 것이다. 체질이 딱 맞으니 마치 자물쇠가 열쇠 꽂으면 덜컹 열리듯 질병이 금세 사라진 것이다. 정확한 체질진단의 중요성이 특히 강조되는 케이스라고 하지 않을 수 없다.

---

17 복합처방: 자세한 내용은 필자의 저서 『8체질의학의 원리』에서 '복합처방의 구성원리'편을 참조할 것.

배아프면 어김없이 두통 온다

대강의 줄거리

주소: 위경련, 위염, 식체, 소화불량.

주소: 두통.

주소: 얼굴 피부 트러블, 발진, 가려움증.

안구건조증.

겨울에 관절이 쑤신다.

아토피 피부염이 접힌 데에 약간 있다.

설문의 다양한 해석의 지평

I. 땀이 주는 신진대사의 단서들

- 평소에는 땀이 잘 나다가, 병이 나거나 건강이 나빠지면 땀이 좀체 나지 않는다.

- 건강할 때는 땀이 거의 없다.

- 목욕탕에서 땀을 빼고 나면 몸이 오히려 나빠진다.

- 강한 햇볕에서 땀을 많이 흘리며 운동하면 속이 메스껍고 머리가 아프다.

- 목욕탕에서 땀을 많이 빼면 어지럽다.

- 매운 음식을 먹어도 땀이 거의 없다.

- 운동을 많이 해도 땀이 거의 나지 않는다.

- 뜨거운 탕속에 들어가 있어도 땀이 잘 나지 않는다.

- 살이 많이 쪘는데도 땀이 별로 나지 않는다.

*이상 대부분의 문항을 보면 이 환자는 땀을 흘리면 몸이 좋지 않음을 알 수 있다. 토음체질은 온수욕을 적당한 수준에서 해서 땀을 많이 흘리지 않도록 주의할 필요가 있다.

II. 음식이 제공하는 귀한 정보
- 닭고기를 먹으면 잘 체한다.
- 고기는 소화가 잘 안 되지만 생선은 소화가 잘 된다.
- 생선을 먹으면 몸 컨디션이 좋아진다.
- 고등어를 먹으면 신물이 올라온다.
  *이상 네 문항은 토음체질에 흔히 나타나는 반응이다.
- 참외를 먹으면 속이 불편하거나 설사한다.
- 수박을 먹으면 소화가 잘 되지 않는다.
  *참외, 수박은 토음체질에 좋은 과일에 속하나 이 환자는 그렇지 않은 반응을 보인다. 체질진단에 유의할 사항.
- 얼음 먹기를 좋아하며 많이 먹어도 탈이 없다.
- 사과를 먹으면 소화가 잘 안 되거나 속이 거북하다.
- 오렌지를 먹으면 속이 쓰리거나 거북하다.
- 라면을 먹으면 설사하거나 속이 불편하다.
- 피자를 먹으면 체하거나 속이 불편한 경우가 많다.
- 땅콩이나 호두 등 견과류를 먹으면 설사하거나 속이 불편하다.
  *이상 여섯 문항은 토음체질에 대체로 해당되는 반응들이다.
- 커피를 많이 마셔도 잠은 잘 잔다.
  *커피는 토음체질에 해로운데, 음식에 민감한 사람임에도 잠 잘 잔다는 반응은 의외다.

- 매운 음식을 먹으면 자주 설사한다.
- 병나거나 몸이 안 좋으면 대개 식욕이 먼저 뚝 떨어진다.
- 귤을 먹으면 속이 좋지 않다.
- 오렌지를 먹으면 속이 좋지 않다.

  *이상 네 문항은 토음체질에 대체로 맞는 것들이다.
- 육식이나 분식보다는 꼭 밥(rice)을 먹어야 기운이 난다.

III. 알레르기 반응의 미묘한 암시
- 귀걸이나 목걸이에 금속알레르기가 있다.
- 파스를 붙이면 가렵거나 부작용이 나서 오래 못 붙인다.
- 햇빛 알레르기가 있다.
- 갑자기 온몸에 두드러기가 나타났다 사라지기를 반복
- 피부에 살짝만 자극을 주어도 자극받은 자국이 벌겋게 부어오르며 알
  레르기 반응을 보인다.
- 화장품에 대한 부작용이 많다.
- 먼지가 많은 곳에 가면 알레르기를 일으킨다.
- 평소 피부가 건조해 가려움이 심하다.

  *이상 모든 문항은 알레르기가 심한 토음체질에 대체로 해당되는 것들
  이다.

IV. 약으로부터의 깨달음
- 항생제에 심한 과민반응을 일으킨다.
- 마취 후 잘 깨어나지 못한 적이 있다.
- 대부분의 양약에 대해 부작용이 많고 약이 잘 듣지 않는다.

*이상은 양약에 부작용이 많은 토음체질에 대체로 합당한 반응들이다.

V. 체형이 주는 전관적 이미지
- 근육운동을 꾸준하게 열심히 해도 근육이 거의 안 만들어진다.

VI. 대변의 체질적 프리즘
- 평소 설사가 잦다.
- 대변을 며칠 못 봐도 그다지 불편하지 않다.
- 과식하면 꼭 설사한다.

  *평소 소화불량이 잦은 소견을 보여준다.

VII. 과거와 현재의 단면들
- 편도선이 잘 붓는다(혹은 과거에 잘 부었다).
- 편두통이 주기적으로 온다.
- 스트레스 받고 식사하면 잘 체한다.
- 눈이 항상 건조하고 피로하다.
- 배를 차가운 상태에 노출하면 설사한다.
- 수영장에 오래 다녀도 몸이 별로 좋아진 것 같지 않다.
- 두피에 지루성피부염이 잘 생긴다.
- 피로하면 목소리가 잘 나오지 않는다.
- 합성섬유소양증.
- 피부과 검사 결과 아토피성피부염 진단을 받았다.
- 전자파증후군
- 축농증

- 극심한 생리통
- 저혈압
- 위축성위염
- 혈압이 저혈압으로 내려가면 몸이 안 좋아진다.
- 한여름에도 찬물로 샤워 못 한다.
  *이상 모든 증상 및 질병 항목들로부터 평소 갖은 질병으로 고생하는 환자의 힘든 상황을 헤아릴 수 있다.

주원장의 진단: 토음체질(금양체질과 감별 요함)

치유로 나아가는 길

　주로 체질침 치료만 함.

과정과 실재

　체하면 속이 아프고 두통도 심하다. 코가 막히고 열이 위로 올라온다. 심하면 토하고 기운이 없다. 입이 바짝 마르나 물마시고 싶은 생각은 없다. 속이 울렁거리고 배가 쥐어짜듯이 아프기도 한다. 복부팽만증도 있다. 심한 설사도 가끔 있다. 역류성 식도염. 바람 많이 쐬면 하복통(장이 꼬임).

　얼굴 등 피부 트러블이 잘 발생한다. 발이 가렵고 긁으면 진물난다. 피부 발진, 가려움증 종종 있다. 얼굴로 열이 올라오고 붓는다. 갑자기 몸에 두드러기.

　두통. 눈이 뻑뻑해지고, 열나고, 안구통증을 동반하는 경우가 많다.

　편도선이 자주 붓고 아프다.

　뼈마디가 자주 쑤신다. 어깨, 뒷목 뻣뻣, 아프다.

생리통이 심하다. 생리 때 배가 빵빵해지고 찢어지듯 아프고, 요통, 소화불량, 두통도 온다. 생리전증후군으로 생리 전 두통, 복통 올 때 많다. 생리가 가까워 오면 얼굴에 열이 나고 피부가 가렵다.

감기에 자주 걸린다. 인후통이 잦다. 추웠다 더웠다 할 때가 있다. 콧물 나고 코 막히고, 가래 나오고 기침도 한다.

코 점막 통증이 가끔 있다. 인후 따가운 증상.

변비가 잦다.

피로 잦다. 추우면 두통과 함께 기력 저하.

안구건조증. 눈이 침침하다.

다리에 쥐가 난다. 종아리 부종.

대장용종 있어 수술함.

::: 환자의 식탁 등 :::

- 안 좋은 음식[18]: 닭(두통, 심한 위장장애), 파전(식체, 두통), 토마토리조또(두통, 식은땀, 설사), 우유(배가 딱딱해지면서 통증), 햄버거(깨질 듯한 두통), 반건조오징어(복부 쥐어짜듯 통증), 맥주(위통), 아이스코코아(위통), 만둣국(식체), 커피(불면, 발바닥 갈라지고 진물, 통증. 끊고 나서 이 증상 사라짐), 후추(안 좋다), 계란흰자장조림(구토, 기력저하), 고등어·꽁치·삼치(안 좋다), 마늘(안 좋다), 계란말이(복통), 탄산수(한 모금에도 위통).
- 안 좋은 약[19]: 장 내시경약(구토가 계속 난다), 항생제(위경련), 마그네슘(위액 역류).

---

18 안 좋은 음식: 닭, 파전, 토마토리조또, 우유, 햄버거, 맥주, 만둣국, 커피, 후추, 계란, 고등어·꽁치·삼치, 마늘, 탄산수 등은 토음체질에 맞지 않은 식품들이다. 먹지 않는 것이 좋다. 오징어, 코코아 등은 이 환자가 워낙 음식에 민감한 사람이어서 소화장애를 일으키는 것으로 보인다. 다른 토음체질인 사람들은 별 문제를 일으키지 않을 수 있다.

19 안 좋은 약: 토음체질은 대부분의 양약에 부작용을 일으킬 수 있으므로 조심해야 한다. 특히 항생제는 극히 주의해야 한다.

회상

아마도 전체 환자들을 통틀어서 가장 음식에 대한 부작용이 심한 환자라고 할 수 있겠다. 하여튼 조금이라도 체질에 맞지 않은 음식을 먹으면 거의 그 순간부터 바로 체하거나 위경련을 일으키거나 복통, 설사, 오심, 구토 등의 증상을 일으킬 정도다. 그럴 경우 거의, 반드시, 동시에 심한 두통이 동반된다. 피부 트러블도 심하여, 소화가 안 되거나 피곤하거나 스트레스를 받으면, 여드름, 두드러기, 발진, 가려움증 등 제반 알레르기피부 증상을 일으킨다.

문제는 이렇게 아플 때 대개 약을 먹어 치료하는데, 이 사람은 양약이건 한약이건, 일단 약에 대한 부작용이 너무 심해서 약으로는 도대체 치료할 엄두도 낼 수가 없다는 것.

그래도 한 줄기 구원의 빛이 있으니, 그것은 바로 체질침이다. 이 환자가 의지할 수 있는 치료법은 오로지 체질침뿐인 것이다. 만약 8체질의학이 없었더라면 이 환자는 어떻게 됐을까? 아마도… 지금보다 훨씬 더 힘든 삶을 살고 있을 지도 모른다. 그런데 하늘이 도와, 이렇게 체질침이라도 맞을 수 있으니 이것은 말 그대로 '불행 중 다행'이라 하지 않을 수 없다.

---

20 등산: 등산에 대한 이 환자의 부작용은 특이하다. 대부분의 토음체질은 별 문제를 못 느낄 것이다.
21 비오는 날: 비가 오는 흐린 날에는 대개 혈액순환이 안 좋아진다. 흐린 날 신경통이 일어나는 것도 비슷한 이유 때문이다. 이 환자도 혈액순환이 상당히 좋지 않은 상태임을 알 수 있다.

환자는 몸이 아플것 같으면 곧장 한의원에 와서 체질침을 맞는다. 안 맞으면 몇날며칠을 고통 속에서 헤매야한다. 하지만 체질침을 몇 번 맞으면 일단 응급상황은 면할 수 있다. 속도 좀 편해지고, 두통도 가시고, 피부 트러블도 줄고, 천근 같이 무거운 느낌도 좀 경감된다. 그러면 또 한시름 놓을 수 있다. 그리고 살얼음 같은 하루하루를 또 살아간다. 물론 머지않아 다시 배가 아프고, 머리가 깨질 것 같고, 알레르기가 여기저기 덮쳐오겠지만. 그러면 그 때 또 침을 맞아 힘든 상황은 넘길 수 있을 것이다. 이렇게라도 관리하면서 살아갈 수 있다는 게 얼마나 다행인가?

에피소드 6

먹기만 하면 위아래로 가스 배출

대강의 줄거리

주소: 장에 가스가 많이 차고 트림이 많다. 밥이 들어가면 방귀 나오고 트림 바로 나온다.

눈이 침침하다.

머리가 개운치 않다.

몸에 기운이 없다.

왼 어깨가 많이 아프다.

설문의 다양한 해석의 지평

I. 땀이 주는 신진대사의 단서들

- 목욕탕에서 땀을 많이 내고 나면 몸 컨디션이 아주 좋아진다.

- 목욕탕에서 땀을 많이 빼면 어지럽다.

  * 이상 두 항목에서 땀의 반응이 상반되는 것처럼 보인다. 이런 경우 체질진
   단이 난해해진다. 땀을 내면 기분은 좋아지나, 너무 많이 땀을 빼면 어지
   럽다고 이해하는 것이 합당할 것 같다.

II. 음식이 제공하는 귀한 정보

- 생선회를 많이 먹어도 속이 불편하진 않다.
- 익힌 생선은 싫어하나 회는 좋아한다.
- 민물장어를 먹으면 속이 거북하거나 설사한다.
- 사과를 먹으면 소화가 잘 안 되거나 속이 거북하다.
- 오렌지를 먹으면 속이 쓰리거나 거북하다.
- 귤을 먹으면 속이 좋지 않다.

  * 이상 음식반응의 대부분이 토음체질에 거스르지 않는다.

III. 알레르기 반응의 미묘한 암시

- 파스를 붙이면 가렵거나 부작용이 나서 오래 못 붙인다.
- 금속 허리띠나 허리고무줄이 닿는 부위가 가렵거나 피부 알레르기를
  일으킨다.
- 먼지가 많은 곳에 가면 알레르기를 일으킨다.
- 평소 피부가 건조해 가려움이 심하다.
- 알레르기 비염이 심하다.

  * 이상 다섯 문항은 알레르기가 심한 토음체질에 자주 나타나는 반응들
   이다.

IV. 약으로부터의 깨달음

-양약은 물론 한약도 몸에 잘 안 받아, 대부분 먹다 중도에 포기한다.

  *토음체질에 흔히 볼 수 있는 반응이다.

V. 대변의 체질적 프리즘

- 평소 대변이 가늘거나 무른데도 시원하게 안 나오는 경우가 많다.

VI. 과거와 현재의 단면들

- 온종일 트림을 계속 한다.
- 온종일 방귀가 계속 나온다.
- 눈이 항상 건조하고 피로하다.
- 배를 차가운 상태에 노출하면 설사한다.
- 역류성 식도염
- 축농증
- 알레르기 비염
- 자궁내막염(endometritis, 자궁내막에 발생하는 염증질환)

주원장의 진단: 토음체질

치유로 나아가는 길

  체질침 및 체질약 치료.

과정과 실재

  소화불량. 위경련 가끔. 설사. *체질약 먹은 후 평소 대변의 5배가량 왕창 나왔다고 함. 명치 부근이 꺽꺽거리고 속 불편할 때가 있다. 겨울에 식후 추운 데 가면 바로 체하는 느낌이 든다(체하면 등도 아프고, 목과 어깨도 뻑뻑해짐). 식곤증이 심함. 가끔 식욕부진. *체질치료 후 소화기능 많이 호전.

장내 가스도 체질치료 후 많이 감소. 변비 가끔.

몸에 기운이 빠지고 다리가 풀림. *체질침 치료 후 기운이 좀 난다고 함. 아침에 잘 일어나게 됨.

팔다리 저림.

가끔 감기에 걸리면 오래 간다.

겨울에 심하게 추위를 탄다. 등이나 어깨가 너무 차갑다.

아침에 두들겨 맞은 느낌이 들 때 있다.

허리가 뻐근하고 소변을 봐도 시원하지 않은 증상도 온다. *체질치료 후 소변 양 많아지고 색도 맑아짐.

가끔 가슴이 두근거림.

혀뿌리 부근이 굳어 딱딱한 느낌이 들고 발음이 힘들 때도 있다.

뒷골이 많이 당길 때가 있다. 체질치료 받으면 두통 감소.

::: 환자의 식탁 등 :::

- 좋은 식품: 애호박(아주 좋아한다).
- 안 좋은 약재 혹은 건강식품: 산삼 배양 건강식(보름간 먹었는데 누군가를 죽일 듯이 화가 많이 남)[22], 영양제(소화불량), 비타민C(두 달 먹고 창문으로 들어오는 바람에도 어깨가 아프고 온몸 두들겨 맞은 것 같은 증상), 항생제(구역질, 식은땀)[23], 유

---

22 산삼 배양 건강식: 토음체질은 산삼이 아주 맞지 않는 체질이다. 홍삼, 인삼, 산삼이 모두 매우 안 좋다. 반드시 금하는 것이 좋다.
23 항생제: 손을 다쳐 항생제를 복용했는데 구역질나고 식은땀, 죽다 살아났다고 함. 토음체질은 항

산균(소화불량, 체한 느낌)[24]

• 안 좋은 식품: 커피(속 안 좋다), 매운 음식(설사), 생선초밥(설사)[25], 닭고기 튀김(복부팽만, 지독한 방귀, 변비, 구취, 구강에 열감, 속쓰림, 구갈증), 명절음식(이것저것 먹고 장내 가스 심해지고 심장 죄는 느낌 든다. 명절 후 우울감 약간), 고구마·감자·누런호박(못 먹는다).

• 안 좋은 건강법: 금식(하루 금식하고 저혈당 생겨 땀이 소나기처럼 남).[26]

• 명현 반응: 침 치료받은 후 운전 못 할 정도로 심하게 졸림.[27]

회상

아주 예민한 토음체질 환자이다. 체질에 맞지 않은 것이 조금이라도 들어가면 그에 대한 부작용이 어김없이 나타난다. 외형이나 증상의 특징을 보면 금양이나 금음체질로 혼동하기 쉬우므로 세심한 감별진단을 요한다.

이 환자는 먹는 음식에 따라 몸의 컨디션의 편차가 매우 심하게 나타난다. 체질식을 완벽하게 지키면 몸이 매우 좋아지나, 체질식을 좀 등한시 하면 컨디션이 바로 급전직하한다. 체질식을 잘 지키지 않을 수 없는 운명이다.

이 환자는 거의 모든 질환에 소화장애를 동반하므로 모든 병이 소화기관의 문제로부터 파생된다고 해도 과언이 아니다. 두통도 소화가 되지 않아 오고, 눈이 침침한 것도 소화불량에서 오며, 감기도 소화와 관련이 있

생제에 부작용이 심하고 쇼크도 일으킬 수 있으므로 극히 주의해야 한다.

24 유산균: 토음체질은 우유건 요거트건, 유산균이건 대부분의 유제품이 해롭다.

25 생선초밥: 생선회는 토음체질에 해롭지 않은데 이는 좀 이례적인 반응이다. 뭔가 다른 요인 때문이 아닐까 생각한다.

26 금식: 단지 하루 금식으로 저혈당이 쇼크처럼 온다는 것은 좀 이해하기 어렵다. 체질적인 문제라기보다는 개인적인 문제라고 생각한다. 당시 몸이 너무 허한 상태였지 않았나 추측해본다.

27 명현 반응: 체질침 맞고 흔히 발생하는 증상으로 호전반응이라고 할 수 있다.

고, 심지어 어깨나 허리가 아픈 증상도 소화와 연관이 있다.

이 사람의 소화장애의 전형적인 증상은 대개 위나 장에 가스가 많이 차는 것이다. 그래서 트림도 많이 하고 방귀도 계속 뀐다고 한다. 체하거나 설사를 하거나 변비가 있으면 항상 배가 빵빵해진다.

토음체질은 장부구조상 비위가 가장 큰 체질인데 이렇게 소화장애에 시달린다는 것을 보면 참 아이러니다. 거듭 말하지만, 장부가 크건 작건 동일하게 불균형을 유발하기 쉬운 조건이므로 동일하게 병을 잘 일으킬 수 있다. 명심하라! 체질 장부구조에서 항상 작은 장부만 문제로 생각하고 큰 장부는 기능이 강하고 좋다고 생각하는 것은 아주 잘못된 편견이다. 8체질을 제대로 이해하려면 필히 기억해야 할 것이다.

이 환자는 약물에도 특히 예민하여 항생제나 진통제, 마취제 이런 약물에도 지극히 조심해야 한다. 잘못 하면 생명이 위중할 수 있는 과민반응이 일어날 수 있다. 심지어는 한약이나 건강식품도 체질에 맞지 않으면 부작용이 크게 난다. 하여튼 모든 물질에 경계를 게을리 하지 않으면 안 되는 사람이다. 그래도 체질약에는 부작용이 없다는 게 얼마나 다행인가. 이 사람에게도 8체질의학이 없었더라면 아마도 인생이 훨씬 더 불행했을 것이다. 8체질이 있어 정말 다행!

에피소드 7

과민한 방광 때문에 소변이 항상 마려워

대강의 줄거리

주소: 배뇨장애. 앉아 있으면 복압을 받아 소변이 마려운 증상 있다(서

있으면 괜찮다).

설문의 다양한 해석의 지평

I. 땀이 주는 신진대사의 단서들

- 건강할 때는 땀이 거의 없다.
- 뜨거운 음식 먹을 때 땀을 많이 흘린다.
- 조금만 매운 것 먹어도 머리나 얼굴에 땀이 많이 흐른다.

　*이상 땀의 반응은 기가 허한 토음체질에 자주 나오는 것들이다.

II. 음식이 제공하는 귀한 정보

- 고기나 기름진 음식을 먹으면 속이 매우 거북하다.
- 밀가루 음식을 먹으면 속이 거북하거나 얼굴에 뭐가 잘 난다.
- 밀가루 음식을 먹으면 생목 또는 신물이 잘 올라온다.
- 차지 않은 우유를 마셔도 속이 불편하거나 설사한다.

　*이상 네 문항은 토음체질에 흔한 반응들이다.

- 생선회를 먹으면 설사하거나 속이 좋지 않다.

　*생선회는 토음체질에 해롭지 않은 건데 이렇게 소화장애를 일으키는 건
　좀 예외적이다. 체질진단에 유의사항.

- 고기는 소화가 잘 안 되지만 생선은 소화가 잘 된다.
- 생선을 먹으면 몸 컨디션이 좋아진다.

　*토음체질에 적합한 반응들이다.

- 생굴을 먹으면 배탈이 잘 난다.

　*생굴은 토음체질에 맞는 음식에 속하는데 탈이 난다니 좀 이상하다. 역
　시 체질진단에 유의.

- 상추 같은 잎채소를 먹으면 대변에 채소가 소화 안 된 채로 나오는 경우가 종종 있다.
- 오렌지를 먹으면 속이 쓰리거나 거북하다.
- 라면을 먹으면 설사하거나 속이 불편하다.
- 피자를 먹으면 체하거나 속이 불편한 경우가 많다.
- 자장면을 먹으면 속이 거북하다.
- 매운 음식을 먹으면 자주 설사한다.
- 병나거나 몸이 안 좋으면 대개 식욕이 먼저 뚝 떨어진다.

  *이상 일곱 문항은 토음체질에 자주 나타나는 반응들이다.

III. 약으로부터의 깨달음

- 홍삼을 먹으면 몸이 오히려 좋지 않다.
- 인삼을 먹으면 몸이 오히려 안 좋다.

  *이상 두 문항은 토음체질에 적합한 반응들이다.

IV. 체형이 주는 전관적 이미지

- 아무리 먹어도 살이 안 찐다.
- 몸이 매우 말랐다.

V. 과거와 현재의 단면들

- 전립선염이 있다.
- 배를 차가운 상태에 노출하면 설사한다.
- 피곤하면 목이 꼭 잠겨서 말하기가 곤란하다.
- 평소 입안이 잘 헌다.

- 혓바늘이 잘 생긴다.
- 알레르기 비염이 약간 있다.
- 고질적인 만성위염

주원장의 진단: 토음체질(금음체질과 감별 요함)

치유로 나아가는 길

체질침만으로 치료함.

과정과 실재

앉으면 복압이 증가하여 요의(尿意, 소변 마려운 느낌)를 자주 느낌[28]. *체질침 치료 후 소변 마려운 증상 많이 감소함.

> **::: 환자의 식탁 등 :::**
>
> • 좋은 음식: 대게(몸 따뜻해지고 소화 잘 됨)[29], 서리태 또는 완두콩(가스 없다).[30]
> • 안 좋은 음식: 밀가루 음식(설사), 매운 음식(매우 안 좋다).

회상

이 환자는 다른 문제는 없고 오로지 소변이 자주 마려운 증상이 문제일 뿐이다. 주로 앉은 자세를 취하면 복압이 증가하여 소변 마려운 증상이 생긴다고 한다. 생각에 따라서는 별문제가 아닌 것처럼 간주할 수도 있으나

---

28 과민성방광의 일종으로 보인다.

29 일반 게도 좋으나 대게가 더 좋다.

30 서리태, 완두콩: 이들은 토음체질에 적합한 곡식들이다.

그렇게 쉽게 볼 질환이 아니다. 방금 소변을 봤는데도 소변이 또 마렵고, 그래서 화장실에 가면 소량 나오거나 혹은 나오지 않을 때도 있다. 그냥 참을라치면 하시라도 나올 것처럼 급박한 느낌이 들며 곧 바지에 지릴 것 같다. 그래서 화장실에 쏜살같이 달려가면 또 다시 조금 나오거나 아니면 나오지 않는다. 이렇게 온종일 개운하게 소변을 보지 못하고 계속 화장실만 들락날락 하는 신세가 된다.

이를 치료하기 위해 그는 많은 병원을 전전해야만 했다. 하지만 별 뾰족한 수가 없었다. 왜냐하면 이게 염증이 있거나 어떤 기질적 이상이 실제 발견되는 그런 병이 아니기 때문이다. 그럼에도 환자는 자꾸 소변이 마렵고 안 가면 바로 쌀 것 같다. 이 생각이 하루 24시간 온통 그를 사로잡는다. 이쯤 되면 대개 정신과적인 치료를 권유받기 십상이다. 방광의 문제가 아니라 머릿속의 뇌의 문제로 치부하는 것이다.

그는 이 문제가 전립선염 치료 후에 발생했다고 한다. 아마도 항생제 치료를 받았을 것이다. 하지만 사실 이 때문에 과민성방광 증상이 생겼는지는 확실히 알 수 없다. 아마 병원에 가서도 이런 얘기를 많이 했을 것이다. 그렇지만 이 말을 수긍하는 의사는 별로 없었을 것이다. 항생제는 세균을 죽이는 작용을 할 뿐, 환자가 갖는 과민성방광 같은 질환과는 무관하다고 생각하기 때문이다. 이런 경우 의사들은 환자가 호소하는 증상은 그냥 정신적인 문제로 생각하는 경향이 있다. 그래서 이런 문제는 대개 신경정신과로 가라는 권유를 받는다. 환자는 이렇게 여러 병원들을 순례하다가 마침내 주원장한의원에 들어왔다.

토음체질은 신방광의 비뇨기가 가장 작은 체질이다. 이런 체질 구조의 특성 때문에 과민성방광의 증세가 발생한 것 같다. 비뇨기를 강화하는 체질침을 시술했다. 환자는 상당히 긴 기간 동안 체질침 치료를 꾸준히 받고, 마침내 그 괴롭던 증상으로부터 많이 벗어나게 되었다. 이제 오래 앉아 있어도 전처럼 심하게 소변이 자주 마려운 증상은 많이 사라졌다.

이렇게 현대의학적으로 치료가 곤란한 질환에 8체질 치료가 특히 강점이 있는 경우가 자주 있다. 그리고 비뇨기 질환은 특히 생식기능에도 영향을 주는 경우가 많아 특히 주의를 요한다. 대개 성기능 저하를 초래하는 경우가 흔한 것이다. 젊은 나이에 그런 일을 당한다면 얼마나 큰 좌절이 되겠는가! 자신감의 상실로 인한 우울함이 그 사람의 생애를 온통 뒤덮고 말 테니 말이다.

에피소드 8
몸이 종합병원인 사람

대강의 줄거리

주소: 늘 피곤하다. 만성피로.

손과 발, 다리에 쥐가 잘 남. 자다가 기지개 할 때 종아리에 쥐가 나고, 젓가락질이나 평상시에 걸어 다닐 때 발에 쥐가 나서 쉽게 풀리지 않음.

늘 배에 가스가 차서 고생하고, 툭하면 위에 탈이 나서 병원에 자주 감.

약한 천식이 있음.

유방 양성신생물로 과거에 수술 받았다.

변비 심함.

평소에 몸에 염증이 잘 생김. 특히 생식기부위 쪽으로 잘 생김.

얼굴이 자주 가려워 긁으면 붉은 것들이 올라옴.

요즘엔 무릎이 아픈데 안에서 화끈거리며 아프기도 하고 겉에서 보기엔 멀쩡한데 꼭 멍이 든 거 마냥 무릎 살이 아픔. 오른쪽이 심하다.

이유 없이 허리 자주 아픔.

생리통이 극심함.

다리가 잘 붓고, 붓기가 잘 안 빠짐. 살을 빼려고 하는데 잘 안됨.

설문의 다양한 해석의 지평

I. 땀이 주는 신진대사의 단서들

- 긴장만 하면 손에 땀이 흥건해진다.

- 목욕탕에서 땀을 많이 빼면 어지럽다.

- 매운 음식을 먹어도 땀이 거의 없다.

- 전에는 땀이 별로 없었는데 나이가 들면서 많아진다.

- 발바닥에 특히 땀이 많다.

- 겨드랑이에 특히 땀이 많다.

   *이상 여섯 문항에서도 땀을 많이 흘리면 좋지 않은 토음체질의 성향이 반복적으로 나타난다.

II. 음식이 제공하는 귀한 정보

- 고기나 기름진 음식을 먹으면 설사를 하거나 대변이 잦아진다.

- 생선회를 많이 먹어도 속이 불편하진 않다.

   *이상 두 문항은 토음체질에 어긋나지 않는다.

- 냉한 음료나 찬 음식을 많이 먹으면 설사하거나 속이 불편해진다.

   *이 문항은 토음체질에 맞지 않은 것이다. 체질진단에 주의.

- 잎채소 반찬만으로 식사해도 속이 거북하거나, 피곤하지 않다.

- 평소 커피를 자주 마시는데도, 오후에 마시면 잠이 잘 안 온다.

- 음식은 가리지 않고 뭐든지 잘 먹으며 별 탈 없다.

- 자장면을 먹으면 속이 거북하다.

- 식탐이 많아 과식하고 속이 부대끼는 경우가 많다.

- 밥맛이 없을 때는 종종 식사를 거르다가, 배고플 때 한 번에 몰아서 많이 먹는 버릇이 있다.

- 병나거나 몸이 안 좋으면 대개 식욕이 먼저 뚝 떨어진다.

  *이상 일곱 문항은 토음체질에 대체로 잘 나타나는 반응들이다.

III. 알레르기 반응의 미묘한 암시

- 귀걸이나 목걸이에 금속 알레르기가 있다.

- 천식이 있다.

  *이상 두 문항도 토음체질에 흔히 나타난다.

IV. 체형이 주는 전관적 이미지

- 음식조절 안 하면 살이 너무 많이 찐다.

- 살이 아주 많이 쪄서 '고도비만' 상태라 할 수 있다.

  *살이 잘 찌는 토음체질에 해당되는 케이스다.

V. 대변의 체질적 프리즘

- 항상 변비로 고생한다.

- 평소 대변이 가늘거나 무른데도 시원하게 안 나오는 경우가 많다.

VI. 과거와 현재의 단면들

- 폐결핵을 앓았거나 현재 앓고 있다.

316

- 항상 감기를 달고 산다.

- 편도선이 잘 붓는다(혹은 과거에 잘 부었다).

- 편두통이 주기적으로 온다.

- 눈이 항상 건조하고 피로하다.

- 배를 차가운 상태에 노출하면 설사한다.

  *장이 민감한 사인이다. 체질적 특성은 아니다.

- 수영장에 오래 다녀도 몸이 별로 좋아진 것 같지 않다.

- 두피에 지루성피부염이 잘 생긴다.

-전자파증후군

-벌레에 물리거나 상처가 나면 빨리 안 아문다.

-혓바늘이 잘 생긴다.

-평소 입술이 잘 갈라진다.

-역류성 식도염

-극심한 생리통

-고질적인 만성위염

주원장의 진단: 토음체질

치유로 나아가는 길

   체질침과 체질약으로 치료.

::: **환자의 식탁 등** :::

• 좋은 음식: 그린커피빈(면역력 높아져, 달고 살던 감기가 잘 안 걸림).[31]

---

31 그린커피빈: 볶지 않은 커피 콩을 말한다. 이 사람에겐 면역 증강의 효과가 있었다고 하나, 아직

• 안 좋은 음식: 밀가루 음식(가스 심하게 차고 변비 심해짐).

회상

토음체질의 질환의 특징은 대개 빨리 치료가 잘 되지 않고 오랫동안 고질적으로 환자를 괴롭히는 양상을 보인다. 이 환자도 그런 경향에서 크게 벗어나지 않는다. 얼굴을 보면 상당히 오랜 시간 질병으로 힘들게 살아왔음이 묻어난다. 어두운 혈색, 피곤에 찌든 모습, 만성적인 소화불량, 피부 트러블, 비만, 부종, 극심한 생리통, 그리고 여기 저기 통증들. 이 증상들 중 어느 하나만 있어도 견디기 힘들 것 같은데, 이 환자는 매일같이 10가지도 더 되는 질환과 싸우면서 살아가고 있다. 이런 상황에 삶의 질을 논한다면 얼마나 한가로운 이야기인가!

이 환자의 경우 토음체질이 비위가 가장 큰 체질(비위〉폐대장〉심소장〉간담〉신방광)인데도 극심한 소화불량으로 시달리면서 살고 있다는 것은 참 아이러니다(그런데 이런 경우는 사실 드물지 않다). 어떤 장부가 크다면 그 기능이 세다고 알기 쉬운데, 상당히 오해를 사기 쉬운 얘기다. 거듭 말하지만, 장부가 크다는 것은 '항진되기 쉽다'는 것이다. 그리고 반대로 장부가 작다는 것은 '저하되기 쉬운 것'이다. 항진이건 저하건 둘 다 기능이 정상이 아니라는 말이다. 토음체질인 이 환자의 소화불량은 비위기능 항진증의 결과라고 할 수 있다.

환자는 이외에도 거의 모든 장부에 문제가 있다. 또 다른 큰 장기인 폐의 문제로 천식이 있고, 대장에는 변비가 있으며, 간기능의 저하로 항상 심한 피로를 느낀다. 신방광의 증후로는 부종, 생리통 등이 있고, 전신적인 증

확실한 체질적합성은 알려져 있지 않다.

8체질 보고서

후로 혈액순환부전이 엿보인다. 그래서 항상 몸이 여기저기가 아프고, 가만히 있거나 잠잘 때, 심지어 걸을 때조차도 팔다리가 쑤시고 저린다. 총체적 난국이라고 하지 않을 수 없다.

사실 이 환자는 주원장한의원에서 충분히 치료받지는 못했다. 이유야 여러 가지가 있을 것이다. 집이 지방이라 거리가 멀고, 생업에 종사하니 시간을 내기도 어렵고, 그 외에도 말할 수 없는 개인적인 사유가 많이 있을 것이다. 단지 바람이 있다면 체질식이라도 충실히 지키라는 것이다. 이 접근방법은 상당히 장기적인 것이지만, 이렇게 체질에 맞는 음식을 주로 취하고, 해로운 음식을 가능한 한 멀리한다면 언젠간 건강이 놀라울 정도로 회복되리라 믿는다. 중용에 이런 말이 있다.

"문왕과 무왕의 이상적인 정치는 고서에 두루 기록되어 있다. 하지만 그 사람이 있으면 그 정치가 흥하고, 그 사람이 없으면 그 정치는 망한다."[32]

체질의학은 사람이 건강해질 수 있는 최적의 방법을 이 세상에 이미 다 제시해 놓았다. 하지만 건강은 그 사람이 있어야 이룰 수 있다. 그것을 열심히 실천할 수 있는 바로 그 사람. 어떠한 유혹이 있어도 그를 물리치고 체질섭생을 잘 준수할 그 사람. 그런 사람이면 오래도록 건강한 삶을 누릴 것이요, 그런 사람이 아니라면 체질의학은 그냥 그림의 떡일 뿐이다. 건강에 관한 정답은 다 나와 있다. 그걸 실천할 사람이 있느냐 없느냐, 그것이 관건인 것이다.

---

32 "文武之政(문무지정), 布在方策(포재방책). 其人存(기인존), 則其政擧(즉기정거); 其人亡(기인망), 則其政息(즉기정식). 『중용(中庸)』제20장에 있는 말로서, 애공(哀公)이 공자에게 정치에 대해 묻자 공자가 위와 같이 답한 것이다. 여기 '방책(方策)'에서 '방'이란 나무쪽에 쓴 글을 말하고, '책'이란 대나무쪽에 쓴 글을 말한다. 다 종이가 발명되기 전의 문자 기록 매체들인 것이다. 이젠 종이도 그 영화가 다한 것 같다. 컴퓨터에 기록매체의 자리를 내줄 때가 된 것이다.

마취제에 죽다 살다

대강의 줄거리

주소: 이명 심하다[33].

주소: 부정맥. 부정기적으로 심장박동 빠르다.

자궁내막증 때문에 하복통이 있고, 대변 볼 때도 아랫배가 아프다. 아랫배가 딱딱하고 뜨끔뜨끔, 화끈거린다.

유산 후 몸이 많이 아프게 됐다.

설문의 다양한 해석의 지평

I. 땀이 주는 신진대사의 단서들

- 목욕탕에서 땀을 많이 빼면 어지럽다.

- 운동을 많이 해도 땀이 거의 나지 않는다.

 *이상 두 문항은 토음체질에 자주 보이는 땀 반응들이다. 건강한 토음체질은 평소 땀이 잘 나지 않은데, 억지로 땀을 빼면 어지럽고 기운이 빠진다.

II. 음식이 제공하는 귀한 정보

-생굴을 먹으면 배탈이 잘 난다.

 *생굴에 대한 부작용이 토음체질에 흔한 것 같다. 익혀 먹으면 괜찮을 것이다.

-냉한 음료나 찬 음식을 많이 먹으면 설사하거나 속이 불편해진다.

---

33 이명: 이 환자의 경우는 일종의 의료사고의 부작용으로 발생한 것이다. 자궁내막증 수술하려고 마취제를 맞았는데 쇼크로 의식을 잃었다가 깼을 때 이명 증상이 나타난 것이다.

*토음체질은 찬 음식이 맞는 체질인데 이런 반응은 이례적이다. 체질진단
  에 유의.
-커피를 마시면 손이 떨리거나 가슴이 두근거린다.
-평소 커피를 자주 마시는데도, 오후에 마시면 잠이 잘 안 온다.
 *위 두 항목은 커피가 해로운 토음체질에 합당한 반응이다.

III. 알레르기 반응의 미묘한 암시

- 갑자기 온몸에 두드러기가 나타났다 사라지기를 반복하면서 상당 기
  간 몹시 가려운 때가 있다.

IV. 약으로부터의 깨달음

-마취 후 잘 깨어나지 못한 적이 있다.
-대부분의 양약에 대해 부작용이 많고 약이 잘 듣지 않는다.
-홍삼을 먹으면 몸이 오히려 좋지 않다.
 *이상 세 문항은 토음체질에 흔히 나타날 수 있는 반응들이다.

V. 대변의 체질적 프리즘

-하루라도 대변을 못 보면 대단히 괴로워한다.
-대변이 항상 무르게 나온다.
-대변이 항상 가늘게 나온다.
 *위 두 문항은 평소 환자의 장이 민감한 상태임을 시사한다.

VI. 과거와 현재의 단면들

-피부과 검사 결과 아토피 피부염 진단을 받았다.

-벌레에 물리거나 상처가 나면 빨리 안 아문다.

　*위 두 항목은 알레르기가 많은 토음체질에 잘 들어맞는 증상들이다.

-평소 입안이 잘 마른다.

-자궁내막증

-눈이 항상 건조하고 피로하다.

-겨드랑이에 특히 땀이 많다.

-중이염이 잘 낫지 않고 자주 재발한다(혹은 과거에 그랬다).

　*항생제 치료가 잘 듣지 않는 토음체질의 특징을 잘 보여준다.

주원장의 진단: 토음체질

치유로 나아가는 길

　체질침 위주로 치료하고, 몸 상태가 안 좋을 땐 체질약과 체질침 병행함.

과정과 실재

　심한 이명. 이 소리 때문에 잠자다가 깨는 경우 많다. *체질침으로 이명 감소, 수면 호전. 몸 컨디션에 따라 증상 증감하는 경향. 생리 때 귀에 윙윙 소리 심하고 어지럽다. 날씨 흐린 날 어지럼증이 더 심하다.

　부정맥. 심장 벌렁거림. 체질침으로 심계항진 감소. 몸 컨디션에 따라 증상 부침. 밤에 몸에 열나면서 가슴 벌렁벌렁 할 때 있다. 심장 뛰면 자다 깬다. 가슴 답답한 느낌도 있다.

　가끔 감기. 머리 울리고 목 따갑고 기침 심하게 한다. 체질침 치료 후 감소.

　무기력증 잘 온다.

탈항(脫肛)[34] 증상 있다. 항문 밑으로 빠질 때 힘주면 서혜부 아프다. *체질침 치료 후 탈항 증상 없어짐. 배란기 때 항문 빠지듯 아픈 증상 있었는데 체질침 치료 후 많이 좋아짐. 몸 안 좋아지면 탈항 증세 심해짐.

가끔 소화불량. 체질침 치료 후 호전된다. 복통이 가끔 심하다[35]. 공복시 더부룩하고 쓰리고 아플 때 있다. 위에 뭐가 똘똘 뭉쳐 있는 느낌이 들 때 있다. 체질침 치료로 위 많이 좋아짐. 찬 물을 마시면 속이 불편.

두통. 찬바람 쐬거나 추운 데 갔다 오면 어지럽다. 머리 무겁고 두피가 아플 때 있다. 눈이 빠질 듯 아프고 어지러울 때 있다.

평소 가래가 많아 늘상 뱉는다.

가슴에서 어깨까지 통증이 자주 있다.

웅크리고 있으면 등과 견갑골 부위가 아프다.

아랫배가 아플 때 있다.

눈 뻑뻑할 때, 눈 침침할 때 있다. 눈물 자주 난다.

무릎이 아플 때 있다. 쭈그리고 일할 때 특히.

손이 얼음장처럼 차다.

빈뇨 증상 있다.

마취 사고 후부터 생리 감소, 최근 생리 안 한다.

심계항진, 가슴 쪼이듯 통증, 수면 중 깸. 심장 뛰면 자주 어지럼증이 동반된다. *체질약 복용 후 통증 없어짐.

등산 갔다 오니 기운 쫙 빠지고 몸 떨림, 속 불편. 체질침 치료 후 기운 올라옴.

---

34 탈항: 항문 괄약근이 약해져 항문이 밖으로 빠져나오는 증상. 몸이 허한 상태에서 잘 발생한다. 체질치료로 탈항 증상이 없어져 너무 좋다고 기뻐함.

35 이 때 매실을 먹으면 완화된다고 함.

피로감. 체질치료 후 피로 감소.

자궁내막증이 있었는데, 폐경 된 후 거의 나음.

온몸의 물이 다 마른 것 같다. 숨 쉬면 목, 귀, 코 연결부가 열이 나면서 뒷목에 땀이 확 솟는다. 그런데 옷 벗으면 한기 든다. 체질약으로 호전.

옆구리가 너무 따갑고 아프다.

::: 환자의 식탁 등 :::

- 좋은 음식: 매실(속 편함, 위장약 대용으로 상복).[36]
- 좋은 건강법: 명상(수면장애에 효과).
- 안 좋은 음식: 생굴(설사), 고등어·매운 음식·과식(명치 약간 왼쪽 통증), 찬물(속 불편), 포도(복부 가스로 팽만증상, 물설사).[37]
- 안 좋은 약: 마취제(심한 과민반응으로 심정지).

회상

약물에 아주 강한 과민반응을 보이는 토음체질의 예이다. 환자는 강남의 한 병원에서 고질적인 자궁내막증 때문에 수술을 받게 됐다. 그런데 마취하는 순간 맥박이 갑자기 멈췄다. 수술실이 발칵 뒤집어졌다. 곧바로 심폐소생술에 들어가 응급처치를 한 후, 운 좋게도 의식을 회복하고 깨어났다. 환자 표현에 따르면 거의 "죽다 살아난" 것이다. 깨 보니 온몸이 부어있고, 붕붕거리는 것 같은, 혹은 피 도는 것 같은 소리가 계속 났다고 한다. 혹은 머리에서 "웅~" 하는, 보일러 소리가 들리기도 해서 정신이 없었다.

---

36 매실: 토음체질에 매실은 좋은 과일에 속하지 않는다. 자주 섭취하지 않는 게 좋다.

37 포도: 토음체질에 포도는 좋은 과일에 속하는데 이런 부작용이 나는 건 특이하다. 피하는 것이 좋을 것이다.

심한 이명이 생긴 것이다. 이명 증상은 생리 때엔 더 심해서 매미, 쇠, 파도 소리가 나고, 어지럽고 기운이 없었다. 이 사건 전에도 바르톨린선[38] 소작 시술받을 때 마취했는데 그 때도 마취 후 안 깬 적이 있었다고 한다. 다른 약물에도 부작용이 있지만, 마취제에 특히 심한 과민반응(anaphylaxis) 이 있는 사람이다.

서양의학은 특히 외과에 큰 강점이 있는 의학이다. 그런데 가끔 수술 하기 위해 놓는 마취제가 이렇게 엄청난 재앙을 몰고 와서 우리를 당황 케 한다. 치료제도 아니고, 수술 시 통증을 없애기 위해 놓는 수술 보조 제인 마취제에 엉뚱하게 치명타를 맞는 것이다. 이 환자가 바로 그런 전형 적인 예이다.

가끔씩 매스컴에도 이런 유사한 의료사고가 종종 등장한다. 병원에서 수술받기 위해 마취제를 맞았다가 깨어나지 못하고 사망했다는 기사를 들을 적이 있을 것이다. 이런 경우를 당한다면 참 황당할 것이다. 그리고 이런 의문도 든다. 마취라는 게 사람을 죽일 수도 있는데 이런 불안전한 방법이 버젓이 의료에 시행돼도 괜찮은가? 혹은, 이 방법 외에 다른 방법 이 전혀 없는가? 마취제에 대한 과민성 테스트가 있다는 말은 들은 것 같 은데, 그럼에도 불구하고 이런 사고가 나는 것은 무슨 까닭일까? 과민성 테스트 자체마저도 불안전한 방법인가?

약물 사고가 마취제에만 국한되는 건 아니다. 항생제도 이런 과민반응 을 일으키는 경우가 비일비재하다. 내가 한 때 주치의를 했던 한국 불교 계의 큰 스님도 우리나라에서 최고의 시설을 자랑하는 병원 중 한 곳에서

---

38 바르톨린선(Bartholin's gland): 질구 양쪽의 작은 점액선으로 질세정 및 성교시 점액분비 기 능을 한다. 바르톨린선 소작술이란 바르톨린선에 낭종 같은 염증이 자주 발생하는 경우 이 샘을 고주파 전기 같은 장비를 이용하여 태워버리는 시술이다.

항생제 주사 치료를 받고 쇼크를 일으켜 코마에 빠진 후 끝내 의식을 회복하지 못하고 돌아가셨다. 항생제 주사 한방에 그런 돌이킬 수 없는 비극을 당한 것이다. 스님도 공교롭게 토음체질이셨다.

토음체질에 또 자주 등장하는 사례로 권도원 선생이 빠짐없이 언급하는 페니실린 쇼크라는 것이 있다. 페니실린이라면 세균 감염에 쓰는 항생제의 시조 같은 약인데, 이 페니실린이 이 환자와 같은 체질에 치명적인 쇼크를 일으킬 수 있는 것이다. 이런 사례를 통해 자연스럽게 체질과 약물부작용이라는 관계가 부상한다.

한의원에서 임상을 하다 보면 양약에 의한 부작용 사례를 참 많이 듣게 된다. 가장 흔하게는 금양이나 금음체질 또는 토양체질로부터 듣는다. 수적으로 이 체질들이 주위에 많기 때문이다. 하지만 진짜 약물 부작용이 많은 체질은 확률로 본다면 토음체질인 것 같다. 여기 토음체질 사례로 든 환자들의 대부분이 약물에 대해서는 경기를 일으킬 정도로 심한 부작용을 일으키는 사람들인 것이다.

이 사례의 주인공은 자궁내막증 수술을 받으려고 맞은 마취제 한방에 인생이 크게 바뀌었다고 할 수 있다. 일 년 삼백육십오일 와글거리는 이명에 시달리게 됐고, 가슴이 벌렁거리는 부정맥에 시시각각 불안에 떨게 됐고, 그동안 문제없던 생리도 뚝 끊겼고, 조금만 움직여도 금세 체력이 방전되는 무기력증에 고생하게 된 것이다. 그래도 심성이 참 착해서 그런지 이런 재앙을 불러온 병원에 대해선 한 마디 불평도 없다. 그저 이렇게 살아가고 있다는 것만 해도 감지덕지할 일이라고 생각하는 것 같다. 그녀는 내게 토음체질로서 약물 과민반응의 치명적 사례로 결코 잊지 못할 환자로 기억되고 있다.

토음체질식

"체질식 하고 체중 10kg이 빠졌다. 속 더부룩하지 않다."

"소화 잘 되어 체질식 하는 동안 소화제 거의 먹지 않았다. 전에 가슴 답답한 것이 없어졌다. 전엔 이비인후과가 단골이었는데 최근 이비인후과 한 번도 안 갔다. 피로감 올 초반보다 훨씬 덜하다."

"불편한 증상들이 많이 완화."

곡식

서리태와 완두콩: "장내 가스 안 생긴다."

보리밥과 잡곡: "몸이 말랐는데 최근 보리밥, 잡곡 식사 후 2kg 증가했다."

보리: "보리밥 먹으면 몸이 좋다."

과일

단감: "단감 먹으면 몸 컨디션 좋다."

아이스홍시[39]: "속 편하고 좋다."

참외: "참외 먹으면 속 편하고 대변 잘 본다."

생선

복어[40]: "몸이 아주 좋다."

---

39 토음체질도 토양체질과 마찬가지로 차가운 음식이 좋다. 그래도 차가운 것이 싫다면 미지근한 상태나 상온에서 먹는 것이 좋을 것이다.

40 복어를 탕으로 먹을 때는 얼큰한 매운탕보다 시원한 맑은 탕으로 하는 것이 좋다. 맘 같아선 복어회가 가장 좋으나 가격이 비싼 게 흠.

이면수: "괜찮다."

생선회: "생선회 좋아하고 몸에 잘 맞는다."

조개탕: "속 편하고 좋다."

조개찜: "속 편하다."

말랑한 오징어: "(속 편하고) 좋다."

새우: "엄청 좋아하고 몸에도 좋다. 변 잘 나온다."

대개: "몸 따뜻해지고 소화 잘 된다. 일반 게도 좋은데 대게가 더 좋다."

굴: "좋아하고 몸에 잘 맞는다."

육류

돼지고기: "몸에 좋다." "돼지고기 먹으면 몸이 좋아진다." "살이 찐다. 힘이 난다."

육류[41]: "기운이 상승한다."

장조림: "몸 좋다."

채소

미나리: "미나리 먹으면 몸이 아주 좋다."

배추: "먹으면 몸이 좋다."

양배추: "양배추 먹으면 몸 컨디션 좋다."

채소: "환절기 입술 부르텄는데 채식 많이 하니 안 부르튼다."

채소 및 나물: "몸속 편하고 변이 잘 나온다."

오이: "오이 먹으면 몸이 좋아진다."

---

41 돼지고기가 가장 좋다. 소고기는 중간 정도의 체질적합성을 갖는다. 닭고기나 오리고기는 아주 해롭다.

건강식품 및 영양제

알로에(껍질 포함): "피부에 바르면 낫는다. 안구 떨림, 압박감(튀어나올 것 같은 느낌. 술 먹으면 자주 그런다), 위식도역류에도 좋다. 입주위 버짐에도 좋다. 알로에를 피부(팔목 붓는 데)에 바르면 낫는다."

비타민C: "덜 피곤하다. 많을 땐 하루에 10개도 복용한다." "먹으면 몸이 좋다."

기타

메밀[42]국수: "소화 잘 되고 좋다."

얼음: "속 편하고 좋다."

된장국: "속 편해진다."

배추와 우거지국과 들기름: "같이 먹으니 배변이 좋아진다."

간장[43]: "몸이 좋다."

명상: "수면장애에 효과 있다."

공기 좋은 장소: "몸이 빨리 좋아진다."

---

42 메밀은 금체질에 가장 좋은데 이렇게 토체질에도 좋다. 아마 성질이 차가워 토체질의 위의 강한 열을 잠재우는 효능이 있는 것 같다.

43 양조간장보다 조선간장이 더 좋다.

곡식

밀가루 음식: "이제는 밀가루 전혀 못 먹겠다. 너무 좋아했는데 그게 소화 불량의 원인이었다. 전에는 물약 소화제 달고 살았는데 밀가루 끊고 그동안 한 번도 안 먹었다. 밀가루만 먹으면 체하는 증상 있었다. 과자도 반 봉지 이상 먹으면 체했다." "밀가루 음식 먹으면 설사한다." "가스 심하게 차고 변비 심해진다." "만둣국 먹으면 체한다." "짜장면 먹고 속 후벼 파듯이 아팠다." "짜장면 먹으면 알레르기 일어난다." "파전 먹고 체하고 머리 아팠다." "깨질듯한 두통이 왔다." "햄버거 먹으면 생목이 올라온다."

채소

감자: "감자 먹으면 속이 거북하다."

깻잎: "생깻잎 먹으면 위가 좀 뜨거운 느낌 든다."

피망: "피망 먹으면 생목 올라온다."

부추: "속이 더부룩하고 변으로 바로 나온다."

과일

사과와 복숭아: "날것으로 먹으면 입안과 목이 간지럽다."

사과: "알레르기 반응 있어 입안과 목이 간지럽다."

귤: "귤 먹고 속 안 좋아 고생한 적 있다."

생선 및 해물

고등어: "고등어 먹으면 명치에서 약간 왼쪽 부근이 아프다."

고등어, 꽁치, 삼치[44]: "등푸른 생선 먹으면 속이 안 좋다."

고등어, 꽁치: "신물이 올라오고 트림이 나고 속이 불편함."

고등어, 방어: "고등어나 방어 같은 기름진 생선 먹으면 설사한다."

꽁치: "꽁치 먹으면 설사한다."

반건조 오징어[45]: "먹고 복부 쥐어짜듯 통증이 있었다."

양념

매운 음식[46]: "매운 음식 먹으면 몸이 매우 안 좋다." "아주 매운 음식 먹으면 머리가 아프다." "매운 음식 먹으면 입으로 열기가 나오는 게 느껴진다. 매운 거 먹고 체중 1달에 2kg 빠졌다." "매운 음식 먹으면 명치 약간 왼쪽에 통증이 온다." "매운 고추 끊었더니 머리에 지루성두피염이 없어졌다." "고추 먹으면 변이 붉은색이고, 변이 잘 안 나온다."

후추나 마늘: "후추나 마늘 먹으면 속이 안 좋다."

짠 음식: "짠 음식 먹으면 속이 안 좋다."

향신료: "향신료는 대부분 좋지 않다."

술

맥주: "맥주 마시면 위통이 온다." "맥주 마시면 설사 나서 안 좋다."

술: "술 마시면 설사한다." "취기가 빨리 오며 두통이 발생한다. 특히 맥주가

---

44 토음체질에 고등어나 꽁치, 삼치 같은 등푸른 생선은 대체로 좋지 않다는 사실이 자주 발견된다. 토양체질도 역시 비슷한 반응이 많다. 그 중 고등어가 가장 대표적으로 해롭다고 할 수 있다.

45 대체로 말랑한 오징어는 괜찮은데 건조오징어가 해롭다는 소견이 많다. 왜 그런지는 좀 이해하기 어렵다. 아마도 건조한 오징어가 소화에 더 어려워서 그런 게 아닌가 추측한다. 건조 오징어가 뱃속에서 크게 부풀어서 더 그럴 수도 있지 않을까 생각하고 있다.

46 토음체질에도 매운 음식이 역시 매우 해롭다는 것이 확인된다. 고추를 멀리하자!

심하다." "과음하니 면역이 떨어진다." "최근 술이 얼굴 피부에 안 좋은 듯 하다." "술 먹으면 눈 튀어나올 것 같은 압력 느껴진다. 술 마시면 다음날 변보기 어렵다. 이럴 땐 처음엔 딱딱하고 뒤에 무른 변으로 나온다." "매운 안주로 음주하면 다음날 소화 안 되고 화장실 자주 간다."

유제품

우유: "우유 마시면 배가 딱딱해지면서 통증이 온다." "우유 마시면 속 미식거려서 못 마신다." "식초와 우유를 같이 먹고 밤 12시에 토하고 두통으로 고생 심하게 했다. 위액까지 토했다."

육류

소고기[47]: "젊을 때 소고기 볶은 것 먹으면 칼로 쑤시는 것처럼 아팠다." "소갈비 먹으면 속이 별로 안 좋다."

닭고기: "두통, 심한 위장장애 5일 넘게 지속, 죽다 살아난다."

계란: "계란흰자 장조림 먹고 구토하고 기력이 빠졌다." "계란말이 먹으면 배가 아프다." "계란노른자 먹으면 체한다." "계란흰자 먹으면 발진 심하게 오른다."

차

커피: "불면, 발바닥 갈라지고 진물, 통증 있었는데 커피 끊고 나서 이 증상 사라졌다." "커피 마시면 속 후벼 파듯이 아팠다." "커피 마시면 바로 팔다리 가려워진다(아토피피부염). 속 뒤틀리고 아프다."

---

47 소고기는 토음체질에 좋다는 사람도 있고, 해롭다는 사람도 있다. 아주 권장할 건 아니라는 걸 알 수 있다. 돼지고기를 권한다.

녹차: "녹차 마시면 속이 쓰린다."

홍차나 녹차: "홍차나 녹차 마시면 목이 불편하다."

아이스코코아차: "마시면 위통이 생긴다."

건강식품

꿀: "꿀을 먹으면 속이 편하지 않다."

혼합(오미자식초+꿀): "밤에 토하고 두통 심하게 났다."

영양제

센트룸[48]: "가슴이 답답했다."

아로나민골드: "아로나민골드 복용하면 냄새 올라오고 속 안 좋다."

한약

인삼: "심장이 심하게 두근거리고 가슴이 답답하다." "18세 때 인삼 먹고 입
안이 덴 적 있는데, 당시 한의원에서 열이 올라온 결과라는 의견 들었다."
"인삼 들어간 한약 먹으면 가슴이 답답해지고 몸에 종기가 난다."

양약

항생제: "엄지발가락 외반증 수술할 때 항생제 쓰고 온몸, 복부 엄청 부었었
다." "아목시실린(amoxicillin)[49] 복용하면 부작용 난다."

마취제[50]: "과민반응으로 심정지가 발생해 죽다 살아났다."

---

48 이와 같은 종합비타민류는 그다지 좋지 않다. 토음체질은 비타민E를 복용하는 것이 가장 좋다.

49 페니실린계 항생제의 하나.

50 마취제가 토음체질에도 상당히 강한 과민반응을 일으킬 수 있다는 사례이다. 사실 양약에 가장

양약: "피부과 약 먹고 어지럽고 안 좋았다."

기타

아이스크림: "바로 팔다리 가려워진다(아토피피부염)."

기름진 음식: "기름진 음식 먹으면 속이 좋지 않다."

탄산수: "한모금만 마셔도 위통 온다."

토마토리조또: "두통, 식은땀, 설사로 고생했다."

세제: "세제 쓰면 손 피부가 거칠게 일어난다."

에어컨: "에어컨 쐬면 눈이 많이 가렵다."

가을과 겨울: "가을과 겨울 되면 머리에 정전기가 심하게 일어난다."

부작용이 많은 체질이 토음체질이 아닐까 하고 개인적으로 생각하고 있다. 단지 통계적으로 그 수가 희귀해서 잘 발견되지 않을 뿐이 아닐까.

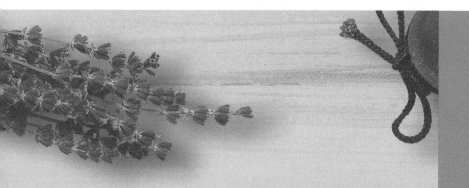

다섯째 가름

목양체질
보고서

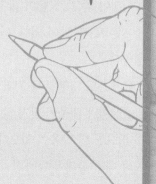

목양체질의 특징

장부대소구조

간·담〉신·방광〉심·소장〉비·위〉폐·대장

체형의 특징

대체로 살이 찐 튼실한 근육형의 몸매를 지닌다. 기골이 장대하고, 동시에 근육이 잘 발달된 사람이 종종 있으며, 키가 작고 배가 툭 튀어나온 사람도 많다. 젊을 때는 마른 사람도 있으나, 나이가 들면 대체로 살이 찐다.

음식과 관련된 특징

식성이 좋고, 식탐이 많은 편이다. 육식과 밀가루 음식을 좋아하며 자주 먹어도 별 탈이 없다. 단, 과식하는 경우 속이 불편한 경우가 자주 발생한다.

유제품도 대부분 좋으나, 찬 우유에 배탈이 나는 사람이 가끔 있다.

생선이나 해물이 맞지 않은 체질이지만 좋아하는 사람이 많다. 자주 먹지 않으면 별 반응이 없으나 자주 먹으면 피로감이 심해지고 속이 불편하거나 대변 상태가 나빠질 수 있다.

배추와 같은 잎채소를 많이 먹으면 속이 불쾌하거나 복부 팽만이 올 수 있으며, 사람에 따라 가끔 목이 죄는 느낌이 발생할 수도 있다.

체질식을 지키지 않을 경우 나타날 수 있는 질병의 특징

평소 육식을 자주 해야 체력이 유지되는 체질이다. 육식을 하지 않으면 기운이 없어지고 입에 침이 고이는 사람이 있다.

운동을 게을리 하면 복부 비만이 잘 오며, 당뇨병 같은 대사성질환이나, 중풍·심장병 같은 순환계 질환에도 걸릴 수 있다.

정신적 충격으로 인한 불안이나 강박증 같은 정신과 질환을 앓는 사람이 종종 있다. 환청은 이 체질의 특징적 질환에 속한다.

호흡기가 약하여 기침이나 가래, 천식 등을 앓는 사람들이 많은 편이다.

자가면역이나 기타 면역계 희귀병은 상대적으로 적다.

알레르기 비염이 있는 사람이 가끔 보이나, 전체적으로 볼 때 알레르기 질환이 상당히 적은 체질이다.

건강한 경우 땀이 매우 많으나, 병이 있거나 몸 상태가 나빠지면 땀이 별로 나지 않는다.

참을 수 없는 식탐으로 과식하고 항상 배아프다

대강의 줄거리

주소: 위가 자주 아프다. 과식으로 소화불량, 위통, 복부팽만 잘 발생한다.

주소: 고혈압약 20년 동안 먹었다. 동맥경화약, 콜레스테롤약 4년 복용. 과체중 때문에 다이어트와 운동 계속 한다.

심장비대 있다.

설문의 다양한 해석의 지평

I. 땀이 주는 신진대사의 단서들

- 매운 음식을 먹어도 땀이 거의 없다.

- 운동을 많이 해도 땀이 거의 나지 않는다.

- 뜨거운 탕속에 들어가 있어도 땀이 잘 나지 않는다.

- 살이 많이 쪘는데도 땀이 별로 나지 않는다.

  *이상 네 항목의 땀의 반응을 보면 이상하다는 생각이 들 것이다. 목양체질은 땀이 아주 많은 체질로 알려져 있기 때문이다. 하지만 이는 건강할 때 얘기다. 한의원에 내원하는 목양체질은 생각 외로 땀이 별로 많지 않다. 아마 체질섭생을 잘못하여 몸이 좋지 않은 상태이기 때문일 것이다. 그러니까 병원에 몸이 안 좋아서 오는 목양체질들은 그 체질과 반대의 땀

반응을 가진 경우가 많다. 이는 다른 체질에서도 마찬가지다. 참 아이러니가 아닐 수 없다.

II. 음식이 제공하는 귀한 정보

- 변비 때문에 우유를 마셔야 대변을 볼 수 있다.

  *목양체질은 우유가 좋은 체질이다. 당연히 대변 상태도 좋아진다.

- 돼지고기를 많이 먹어도 탈이 나지 않는다.

- 육식을 많이 해도 체하거나 설사하거나 속이 거북한 경우는 거의 없다.

- 생선회를 먹으면 설사하거나 속이 좋지 않다.

- 참외를 먹으면 속이 불편하거나 설사한다.

- 냉한 음료나 찬 음식을 많이 먹으면 설사하거나 속이 불편해진다.

- 상추 같은 잎채소를 많이 먹으면 속이 불편하다.

  *이상 여섯 항목은 목양체질에 잘 들어맞는 것들이다.

- 사과를 먹으면 소화가 잘 안 되거나 속이 거북하다.

- 오렌지를 먹으면 속이 쓰리거나 거북하다.

  *이상 두 항목은 목양체질에 맞지 않은 반응들이다. 체질진단에 주의해야 할 사항이다.

- 라면을 먹으면 설사하거나 속이 불편하다.

  *라면은 체질 불문 다들 좋아하지만, 체질 불문 가장 부작용이 많은 식품이다. 알 수 없는 식품이다.

- 떡을 먹으면 잘 체한다.

  *목양체질은 쌀보다는 밀가루 음식이 더 좋다. 떡은 밀도가 높아 먹고 체할 수 있다.

- 매운 음식을 먹으면 자주 설사한다.

  *목양체질에 적당히 매운 것은 크게 나쁘지 않다. 너무 매울 경우 탈이 날 수 있다.

- 식탐이 많아 과식하고 속이 부대끼는 경우가 많다.
- 몸이 아플 때도 식욕은 항상 좋다.
- 커피를 마시면 금방 기운이 난다.
- 산 낙지를 먹고 위경련(혹은 복통)이 난 적이 있다.
- 오징어를 먹으면 잘 체한다.

  *이상 다섯 항목은 목양체질에 어긋나지 않은 반응들이다.

III. 알레르기 반응의 미묘한 암시

- 귀걸이나 목걸이에 금속알레르기가 있다.
- 햇빛 알레르기가 있다.
- 화장품에 대한 부작용이 많다.
- 천식이 있다(먼지나 동물 털, 꽃가루, 찬 공기 등에 호흡곤란을 일으킨다).

  *위 네 항목을 보면 목양체질에도 알레르기가 상당히 많다는 것을 알 수 있다. 체질에 맞지 않는 섭생을 한 사람은 누구나 알레르기를 일으킬 수 있다는 사실을 명심해야 할 것이다.

IV. 약으로부터의 깨달음

- 아스피린에 대한 심한 부작용 또는 과민반응이 있다.

  *과거에 목양체질에 아스피린이 좋다고 알려져 있는데 이 항목은 이와 모순된다. 주의를 요한다.

V. 체형이 주는 전관적 이미지

- 음식조절 안 하면 살이 너무 많이 찐다.

  *목양체질은 식생활에 방심하면 배가 잘 나오고 살이 잘 찐다.

VI. 대변의 체질적 프리즘

- 하루라도 대변 못 보면 대단히 괴로워한다.

- 대변이 항상 무르게 나온다.

- 몸은 건강한데도 대변을 하루에 여러 번 본다.

  *이상 세 문항에서 목양체질은 장이 짧은 체질에 속해 대변을 오래 저장하
  기 어려운 조건을 가지고 있다는 사실을 알 수 있다.

VII. 과거와 현재의 단면들

- 폐결핵을 앓았거나 현재 앓고 있다.

- 발바닥이 항상 갈라지고 각질이 잔뜩 떨어진다.

- 화가 날 때 또는 스트레스 받고 식사하면 잘 체한다.

주원장의 진단: 목양체질(토양체질과 감별 요함)

치유로 나아가는 길

　　체질침과 체질약으로 치료.

과정과 실재

　　소화불량이 잦다. 과식 때문. 밤 11시에 음식 먹고 2시간 속이 아프다
고 함(위통). 속 안 좋을 때 더부룩하고 위가 돌처럼 딱딱해진다. 두통도

동반. 잘 체한다. 음식 잘못 먹고 가끔 심하게 구토 혹은 설사. 배가 빵빵해진다(복부팽만).

살이 잘 찐다. 식욕을 못 참는다. 배고프면 몸 떨림. *체질약 복용후 식욕 감소, 몸 가벼워짐.

고혈압. 대학 때부터 혈압 높았다. 스트레스 받으면 머리로 열이 오르고 뒷목 뻣뻣해지고 눈이 갑갑해진다. 이때 혈압도 치솟는다. 화를 냈더니 혈압이 200 가까이까지 올랐다. 흥분하면 가슴이 답답하다. 가슴 부위 미세한 떨림 증상이 자주 있다. *체질침 맞으면 혈압이 내리고 눈 맑아지고 머리가 덜 아프다. 체질약 먹고도 혈압이 뚝 떨어진다고 함. 콜레스테롤 높다. 체질치료 후 콜레스테롤 수치가 저하됨.

구취. 입에서 냄새가 날 때 있다. 고기 먹었더니 냄새 없어졌다고 함. 고기가 맞는 체질에서만 나타날 수 있는 놀라운 효과!

등이 아플 때 있다. 등이 지리지리하는 느낌 혹은 마비감 있다. 견갑골 내측이 아프다. 양 견갑골 하단을 이은 선과 만나는 척추 부위가 아프다 (위가 안 좋을 때 이런 증상이 동반하는 경우가 많다).

좌골신경통으로 허리부터 다리까지 아프다.

발에 쥐 잘 난다. 발이 차다.

두통이 종종 있다.

요통. 무거운 것을 들면 허리가 아프다. 체질침 치료로 호전.

감기에 종종 걸린다. 가래가 많고 기침을 심하게 할 때 있다. 밤새도록 기침할 때도 있다. 체질치료로 나아진다.

천식기가 가끔 있다. 살찌면 심해짐. 심하게 화나면 숨을 못 쉰다.

가끔 잠이 안 올 때 있다. 체질침을 맞고서는 잘 잠.

가끔 어지러울 때가 있다.

치질이 있다. 가끔 심해짐. 체질침 맞으면 호전된다.

가끔 자궁출혈.

안구건조증 가끔.

알레르기. 화장품에 눈가가 가렵다. 생선을 많이 먹으면 목이 가렵다.

::: 환자의 식탁 등 :::

• 안 좋은 음식: 복숭아(설사), 술(속 불편), 사과(반쪽 먹고 속이 심하게 거북함)[1], 오곡밥(과식하고 새벽에 토사곽란), 매운 음식(속 불편), 추운 데서 먹은 떡(심하게 체함), 와인(밤 11시에 심한 복부팽만), 맥주(속 안 좋다), 생선회 및 생굴(안 좋다), 산낙지 및 식혜(심한 복부팽만), 배추김치(심한 복부팽만), 카페라테 및 페스트리빵(복통 심)[2], 생선 및 야채(속 불편 심함), 삶은 계란(등 쪽에 마비감), 수박과 얼음(위가 빵빵해짐)[3], 생선 및 고등어(약간만 먹어도 생목 오름, 목 부위 가려움 심함), 생선회와 새우튀김(구토하고 심하게 고생), 매운 곱창전골(설사)[4], 고구마(체할 때 있다. 어릴 때 먹고 기절한 적 있다)[5], 찰떡 혹은 찹쌀떡(체한다)[6], 매운 음식(속쓰림), 해물샤브샤브(속이 매우 아픔), 중국음식(목 부위 가려움)[7], 돼지고기 과식(심한 소화불량)[8], 해물녹두전(소화불량), 차가운 과일(소화불량).

---

1 사과: 사과는 목양체질에 좋은 음식인데 속이 거북한 것은 이해하기 어렵다.

2 카페라테 및 페스트리빵: 카페라테(커피, 우유)나 빵은 목양체질에 맞는 것들인데 불편하다는 것 역시 체질에 잘 맞지 않은 반응이다.

3 수박과 얼음: 수박은 목양체질에 맞는 식품이나 차게 먹으면 좋지 않을 수 있다.

4 매운 곱창전골: 곱창은 목양체질에 맞는 식품이나 너무 매운 게 좋지 않을 수 있다.

5 고구마: 목양체질에 좋은 식품에 속한다. 과식하지 않으면 괜찮다.

6 찰떡 혹은 찹쌀떡: 찹쌀은 목양체질에 그다지 좋은 음식은 아니다. 찰떡은 밀도가 높은 음식이어서 과식하면 체할 수 있다.

7 중국음식: 고기나 밀가루를 주재료로 만든 것은 좋으나 그렇지 않은 중국음식은 해로울 수 있다.

8 돼지고기 과식: 돼지고기는 목양체질에 좋은 음식이지만 과식이 문제다. 체질에 맞는 음식이라도 소화력이 약해진 경우 과식하면 무조건 좋지 않다. 이 환자는 평소 과식을 자주 해서 위가 매우 무력해진 상태라고 볼 수 있다.

- 안 좋은 건강식품: 티벳버섯(빈속에 먹고 복부팽만)[9], 녹용과 산삼(어릴 때 먹고 뚱 뚱해졌다고 함).[10]
- 안 좋은 상황: 추운 마루에서 티비 시청(몸살감기 걸림), 에어컨 및 선풍기(복부 돌 처럼 딱딱해짐), 추운 날씨(소화불량).
- 안 좋은 물질: 화장품(눈가가 벌겋게 되면서 가렵다), 니켈이나 크롬 반지·목걸이 (알레르기 있다).
- 특이한 반응: 대변 자주 본다(2~3회/일).

회상

과식으로 항상 소화장애를 달고 사는 목양체질 환자의 전형이다. 심지 어 체질에 맞는 음식을 먹어도 과식으로 이어지면 체하고 위가 빵빵해지 고 설사하고 심하면 구토까지 한다. 당연히 체중이 늘어나기 십상이다. 한 의원에 오면 대부분 호소하는 증상이 속이 좋지 않다는 말과 살이 자꾸 찐다는 말이 주종을 이룬다. 이렇게 속이 좋지 않으면 덩달아 혈압도 오 른다. 혈압이란 무엇이든지 몸에 텐션, 즉 긴장을 일으키는 상황이면 항 상 오를 수 있다.

이 환자의 소화장애의 특징적 증상은 위가 빵빵해지는 것이다. 풍선처 럼 부풀어 숨쉬기조차도 힘들다고 한다. 대개는 저녁식사를 과식해서 오 는 경우가 태반이다. 이 분의 남편이 사업상 저녁 식사 자리가 많다고 한 다. 이때 부부동반으로 참석하는 일이 잦아서 항상 과식을 하게 된다는 것

---

9 티벳버섯: 코카서스 지방에서 유래된 버섯으로 티벳 승려가 즐겨 먹었다고 해서 붙여진 이름. 우 유에 이 버섯을 넣고 발효시켜 요거트를 만들어 먹는다. 목양체질에 맞지 않은 것으로 보인다.

10 녹용과 산삼: 녹용은 목양체질에 아주 좋은 보약이다. 산삼도 역시 목양체질에 좋은 보약이다. 이 환자는 어릴 때 보약을 과용하여 식욕이 지나치게 촉진된 결과 살이 많이 쪘다고 항상 불평한 다. 하지만 내가 볼 때 꼭 그런 건 아니라고 생각한다. 이 환자는 그냥 목양체질의 전형적이고 보 편적인 체형을 가지고 있다고 할 수 있다.

이다(거의 매일이 회식이라 해도 과언이 아닐 듯싶었다). 위가 약한데도 식탐이 너무 많아 눈앞에 펼쳐진 산해진미를 도저히 참을 수가 없는 것이다.

게다가 해외여행도 수 없이 다니는 것 같았다. 그녀는 내원할 때 마다 외국 나간다는 말을 자주 하곤 했다. 미국, 중국, 남미, 유럽 등등 세계 각국을 이웃집 마실 다니다시피 하니, 맛있는 음식들 혹은 특이한 음식들을 찾아가 먹는 일이 당연히 많을 수밖에 없지 않겠는가! 삶의 방식 자체가 항상 위장병과 더불어 살 수 있는 호조건을 두루 충족하고 있는 것이다. "외국 나가서 아무 거나 먹고 살만 쪄 왔어요! 속이 너무 안 좋아요!" 귀국해서 그녀가 한의원에 내원하면 곧잘 하는 말이다. 하루 벌어 하루 사는 보통 사람들에겐 먼 나라 얘기처럼 들릴 것이다.

이 분의 식생활에서 특기할 만한 것은 체질에 맞는 음식이건 아닌 음식이건 위장 질환을 아주 잘 일으킨다는 것이다. 체질에 맞는 음식인데도 곧잘 탈이 나서 고생하는 것이다. 이럴 때 체질진단이 헷갈리기 쉽다. 체질에 맞는 음식이라 할지라도 과식하면 결국 탈이 날 수 있다는 것을 명심해야 한다.

대개 체질식을 하려면 규칙적이고 절제된 삶이 가능해야 잘 실천할 수 있다. 이런 안정된 조건이 상실된 상황에서는 체질에 맞지 않은 음식을 가리고, 또 과식하지 않고 적당한 선에서 멈춘다는 것이 정말 쉽지 않다. 따지고 보면 이 분의 병은 결국 여유롭고 부유한 삶에서 오는 것이라고 할 수 있다. 문득 이런 구절이 머리를 스친다. "마음이 가난한 자는 복이 있나니…" 결국 마음을 비워야 건강할 수 있다.

당뇨병을 이기려는 사나이

대강의 줄거리

주소: 당뇨병. 운동 후 110~120 정도 나온다. 과식 후 운동 안 하면 160~170 가량.

설문의 다양한 해석의 지평

I. 땀이 주는 신진대사의 단서들

- 목욕탕에서 땀을 많이 내고 나면 몸 컨디션이 아주 좋아진다.
- 뜨거운 음식을 먹을 때 땀을 많이 흘린다.
- 조금만 매운 것을 먹어도 머리나 얼굴에 땀이 많이 흐른다.
- 발바닥에 특히 땀이 많다.
- 겨드랑이에 특히 땀이 많다.

  *이상의 다섯 문항에는 대체로 땀을 잘 흘리는 목양체질의 특성이 잘 반영되어 나타나고 있다.

II. 음식이 제공하는 귀한 정보

- 생선회를 많이 먹어도 속이 불편하진 않다.

  *의외로 목양체질이 생선회를 잘 먹는다는 소견이 꽤 자주 보인다.
- 맥주를 마시면 십중팔구 설사한다.

  *찬 맥주는 이 체질에 아주 좋지 않다.

III. 알레르기 반응의 미묘한 암시

- 알레르기 비염이 심하다.

*목양체질도 의외로 알레르기 비염이 종종 눈에 띈다. 다만, 그 정도는 금체질이나 토체질에 비해 덜한 편이라고 할 수 있다.

IV. 대변의 체질적 프리즘

- 웬만해선 설사는 거의 안 한다.

    *장은 그렇게 민감하지 않은 소견이다.

- 하루라도 대변을 못 보면 대단히 괴로워한다.

    *장이 짧은 목양체질의 특성에 해당한다.

V. 과거와 현재의 단면들

- 당뇨병을 앓았거나 현재 앓고 있다.

    *목양체질도 당뇨병이 종종 눈에 띈다. 이 환자의 주증이다.

주원장의 진단: 목양체질

치유로 나아가는 길

　체질침 및 체질약 병행 치료.

과정과 실재

　당뇨병. 식후 1시간이 되면 목이 바짝 마른다. 체질약을 먹으면 갈증이 감소한다. *체질치료 후 당뇨 수치 감소. 운동을 안 해도 당 수치가 120 정도밖에 안 나온다.

　눈이 침침하다. 아침에 눈곱. 눈에 이물감도 있다. *체질침과 체질약 치료 후 맑아짐.

잇몸 출혈. 혈당 오르면 출혈. *치실을 하면 피가 났는데 체질치료 후 그게 없어졌다.

음주 후 '위경색' 발생하여 쓰러지고 응급실에 입원함. 숙취 때문에 위가 멈춰 메스껍고 머리가 터질 것 같이 통증이 심함. 위가 안 움직이면 숨 쉬기가 아주 힘들어 답답하고 쓰러질 것 같아 불안하고 공포심이 든다. 흡연 때도 이런 증상 있다. 병원에서 검사했는데, 간, 폐 이상무, 당화혈색소 6.6, 아주 약간의 고지혈증, 공복 혈당 98, 미량의 단백뇨 나옴(전체적으로 별다른 이상 소견 없음).

알레르기 비염. 황사 온 날 콧물이 나오기 시작하면서 비염 발생. 체질치료 후 완쾌.

::: 환자의 식탁 등 :::

- 좋은 음식: 통밀밥과 콩(혈당이 안 올라감), 고기(목마름이 안 생긴다).
- 좋은 건강식품: 결명자차(눈에 좋다).
- 안 좋은 음식: 추어탕(혈당 190까지 상승)[11], 돼지감자(독한 방귀)[12], 설탕(입 마름)[13], 참치회(속 더부룩), 상추 혹은 배추(대변 안 좋다), 소주(과음 후 쓰러지려고 해서 응급실행).[14]

회상

목양체질 당뇨병 환자는 임상에서 잘 보이지 않아 특기할 만한 환자다.

---

11 추어탕: 미꾸라지는 목양체질에 좋은 식품에 속하는데 이렇게 혈당이 솟는 건 의외다. 이 환자에겐 당뇨 관리가 매우 중요한 관심사이므로 추어탕은 피하는 것이 좋다.

12 돼지감자: 당뇨에 좋다고 알려진 식품이나 독한 방귀가 나온다면 이는 그다지 좋지 않다는 반증이다. 피하는 것이 좋을 것이다.

13 설탕: 목양체질에 이로운 식품에 속하나 당뇨병이 있으므로 피하는 것이 좋다.

14 위경색이라고 함.

체질식을 상당히 철저히 하고 운동도 열심히 하는 사람이다. 원래 74kg 정도의 체중이었는데 당뇨를 치료하기 위하여 운동하고 음식 조절하여 64kg까지 뺐다고 한다. 하여튼 몸 관리를 끔찍이도 한다. 주원장한의원에서 받는 치료는 체질침보다는 주로 체질약으로 하고 있다. 하지만 침치료도 반응이 좋은 편이다. 내 한의원에서 체질치료를 받으면서 스스로 몸 관리도 열심히 한 덕분에 당뇨 수치도 많이 내려가 좋은 상태로 유지하고 있다. 다만 술을 좋아해서 자주 음주를 하는 것이 문제가 될 때가 있다.

목양체질은 간이 큰 체질인데 내가 임상에서 경험한 바에 의하면 의외로 술이 아주 강한 편은 아닌 것 같다. 어느 날 이 분이 음주 후 '위경색'이 발생하여 쓰러지는 바람에 응급실까지 갔다고 했다(위경색이란 말은 이때 처음 들어본 것 같다). 위가 체하여 꼼짝 않는 상태를 말하는 것 같은데 공식적인 의학용어 같지는 않다. 심하게 체하고 위가 무력하게 되어 실신하는 것이 마치 뇌경색이나 심근경색 같은 질환으로 쓰러지는 것과 비슷하게 보여 그렇게 칭하는 게 아닌가 추측한다.

원래 경색이란 혈관이 막힌 증상에 주로 쓰는데, 해부구조 상 위장의 혈관이 막힐 리는 만무하다(간경화 환자의 경우 식도에 분포한 정맥이 터지는 식도정맥류파열은 가끔 있다). 이 환자의 경우 특이한 것은 술을 마시면 위기능이 급격하게 떨어진다는 것인데(한의학에서 말하는 주체酒滯의 일종이라고 할 수 있다) 이는 일반적인 음주의 반응과는 많이 다르다. 술을 마시고 일어나는 증상이라는 게 대개는 속이 메스꺼워 토하거나 숙취로 인한 두통, 심한 피로 같은 것이 주된 것이기 때문이다. 그런데 이 사람은 위기능이 정지하면서 마치 중풍처럼 갑자기 퍽 쓰러진다는 것이다. 간이 가장 강하다는 목양체질이 술에 이럴 수 있나?

이와 대조적으로, 술과 간의 관계에 관하여 임상에서 발견하게 된 흥미로운 점이 있다. 그것은 간이 가장 작다는 금양체질이 의외로 술이 세다는 사실이다(물론 술 한 모금도 못 하는 사람도 많이 있다). 한의원에 자주 오는 금양체질 환자들 중에 애주가들이 꽤 많고 또 상당히 잘 먹는 것이다. "난 술 많이 먹어도 잘 취하지 않아요. 그리고 다음날도 아무 문제없이 멀쩡해요! 그런데 간이 가장 작다니요!" 금양체질이라고 진단받은 환자가 이해할 수 없다는 듯 내뱉는 말이다. 술을 좋아하는데 못 먹게 생겼으니 분해서 하는 말일 수도 있다.

전통적으로 말하는 간과 술과의 관계가 체질의학을 하다 보면 의문이 든다. 술을 잘 먹냐, 못 먹냐는 체질적인 문제라기보다는 그냥 개인적인 특성으로 보이는 것이다.

술 마시고 쓰러진 후 얼마 안 있어 이 목양체질 환자는 금주를 선언했다. 음주를 하면 당뇨 조절이 잘 안 되기 때문이다. 술에 대해서 요즘 내가 내리는 결론은 이렇다: 술 잘 먹는 것과 체질은 별로 관계가 없다.

에피소드 3

얼굴에 죽은 피부가 쌓인다

대강의 줄거리

주소: 얼굴 피부통증, 4, 5년 됐다. 보습이 안 되고, 너무 건조하다. 화장품이 안 받는다. 원래 밝은 성격이었는데 피부 문제 때문에 우울증도 생겼다. 전에 피부과에서 여드름 때문에 레이져 박피 시술을 받은 적 있는데, 이때 부작용으로 화상을 입고 발생한 것 같다. 얼굴에 죽은 피부가 자꾸 쌓여서 클렌저로 계속 긁어내야 한다. 안 긁어내면 너무 답답하다.

설문의 다양한 해석의 지평

I. 땀이 주는 신진대사의 단서들

- 뜨거운 음식을 먹을 때 땀을 많이 흘린다.
- 조금만 매운 것을 먹어도 머리나 얼굴에 땀이 많이 흐른다.

  *이상 두 항목은 목양체질에 잘 맞는 반응들이다.

II. 음식이 제공하는 귀한 정보

- 생선회를 많이 먹어도 속이 불편하진 않다.

  *의외로 목양체질에 생선회가 부작용을 일으키지 않는 경우가 생각보다
  흔하다는 사실이 다가온다.

III. 과거와 현재의 단면들

- 두피에 지루성피부염이 잘 생긴다.

  *목양체질에 이 문항이 꽤 잦은 빈도를 보이는 것 같다.

주원장의 진단: 목양체질

치유로 나아가는 길

체질침 치료만 함.

과정과 실재

피부가 너무 민감하고 뭐든 바르면 아프다. 머리카락에 스프레이를 뿌리
면 얼굴이 아프고 외출하면 그 통증이 계속 느껴진다. 심지어 동물병원 앞
을 지날 때 그곳에서 나오는 파우더에도 영향을 받아 얼굴이 불편해질 정

도. 이 때문에 몇 년 동안 일도 못하는데, 사람들은 그런 것도 모르고 나를 이상하게 생각한다. 얼굴에서 기름이 계속 나와 씻어야한다. 안 씻으면 죽은 피부가 때처럼 계속 나온다.

어깨, 무릎, 발이 아프다. 체질침 맞고 호전됐다.

::: 환자의 식탁 등 :::

- 좋은 음식[15]: 소고기(무한리필 집에 가서 한꺼번에 6·7인분 먹으면 몸이 가벼워진다), 우유(얼굴에 뿌리면 피부가 잠시 좋아진다), 갈비탕(몸이 가벼워진다), 통밀빵(좋다).
- 좋은 영양제: 비타민B군(특히 바이오틴을 먹으면 좋아진다).[16]
- 좋은 물질: 금(얼굴에 닿으면 피부가 좋아진다).[17]
- 좋은 환경[18]: 산(근처에 가면 피부가 많이 좋아진다), 공기 좋은 곳(피부 좋아진다), 운동(땀을 흘리면 피부 부족함이 메꿔지는 것 같다).
- 안 좋은 음식: 해산물(먹을 때 몸에 안 좋은 게 바로 느껴진다).

회상

몸집은 강호동처럼 건장한 무인의 형상인데 언행은 여리고 섬세한 면이 돋보이는, 특이한 목양체질 젊은이의 사례. 귀걸이나 목걸이 등 장신구를 좋아하는 것으로 보아 멋 내는 것을 꽤 즐기는 성향의 사람이라는 걸 쉽게 간파할 수 있다.

---

15 좋은 음식: 여기 환자가 좋다고 한 음식들(소고기, 우유, 갈비탕, 통밀빵)은 목양체질에 좋은 대표적 음식들이다.

16 비타민B군: 목양체질에 좋은 비타민으로는 비타민A와 비타민C, 비타민D가 알려져 있다. 비타민B군은 중간정도의 적합성을 갖는 것으로 보인다.

17 금: 목양체질에 금은 좋은 금속이다. 이것이 피부에 이렇게 직접 좋은 영향을 준다는 사실이 신기하다.

18 좋은 환경: 환자가 말하는 산, 좋은 공기, 운동으로 인한 땀, 이 모든 것이 목양체질에 좋은 것들이다.

그가 호소하는 증상은 거의 전적으로 얼굴 피부에 국한돼 있었다. 그는 클렌징으로 하루 종일 틈만 나면 얼굴을 닦아내야 한다고 말했다. 남자가 외모에 지나치게 신경 쓰는 것을 부끄럽게 생각하도록 교육받은 나 같은 세대의 관점에서 보자면, 그의 행동이 잘 이해가 되지 않았다.

그는, 피부에서 자꾸 기름이 나와, 안 닦아내면 죽은 피부가 때처럼 계속 쌓여서 틈만 나면 "클렌저"로 얼굴을 계속 클렌징 해야 한다고 했다. 도대체 이게 무슨 소리?

이런 얘기를 들으면 양의에서는 문제를 신경정신과로 돌리는 경향이 있다. 환자가 외모에 너무 신경을 쓴 나머지 환상 같은 느낌을 실제처럼 잘못 느끼는 것으로 간주하기 때문이다. 이 친구는 평생 이 문제로 고심을 거듭하면서 살게 되지 않을까 하는 우려가 든다. 환자가 그렇게 리얼하게 느낀다는 것을 인정하지 않는 건 아니지만, 뭘 해도 그 느낌이 결코 없어지지 않을 것 같은 걱정이 들기 때문이다.

겉으로 보기에 그의 얼굴은 크게 문제가 있어 보이진 않았다(오히려 깨끗한 편이라고 해야 할까?). 얼굴에서 느껴지는 통증과 피부에 쌓이는 죽은 피부의 느낌을 그냥 쿨하게 인정하고 받아들이면 의외로 쉽게 해결될 수도 있을 건데, 그의 입장에서는 그게 그리 쉬운 일이 아닌 것이다.

이렇게 된 원인은 아마도 그 친구가 말한 대로 여드름 치료를 위한 레이저 박피 시술 때문이 아닌가 생각한다. 그로 인해 얼굴 피부를 형성하는 상피세포가 심하게 손상된 것 같다. 피부는 대개 재생이 가능한 세포인데, 레이저 시술의 심도가 그에겐 너무 과했던 것이 아닌가 생각해본다. 피부과에서야 평소와 똑같이 했을 공산이 크다. 그게 환자에 따라서는 의외로 과할 수도 있는 것이다.

여드름이란 지나친 게 아니면 대개는 생리적으로 잠시 나타났다 사라지는, 매우 정상적인 성장의 과정이다. 그것을 그렇게 레이저로 박피를 했다는 것 자체가 나로서는 참 이해하기 어렵다(고등학교 시절 여드름이 나면 거울 보면서 손으로 하나하나 짰었던 기억이 난다. 여드름이 익어 고름이 들어찬 것을 양 손톱으로 압축하여 찍 짜내면 아프면서도 일면 통쾌했던 기억이 아직도 선하다). 생리적인 현상을 질병으로 간주해서 제거하려고만 하는 병원의 행태나, 세태에 쉽게 휘둘리는 환자들의 심약함이 이런 뜻하지 않은 비극을 불러올 수도 있다는 사실을 주목할 필요가 있다. 한번 잘못 들어서면 다시는 돌이킬 수 없는 심각한 사태를 초래할 수도 있으니.

그는 체질침 치료에 잘 반응하는 편이었다. 하지만 몇 번 나오다 일에 쫓겨 한의원에 올 수 없게 된 것 같다. 참 안타깝다. 체질식을 잘 지키면서 꾸준히 체질치료를 받으면 좋으련만, 지금은 또 어디에서 무슨 치료를 찾아 헤매고 있지나 않을까 걱정이 된다.

에피소드 4
화병으로 늘 몸이 아프다

대강의 줄거리

주소: 알레르기 비염. 코막힘, 후비루, 가래, 후각상실.

주소: 화병으로 머리와 가슴, 그리고 온몸이 아프다. 스트레스를 많이 받는다.

주소: 갑상선암 5년 전에 수술했다.[19] 현재 호르몬제 복용중. 부갑상선은

---

19 갑상선암: 갑상선(thyroid)은 목 전면에 툭 튀어나온 부분 아래 위치한 나비 모양의 장기로서 갑상선호르몬(thyroid hormone, 인체의 대사조절을 함)을 분비하는 곳이다. 이 갑상선에 발생한

안 떼었다.[20] 수술 후 손발이 저린다.

주소: 고혈압이 있어 혈압약을 먹다가 안 먹는다. 혈압이 높아도 불편은 못 느낀다.

여름에 초음파 검사 상 임파선(림프선)이 좀 부었다고 한다.

폐 사진에 뭐가 있다고 한다. 추적 검사하고 있는데, 1년 된 소견이 원래 그대로인 상태라고 한다.

설문의 다양한 해석의 지평

I. 땀이 주는 신진대사의 단서들

- 건강할 때는 땀이 거의 없다.
- 매운 음식을 먹어도 땀이 거의 없다.
- 운동을 많이 해도 땀이 거의 나지 않는다.

  *이상 세 문항을 보면 목양체질에 땀이 별로 없는 경우가 많음을 알 수 있다. 이는 환자의 건강이 좋지 않음을 시사한다.

II. 음식이 제공하는 귀한 정보

- 우유를 많이 마셔도 속이 불편하지 않다.
- 대부분의 육식을 싫어해서 거의 먹지 않는다.

악성종양이 갑상선암인 것이다. 갑상선암을 수술로 제거하면 갑상선호르몬이 결핍되므로(수술로 인해 인위적인 갑상선기능저하증이 온다) 그를 보충하는 약(예를 들면 신지로이드synthyroid tab.)을 복용해야 한다. 갑상선암이 있을 경우 성대마비나 음식물 삼킬 때 통증, 호흡곤란 등이 있을 수 있다. 갑상선암을 포함한 갑상선 관련 질환(갑상선기능항진증 또는 저하증 등)은 대개 과도한 스트레스와 밀접한 관련이 있다. 환자가 평소 스트레스를 많이 받았음을 시사한다.

20 부갑상선(parathyroid): 갑상선 후면에 붙어있는, 4개로 구성된 내분비샘으로 부갑상선호르몬을 분비하여 혈중 칼슘 농도를 조절하는 기능을 가진다. 부갑상선 관련질환으로는 부갑상선기능항진증 또는 저하증, 부갑상선암 등이 있다. 이 환자는 부갑상선에는 암이 전이하지 않아 떼어내지 않은 것이다. 부갑상선을 수술하면 칼슘을 보충하는 약을 복용해야 한다.

*목양체질은 고기를 자주 먹어야 하는데 이 환자는 고기 먹기를 싫어한다. 환자의 건강을 해친 주요 원인 중 하나라고 할 수 있다.

- 돼지고기를 많이 먹어도 탈이 나지 않는다.
- 육식을 많이 해도 체하거나 설사하거나 속이 거북한 경우는 없다.
- 생선은 비려서 거의 안 먹는다.

  *이상 세 문항은 목양체질에 합당한 소견들이다.

- 차가운 음료나 음식을 많이 먹어도 탈이 없다.

  *목양체질은 찬 음식을 먹지 않는 것이 좋다.

- 잎채소 반찬만으로 줄곧 식사해도 허기지거나, 속이 거북하거나, 피곤하지 않다.

  *잎채소를 즐기는 것은 목양체질에 해로운 식습관이다.

- 음식은 가리지 않고 뭐든지 잘 먹으며 별 탈 없다.
- 몸이 아플 때도 식욕은 항상 좋다.
- 술 한 잔만 마셔도 얼굴이나 몸이 아주 빨개진다.

  *간이 큰 목양체질도 술 마시면 얼굴 빨개지는 사람이 적지 않다는 사실이 여러 환자의 사례에서 계속 나오고 있다.

III. 약으로부터의 깨달음

- 대부분의 양약에 대해 부작용이 많고 약이 잘 듣지 않는다.

  *목양체질도 양약에 대해 부작용이 적지 않다는 사실도 꼭 숙지할 필요가 있다.

- 포도당주사를 맞으면 몸이 더 안 좋아진다.

  *이 소견은 상당히 중요하다. 대부분의 사람들이 이 영양제를 맞으면 잠깐 몸이 좋아지거나 최소한 현상은 유지하기 때문이다. 그런데 포도당 주사

를 맞고 몸이 더 안 좋아진다는 걸 느끼는 건 그것이 환자의 몸에 상당한 데미지를 주고 있다는 증거이다. 목양체질에 포도당주사는 매우 해롭다는 걸 반드시 알아야 한다.[21]

IV. 대변의 체질적 프리즘

- 웬만해선 설사는 거의 안 한다.
- 대변이 항상 무르게 나온다.
- 항상 쾌변을 본다.

  *목양체질은 장이 짧은 체질에 속하므로 대변이 오래 장에 머무르지 않고

---

21 포도당주사: 도올 김용옥 선생의 선친(당시 산부인과 의사)께서 포도당주사를 맞고 며칠 동안 코마(coma, 의식불명의 혼수상태)에 빠진 사건은 유명한 포도당중독의 사례이다. 그 분이 하루는 감기가 있어 몸이 좋지 않아 제자인 강남의 S종합병원 의사에게 가서 영양제 주사를 맞았다. 그런데 그 길로 코마에 든 것이다! 아무리 흔들어도 깨어나지 않자 의사가 가족들에게 연락했다. "선생님께서 의식불명이십니다." 가족들은 믿기지 않았다. 방금 전까지 멀쩡하셨던 분이 의식이 없다니. 하지만 원인을 밝혀내지 못한 채 이후 9일 밤낮을 숨도 쉬지 않고 계속 그렇게 누워만 있자 병원에서는 결국 사망진단을 내렸다. 가족들도 당신이 절명하신 것으로 받아들이고 장례를 치르게 됐다. 그때 소식을 듣고 평소 친분이 있던 동호 권도원 선생(8체질의학의 창시자)께서 헐레벌떡 내방했다. 자초지종을 들은 선생은 뭔가 석연치 않음을 육감했다. 망자가 흰 보에 덮여 누워있는 곳으로 갔다. 그리고 맥을 잡았다. 선생의 손끝에, 놀랍게도 실낱같은 맥이 느껴졌다! 범인은 아무도 감지할 수 없는 초감각의 세계이지만. 선생은 고인이 아직 돌아가시지 않았을 수도 있다는 생각이 들었다. 그래서 혹시나 하는 마음에 응급으로 체질침을 시술했다. 그리고 자리로 돌아와 사람들과 말씀을 나누었다. 그런데 잠시 후 상가에 난리가 났다. "아버님께서 깨어나셨어요!" 가족 한 사람이 소리쳤다. 망자가 보를 밀치고 자리에서 일어난 것이다. 예수의 기적사화가 현실에서 실현된 것이다. 모두들 고인이 있는 곳으로 달려갔다. 그는 아직 동공이 산대되어 앞이 보이지 않아 어리둥절, 주위를 두리번거리며 앉아있었다. 가족들이 권도원 선생께 물었다. "도대체 어찌 된 겁니까?" 선생이 말했다. "뭔가 중독된 것 같아 해독하는 침을 놔 드렸어요!" 도올 선생의 모친께서 맞장구쳤다. "중독이 맞는 것 같아요! 그날 같이 천안 고가에 들렀다 오는 길에 몸이 좋지 않으시다고 제자에게 포도당주사 맞고 오신다고 하셨어요!" 이구동성으로 외쳤다. "네? 그럼 포도당에 중독되셨단 말이에요?" 사람들은 놀라움을 감추지 못했다. 아니, 영양제가 독이라고? 어떻게 그런 일이? 권도원 선생에 따르면, 포도당은 간을 강화하는 작용을 한다. 따라서 간이 작은 체질에는 도움이 되지만 간이 큰 체질에는 오히려 독이 될 수 있다. 간이 가장 큰 체질이 바로 목양체질이다. 회소하신 그 분이 바로 목양체질이었던 것이다. 사람들은 모두 기뻐하면서도 가슴을 쓸어내렸다. 자칫 산 사람을 생매장할 뻔 했으니. (1993년 2월 19일 도올서원에서 행한 권도원 선생의 8체질의학 강의에서 근거함.)

배출된다. 약간 무른 상태라도 정상적인 것이다. 따라서 변비가 오면 목양
체질은 상당히 괴로워할 수 있다.

V. 과거와 현재의 단면들
- 폐결핵을 앓았거나 현재 앓고 있다.
- 피곤하면 목이 꼭 잠겨서 말하기가 곤란하다.
- 역류성 식도염
- 축농증
- 자궁근종
- 혈압이 상당히 높아도 몸에 별다른 이상을 거의 못 느낀다.

주원장의 진단: 목양체질

치유로 나아가는 길
　　주로 체질침 치료, 몸 상태가 많이 안 좋을 땐 체질약 치료.

과정과 실재
　　알레르기 비염. 코가 막히고 답답한 증상 있다. 냄새를 잘 못 맡는다. 후
비루(코가 목뒤로 넘어가는 증상), 가래 있다. *체질침 치료 후 비염 호전
되어 후각 회복.
　　몸, 특히 손발 저림 증상(갑상선암 5년 전 수술 후 발생). *체질침 치료
후 저림 호전.
　　두통, 신통, 흉통(가슴 뻐근함). 화병이 있다. 남편의 병 수발을 들면서
스트레스를 많이 받는다.
　　고혈압. 신경 썼더니 190~200가량 올라간다. 뒷골이 뻐근하다. *체질침

치료 후 편안한 느낌.

갑자기 손가락 경직이 올 때 있다. 엄지손가락도 가끔 아프다.

자다가 가끔 다리에 쥐가 난다. 에어컨을 많이 쐬어도 발에 쥐가 난다.

가끔 요통(뻐근하고 펴지지 않는다), 무릎통증이 있다.

가끔 불면증. 자주 피로하다.

안구피로 및 안구통증. *컴퓨터를 보면 눈에 통증 있었는데, 체질치료 후 통증 없어짐.

어지럼증이 가끔 있다. 기립성저혈압으로 앉았다 일어설 때도 어지럽다. 그리고 햇볕을 받으면 핑 돌고 쓰러질 것 같다.

오심. 멀미도 가끔.

가끔 감기 혹은 독감 걸린다. 감기에 걸리면 기침을 심하게 한다.

몸 컨디션 안 좋을 때 가끔 미열, 부종 있다.

빈뇨, 하복 불쾌감. 교통사고 충격 후 발생.

추위를 많이 느낌.

뒷목 돌릴 때 통증. 체질침 치료받으면 호전된다.

식후 가끔 소화불량, 아랫배가 싸르르 하는 불편감 있다. 신경 쓰면 소화불량, 복통. 체하면 빙빙 돌고 속 뒤집어진다. *체질침 치료받으면 호전된다.

이명. 신경 쓰면 세탁기 돌아가는 소리. *체질침 치료 후 감소.

::: 환자의 식탁 등 :::

• 좋은 음식: 육식(육식 안 할 땐 속이 허해서 자꾸 먹었는데, 고기 먹고부터 허기 없어져 식사량 감소).[22]

---

22 육식: 목양체질은 육식을 해야 건강할 수 있다. 채식주의를 표방하면 요절할 수 있다. 반면 금체질 중에 가끔 고기를 먹어도 금방 배가 고프다는 사람이 있다. 그래서 든든하게 하려고 또 고기

- 좋은 건강법: 커피관장(몸 좋아짐).[23]
- 안 좋은 음식: 옥수수(소화불량)[24], 라면(명치 통증).
- 안 좋은 상황: 에어컨(재채기 심하게 함).

회상

남편이 가진 난치의 병환 때문에 심한 스트레스를 받는 상황이 이 환자가 풀어야 하는 삶의 가장 중요한 과제상황이라고 할 수 있을 것 같다.

남편은 희귀한 병이 있었다. 그로 인해 늘상 여기 아팠다, 저기 아팠다, 하면서 신출귀몰하는 통증으로 고생하고 있었다. 한시도 쉬지 않고 "아프다"고 주위에 고통을 호소하였다. 그는 통증을 참지 못하는 성미여서 본의 아니게 주위에 계속 스트레스를 주고 있었다. 사실 집안에 중한 환자가 있으면 그 가족 구성원들은 한시도 편할 날이 없다. "즐거운 날이 없으니 몸이 항상 아파요." 그녀는 내게 이렇게 속마음을 드러냈다.

그녀의 주증상은 알레르기 비염과 고혈압이라고 할 수 있다. 항상 코가 막혀 고생하고 있었고, 또 스트레스로 인해 혈압이 자주 오르내렸다. 대개 알레르기 비염은 금체질이나 토체질에 많이 나타나는데, 이 환자는 목양체질도 알레르기 비염이 심한 케이스가 있다는 사실을 알려준다. 따라서 알레르기가 금체질이나 토체질의 전유물인 것처럼 생각하면 안 된다. 다

를 먹는다. 근데 또 금방 배가 고프다. 그 사람에게 채소나 생선을 먹으라고 권했다. "그렇게 먹으면 허기져서 못 견뎌요!" 이렇게 대답한다. 나는 그렇지 않을 거라고 했다. 며칠 후 환자가 와서 대답했다. "원장님 말씀대로 채소와 생선을 주로 먹었더니 처음엔 배가 많이 고팠는데 얼마 지나니 그런 게 없어졌어요! 이젠 전처럼 허기진 느낌이 자주 안 들어요." 전에 고기 먹고 배가 자주 고픈 건 사실은 고기 때문에 생긴 위산과다였던 것이다. 이렇게 같은 육식에 대해서도 체질에 따라 완전 상반되는 반응이 나올 수 있다. 목양체질은 고기를 먹어야 한다.

23 커피관장: 목양체질에 커피가 이로우므로 이 요법이 해로울 건 없을 거라고 생각한다.

24 옥수수: 옥수수는 목양체질에 좋은 음식인데 소화불량이 있다는 게 좀 특이하다. 항상 그런다면 절제하는 게 낫다.

만, 이들 체질과 달리 목양체질의 알레르기는 비염이나 천식과 같이 호흡기에 국한되는 경우가 많고, 피부에는 잘 나타나지 않는 편이다.

그래도 천만다행인 것은 그녀가 체질치료에 아주 잘 반응한다는 것이었다. 그녀가 호소하는 대부분의 증상이 체질침이나 체질약으로 어렵지 않게 해소되었던 것. 하지만 안타깝게도 좋은 상황이 오래 가지는 못했다. 병의 원인이 근원적으로 제거되지 않고 그녀 곁에 항존하고 있었기 때문이다. 몸이 안 좋으면 와서 치료받고, 그러면 나아지고, 돌아가서 생활하면 다시 스트레스에 시달리면서 병을 얻는 일이 반복되었다.

흔히 "스트레스는 만병의 근원이다"라는 말을 한다. 이 환자는 바로 그 전형적인 사례를 보여준다. 환자는 불면증과 불안장애가 있는 다른 가족으로부터도 역시 많은 스트레스를 받고 있었다. 마음이 너무 착하고 여려서 본인도 힘든데 타인을 배려하는 데 온갖 정력을 쏟아 부어야만 했던 것이다. 그러니 시시각각 머리가 아프고, 어지럽고, 속이 아프고, 가슴이 뻐근하고, 답답하고, 손발이 저리고, 몸이 이유 없이 여기저기가 아픈 것이다. 그녀의 건강은 언제 나아질 수 있을까? 그녀가 근심 걱정 없이 살 수 있게 될 날을 간절히 그려본다.

에피소드 5

기침이 3개월 넘게 안 그치고 전신에 땀이 쏟아진다

대강의 줄거리

7년 전 손 관절에 두드러기 발생했는데 이번 5월 단식한 후 피부가 예민해지면서 다시 두드러기 발생함.

족부 염좌. 왼발목 삐끗해서 인대를 다쳤다.

5년 후 내원 시

주소: 감기에 걸려 기침 3개월 계속한다. 감기에 심하게 걸리면 천식으로 간다.

주소: 힘들면 땀이 비오듯 나면서 피부가 차가워지고 컨디션이 나빠진다. 밤에 잘 못 잔다. 입에 신맛이 두 달 가량 계속 난다. 트림 많다.

운동 후 배가 너무 차가워진다.

자궁내막증으로 통증이 심해서 진통제가 없으면 견디기 어렵다.

설문의 다양한 해석의 지평

I. 땀이 주는 신진대사의 단서들

- 땀을 많이 내고 나면 몸 컨디션이 아주 좋아진다.

  *목양체질에 잘 맞는 반응이다.

II. 음식이 제공하는 귀한 정보

- 생선회를 먹으면 설사하거나 속이 좋지 않다.
- 고등어를 먹으면 신물이 올라온다.
- 생굴을 먹으면 배탈이 잘 난다.
- 맥주 마시면 십중팔구 설사한다.
- 보리밥을 먹으면 설사하거나 속이 불편하다.
- 참외를 먹으면 속이 불편하거나 설사한다.
- 오징어를 먹으면 잘 체한다.

  *이상 일곱 문항은 목양체질에 대체로 적합한 반응들이다.

- 고기나 기름진 음식을 먹으면 혈중 콜레스테롤이 올라간다.

  *이것은 목양체질에 잘 들어맞지 않은 반응이다. 체질진단 시 주의가 필요.

- 고기나 기름진 음식을 먹지 않는데도 혈중 콜레스테롤이 높다.

  *이것은 오히려 목양체질에 맞는 반응이다. 목양체질은 고기를 먹어야 혈 액상태가 좋아지기 때문이다.

- 신 과일 못 먹는다.

III. 알레르기 반응의 미묘한 암시

- 갑자기 온몸에 두드러기가 나타났다 사라지기를 반복하면서 상당 기 간 몹시 가려운 때 있다.

  *이것은 평소 목양체질에 합당한 섭생을 하지 않아 몸이 알레르기 상태 임을 말한다.

IV. 약으로부터의 깨달음

- 수술 도중 마취가 풀려 고생한 적 있다.

  *마취가 잘 되지 않는 경향은 체질과 무관한 것 같다. 개인적인 특성이다.

V. 체형이 주는 전관적 이미지

- 음식조절을 안 하면 살이 너무 많이 찐다.

VI. 대변의 체질적 프리즘

- 몸은 건강한데도 대변을 하루에 여러 번 본다.

  *장이 짧은 목양체질에 합당한 소견이다.

VII. 과거와 현재의 단면들

- 중이염이 잘 낫지 않고 자주 재발한다(혹은 과거에 그랬다).
- 편도선이 잘 붓는다(혹은 과거에 잘 부었다).
- 편두통이 주기적으로 온다.
- 화가 날 때 또는 스트레스 받고 식사하면 잘 체한다.
- 눈이 항상 건조하고 피로하다.
- 배를 차가운 상태에 노출하면 설사한다.
- 너무 쉽게 멍이 든다.
- 두피에 지루성피부염이 잘 생긴다.
- 피곤하면 목이 꼭 잠겨서 말하기가 곤란하다.
- 벌레에 물리거나 상처가 나면 빨리 안 아문다.

  *이상의 모든 질병이나 증상을 보면 면역력이 저하되어 있고 평소 과로와 스트레스에 많이 노출된 상태임을 알 수 있다.

주원장의 진단: 목양체질

치유로 나아가는 길

체질침과 체질보약(녹용 포함)으로 치료함.

과정과 실재

감기 걸린 후 3개월 계속 기침으로 고생(감기 심하면 천식으로 간다). 가래 있다. *체질침 및 체질약 치료 후 기침 현격히 감소. 두 달 후 다시 급성 기관지염 발생, 죽을 것처럼 힘들어 3개월 휴직. 땀나고 전신이 차갑고 추운 증상으로 전과 동일한 상태가 됨.

힘들면 땀이 비 오듯이 난 후 피부가 차가워지고 몸 컨디션이 아주 나빠진다.[25] 운동 후 배가 아주 차가워져 불편하다. *체질침과 체질약 치료 후 땀이 훨씬 줄어들어 몸 컨디션이 많이 회복됨.

만성피로가 심함. 체질치료 후 피로 감소.

자궁선근증(adenomyosis)[26]이 있다. 통증 심하여 견디기 어렵다. 배란기에 통증 심하다. 생리 때 10일, 여기에 배란기 10일, 도합 20일가량 아프다.

가슴 두근거림(부정맥)으로 밤에 잠을 잘 못 잔다. 가끔 부정맥약과 수면제 복용. *체질치료 후 잘 자게 됨.

소화불량. 속이 좋지 않다. 두 달가량 입에 신맛이 나면서 식욕저하. 트림이 많다. 체기도 있다. *체질치료 후 식욕 상승.

어깨 시림. 배 아플 땐 발끝이 시림.

손발목 통증. 체질치료 후 통증 많이 감소.

피부에 작은 발진으로 가려움 생길 때가 있다.

::: 환자의 식탁 등 :::

- 좋은 음식[27]: 소고기(힘이 난다), 유제품(먹으면 기분이 좋다).
- 좋은 약재: 녹용(감기에 안 걸리고 피곤함이 덜하다).[28]

---

25 목양체질은 땀을 많이 흘리면 몸 상태가 좋고 또 좋아지는 사인인데 이 환자는 그렇지 않아 좀 혼란스럽다. 이렇다면 목양체질에 반드시 발한을 많이 해야 한다는 명제가 흔들리게 된다. 이 환자의 사례로 너무 과다한 발한은 목양체질에도 그다지 좋지 않을 수 있다는 생각을 하게 됐다. 사람에 따라서는 적정한 수준으로만 땀을 내는 것이 좋다는 생각이다. 그렇다고 땀을 완전히 막는 그런 것을 말하는 것은 아니다. 어떤 목양체질은 땀을 많이 내면 좋고 어떤 목양체질은 적당히만 내면 좋을 거라는 것이다. 그 적정도는 그 사람에 따라 좀 다를 것이다.

26 자궁선근증(adenomyosis): 자궁내막이 자궁 근육 안으로 파고들어 자라는 부인과 질환. 증상으로 생리 전 심한 통증, 오래 지속되는 골반통, 과도한 생리량 증가 및 빈혈, 길어진 생리 기간, 생리불순, 요통, 자궁이 커진 느낌, 성교통 등이 있다. 환자 중 30% 정도는 무증상.

27 좋은 음식: 소고기, 유제품 모두 목양체질에 잘 맞는 식품이다.

28 녹용: 목양체질에 좋은 보약의 대표 약재.

회상

목양체질은 땀이 잘 나면 대체로 건강한 상태를 의미하는데, 이 환자는 목양체질인데도 땀이 많이 나면 몸이 나빠지는 매우 특이한 케이스다. 그렇다면 땀을 내는 건강법을 권유할 때 같은 목양체질이라도 사람에 따라 달리 해야 한다는 말이 된다.

이 환자는 외형으로 보면 목양체질의 특성을 잘 보이고 있다. 키가 크면서도 체중이 많이 나가고 상당히 근육형 몸집을 보이는 체형이다. 맥이나 음식에 대한 반응도 목양체질에 잘 들어맞는다. 그런데도 땀을 많이 흘리면 몸이 좋지 않다. 그래서 목양체질로 진단할 때 땀을 흘리면 몸이 안 좋다는 그녀의 말에 좀 혼란이 있었다. 하지만 목양 체질침과 체질약으로 치료하면서 많이 호전되는 것을 통해 체질진단이 틀리지 않음을 확인할 수 있었다. 그런데 생각해 보면 목양체질이 의외로 땀을 많이 흘리는 사람이 많지 않은 것 같다. 이상하게 땀내는 걸 일반적으로 싫어한다. 땀을 내면 기분도 좋고 몸 상태도 좋아지는 걸 느끼지만, 뜨거운 목욕탕이나 사우나에 들어가 땀내는 걸 즐기는 사람이 목양체질 중에 생각보다 별로 많지 않은 것이다. 사우나 들어가면 숨이 막히고 답답해서 죽을 것 같아 싫다는 말을 목양체질로부터 자주 듣는다. 어떤 건강법이 특정 체질에 좋다고 그

---

29 안 좋은 음식: 참외, 생선회, 등푸른 생선, 석화 또는 생굴 등은 목양체질에 해로운 음식들이다.

30 오메가3: 목양체질에 해로운 영양제에 속한다.

31 에어컨: 목양체질의 폐에 매우 해롭다. 목양체질은 더워도 가능하면 에어컨이나 선풍기를 멀리 하는 것이 좋다.

체질이 그 건강법을 다 좋아하는 건 아니라는 말이다.

사실 사우나 같은 뜨거운 곳에 들어가는 건 누구나 싫어한다. 그건 체질과 상관없다. 이글거리는 열사의 사막 같은 불볕더위를 도대체 누가 좋아할 수 있다는 말인가! 단지 뒤에 몸이 좋을 거라는 기대 때문에 힘들고 불편한데도 이를 악물고 그것을 감수하는 것이다.

임상에서 보면 땀내는 것이 좋지 않은 체질인데도 땀을 내는 걸 즐겨하는 사람이 있고, 목양체질처럼 땀내는 것이 좋은 체질인데도 땀내는 걸 싫어하는 사람도 있다. 내가 임상 초년병일 때는 금체질이나 수체질에게는 절대 목욕탕 같은 데 가서 땀내지 말라고 했다. 그리고 목체질이나 토체질에게는 땀을 내야 건강해진다면서 땀을 내라고 강하게 권했었다. 하지만 이런 게 고정불변의 진리는 아니었던 것이다.

임상을 하면 할수록 이렇게 금과옥조처럼 여겨졌던 통설들이 깨지는 예외 상황을 종종 경험하면서 체질의학이 갈수록 어렵다는 생각을 지울 수 없다.

목양체질은 대개 땀을 내면 건강이 좋아지지만, 일부 목양체질은 땀을 많이 내면 오히려 건강이 나빠질 수 있다는 사실도 받아들여야 한다. 이 환자로부터 얻은 결론이다.

에피소드 6
스트레스 받으면 화난 얼굴이 되는 사람

대강의 줄거리

주소: 눈에 힘이 들어가고 눈이 뻑뻑하다. 어두운 데서는 잘 안 보인다.

스트레스로 2년 전부터 발생.

자고 나면 입안이 텁텁하다.

2년 후 내원 시

이명 발생.

6년 후 내원 시

탈모가 심하다.

주소: 이명 계속. 귀에서 날카로운 소리가 난다.

주원장의 진단: 목양체질

치유로 나아가는 길

체질침 및 체질약으로 치료.

스트레스 관리에 관하여 지속적으로 조언함.

과정과 실재

눈에 힘이 들어가 화난 것 같은 표정이 된다(직장 동료나 주위 사람들에게 오해를 산다). 눈이 뻑뻑하다. 어두운 데서 잘 안 보인다. 원거리 초점 잘 안 잡힘. 스트레스로 인해 잘 발생. 과로하면 눈 침침, 안구피로, 다크서클 발생. *체질약과 체질침 치료 받으면 잘 완화된다(치료 후 시야가 화사하고 디테일하게 보인다고 함).

자고 나면 입안이 텁텁하거나 마른다.

이명이 발생. 주말까지 야근하는 등 과로와 스트레스로 인해 나타남. *체질치료 하면 많이 완화되나 스트레스나 과로에 따라 증감.

탈모. *체질치료 후 많이 감소.

감기 가끔 심하게 걸림("죽다 살아났다"고 한 적도 있다). 기분 상한 일 겪은 이후 발생했다고 함. 감기 오면 비염 증상 동반, 입천장 따끔거림.

추석 때 심하게 체해서 설사를 엄청 한 후 감기에 걸리기도 함. 콧물 나오고, 심하게 기침함. 양약을 복용했으나 효과가 없었고 다시 설사. *체질치료 후 호전.

안면마비. 운전 중 옆 사람과 심한 언쟁을 하고 크게 화낸 후 턱관절에 소리가 나고 왼쪽 얼굴에 마비 발생. 그 일이 있기 2주 전부터 눈에 이물감 있었고, 일주일 전부터 입맛 못 느낌. *체질침 및 체질약 치료로 호전.

무기력감. 아침에 일어나면 힘이 하나도 없고 이명 소리가 크다(활동하면 소리 작아진다). 아침에 일어나면 몸이 땀에 젖어있다[32]. 이렇게 기진맥진 하면 감기에 걸린다. 몸 컨디션이 좋아지면 어두웠던 피부색이 하얘진다.

알레르기 비염으로 콧물 계속 흘린다. 체질치료를 하고 심한 건 없어짐. 스트레스와 과로가 심해지면 다시 발생할 수 있음.

스트레스를 심하게 받고 우울증 발생. 동네 신경정신과에서 안정제 복용. 약 효과 있으나 생각이 심히 현실적이 되고, 하루가 매우 지루하게 느껴짐. 약을 끊으니 갑자기 혀가 다 벗겨지고 입맛 없어짐. 너무 힘들어 약을 먹으면 증상 좀 나아지나 같은 부작용 반복. 정신과 약 부작용 중에 공황장애가 있다고 하는데, 그것 같다. 정신과 약을 세게 먹으면 불면증 오고 멍한 느낌, 표정도 굳어져 무표정, 화난 얼굴, 사람들이 무섭다고 한다. 숨쉬기 불편, 기억력 저하, 손 떨림, 독서력 저하. 판단력이 떨어져 회의에서 말을 이상하게 해서 윗사람에게 혼나기도 함. 가끔 이유 없이 가슴 뛰

---

32 발한: 이 환자 역시 목양체질인데도 땀나는 것이 좋지 않은 경우라고 할 수 있다.

고 불안. 고객에게 스트레스 받으면 얼굴 화끈거리고 눈에 사시가 오거나 설사함. *체질침 및 체질약 치료로 아침 멍한 느낌 사라지고 머리 맑아져 자신감 생김. 체질치료 후 공황장애 증상도 거의 없어짐.

심혈관에 동맥경화. 심장 관상동맥 3개 중 한 개가 50프로 정도 막혀있다고 해서 혈전용해제 처방받음. 고지혈증은 없다.

::: 환자의 식탁 등 :::

- 좋은 건강법: 핫요가[33], 뼈맞춤(완골반 틀어짐에 대해 교정받고 좋아짐), 샴푸·비누·로션 무사용(머리 감을 때 물만 사용하는데 괜찮다), 목욕(불안증상 완화).[34]
- 안 좋은 음식[35]: 문어(몸에 붉은 반점 발생), 묵은 김치(이명 심해짐).
- 안 좋은 약: 신경정신과약(공황장애 발생. 대소변 상태 안 좋아짐. 소변 힘 없어짐)[36]
- 안 좋은 환경: 반지하(생활 후 몸이 급격하게 안 좋아짐).

회상

스트레스에 영향을 많이 받는 목양체질 케이스다. 이 환자는 특히 업무상 스트레스가 많은 사람인데 그로 인해 안면 근육이 경직되면서 눈에 힘이 들어가고 무표정이거나 화가 난 표정이 돼서 회사생활이 참 곤란하다고 했다. 심하면 눈에 힘이 너무 들어가 사시처럼 바뀌고 눈에 피로감, 뻑뻑한 느낌이 오고, 정신적으로 불안해지며 판단력, 기억력이 저하되는 소

---

33 핫요가: 목양체질은 몸을 따뜻하게 하는 게 좋다. 다만, 이 환자의 경우 너무 지나친 발한은 삼가는 것이 좋을 것이다.

34 목욕: 역시 몸을 따뜻하게 하는 건강법이 목양체질에 좋다. 환자의 경우 지나친 발한은 역시 피하는 것이 좋을 것이다.

35 안 좋은 음식: 문어, 묵은 김치 모두 목양체질에 해롭다.

36 신경정신과약: 목양체질에도 약재 부작용이 상당히 흔하다는 사실을 확인할 수 있다. 하여튼 약은 어느 체질이건 최소로 써야 할 것이다.

견을 보인다는 것이다.

임상을 하면서 느끼는 것은 목양체질에 정신과적 문제가 생각보다 흔하다는 것이다. 생각보다 되게 소심하고 불안해하고 스트레스에 취약하다. 이 환자에게 병이 나는 패턴도 대개는 스트레스다. 업무상 불만이 많은 고객들로부터 여러 가지로 심한 스트레스를 받으면 위와 같은 증상이 꼭 재발하는 것이다. 그래도 다행인 것은 8체질치료로 이런 증상이 곧잘 해결된다는 것. 그렇지 않았으면 이 환자는 평생 신경정신과 약에 의존하면서 몽롱한 상태로 지낼 수밖에 없었을 것이다. 8체질의학은 이들에게 생명의 은인이요 건강의 수호신이다.

이 환자에게서 특이한 것은 신경정신과 약이 공황장애와 유사한 증상을 일으킨다는 것. 그러니까 정신과 약이 또 다른 정신과 질환을 유발하는 것이다. 이런 원인을 모르면 이를 치료하기 위해 공황장애 약을 추가로 받을 수 있다. 약을 교체하거나 중단하면 될 것을, 약 위에 다른 약을 또 얹는 것이다(이리하여 끝없는 '옥상옥'의 상황이 되풀이된다). 내가 생각하는, 양의학에서 제일 우려스러운 상황이 바로 이런 것이다. 약 먹고 부작용이 발생할 때, 그 부작용을 해소하려고 또 다른 약을 처방하는 것이다. 이러면 약에서 헤어나올 길이 없게 된다. 약으로 인해 야기되는 부작용을 막는 추가적인 약을 계속 받게 되기 때문이다. 대표적인 의료원성질환(iatrogenic disease, 병원의 치료로 인해 발생하는 질병)의 발병 메커니즘이다.

이 환자의 케이스로부터 목양체질도 양약에 대한 부작용이 꽤 많다는 걸 알 수 있다. 약의 부작용이 금체질이나 토체질에만 잦은 것처럼 생각하기 쉬우나, 사실은 목양체질도 약의 부작용에 자주 시달릴 수 있는 것이다.

목양체질에 알레르기 비염도 생각보다 드물지 않다는 것이 거듭 확인된다. 다만 현재의 육식과 분식 위주의 식생활의 패턴 때문에 금체질이나 토체질보다 이런 질환에 걸릴 수 있는 위험성이 덜하여, 주위에 잘 눈에 띄지 않는 것일 뿐이다. 하여튼 특정 체질에만 나타나는 특정 질환이란 사실상 거의 없다는 점이 점점 명확해지고 있다. 이는 우리 같은 임상의에겐 사실 좋은 소식이 아니다. 체질에 특징적인 병이 있다면 복잡한 진단 과정 없이 바로 무슨 체질임을 알 수 있는데 말이다. 비빌 언덕이 또 하나 더 사라졌다는 비보!

에피소드 7
머리가 무겁고 어지러워 당장 중풍이 올 것 같다

대강의 줄거리

주소: 가끔 머리가 먹먹하게 아프다. 두통.

주소:고혈압이 있다.

발이 시리고 열나면 등이 많이 아프다.

2년 후 내원 시

주소: 겨울부터 목에 가래가 많이 나온다. 감기에 안 걸렸는데도 이 증상이 1년가량 계속된다.

어지러움이 약간 있다.

가끔 메스껍다.

주원장의 진단: 목양체질

치유로 나아가는 길

체질약과 체질침으로 치료.

과정과 실재

고혈압으로 양약 복용중. 이사해서 신경을 쓰고 뒷목이 많이 당기고 뻑뻑하고, 가슴 답답하고, 정신 몽롱하고, 머리가 무겁다(머리에 뭘 얹어놓은 느낌).

좌측 뒷목 줄기가 아프고 혈압이 상승하는 느낌이 든다. 머리가 혼미해서 죽을 것 같은 느낌도 든다. 살 꼬집어보니 감각이 없어서 청심환을 먹었다.[37] 양손이 저리고 손에 핏기가 없다.

아침에 몸이 붓는다. 정신적으로 안정이 안 되고 조금만 이상하면 가슴이 두근거린다. 저녁엔 잠 안 온다. 눈이 침침하다. 가끔 발이 차갑고 손바닥에 식은땀이 나면서 정신이 멍해진다. 가끔 가슴이 무언가로 맞은 느낌, 막힌 느낌 든다. 가슴 정중앙이 아플 때 있다. 심전도는 정상 소견. 머리 조이듯 심한 두통, 정신을 잃을 것 같은 느낌이 든다. 일할 때 머리가 달아오르고, 뼈마디가 다 아프다. *체질약 복용하면서 호전됨. 과로와 스트레스가 지속되면 재발하는 경향.

가래 많이 나온다. *체질침과 체질약 치료로 많이 감소.

어지럼증 역시 체질치료로 많이 감소.

발 시림. 겨울에 발이 많이 시린데, 실내 들어오면 반대로 화끈거린다. 몸이 안 좋으면 발이 갑자기 시리거나, 반대로 발이 화끈거림. 대개 낮에는 발

---

37 무감각: 중풍 전조증 같은 소견이다. 과로와 스트레스가 지속되면 항상 반복되는 패턴을 보이는 증후이다.

이 시린데, 밤에는 화끈거려 발을 내놓고 잔다.[38] *체질치료 후 많이 감소.

등 통증 역시 체질치료 후 감소.

귀 끝이 찌릿찌릿하고, 윗머리도 찌릿찌릿 아프면서 무엇인가 움직이는 느낌이 올 때가 있다.

무릎이 안 좋아 관절약을 복용했는데 몸이 많이 부었다.

마른기침 혹은 헛기침이 계속 나올 때가 있다. *체질약으로 많이 호전됨.

왼발을 접질린지 한 달 됐다. 소염제류 먹고 그 이후 몸이 계속 안 좋다.[39]

새벽에 속이 약간 쓰린다.

손목 피부에 반점이 나면서 가렵다.

오른팔 뒤로 젖히면 되게 아프다.

손을 쥐면 부은 것처럼 뻑뻑하다. 다리도 일하고 나면 되게 뻑뻑하다.

허리 4·5번 디스크 있다. 갑자기 숙이니 허리에 뭐가 끊어진 느낌 들고 요통이 심하다. 오래 앉아 있으면 허리가 아프다. *체질침과 체질약 치료로 많이 좋아짐.

만성피로 심하다. 일하면 너무 피곤해서 잠이 쏟아진다.

혈액검사 상 당뇨병 경계에 있다고 한다.

회상

과로와 스트레스로 머리가 맑지 않고, 두통, 후두통, 어지럼증이 주기적

---

38 족냉 혹은 족열: 사람들은 발이 찬 건 좋지 않고, 발이 따뜻하면 무조건 좋다는 생각이 있다. 흔히 두한족열(頭寒足熱, 머리는 차게 하고 발은 따뜻하게 함)이라는 말에서 나온 편견이라고 할 수 있다. 하지만 발이 이렇게 화끈거리는 것도 매우 괴로운 일이다. 가장 좋은 건 내 몸에 대해 아무런 자각증상이 없는 것이다. 내가 내 몸이 있다는 걸 전혀 느끼지 못하는 상태다. 내가 이 우주에 존재하지 않는 것 같은 바로 그 상태, 그것이 가장 지고의 건강의 경지라고, 나는 생각한다. 불교에서 말하는 무아지경이란 이를 두고 한 말이 아닐까?

39 소염제 부작용: 여기서도 목양체질의 약물에 대한 부작용이 엿보인다.

8체질 보고서

으로 나타나는 목양체질 케이스다. 평소 고혈압이 있어 이런 증상이 오면 혹시 중풍으로 쓰러지지나 않을까 하는 걱정과 공포가 그녀에겐 늘 있다. 목양체질에 본태성고혈압이 많은 편이어서 혈압이 높은 건 별 문제가 되지 않는다는 말이 있지만, 실제 임상을 해 보니 혈압이 올라가면 그로 인한 불편한 증상을 호소하는 사람들이 꽤 많다. 그리고 일반적 통념처럼 목양체질에 고혈압 환자들이 그렇게 많은 것도 아니다. 오히려 저혈압인 사람들도 종종 눈에 띄는데, 그 때문에 몸이 특별히 불편하다는 느낌을 표하는 것 같지도 않다. 결국 혈압도 체질적인 특성을 나타내는 것이라기보다는 개인적인 증상이나 질병의 하나라고 보는 게 더 맞을 것 같다.

이 환자는 남편이 병환이 있어 경제활동을 하지 않기 때문에 가족을 부양하기 위해 힘든 일을 도맡아 하고 있다. 이런 상황에서 그녀가 몸이 멀쩡하리라고 기대하는 것은 상상하기 어렵다. 자연스레 그녀는 스트레스에 쉽게 노출되어 매양 고생할 수밖에 없는 질곡에 빠져 있는 것이다.

결국, 그녀에게 발생하는 대부분의 건강상 문제의 발단은 단연코 스트레스라고 할 수 있다. 일정 기간 고단한 일과 가족으로부터 오는 스트레스가 임계점을 넘으면 예외 없이 두통과 어지럼증, 가슴 답답증, 저림, 마비감, 이런 지겨운 증상들을 겪고야 마는 것이다. 이런 걸 보면 누가 뭐래도 스트레스는 체질과 관계없이 모든 사람에게 가장 무서운 질병의 요인이라고 하지 않을 수 없다.

언제쯤 그녀는 스트레스가 사라지고 마음의 평화가 와서, 이런 질병의 고통으로부터 해방되어 건강하고 행복한 나날을 맘껏 누릴 수 있을까?

사람들이 나에 대해 쑥덕거린다

대강의 줄거리

주소: 5년 전부터 환청 있다. 아는 사람들의 소리, 가족들의 말, 음악, 유행가 소리가 들린다. 처음엔 실제인 것으로 착각했다. 부친 돌아가시고 죄책감이 컸는데, 그 후 환청 들리기 시작했다. 정신과약 먹었으나 효험 없었다.

설문의 다양한 해석의 지평

I. 땀이 주는 신진대사의 단서들

- 몸이 건강할 때 땀이 참 많이 난다.
- 목욕탕에서 땀을 많이 내고 나면 몸 컨디션이 아주 좋아진다.
- 식사할 때는 항상 땀을 많이 흘린다.

  *이상 모든 땀의 반응이 목양체질과 부합한다.

II. 음식이 제공하는 귀한 정보

- 음식은 가리지 않고 뭐든지 잘 먹으며 별 탈 없다.

  *식욕이 좋은 목양체질에 부합하는 음식반응이다.
- 병나거나 몸이 안 좋으면 대개 식욕이 먼저 뚝 떨어진다.

  *이건 좀 의외의 결과이다. 환자는 아파도 먹는 것은 언제든 잘 먹게 보이는데.
- 맥주 많이 마셔도 설사하지 않는다.
- 술 한 잔만 마셔도 얼굴이나 몸이 아주 빨개진다.

  *목양체질도 술 마시면 얼굴 빨개진다. 술에 대한 반응, 술에 대한 내성(세

기) 등 술에 관한 특징은 모두 개인적인 특성이지 체질에 따라 차이가 나는 건 아니다.

III. 알레르기 반응의 미묘한 암시
- 피부묘기증.

IV. 약으로부터의 깨달음
- 인삼을 먹으면 몸이 확실히 좋아진다.
  *인삼은 목양체질에 좋은 약재에 속한다.

V. 대변의 체질적 프리즘
- 꼭 아침에만 대변을 여러 번 본다.
  *목양체질에 가능한 대변 반응이다.

VI. 과거와 현재의 단면들
- 반신욕 하면 몸 컨디션이 좋아진다.
  *목양체질은 땀내는 것이 좋은 체질이다. 같은 값이면 반신욕보다 전신욕이 좋다.
- 위궤양

주원장의 진단: 목양체질

치유로 나아가는 길
주로 체질침으로 치료하고 가끔 체질약 치료함.

과정과 실재

환청. 신경이 예민해지면 심해진다. 다른 생각하면 잘 안 들리다가 또 들리곤 한다. 증상 심해지면 밖에 못 나간다. *체질치료로 환청 증상 많이 없어짐.

조현병 약 올란자핀(olanzapine)[40] 복용하고 체중 10kg 이상 증가함. 이후에도 체중 계속 증가하여 108kg까지 찜. 배가 엄청 나오고 몸집이 거대하게 부푼 형상이 됨. 외출을 거의 하지 않고 집에서 책 보거나 텔레비전 보면서 생활함. 우울증. 약 계속 복용한다.

돌발성난청 와서 한쪽 귀 안 들림. 한쪽 귀만 들리니 어지럽다. 이비인후과에서 스테로이드 치료. *체질치료 후 청력 서서히 돌아옴.

요로결석으로 입원. 입원실에서 아파서 떼굴떼굴 굴렀다. 태어나서 그렇게 아픈 건 처음.

족저근막염으로 발바닥 아프다. 체질침 치료 후 많이 호전.

교통사고로 허리와 왼발목 인대 다침. *체질침 치료 후 요통 먼저 사라지고 발목은 뒤에 좋아짐.

등과 뒷목 통증[41].

손발 저림. 잘 때 발이 찌릿찌릿 해서 깬다. 체질침 치료 후 찌릿한 증상 감소.

다한증 심하다. 땀이 너무 많이 난다고 함.

악몽에 시달린다.

---

40 올란자핀: 조현병과 양극성장애(조울증)에 사용하는 정신과 약.

41 과거 공수부대에 있었는데 낙하산 타고 낙하하다 머리로 떨어져 척추에 큰 충격 입었다고 한다. 몸이 안 좋으면 항상 등과 척추가 아프다고 함.

회상

흔히 '어깨'라고 불리는 사람들처럼 아주 건장한 체격의 젊은이다. 근육질이 많다는 목양체질의 전형적인 체형을 갖춘 사람이라 할 수 있다. 커다란 키와 근육의 파워를 겸비한 최적의 체격 조건을 가졌기 때문인지, 용맹스런 전사의 상징인 공수특전사에서 군복무를 했다고 한다. 하루는 지리산에서 낙하훈련을 했는데, 이 때 거꾸로 떨어져 머리가 땅으로 곤두박질친 바람에 척추를 크게 다치고 말았다. 사고 직후엔 숨을 못 쉴 지경이었다고 한다. 군 병원에 입원해서 치료받고 큰 부상은 겨우 회복했으나, 이후 후유증이 남아 몸이 안 좋을 때면 항상 뒷목과 등이 고질처럼 매우 아프다고 한다.

이 환자에게 또 하나의 큰 사건은 부친의 별세로 보인다. 이때 죄책감이 컸다고 하는데, 아마도 부친과 평소 불협화음이 잦았던 것 같다. 그 후 환청(auditory hallucination)이 나타나기 시작했다고 한다. 환청이란 실재하지 않는 소리가 실재처럼 또렷하게 들리는 것을 말한다. 흔히 말하는 헛소리가 들리는 것이다. 거리를 가는데 길 건너 모르는 사람들이 자기에 대해 험담하는 소리가 들리거나, 혹은 카페 같은 데서 사람들이 역시 본인에 대해 뭔가 말하는 것이 들리는 것과 같다. 사람들은 이게 착각하고 있는 것처럼 생각하기 쉬우나, 당사자인 본인은 이런 소리들이 아주 리얼하게 '들리기' 때문에 현실에서 실재 일어나는 것으로 생각한다. 그래서 본의 아니게 무고한 사람들과 다투거나 혹은 우울증, 피해망상증 등에 시달리기도 하고, 심한 경우에는 괴로움을 참지 못해 자살 같은 극단적인 선택을 할 수도 있다.

그가 하루는 엄청나게 살이 쪄서 내원했다. 얼마 전 환청이 심해져 입원했는데, 거기서 주는 약인 올란자핀(olanzapine)을 먹고 그렇게 살이 쪘다는 것이다. 배가 엄청 튀어나왔고 전체적으로 몸이 부은 듯, 거대한 풍선처럼 팽창돼 보였다.

"그래도 많이 좋아졌어요!" 생각보다 밝은 표정으로 말한다. "살이 너무 많이 쪄서 살을 뺄까 해서 왔어요!"

"양약은 끊었어요?" 내가 물었다.

"다른 건 끊었는데, 우울증 약은 못 끊겠어요." 별 것 아니라는 듯이, 하지만 약간은 체념한 듯이 답한다. 나는 체질식을 잘 하라고 당부하고 체중감량에 도움이 되는 약을 처방해주었다. 피곤한 증상과 체중증가는 이후 많이 줄었다.

그는 젊은 시절 한 때 승려 생활을 하기도 했다고 한다. 정신적 갈등이 사실은 상당히 오래 전부터 있었던 것이다. 그래서 구도자의 삶을 택한 것인데 그것이 정신적 고통으로부터 벗어나는데 큰 도움이 되진 못 한 것 같다. 지금은 어느 스님의 포교원에 참여하여 가르침을 받으면서 봉사활동도 하고 있다고 했다. 꾸준히 정진하여 해탈의 깨달음을 얻어 마음의 평화를 얻기를 바란다.

에피소드 9

땀만 흘리면 만사형통인 남자

대강의 줄거리

주소: 무릎이 붓고 손목에 붓기 심하나, 검사 상 이상무. 봄에 심해지는 특징이 있다. 소염제 먹으면 줄어드나 통증이 집중되는 경향이 있다. 땀을 안 빼면 염증이 생긴다.

고혈압 있다. 이 때문에 심비대증(cardiomegaly)[42]이 생겼다. 고혈압

---

42 심비대증: 심장비대라고도 한다. 혈압이 높아 심장에 부하가 걸리면 심장근육이 두터워지는 증

8체질 보고서

약 노바스크(Novasc) 3년 복용하고 있다. 혈압 높을 때 열 받으면 열이 안 꺼진다.

화병이 있었다. 이후 몸이 이렇게 됐다.

다한증. 땀이 엄청 나는데, 안 나면 몸에 염증이 생긴다. 인후염으로 평생 고생. 컨디션 나빠지면 땀 안 난다. 한약 먹으면 땀이 주체 못하게 나고 컨디션이 업된다. 열탕은 좋으나 사우나는 좋지 않다.[43] 퍽 쓰러진다. 가족들도 모두 사우나 하면 안 좋다.

배가 얼음처럼 찰 때 있다. 배가 찰 때 수영장에 들어가면 금방 설사를 쫙 한다.

풍치가 있다.

설문의 다양한 해석의 지평

I. 땀이 주는 신진대사의 단서들

- 몸이 건강할 때 땀이 참 많이 난다.
- 평소에는 땀이 잘 나다가, 병이 나거나 건강이 나빠지면 땀이 좀체 나지 않는다.
- 목욕탕에서 땀을 많이 내고 나면 몸 컨디션이 아주 좋아진다.
- 조금만 매운 것 먹어도 머리나 얼굴에 땀이 많이 흐른다.
- 발바닥에 특히 땀이 많다.
- 겨드랑이에 특히 땀이 많다.
  *이상 대부분의 땀의 반응이 목양체질에 잘 나타나는 증상들이다.

상이다.

43 사우나: 목양체질에 땀내면 좋다고 하는데, 이 환자에 따르면 이것도 개인차가 있는 것 같다. 이 환자는 뜨거운 탕 안에 들어가서 땀내는 것이 좋고, 사우나처럼 건조한 열기에 땀내는 것은 좋지 않다고 한다. 사우나도 습식과 건식이 있는데, 그렇다면 습식이 이 환자에게 맞을 것 같다.

II. 음식이 제공하는 귀한 정보

- 차가운 음료나 음식을 많이 먹어도 탈이 없다.

 *찬 음식은 목양체질에 그다지 좋지 않으나, 생각보다 찬 음식을 잘 먹는 편이다.

- 음식은 가리지 않고 뭐든지 잘 먹으며 별 탈 없다.
- 많이 먹어도 속이 부대끼는 경우는 별로 없다.
- 몸이 아플 때도 식욕은 항상 좋다.

 *위 세 문항은 식욕이 좋은 목양체질의 전형적인 반응들이다.

III. 체형이 주는 전관적 이미지

- 살이 아주 많이 쪄서 '고도비만' 상태라 할 수 있다.
- 근육운동을 하면 단기간에 보디빌더 같은 좋은 근육이 잘 형성된다.

 *위 두 문항은 목양체질에 잘 들어맞는 특징들이다.

IV. 대변의 체질적 프리즘

- 하루라도 대변 못 보면 대단히 괴로워한다.

 *장이 짧은 목양체질이 흔히 겪는 증상이다.

V. 과거와 현재의 단면들

- 원숭이처럼 온몸에 덥수룩하게 털이 매우 많이 났다.

주원장의 진단: 목양체질(목음체질과 감별 요함)

치유로 나아가는 길

 무릎관절 통증에 대한 체질침 치료를 주로 함.

오른 무릎관절 통증. 꽃샘추위가 시작되는 이 맘 때부터 안 좋다고 함. 처음 무릎이 아플 때는 그게 "그렇게 슬펐다"고 했다. 무릎이 엄청 부을 때도 있다고 함. *체질침 맞고 나서 며칠 후 내원해서 말하길, "좌변기 앉으면 아파서 무릎을 괴지 못했는데, 아침에 괼 수 있었다"고 함. 기상 안 좋으면 무릎이 아프다. 하루는 내원해서 전날 온몸 흠뻑 젖도록 땀 흘리고 무릎, 손가락 관절 아픈 것이 싹 없어졌다고 함.

풍치 있었는데 체질침 치료 후 호전됨.

::: **환자의 식탁 등** :::

- 좋은 음식: 육식(좋다).[44]
- 안 좋은 음식[45]: 녹두부침개와 포도(6세부터 안 먹음), 초코렛(온몸에 잔불이 작열하는 느낌), 맥주(설사).

회상

여러 모로 내게 매우 깊은 인상을 준 환자다. 내원 첫날 본인을 소개하면서 대학교를 3수해서 들어갔다가, 5·18 민주화운동 때 받은 충격으로 대학을 때려쳤다고 했다. 그 충격에서 벗어나는 데 10년이나 걸렸다고 한다. 5·18 민주항쟁을 다룬 영화 '화려한 휴가'가 개봉됐을 때 그는 일부러 안 봤단다. 다시 아픈 기억이 되살아날까봐. 겉은 황소처럼 육중한 거한인데 마음은 양처럼 섬세하고 여리다.

---

44 육식: 이 환자가 말한 아주 특이한 증상이 고기 안 먹으면 입에서 침을 흘린다는 것. 고기 먹으면 멈춘다고 한다. 환자의 큰 아버지도 그렇게 침 흘렸다고 한다. 큰어머니가 고기 안 해주면 침을 질질 흘리다가, 끝내 못 참고 손수 마당에 내려가 바로 닭 잡아다 먹었다고 한다.

45 안 좋은 음식: 녹두, 포도, 초코렛, 맥주 모두 목양체질에 좋지 않은 음식이다.

이 사람이 처음 내원했을 때, 묻지도 않았는데 자신의 연애력을 불쑥 밝혔다. 한 여자를 3년 동안 지독히도 짝사랑 한 적이 있다고. 불행히도, 그녀는 그를 별로 좋아하지 않았던 것 같다. 그래서 "심장이 터져나갔다"고 했다.

그는 나의 책 『8체질의학의 원리』는 밤을 새워 새벽 5시까지 보며 독파했다고 했다. "8체질의학을 시원하게 정리해서 통렬했다!"고 했다. 매사에 표현이 직설적이고 솔직했다.

"컨디션 좋아지면 땀이 쫙! 나고, 나빠지면 슬퍼진다"고 했다. "몸이 안 좋을 땐 아무리 목욕탕에 가서 땀을 내려고 해도 땀이 절대 안 나온다"고도 했다. 목양체질의 발한의 특징을 극적으로 보여준다.

"배가 차면 아랫배가 얼음처럼 된다"고 한 것도 기억에 남아있다. 그런 경우 "미치고 환장할 지경"이라고 했다. 할 수 없이 한의원에 가서 부자(附子)[46] 든 약을 처방받으면 금방 좋아진다고 했다. 부자는 원래 수양, 수음 체질 약인데, 목양체질에도 단 기간엔 효험이 있는 것이다.

그는 조카들이 모두 목음체질이라고 했다. 그리고 다들 키 크고 골격 좋고 장사라고 했다. 이들이 군대 가서 복무할 때 체질 때문에 무척 힘 들었다고 했다. 사연인즉슨, 대변이 너무 자주 마려워 보초 서다가도 "똥 싸러" 가야했다는 것(목음체질은 대장이 가장 짧은 체질이라 대변을 자주 보는 경향이 있다). 그 때문에 주번사령한테 걸려서 두 놈이 다 군대에서 영창 갈 뻔했다고. 그는 조카들이 하루에 서너 번은 꼭 똥을 싼다고 했다(기상 후, 아침식사 후 10시, 점심 먹고, 그리고 저녁 5시에). 조카들의 사생활을 이렇게 자세히 알고 있다는 게 참 신기했다. 관찰력이 매우 좋다는 건데,

---

46 부자: 바꽃의 어린 뿌리로, 회양구역(回陽救逆, 양기를 회복하여 위급한 상황을 구함), 보신장양 (補腎壯陽, 신장의 양기를 보하고 북돋음)하는 대표 약재. 수양과 수음체질에 주로 쓰는 약재이다.

8체질 보고서

뭔가 한 곳에 꽂히면 집중력이 상당히 강하다는 말이다.

앞에서 술에 위경색을 일으킨, 목양체질 사례를 소개한 바 있는데, 이 사람은 반대로 술이 상당히 센 것처럼 들린다. 조카들 3형제도 모두 술고래라고 덧붙인다. 본인의 바로 윗 형도 앉은 자리에서 캔맥주 30~40개는 해치운다고 했다. 본인은 소주가 제일 낫다고 한다. 이들은 흔히 '술 잘 먹는' 목체질인 셈이다.

그는 상당히 중증의 고혈압 환자인데, 이 또한 가족력이 있다. 모친이 심한 고혈압 환자였고, 부친도 (고혈압에) 중풍으로 별세했으며, 큰아버지 역시 유사한 증상으로 별세했다고 한다. 권도원 선생이 목양체질에 본태성고혈압(essential hypertension, 원인이 알려져 있지 않은 고혈압)이 많다고 했는데, 이들이 그런 셈이다(하지만 모든 목양체질이 혈압이 높은 건 아니다. 저혈압인 목양체질도 드물지 않다).

권도원 선생이 말하길, 목양체질은 몸이 건강하면 땀이 주체할 수 없을 정도로 많다고도 했는데 이 사람이 바로 그런 사람이다. "좋습니다! 원장님께 침 맞고 땀이 쫙 나면서 그렇게 아프던 무릎이 하나도 안 아파요" 내게 침을 맞고 다음 날 내원하면서 그가 하는 말이다. 그리고 병이 나면 땀이 잘 나지 않는다고 했는데, 그런 사람도 바로 이 사람이다. "몸이 안 좋아지니까 온갖 별짓 다 해도 땀이 전혀 안 나와요! 펄펄 끓는 열탕에 아무리 들어가 있어도 땀이 한 방울도 안 난다니까요! 그럴 땐 정말 미치고 환장할 지경이죠!" 군대 있을 때는 엉덩이에 하도 땀이 많이 나서 매일 대야 놔두고 '뒷물'을 해야 할 정도였다고도 한다. 정말 그럴 수가 있나 싶을 정도다.

목양체질 중엔 의외로 소심한 사람이 많은 것 같다('간뎅이가 커서' 대범할 것 같지만 사실은 그렇지 않은 것이다). 그리고 감정의 부침이 심한 사람도 적지 않다. 그는 "기분 좋을 땐 한없이 업 되다가, 안 좋으면 갑자기

(기분이) 쫙 가라앉는다"고 했다. 그래서 그런지 목양체질엔 생각보다 정신과적으로 불안한 사람이 많다.

환자는 스스로 노이로제(neurose, 신경증. 심리적으로 불안한 상태를 총칭)가 있다고 했다. 그리고 형제자매도 거의 다 신경정신과 질환에 시달린다고 했다. 정신분열, 환청, 노이로제, 틱 등등. 이럴 수가!

그런데 특이하게도 부모는 정신과적으로 아무 이상 없다고 했다. 하지만 말을 들어보니 애초에 부친에게 오히려 문제가 좀 있었던 것 같다. 부친은 "예민한 성격에 참을성이 없었고, 자신 몸(만)을 끔찍이 아꼈다"고 했다. 그래서 가족들한테 엄청 스트레스를 줬다고 했다. 그러면서 그는 이렇게 혼잣말처럼 중얼거렸다. "(그런 상황에) 가족들이 제 정신이면 그게 더 이상하지…" 하여튼 하나부터 열까지 모든 게 소설 같은 사람이었다.

한번은 자신의 괴로운 처지를 말하면서 "마누라가 있으면 좀 나을까요?"라고 물은 적이 있다. "그럼요! 한번 좋은 사람 만나보세요!"라고 답했다.

사실 뭐라 답해야 할지 몰랐다. 그냥 아무 대답이나 한 거나 다름없다. 그를 생각하면 내 마음에 뭔지 모를 쓸쓸함이 묻어난다. 우리 모두는 결국 고독한 존재가 아닌가.

목양체질식

"체질식 하니 대변이 좋아진다.[47]"

곡식

콩: "콩 먹으니 혈당이 안 올라간다."

밀가루: "몸에 힘이 나고 머리가 맑아지는 느낌이다."

면류: "소화가 잘 된다."

통밀밥[48]: "혈당 안 올라간다."

---

47 건강은 아웃풋에 의해 결정된다. 우리 몸의 아웃풋의 대표가 두 가지가 있다. 하나는 소변, 또 다른 하나는 대변. 소변은 우리 몸의 내부의 상태를 반영하는 반면, 대변은 우리 몸의 외부의 상태를 반영한다. 그 중에서도 대변은 체내에 들어오기 전의, 우리가 먹은 음식물들의 체질적합성을 반영한다. 소변과 대변 중 무엇이 더 우선일까? 우열을 가리기가 쉽지는 않지만, 나는 대변이라고 생각한다. 우리가 먹은 음식이 체질에 적합하면, 내부의 운영은 억지로 하지 않아도 저절로 잘 될 것이기 때문이다. 반면 우리가 먹은 것이 체질에 적합하지 않으면 그게 쉽지 않다. 오히려 건강상 큰 문제가 발생하는 단초가 된다. 첫 단추를 잘못 꿰는 것이기 때문이다. 소화계 자체에도 문제가 발생할 수 있지만, 불완전한 소화를 거친 독소 많은 성분들이 체내로 한꺼번에 들어가 인체 내부 곳곳에서도 독성을 일으키고, 회복하기 어려운 상흔을 남길 수 있다. 이런 상황에선 몸 어디든지 위중한 병이 발생할 수 있다. 간에도 발생할 수 있고, 폐에도 발생할 수 있고, 신장에도, 혈관에도, 그리고 뇌에도 발생할 수 있다. 주된 병소가 어디냐, 하는 것만 다를 뿐 몸 어디에도 문제가 발생할 수 있는 것이다. 따라서 이 사람이 체질식을 하고 대변이 좋아졌다는 말은 그 사람의 몸에 잘 맞는 음식물이 섭취됐다는, 부정할 수 없는 사인이요 증거다. 몸이란 신비한 시스템이다. 내 몸에 좋은 것이 들어오면 소화흡수가 순조롭게 진행되어 체내에서도 그것이 아름답게 운영되지만, 동시에 소화흡수의 결과물로 뒤에 남은 부산물인 대변(똥)도 아주 예쁘게 형성된다. 모양만 예쁜 게 아니라 냄새도 구수하고 향기롭다. 건강은 의학적으로도 아름다운 기능을 발휘하지만, 미학적으로도 아름다운 결과물을 우리에게 선사하는 것이다.

48 통밀밥: 통밀로 밥을 지은 것, 즉 밀 이삭의 겉만 벗기고 나머지는 도정하지 않은 것을 말한다. 벼의 겉껍질만 제거하고 이삭 자체는 도정하지 않은 현미와 같은 것이다. 다시 말해 통밀은 밀의 외피를 형성하는 부분을 그대로 남긴 것이다. 이렇게 하면 현미와 마찬가지로 밀의 소중한 영양소가 거의 유실되지 않은 채 잘 보존된 통짜의 밀이 얻어진다. 환자는 이 통밀로 밥을 해 먹으면 씹을 때 톡톡 터지는 맛이 일품이라고 한다. 그는 이렇게 통밀밥을 해먹고 당뇨를 꽤 잘 관리하고 있다. 독자들도 목체질이라면 한번 경험해 보기 바란다. 단, 여기서 짚고 넘어갈 것이 있다. 호밀을

통밀빵: "속 편하고 좋다."

과일
사과: "몸에 힘이 나고 머리가 맑아지는 느낌이다."

육류
육류: "한동안 고기 먹지 않고 나서 담석 발생했다.[49]" "몸에 힘이 나고 머리가 맑아지는 느낌이 든다." "육식 안 할 땐 속이 허해서 자꾸 먹었는데 고기 먹고부터 허기 없어져 식사량 감소한다." "몸이 아주 좋다." "먹으면 힘이 나서 밤늦게까지 작업을 해도 힘들지 않다." "당뇨로 인한 목마름이 안 생긴다."

소고기: "무한리필 가서 한꺼번에 6·7인분 먹으면 몸 가벼워진다." "소고기 먹으면 힘이 난다."

갈비탕: "몸 가벼워진다."

계란: "계란 먹으면 몸이 좋다."

채소
뿌리채소와 버섯: "몸에 힘이 나고 머리가 맑아지는 느낌 든다."

아보카도: "아보카도 먹으면 몸 컨디션 좋다."

통밀과 혼동하는 경우가 많은데 이 둘은 전혀 다르다는 것이다. 호밀은 'rye'이고 밀은 'wheat'이다. 호밀은 목체질에 해롭다. 목체질은 호밀이 아닌 통밀을 먹기를 강추한다.

49 같은 담석도 체질에 따라 발생하는 메커니즘이 현저하게 다름을 보여주는 좋은 본보기이다. 금체질에서는 고기를 먹으면 담석이 발생할 수 있지만, 목체질에서는 이렇게 고기를 먹지 않으면 담석이 발생할 수 있다는 것. 정말 오묘한 인체의 마술이라 하지 않을 수 없다.

건강법

커피관장: "커피로 관장하면 몸이 좋아진다."

복부 보온: "늘 배가 차서 따뜻한 것으로 덮는다.[50]"

아침 물 한잔: "아침에 일어나 물 한잔만 마시면 금방 대변 나온다. 보고나면 컨디션 좋다. 평소 변비 모르고 산다.[51]"

사우나: "과음하고 나서 사우나 하면 금방 풀린다."

운동: "땀 흘리면 피부 부족함이 메꿔지는 것 같다."

금: "금을 얼굴에 대면 피부가 좋아진다."

건강식품 및 영양제

칡즙: "공복에 먹으니 속 편하다."

결명자차[52]: "결명자차 마시면 눈에 좋다."

마늘효소[53]: "나는 마늘효소 먹었을 때는 똥 색깔이 좋았다. 정력 향상 확실."

유산균(우유 발효한 것, 즉 요거트)+오디+배: "이것들을 모두 갈아 저녁에 먹으면 좋다."

비타민B군: "피로가 덜하고 변을 잘 본다."

비타민C: "비타민C 먹으면 몸이 좋아진다." "피로가 덜하고 변을 잘 본다."

---

50 목음체질과 마찬가지로 목양체질도 아랫배가 찬 사람이 많다. 따라서 목양체질은 항상 배를 따뜻하게 유지하는 것이 건강을 지키는 매우 좋은 방법이다.

51 목양체질은 차가운 음식이 좋지 않으므로 너무 차가운 물보다는 상온의 물이 좋을 것이다.

52 시력이 떨어지거나 눈 건강이 좋지 않은 사람 중에 결명자를 애용하는 사람들이 많다. 결명자는 목체질에 가장 좋은 건강식품이다. 금체질이나 토체질은 더 해롭다. 건강식품은 체질에 맞는 것을 골라야 한다는, 이루 말할 수 없이 진부한 말을 여기 다시 하면서 강조한다.

53 마늘이 가장 좋은 체질이 바로 이 목양체질과 다음 목음체질이다. 마늘효소는 마늘과 함께 목체질에 좋은 식품인 설탕을 사용하여 발효한 것이다. 당연히 목양체질에 좋을 것이다. 마늘은 폐와 대장에 좋은 식품이다. 여기 똥색깔이 좋다는 말은 마늘과 대장과의 관계를 잘 보여준다.

비타민C 정맥주사: "맞고 효험 많이 봤다. 구내염이 많았는데 그게 없어졌다."

비타민B와 바이오틴: "복용하면 몸이 좋다."

비타민D₃[54]: "몸 느낌이 좋다."

루테인: "눈이 거의 안 뻑뻑하다."

기타

단 음식: "단 것을 먹으면 몸에 힘이 나고 머리가 맑아지는 느낌 든다."

우유: "얼굴에 뿌리면 피부 잠시 좋아진다."

공기 좋은 장소: "피부가 좋아진다."

목양체질 「음식·건강식품·영양제·양약·한약·건강법」 부작용 사례 보고서

곡식

쌀: "쌀밥은 소화가 잘 안 된다. 면 종류를 먹어야 좋다.[55]"

---

54 비타민D의 일종으로 식물에 많이 존재하는 비타민D₂에 비해 비타민D₃는 동물에 많이 존재하는 비타민이다. 비타민D는 대장과 콩팥에서 칼슘의 흡수에 관여하고, 또 칼슘을 뼈로 이동시키는데 중요한 역할을 한다. 햇빛의 촉매에 의해 인체(피부)에서 스스로 합성할 수 있는 영양소이나, 햇빛을 일정 정도 보지 않으면 결핍증을 일으켜 뼈의 형성에 큰 문제를 일으킬 수 있다. 하루 최소 20분 정도는 햇빛을 쬐는 것이 필요하다고 영양학계 전문가들은 권고한다. 만일 햇빛을 쬐는 것이 불가능한 경우 이렇게 비타민D를 외부에서 섭취할 필요가 있다. 이 영양소는 목양체질에 좋은 영양소이므로 정제로 복용하는 것도 한 방법이다. 비타민D 결핍증으로는 구루병, 어지럼증, 골다공증 등이 있고, 과잉증으로는 고칼슘혈증, 식욕부진 등이 있다.

55 목양체질은 쌀보다 밀이 더 좋은 체질이다. 속이 안 좋으면 빵이나 면을 먹는 것이 좋다. 거기다 고기 같이 먹으면 금상첨화. 그래서 나는 우리나라에 존재하는 목양체질이 몽고와 같은 북방계열이라고 생각한다. 몽고인의 주식은 양고기나 소고기 등의 육식과 우유, 치즈 등 유제품, 그리고 빵이나 만두 같은 밀가루 음식이다. 채소나 생선은 거의 먹지 않는다. 목체질식의 전형을 보여준다.

채소

채소[56]: "채소 먹으면 설사한다." "야채 먹으면 설사, 그대로 나온다. 입에서
　　는 좋으나 소화가 안 된다."

상추나 배추: "상추나 배추 먹으면 대변이 안 좋다."

과일

바나나: "바나나 먹으면 기도가 닫히는 듯한 느낌이 들어, 숨쉬기 조금 힘
　　들어진다."

복숭아: "고등학교 때 복숭아 알레르기 생겼다."

감: "감 먹으면 변비가 생긴다."

포도: "6세부터 본능적으로 안 먹었다."

생선 및 해물[57]

생선: "생선 먹으면 머리가 아프고, 잘 체하고 설사한다." "생선 먹으면 알레
　　르기 난다." "생선회(특히 송어) 많이 먹고 좌 복부가 차가워진 후 소화불
　　량 있었다." "생선 먹으면 속이 안 좋다."

참치: "참치회 먹고 배탈 난 적 있다." "참치회 먹으면 속이 더부룩하다."

액젓: "액젓 먹으면 두드러기 난다."

해물: "해산물 먹을 때 몸에 안 좋은 게 바로 느껴진다." "해물에 알레르기

---

56 목양체질은 채소가 맞지 않은 체질이다. 정확히는 잎채소가 맞지 않다. 따라서 채소는 입도 대
　지 않아도 사실 문제가 없는 체질이다. 채소를 먹으려면 무나 당근, 도라지 같은 뿌리채소를 먹
　는 것이 좋다.

57 생선이나 해물처럼 바다에서 나는 대부분의 식품이 목양체질에 좋지 않은 편이다. 따라서 채소
　나 생선을 주로 권하는 요즘의 트렌드에 가장 역행하는 체질이 목체질, 그 중에서도 목양체질이
　라 할 수 있다.

가 있다."

오징어나 새우: "머리가 아프고 잘 체하여 설사한다."

새우 꼬리: "새우 꼬리 먹으면 목이 간질간질 한다."

바지락과 낙지: "바지락과 낙지를 많이 먹고 왼쪽 배가 차가워진 후 소화불량 있었다."

굴이나 패류: "굴이나 조개류 먹으면 속이 안 좋다."

술

술: "술 마시면 당이 올라간다." "음주하면 당뇨병, 고지혈증이 악화된다."
"술 마시면 설사한다."

맥주: "맥주 마시면 설사한다."

소주: "소주 과음 후 쓰러져 응급실 간 적 있다."

육류

개고기[58]: "직방으로 설사한다."

건강식품

케일즙, 상추즙 등 채소즙: "머리가 아프고 속이 메슥거린다."

영양제

칼슘제[59]: "1달 전쯤 칼슘제 먹고 다 토한 적 있다." "칼슘 먹으면 위장장애

---

58 목양체질에 대부분의 육식이 이로운데 유독 개고기는 해롭다. 닭고기도 돼지고기나 소고기에 비해선 크게 득이 많지 않은 편이다.

59 소뼈를 원료로 한 칼슘제는 별 문제가 없을 텐데, 무엇을 원료로 한 건지 확실하지 않다. 계속 부작용이 있다면 사골 곰국을 대신 섭취하면 될 것이다.

생긴다."

철분제[60]: "철분제 위장장애 있다."

기타

차가운 음식: "아침 공복에 냉장고에서 꺼낸 차가운 사과, 한쪽을 먹어도 콧물이 나온다.[61]" "찬 우유 마시면 설사한다.[62]"

냉면[63]: "냉면 먹을 때마다 퉁퉁 붓는다."

라면: "라면 먹고 명치에 통증 있었다."

녹두부침개[64]: "어릴 때부터 안 먹는다."

초콜렛: "초콜렛 먹으면 온몸이 잔불이 작열하는 느낌이다."

에어컨: "에어컨 쐬면 재채기 심하게 한다."

봄가을 환절기: "알레르기비염 심하나 그 시기 지나면 없어진다. 보름에서 한 달 정도. 아침에 심한 콧물, 코막힘이 있다가 아침에 대변보면 없어진다."

---

60 철분도 금기가 적은 목양체질에 나쁠 것 같지 않은데 좀 의외의 반응이다. 그냥 소고기나 돼지고기를 자주 섭취하면 철분 결핍은 해결될 수 있으므로 차라리 육식을 자주 하길 권한다.

61 이것은 사과가 문제가 아니라 차가운 온도가 문제인 것이다. 상온에 둔 사과는 괜찮을 것이다.

62 이 역시 우유가 문제가 아니라 차가운 온도가 문제.

63 목양체질은 메밀이 아주 좋지 않은 체질이므로 냉면은 좋지 않다. 굳이 선택하라면 메밀 함량이 높은 평양냉면보다 감자 전분을 주원료로 한 함흥냉면이 낫다.

64 콩은 목양체질에 대부분 좋은 식품인데 녹두는 해롭다. 녹두부침개뿐만 아니라 녹두빈대떡도 좋지 않다.

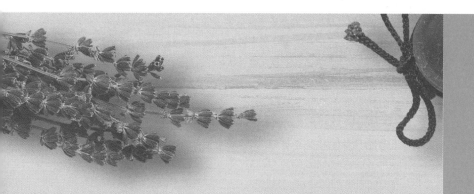

여섯째 가름

목음체질 보고서

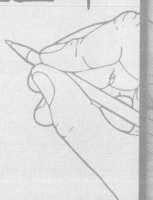

목음체질의 특징

장부대소구조

간·담〉심·소장〉비·위〉신·방광〉폐·대장

체형의 특징

근육이 잘 발달하거나 살찐 체격이 많으나, 의외로 마르고 날씬한 사람들도 자주 눈에 띈다.

음식과 관련된 특징

식욕이 좋으며, 육식, 밀가루 음식뿐만 아니라, 채식, 생선, 해물도 잘 먹는다.

생선 중에 고등어 먹고 생목이 오르거나 두드러기가 날 수 있다.

찬 우유나 생선회, 해물을 먹으면 속이 불편해지거나 배탈이 날 수 있다.

육식이나 밀가루 음식이 좋은 체질이나, 이를 즐겨하지 않는 사람들도 드물지 않게 있다.

건강상 문제가 없어도 대변을 하루 서너 번씩 자주 보는 사람이 많다. 대변 횟수가 하루 1번 혹은 2번 정도로 보통 사람과 비슷한 빈도를 보이는 사람도 적지 않다.

체질식을 지키지 않을 경우 나타날 수 있는 질병의 특징

맥주나 찬 음식을 먹으면 설사를 하거나 뱃속이 불편함을 잘 느낀다. 아랫배를 찬 데 두면 설사를 하거나, 또는 다리가 무거워지고 허리가 아픈 경우가 있다. 과민성대장증상이나 대장 용종(polyp)이 있는 사람이 종종 있으며, 드물게 궤양성대장염을 앓는 사람도 있다.

운동을 게을리 하면 배가 나오거나 살이 잘 찌며, 그로 인해 고혈압 혹은 당뇨가 발생할 수 있다.

피부가 예민하여 음식이나 약물, 먼지, 꽃가루 등에 갑자기 두드러기가 나거나 가려움증이 발생하는 사람이 종종 있다. 찬 물이나 찬 공기만 닿아도 피부가 붉어지는 사람도 있다.

피부가 자극을 받으면 그 부위가 심하게 붉혀 오르는 피부묘기증(dermographism)도 종종 나타난다.

폐가 약해 가래가 잘 끼는 사람이 있고, 천식이 있는 사람도 있다.

배가 차서 여름에도 배를 꼭 덮고 자는 사람이 많으며, 복대 등을 이용해 배를 따뜻하게 해주면 컨디션이 좋아진다.

화나면 기분 나쁘게 가슴이 아프다

대강의 줄거리

주소: 협심증. 예전에 심근경색 수술했다. 이후 가슴이 아파 병원에 갔더니 협심증 진단받음(G병원에서 2개월 전에 진단). 그동안 하라는 대로 양약 치료 철저히 했는데도 흉통이 재발해서 갔던 것인데, 나아지기는커녕 또 다시 수술하자고 해 화가 나 수소문해서 내 한의원에 오게 됐다고 함. 가끔 가슴이 아프다. 최초에 동네병원에서 진단 받고 7년 전부터 협심증 약 복용해왔다. 하는 일(교대 근무)이 힘들고 불규칙해서 몸이 나빠진 것 같다고 한다. 수술 전에도 이미 아침마다 통증이 있었다. 병원에서는 심인성(신경성 즉 스트레스로 인한 것이라는 뜻 같다)이라고 해서 통증 약(진통제)만 받아 먹었었다. 신경 쓰거나 기분 나쁜 경우가 있으면 아프다.

변비. 대변 조금이라도 시원하게 못 보면 아주 답답하다. 처음에는 잘 안 나오다가, 나오기 시작하면 그 다음엔 무르게 나온다. 대변보는데 항상 30분 정도 실랑이한다.

어깨 석회성근염 있는데, 양약 먹고 생긴 것 같다고 한다.

추우면 손이 너무 시리다.

설문의 다양한 해석의 지평

I. 땀이 주는 신진대사의 단서들

- 평소 건강할 때는 땀이 잘 나다가, 병이 나거나 건강이 나빠지면 땀이 좀체 나지 않는다.
- 목욕탕에서 땀을 많이 내고 나면 몸 컨디션이 아주 좋아진다.

  *이상 두 문항은 땀을 내면 좋은 목음체질에 잘 들어맞는 반응들이다.

II. 음식이 제공하는 귀한 정보

- 돼지고기 많이 먹어도 탈이 나지 않는다.
- 육식을 자주 하고 많이 먹지만, 체하거나 설사하거나 속이 거북한 경우는 거의 없다.
- 음식은 가리지 않고 뭐든지 잘 먹으며 별 탈 없다.

  *이상 세 문항도 목음체질에 잘 맞는 반응들이다.

III. 대변의 체질적 프리즘

- 하루라도 대변 못 보면 대단히 괴로워한다.

  *장이 짧은 목음체질의 특성이 잘 드러나는 대변 증상이다.

IV. 과거와 현재의 단면들

- 눈이 항상 건조하고 피로하다.

주원장의 진단: 목음체질

치유로 나아가는 길

체질침 및 체질약으로 치료.

과정과 실재

협심증으로 흉통 자주 온다. 신경 쓰거나 스트레스 받으면 통증이 발생. 걸을 때 숨이 가쁘다. 욱하는 성격으로 화를 잘 낸다. 화가 나면 잘 참지 못하는 성품이다. 마음 편하면 아무렇지도 않다고 한다. 기분 좋을 땐 빨리 걸어도 괜찮은데, 기분 언짢을 땐 천천히 걸어도 상당히 숨이 가쁘다고 함. *체질침 및 체질약 치료로 통증 많이 감소.

눈자위가 혼탁하다. *체질치료 후 많이 깨끗해짐.

변비 심했는데 체질치료 후 대변보기가 수월해짐. 전에는 처음에 딱딱하고 뒤에 무르게 나왔으나, 체질치료 후 처음이나 나중이나 일관되게 부드럽게 나온다며 매우 좋아함. 복부 만지면 몽오리 잡히던 게 없어졌다고도 함.

감기 잘 걸린다. 지하철에서 에어컨 쐬고 걸림. 콧물, 기침, 목소리 변성, 두통. *체질치료로 곧 나아짐.

오십견으로 어깨 올리기 힘들다. 체질치료로 어깨 많이 부드러워짐.

안구염증. 안과 가도 안 나았는데 체질치료 받고 다음날 완전히 나았다며 "진짜 신기하다"고 찬탄.

::: 환자의 식탁 등 :::

- 좋은 영양제: 비타민A(다량 섭취하면 피곤함이 많이 감소하여 눈에도 좋다)
- 안 좋은 음식¹: 홍어(방귀 잦다), 가지(복통).
- 안 좋은 환경: 지하철 에어컨(감기 걸린다), 소석회와 모래(피부에 닿으면 반점).

---

1 안 좋은 음식: 홍어, 가지 둘 다 목음체질에 이로운 식품에 속하지 않는다.

회상

화내는 경연대회가 있다면 이 분이 아마도 대상을 받을 것 같다. '다혈질'이란 말이 있는데 바로 이 사람을 두고 한 말이리라. 몸집도 그리 크지 않은 분이 왜 그리 화는 활화산처럼 잘 내시는지. 화가 나면 약간 허스키하면서 하이톤인 목소리로 쩌렁쩌렁 소리친다.

한번은 한의원 대기실에서 큰 소리가 났다. 알고 보니 이 분이 대기 시간이 좀 길어졌는데, 다른 급한 환자가 있어 그 환자를 먼저 진료 보게 했더니 간호사에게 그렇게 불 같이 화를 낸 것이다. 그는 진료실에 들어올 때까지도 분이 풀리지 않아 씩씩거리다 가슴을 움켜쥐며 내게 가슴이 아프다고 한다.

어느 날인가 내원했는데 그 날도 얼굴을 찡그리며 가슴이 아프다고 했다. 무슨 일이냐고 물었다. 며칠 전 축구를 본 후 그렇다는 것이다. 당시 세계 유소년 축구대회에서 우리나라가 콜롬비아와 전후반 90분, 연장전 전후반 30분 치열한 접전을 벌이고도 승부를 보지 못한 적이 있었다[2]. 결국 승부차기를 했는데, 그걸 보면서 너무 손에 땀을 쥐면서 긴장하는 바람에 흉통이 왔다는 것이다. 심각한 상황인데 웃음이 나올 뻔했다.

"아, 그런 거 그냥 편안한 마음으로 즐기면서 보시지, 그런 일에 무슨 목숨 걸 일 있어요?" 농담처럼 내가 말을 던졌다.

"그럴 줄 알고 웬만하면 안 보려고 했는데, 하도 재밌어서 보고 싶고, 또 결과도 궁금해서…" 겸연쩍은 표정을 지으며 이렇게 답한다.

생각해보면 이 분 일평생이 분노의 연속이 아니었나 생각된다. 조금이라

---

2 2013년 7월 4일 벌어진 터키 U-20 FIFA 월드컵 콜롬비아와 16강전을 말함. 전후반 1:1 무승부, 연장 0:0 무승부로 결국 승부차기에 들어갔는데 우리나라가 8:7로 극적으로 승리하고 8강에 진출했다.

도 맘에 들지 않으면 불현듯 화가 팍 치솟는다.

"이놈의 성질 때문에 실수도 많이 하고, 손해도 참 많이 봤지! 근데 어떻게 해, 고쳐지지가 않는데!" 그는 인생을 회고하면서 이렇게 내뱉는다.

이제마 선생은 그의 필생의 역저 『동의수세보원(東醫壽世保元)』의 「사단론(四端論)」에서 다음과 같은 『중용(中庸)』의 명구로 글을 맺는다. 이른바 중화론(中和論)이다.

"기쁨(喜), 노함(怒), 슬픔(哀), 즐거움(樂)이 아직 발하지 않은 것을 중(中)이라고 하고, 발하여 모두 다 절도에 맞는 것을 화(和)라고 한다. 기쁨, 노함, 슬픔, 즐거움이 아직 발하기 전에 늘 경계한다면, 이것은 점차 중(中, balance)에 가까워지는 것이 아니겠는가? 기쁨, 노함, 슬픔, 즐거움이 일단 발했을 때 스스로 돌아본다면, 이것은 점점 화(和, harmony)에 가까워지는 것이 아니겠는가?[3]"

이제마는 인간의 모든 병의 원인을 희로애락(喜怒哀樂, 감정)의 부조화(不和)로 보았다. 따라서 질병의 치료도 이 희로애락의 조화를 꾀하여 이루려고 했다.

이 목음체질 환자 분의 건강도 결국 여기에 달려있다고 단언할 수 있다. 어떻게 감정을 컨트롤하는가에. 살다보면 누구나 감정을 발하지 않을 수 없다. 기쁠 때도 있고, 슬플 때도 있고, 화날 때도 있고, 즐거울 때도 있다. 매 순간 기쁨도 슬픔도, 노함도 즐거움도 당연히 표출된다. 발하지 않는다면 살아있는 것이 아니다. 우리에게서 생명이 떠나면 그때야 비로소 희로애락도 발하지 않을 것이다. 우린 한 순간도 이 희로애락을 떠나 살 수

---

3 이제마, 『동의수세보원(東醫壽世保元)』, 「사단론(四端論)」의 중화론(中和論): 喜怒哀樂之未發, 謂之中; 發而皆中節, 謂之和. 喜怒哀樂之未發而恒戒者, 此非漸近於中者乎! 喜怒哀樂已發而自反者, 此非漸近於節者乎!

없다. 그럼 어떡해야 할까? 이제마의 답은 이것이다: 발하라! 발하되 절도에 맞게 하라!

수영 때문에 병을 얻는 사람

대강의 줄거리

주소: 요통. 왼쪽 허리 안 좋다. 과거 교통사고 난 후 허리 아프다. 허리디스크도 좀 있다고 함.

설문의 다양한 해석의 지평

I. 땀이 주는 신진대사의 단서들

- 몸이 건강할 때 땀이 참 많이 난다.
- 평소에는 땀이 잘 나다가, 병이 나거나 건강이 나빠지면 땀이 좀체 나지 않는다.
- 목욕탕에서 땀을 많이 내고 나면 몸 컨디션이 아주 좋아진다.
- 뜨거운 음식 먹을 때 땀을 많이 흘린다.
- 조금만 매운 것 먹어도 머리나 얼굴에 땀이 많이 흐른다.
- 맵거나 뜨거운 음식이 아니라도, 식사할 때는 항상 땀을 많이 흘린다.
- 겨드랑이에 특히 땀이 많다.
  *이상 모든 땀 반응이 목음체질에 일치하는 것들이다.

II. 음식이 제공하는 귀한 정보

- 상추 같은 잎채소를 먹으면 대변에 채소가 소화 안 된 채로 나오는 경우가 종종 있다.
- 많이 먹어도 속이 부대끼는 경우는 별로 없다.
- 밥맛이 없을 때는 종종 식사를 거르다가, 배고플 때 한 번에 몰아서 많이 먹는 버릇이 있다.
- 몸이 아플 때도 식욕은 항상 좋다.

  *이상 네 문항의 음식반응도 대부분 목음체질에 거스르지 않는 것들이다.

III. 알레르기 반응의 미묘한 암시

- 피부에 살짝만 자극을 주어도 긁힌 자국이 벌겋게 부어오르며 알레르기 반응을 보인다.
- 평소 피부가 건조해 가려움이 심하다.

  *이상 두 문항에서 보듯, 목음체질도 알레르기 반응이 드물지 않은 편이다.

IV. 체형이 주는 전관적 이미지

- 살이 아주 많이 쪄서 '고도비만' 상태라 할 수 있다.

V. 대변의 체질적 프리즘

- 대변이 항상 가늘게 나온다.

  *체질에 맞지 않은 식생활을 하고 있다는 사인으로 볼 수 있다.

VI. 과거와 현재의 단면들

- 수영장에 오래 다녀도 몸이 별로 좋아진 것 같지 않다.

8체질 보고서

*이 사람이 수영을 좋아해서 꾸준히 수영을 다닌다고 한다. 목음체질은 수영이 맞지 않은 체질이므로 삼가는 것이 좋다.

- 두피에 지루성피부염이 잘 생긴다.

- 피부과 검사 결과 아토피 피부염 진단을 받았다.

*이 진단은 정확한 것 같지 않지만, 적어도 아토피로 혼동될 만큼 피부질환이 유사했다는 말이다. 임상을 해본 경험상 생각 외로 목음체질에 피부병이 많은 편이다. 피부병이 많은 사람의 체질진단 시 유의할 사항이다.

- 담석증

주원장의 진단: 목음체질(목양체질과 감별 요함)

치유로 나아가는 길

주로 체질침으로 치료하고, 가끔 체질약 처방함.

과정과 실재

요통. 허리디스크. 다리까지 당김. 체질침 치료 후 호전.

뒷목 당긴다.

감기가 안 낫고 몇 달 동안 계속된다. 코막힘, 목구멍 통증, 가래, 기침. 체질치료 후 호전된다.

왼무릎 넘어져 다침. 체질침 치료 후 호전.

서혜부 당김.

오른쪽 무릎 통증. 음주 후 심해짐.

알레르기 비염. *체질침과 체질약으로 많이 호전.

손목 통증. 체질침 치료 후 호전.

오른발 다침.

어깨 통증.

회상

보통 키에 근육질의 건장한 목음체질 케이스다. 이 환자가 주로 호소하는 질환은 근골격계질환과 감기, 그리고 비염이라고 할 수 있다. 체격도 좋고 운동도 열심히 하는데 왜 이렇게 근육과 관절병이 많을까? 그건 바로 수영이다!

그는 수영을 좋아해서 매일 수영을 하고 있었다. 그런데 수영하고 나면 허리가 아프기도 하고, 감기도 잘 걸리고, 심해지면 비염이 도진다. 목음체질은 수영이 좋지 않은 체질인데 수영을 자주 하는 바람에 기혈의 흐름이 나빠져 소통이 잘 되지 않는 것이다.

한의학에 이런 말이 있다: "통즉불통, 불통즉통(通卽不痛, 不通卽痛)." 잘 통하면 아프지 않고, 통하지 않으면 아프다는 말.

목음체질은 속이 뜨겁고 겉이 찬 체질인데, 수영을 하면 차가운 물이 차

---

4 죽염: 죽염에 항염 작용이 있으므로 외용으로 쓰는 건 괜찮은 것 같다. 내복하는 건 좋지 않을 듯.

5 선식: 선식은 곡식이나 채소를 볶아서 만든 건강식이다. 체질에 맞는 것을 선택해서 맞춤선식을 만들면 더 좋을 것이다.

가운 피부를 더욱 차게 하여 열의 분포를 심한 불균형으로 몰아넣는다. 그래서 체표의 기혈의 순환이 나빠지고, 그로 인해 소통이 막혀서 근골격의 통증을 일으키는 것이다.

또, 이러한 열(에너지)의 불균형은 면역의 저하를 유발한다. 그래서 쉽게 감기에 걸리는 것이다. 면역의 저하는 알레르기도 일으킨다. 코가 항상 막히고 가래가 끊이지 않는 비염을 달고 사는 이유다.

"수영은 목음체질에 좋지 않으니 수영을 중단하는 게 좋겠어요!" 내가 그에게 권유했다.

"제가 수영을 참 좋아해서 끊기 어려운데요! 수영하고 나면 기분이 참 좋아요!" 그가 난색을 표한다.

사람이란 참 특이한 동물이라는 생각이 든다. 자신에게 좋지 않은 건데도 좋다고 느끼고, 그걸 좋아해서 또 계속 한다. 동물은 본능적으로 자신에 해로운 것은 알아차리고 행하지 않는데 말이다. 오랫동안 문명 속에서 자연을 거스르면서 생활하다 보니 인간은 본능적 능력을 많이 상실한 것 같다.

"목음체질은 속에 열이 많고 겉이 차가운 체질인데, 수영을 하면 겉이 더욱 차가워져서 그렇게 감기에 잘 걸리고, 기혈 순환이 안 되니 근골격계 통증도 많이 생기는 거예요." 내가 이치를 설명했다.

"저도 수영이 제게 안 좋은 건 알아요. 그래서 수영 끝나면 사우나를 꼭 해요!" 그가 대처법을 말한다. 해로운 걸 알면서도 수영을 계속 고수하고 있는 것이다.

그는 스스로 "병 주고 약 주는" 삶을 살고 있다. 아니, 사실은 인간의 문명 전체가 크게 보면 병 주고 약 주는 시스템이라고 할 수 있다. 자연을 거슬러서 생활하면서 스스로 문제를 유발하고, 그 때문에 또 부득불 대처법을 연구해서 문제를 해결하면서 살고 있는 것이다.

"전 술만 안 먹으면 진짜 건강해질 것 같아요. 3·4일만 술 안 마셔도 몸이 날아갈 것 같거든요!" 일전에 내 한의원에 꾸준히 내원하는 금양체질 환자가 하는 말이다. 자기 병의 원인을 알면서도 그걸 지키지 못해 스스로 병을 사고, 그걸 고치려고 또 주 2·3회 귀중한 시간을 할애해서 꼬박꼬박 한의원을 찾는다. 우리 같은 의사가 결코 굶어 죽지 않고 잘 살아갈 수 있는 이유다. 웃어야 할까, 울어야 할까?

역류하는 위산 때문에 새벽에 잠을 깬다

대강의 줄거리

주소: 위가 약하다. 역류성 식도염도 있어 식후 목구멍 아래에 불쾌감 있다.

담낭에 폴립이 몇 개 있다. 병원에서 수술하라고 한다.

왼쪽 신장에 8mm 크기의 작은 종양 있다.

주원장의 진단: 목음체질(금양 혹은 금음체질과 감별 요함)

치유로 나아가는 길

체질침 및 체질약으로 치료.

과정과 실재

위가 약함. 역류성 식도염으로 인후에 불편감 있다. 조금만 과식해도 위통 때문에 새벽에 깬다. *체질침 및 체질약 치료로 호전.

만성피로. 체질치료로 피로 감소.

혓바닥 말리는 느낌 있다. 체질치료로 많이 좋아짐.

감기기운이 있다.

자고 나면 머리에 피가 안 통하는 느낌, 정수리가 뻐근하고 둔한 느낌.

손 저림.

::: 환자의 식탁 등 :::

• 좋은 건강법: 쑥뜸(배변이 잘 된다)[6]

회상

같은 목체질인데도 목음체질은 목양체질과 체질의 이미지가 꽤 다르다. 예를 들어 목양체질은 대개 살이 찌고 근육질인 사람이 많은 반면, 목음체질은 상대적으로 마르고 왜소한 느낌이 든다(앞의 환자의 예처럼 몸집이 아주 큰 사람도 종종 있다). 이런 특징은 마른 체형인 금체질과 유사성이 많다. 이 사람은 보통 체격이나 좀 날씬해 보인다. 체형의 유사성도 있지만, 병증의 유사성도 보인다. 그 중 가장 도드라지는 게 피부병이다. 목음체질은 체질 섭생을 잘 지키지 않을 경우 예민한 피부가 되어 유사 아토피나 두드러기, 혹은 건선 같은 피부질환이 발생할 수 있다.

음식반응도 목양체질과 좀 다르다. 목양체질은 대체로 아무 고기나 잘 먹고 소화에 별 문제를 일으키지 않지만, 목음체질은 돼지고기보다 소고기를 선호하고 그에 더 잘 맞는 편이다. 또한, 밀가루 음식도 목양체질보

---

6 쑥뜸: 복부 대장혈인 천추(天樞)에 뜸을 뜨면 대장이 짧은 목음체질의 장에 활력을 주어 배변이 좋아질 수 있다.

다는 잘 소화시키지 못하는 경향이 있다. 목양체질은 밀가루 음식을 아주 잘 먹고 소화에 거의 문제가 없지만, 목음체질은 밀가루 음식을 먹으면 속이 안 좋다는 사람이 종종 눈에 띈다. 채식에 있어서도 목음체질이 전반적으로 목양체질보다 선호하는 편이다. 이런 특징 역시 금체질과 유사한 느낌을 준다.

이 환자는 역류성 식도염과 소화 문제가 주증인 사람이다. 특이한 것은 담낭에 폴립이 있다는 것. 사실 담낭의 문제, 예를 들면 담석증, 담낭염, 담낭암 등과 같은 질환은 대개 금양이나 금음체질에 많이 보이는 경향이 있다. 특히 금양체질에 많다. 그런데 이 환자는 담낭이 가장 큰 체질인 목음인데도 담낭에 폴립 같은 문제가 있다. 이런 사례를 보면 가장 큰 장기건, 가장 작은 장기건 모두 건강상의 중요한 문제를 유발할 수 있다는 체질병리를 새삼 재확인하게 된다. 많은 사람들이 가장 '큰' 장기를 가장 '강한' 장기로 오해하는데, 그렇지 않다는 사실을 깊이 새겨야 한다. 큰 장기는 기능이 지나치게 올라가는 '항진'으로 문제가 생길 수 있고, 작은 장기는 기능이 지나치게 내려가는 '저하'로 문제가 생길 수 있다. 어떤 경우건 똑같이 질병을 유발할 수 있는 조건이라는 것을 반드시 숙지해야 한다.

이 사람은 과식을 하면 위가 아파서 꼭 새벽에 깬다고 했다. 그를 괴롭히는 가장 큰 적은 과식인 것이다. 대개 과식이 가장 해로운 체질로 비위가 가장 작은 체질인 수양이나 수음체질을 드는데, 그런 면에서 그는 수체질로 오인될 수 있는 소지도 상당히 많다. 따라서 이러한 단편적인 특징 하나로 체질을 넘겨짚는 실수는 없어야 한다.

수체질이라고 모두 위장병을 달고 산다고 생각하면 큰 오산이다. 그런 경우도 있지만, 생각보다 위 기능이 좋아서 아무 거나 잘 먹고 식탐이 센 사람도 드물지 않다. 큰 장기건 작은 장기건 그 상태가 평형에서 크게 벗어나 지나쳤을 때, 앞에서 말한 대로 큰 장기가 항진됐거나, 작은 장기가 저하됐을 때 비로소 문제가 되는 것이다. 작은 장기라도 균형의 상태에 가깝게 유지되면 아무런 문제도 일으키지 않는다는 것을 명심하기 바란다.

에피소드 4

피가 탁해서 머리가 자주 아프다

대강의 줄거리

주소: 항상 머리 띵하고 아프다. 두통약을 많이 복용한다.

콜레스테롤 높다. 나쁜 콜레스테롤(LDL) 높고 좋은 콜레스테롤(HDL) 낮다. 중성지방도 높다.

힘없고 피곤하다.

알레르기 비염으로 코를 자주 훌쩍인다.

설문의 다양한 해석의 지평

I. 땀이 주는 신진대사의 단서들

- 목욕탕에서 땀을 빼고 나면 몸이 오히려 나빠진다.
- 매운 음식을 먹어도 땀이 거의 없다.

  * 위 두 문항 모두 일반적인 목음체질과 거리가 있다. 목음체질도 땀내면 컨디션이 안 좋은 사람이 있는 것이다.

II. 음식이 제공하는 귀한 정보

- 평소 커피를 자주 마시는데도, 오후에 마시면 잠이 잘 안 온다.

- 커피를 안 마시면 일을 못한다.

    * 위 두 문항의 커피에 대한 반응은 커피 의존도가 높은 환자의 상태를 보여준다.

III. 알레르기 반응의 미묘한 암시
- 알레르기 비염이 심하다.

IV. 약으로부터의 깨달음
- 인삼을 먹으면 몸이 확실히 좋아진다.

    * 이 사람도 인삼에 대한 반응이 좋다. 목음체질은 인삼에 대한 호불호가 많이 엇갈리는 편이다.

V. 체형이 주는 전관적 이미지
- 음식조절을 안 하면 살이 너무 많이 찐다.

VI. 과거와 현재의 단면들
- 항상 감기를 달고 산다.
- 편도선이 잘 붓는다(혹은 과거에 잘 부었다).
- 평소 입안이 잘 헌다(구내염).

    * 위 세 문항들을 보면 이 환자는 전반적으로 면역저하의 증상이 많은 편이다.
- 편두통이 주기적으로 온다.
- 눈이 항상 건조하고 피로하다(안구건조증 및 안구피로).

주원장의 진단: 목음체질

치유로 나아가는 길

체질약으로 주로 치료하고 체질침은 가끔 시술.

과정과 실재

두통이 자주 있고 머리가 맑지 않다. *체질치료 후 머리 맑아짐. 전보다 땀이 많아지고 몸도 가뿐해짐.[7] 신경 쓰고 몸이 안 좋아지면 대체로 두통, 기력저하, 비염, 손저림 증상 일어남.

알레르기 비염. 음식 먹을 때 마다 훌쩍거린다.

피가 안 통하는 느낌. 발바닥에 마비감, 손가락과 팔에 쥐나는 느낌 있다. 혹은 눈 주위가 신경 쓰이고 얼굴 경련(혹은 얼굴 반쪽이 경련), 입 주위 마취된 느낌 혹은 혀가 마비되어 발음이 안 된 적도 있다. 손발 저림. 체질치료 후 호전된다.

건강검진 상 총콜레스테롤과 LDL이 높다.

관절이 안 좋아짐.

피곤함이 잦다. 체력이 저하되면 만사가 귀찮아진다.

아침에 손이 붓는다.

목에 가래가 낀 느낌. 혹은 가슴에 가래가 낀 느낌.

눈 주위가 예민하다.

상처 나면 염증이 번진다. 발꿈치 까진 것이 곪고 아물지 않아 병원에서 치료받음.

아침에 속쓰림 가끔.

피부 가려움증.

---

7 발한: 목음체질에 땀이 나는 현상은 좋은 사인이다.

탈모가 심하다.

가끔 감기 기운.

회상

목음체질을 접할 때마다 약간 당혹스러운 것은 이들이 보이는 증상의 특징이 금양체질과 상당히 닮아 있다는 것이다. 이 환자도 증상으로 보면 그런 특징이 많다. 콜레스테롤이 높다든지, 알레르기 비염이 잦다든지, 상처가 나면 잘 아물지 않고 오래 간다든지, 피부가 자주 가렵다든지, 등등이 그렇다.

이 환자는 특히 두통을 자주 앓는 편이다. 몸이 안 좋으면 항상 두통이 오고, 손발이나 얼굴에 마비감이 오는 것이 정해진 수순처럼 온다. 주원장한의원에 내원하는 다른 젊은 목음체질 여성 환자도 항상 두통으로 고통스러워하는 것을 보면, 혹시 목음체질에 상대적으로 두통 질환이 많지 않나 하는 생각을 갖게 한다.

사람들은 두통과 함께 얼굴이나 손발의 마비감이 같이 오면 항상 중풍이 오지나 않을까 하는 걱정을 한다. 이 환자도 항상 그런 공포를 가지고 있다. 그녀는 주증이 두통이지만, 중풍에 초점을 두고 보면 두통보다는 마비감이 더 중요한 증상이라고 할 수 있다. 특히 한쪽에 치우친 마비감이나 무력감이 중풍의 가장 중요한 사인의 하나인데, 예를 들면 유독 오른쪽에만 얼굴이나 팔다리에 힘이 빠지거나 감각이 없는 증상이 나타나는 경우를 들 수 있다.

이 환자는 발바닥에 마비감이 있고, 손가락, 팔에 쥐가 잘 나고, 눈 주위나 얼굴 반쪽에 경련이 오고, 특히 입 주위가 마취된 느낌, 그리고 한때는 혀가 마비되어 발음이 안 되는 경우까지 있었다. 혀가 마비되는 증상은 중풍 전조증상의 전형이라고 할 수 있다. 검진에서 나쁜 콜레스테롤이 높다고 했는데, 이는 혈액이 맑고 깨끗하지 않다는 소견이므로 역시 이 질환의 중요한 위험인자라고 할 수 있다.

특이하게 이 환자는 몸이 좋지 않으면 체질약만을 처방받아 복용하곤 한다(체질침 치료는 거의 받지 않는다). 처방은 주로 목음체질의 가장 작은 장기인 폐대장을 보하고, 스트레스로 인해 발생하는 정신적인 울체를 풀어주는 약재를 주로 배합하여 쓰고 있다. 그렇게 일 년에 두세 번 가량 약을 지어 먹으면 한 해를 거뜬히 넘기면서 사는 것 같다. 체질약은 그녀의 수호천사다.

에피소드 5

요통과 만성피로로 취준생은 고달프다

대강의 줄거리

주소: 요통 잦다. 심하면 다리까지 아프다.

주소: 만성피로.

만성알레르기비염으로 호흡이 곤란하여 입으로 숨 쉬는 경우가 많다.

과체중으로 비만클리닉 다녀 80kg까지 뺐다. 지방분해와 양약 치료를 받음. 한때 100kg까지 나갔다.

설문의 다양한 해석의 지평

I. 땀이 주는 신진대사의 단서들

- 몸이 건강할 때는 땀이 참 많이 난다.

*목음체질에 맞는 반응이다.

II. 음식이 제공하는 귀한 정보

- 육식을 자주 하고 많이 먹지만, 체하거나 설사하거나 속이 거북한 경우는 거의 없다.
- 냉한 음료나 찬 음식을 많이 먹으면 설사하거나 속이 불편해진다.
- 배추나 상추 같은 잎채소를 먹으면 그것이 대변에 소화 안 된 채로 나오는 경우가 종종 있다.
- 커피를 마시면 금방 기운이 난다.

  *위 네 항목의 음식반응이 대체로 목음체질에 적합한 편이다.

III. 체형이 주는 전관적 이미지

- 음식조절을 안 하면 금방 살이 잘 찐다.
- 근육운동을 하면 단기간에 좋은 근육이 잘 형성된다.

  *이상 두 문항에 살이 잘 찌고 근육이 잘 형성되는 목음체질의 특성이 잘 나타나 있다.

주원장의 진단: 목음체질(목양체질과 감별 요함)

치유로 나아가는 길

체질침 치료를 주로 하고, 가끔 체질약을 투여함.

과정과 실재

요통. 책상에 오래 앉아 있으면 허리가 당기고 뒷목, 어깨도 뻐근하다. 체질침 치료 후 많이 나아짐.

감기. 체질치료 후 나아짐. 땀이 많이 나서 샤워했는데 감기기운이 오다. 감기 오면 콧물, 코막힘 같은 비염 증상이 잦다.

소화불량. *체질침 치료받으면 대변보면서 속이 편해진다. 평소 배가 차다(뭘 잘못 먹으면 배가 더 차가워진다).[8] 가끔 설사.

만성피로. *체질치료 후 피로 감소, 컨디션이 좋아져 아침에 일어나기가 수월해짐.

코골이가 심하다. 체질치료 후 코 고는 소리 많이 감소.

이명. 시끄러운 공연을 봤는데 귀가 좀 울림. *체질치료 후 호전.

알레르기 비염으로 코막힘 심함. *체질치료 후 코막힘 많이 감소.

신경 쓰면 손에 땀 많이 나서 습진이 생긴다(가렵다).

::: 환자의 식탁 등 :::

- 좋은 음식[9]: 된장·사과·오렌지(감기기운이 있을 때 먹으면 감기가 예방된다), 소고기(좋다), 통밀밥(좋다).
- 좋은 건강법: 온수욕(몸이 참 좋아진다).
- 안 좋은 음식[10]: 상추와 배추(안 좋다), 삼겹살(설사. 수육은 괜찮다), 오리고기(대변이 잘 안 나옴), 포도주(명치가 갑갑하고 장 불편감).
- 안 좋은 환경: 에어컨(감기, 두통).

---

8 대변: 장이 짧은 목음체질에 잘 나타나는 증상들을 이 환자는 보여준다. 장이 짧아 대변을 오래 수용하지 못하기 때문에 체질치료 후 대변을 보게 된다든지, 배가 평소 아주 차다든지, 설사를 자주 한다든지, 하는 증상들이 바로 그것들이다.

9 좋은 음식: 된장, 사과, 오렌지, 소고기, 통밀밥 등 환자가 말하는 대부분의 음식들이 목음체질에 잘 맞는 것들이다.

10 안 좋은 음식: 상추, 배추, 오리고기, 포도주는 목음체질에 맞지 않은 것들이다. 다만 삼겹살은 원래 목음체질에 맞는 음식인데, 이 환자의 경우 설사를 하므로 수육으로 섭취하는 것이 나을 것이다.

• 안 좋은 약: 물파스(심한 피부 발진, 가려움).

회상

　비만형이 되기 쉬운 목음체질 사례이다. 외형 상 목양체질과 감별진단
이 어려울 정도로 목양체질과 유사한 체형을 지녔다. 겉으로 보기엔 털털
해 보이는데 실제로는 상당히 깔끔함을 추구하고 성품도 좀 예민한 젊은
이다. 한 가지 토픽에 빠지면 그것에 몰두하는 것처럼 보인다.

　식탐이 많아 조금만 방심하면 체중이 급속도로 느는 경향이 있다. 그래
서 양방 병원의 비만클리닉에서 지방분해 및 식욕억제제 치료까지 받으
면서 체중감량을 시도해서 체중을 뺀 적이 있다(심할 땐 체중이 100kg까
지 나간 적도 있었다고 한다). 최근에도 한번 내원한 적이 있는데 전에 한
참 한의원에 다닐 때에 비해 상당히 체중이 많이 늘어난 상태였다. 이 환
자의 건강에서 가장 중요한 화두의 하나가 바로 비만탈출이라 할 수 있다.

　목음체질이 대변보는 횟수가 많은 체질로 알려져 있는데 이 환자는 그
런 호소는 별로 하지 않는다. 모든 목음체질이 다 화장실을 자주 가는 건
아니라는 얘기다(오히려 장이 긴 금음체질에 대변을 자주 보는 사람들이
많은 것을 보면 아이러니다. 체질과 상관없이 대개 건강이 완벽할수록 대
변 횟수는 감소하는 경향이 있음을 임상에서 확인한다).

　이 환자도 역시 평소 알레르기 비염으로 고생하는 경우가 많다. 알레르
기 질환은 사실 모든 체질에 다 있다고 봐야 한다. 다만, 발생 빈도가 금체
질이나 토체질에 더 많다는 것이 다를 뿐이다.

　모기 물린 데에 물파스를 바르고 심한 피부 발진이 일어나 가려움으로
아주 고생했다는 사실을 보건대, 목음체질도 의외로 예민한 피부를 가졌
다는 것을 알 수 있다. 이런 점 역시 금체질과 유사성을 보인다.

그는 처음 내원 당시 전문직 시험 준비를 하고 있었는데 지금은 공무원 시험을 준비하고 있다고 한다. 이런 안정적이지 못한 환경이 심적으로도 상당한 영향을 끼치고 있는 것으로 보인다. 사실 수험생이라는 지위는 참으로 인고를 요한다. 대학까지 졸업하고도 원하는 직업을 갖지 못한 채 계속 시험공부에만 매달려야 한다는 사실이 젊은이의 자존감을 많이 허물어뜨릴 수도 있다. 스트레스가 이렇듯 심한 상태에서 건강이 좋을 리가 만무하다. 시험에 합격하여 안정된 삶을 되찾길 진심으로 바란다.

에피소드 6

장염, 하루에도 수십번 화장실 간다

대강의 줄거리

주소: 설사

주소: 역류성 식도염. 스트레스 받을 때 혹은 갇힌 공간에서 잘 발생한다. 과거에 과민성대장증후군, 복부냉증으로 인한 통증, 요통, 하지통증 잦았으나 현재는 괜찮다.

설문의 다양한 해석의 지평

Ⅰ. 땀이 주는 신진대사의 단서들

- 몸이 건강할 때 땀이 참 많이 난다.

- 긴장만 하면 손에 땀이 흥건해진다.

- 겨드랑이에 특히 땀이 많다.

  *이상 세 항목의 땀의 반응은 목음체질에 대체로 잘 나타나는 소견들이다.

II. 음식이 제공하는 귀한 정보

- 육식을 하면 속이 아주 편하다.
- 우유를 많이 마셔도 속이 불편하지 않다.
- 돼지고기를 많이 먹어도 탈이 나지 않는다.
- 소고기를 많이 먹어도 탈이 나지 않는다.
- 육식을 많이 해도 체하거나 설사하거나 속이 거북한 경우는 거의 없다.
- 생선회를 먹으면 설사하거나 속이 좋지 않다.
- 익힌 생선은 싫어하나 회는 좋아한다.
- 생선은 비려서 거의 안 먹는다.
- 커피를 마시면 손이 떨리거나 가슴이 두근거린다.
- 채소와 생선, 해물을 주로 한 식사를 계속 했더니 몸이 더 좋지 않다.
   *이상 커피에 관한 반응을 제외한 대부분의 항목의 음식반응은 목음체질에 흔히 보이는 소견들이다.
- 병나거나 몸이 안 좋으면 대개 식욕이 먼저 뚝 떨어진다.
- 술은 거의 한 모금도 못 한다.
   *이 항목은 목음체질도 술에 매우 약한 사람이 있다는 걸 알려준다. 하여튼 술에 대한 반응은 거의 개별적 특성일 뿐, 체질과는 상당히 거리가 있다는 걸 알 수 있다.

III. 알레르기 반응의 미묘한 암시

- 귀걸이나 목걸이에 금속알레르기가 있다.

IV. 약으로부터의 깨달음

- 한약을 복용해도 부작용은 별로 없다.

V. 대변의 체질적 프리즘

- 하루라도 대변을 못 보면 대단히 괴로워한다.
- 항상 쾌변을 본다.

　*이상 두 문항은 장이 짧은 목음체질의 특성을 잘 드러내준다.

VI. 과거와 현재의 단면들

- 눈이 항상 건조하고 피로하다.
- 배를 차가운 상태에 노출하면 설사한다.

　*이 문항도 건강이 좋지 않은 경우 아랫배가 매우 찬 목음체질의 특성을
　잘 보여준다.

- 역류성 식도염
- 축농증
- 알레르기 비염

주원장의 진단: 목음체질(금음체질과 감별 요함)

치유로 나아가는 길

　주로 체질침 치료, 가끔 체질약 치료함.

과정과 실재

　역류성 식도염. 대개 주말에 심해진다. 맥주와 삼겹살을 먹고 역류성 식도염이 심해져 숨쉬기 힘들 정도로 가슴 통증이 심하게 옴. 이럴 경우 식욕부진이 발생하여 허기가 전혀 느껴지지 않는다. *체질침 및 체질약 치료 후 호전.

심한 설사. 장염 증상처럼 하루에도 설사를 수십 번 한다. 배에 가스가 차서 빵빵하다. 물만 먹어도 설사할 정도. 코피, 손발 저림, 피곤함, 장내가스 동반. 조금만 찬 것 먹어도 설사. *체질침 치료 후 다음 날 많이 호전돼 물이나 찬 것 먹어도 괜찮아지고, 가스 차는 것도 없어짐.

가끔 심한 복통 및 설사. 장이 꼬인 느낌이 든다. 이럴 땐 아무 것도 못 먹고, 허기도 안 느껴진다. 물도 못 먹는다. 이럴 경우 편두통, 무기력증.

식곤증 심함. 체질침 맞고 감소.

식후 바로 대변본다[11]. 체질침 치료 후 증상 없어짐.

가슴 답답한 증상. 체질침 치료 후 확실히 많이 감소.

::: 환자의 식탁 등 :::

• 안 좋은 음식[12]: 생강(액기스 먹고 속 거북함), 회(설사), 카페인 음료(몸 무겁고 되게 안 좋다), 과자(대변 자주 본다), 배추·생선(다리에 쥐남), 위스키(몸살기, 머리가 안 돌아가고 일도 안 됨), 과식(만두·소고기 과식하고 체해서 심한 복통. 전을 과식하고도 비슷한 증상), 맥주+삼겹살(숨쉬기 힘들 정도로 가슴 통증 발생. 쿡쿡 찌르는 듯한 통증).

---

11 대변: 목음체질에 생리적으로 식후 바로 대변을 보러 가는 증상은 정상적이라고 하는데, 이 환자의 경우를 보면 그게 꼭 정상적인 것은 아니라는 생각이 든다. 몸이 안 좋을 경우엔 식후 곧바로 대변을 보는 증상이 심해지나, 몸이 좋아지면 그런 증상이 줄거나 없어지는 것을 보면 알 수 있다.

12 안 좋은 음식: 생강, 회, 배추, 생선, 과식, 맥주는 목음체질에 맞지 않은 것들이다. 카페인 음료가 정확하게 뭔지 명칭이 나와 있지 않아 뭐라 말할 수 없지만, 대개 커피나 녹차 등은 목음체질에 나쁘지 않은 편이다. 하지만 이런 불편한 증상이 진정 있다면 굳이 섭취하지 않는 것이 좋다. 과자도 그 이름이 특정되지 않아 판단하기 어려우나 일반적으로 배변을 잦게 하는 경향이 많은 것으로 보아 먹지 않는 것이 좋을 것이다. 독주인 위스키뿐만 아니라 맥주도 좋지 않은 걸 보면 이 환자는 일반적으로 술이 다 맞지 않은 것으로 판단된다(설문에서도 '술은 거의 한 모금도 못 한다'는 항목을 택했다). 유일하게 삼겹살은 목음체질에 좋은 식품에 속하는데, 이것에도 환자가 불편한 느낌을 가졌던 건 같이 마신 맥주 때문인 것 같다. 삼겹살만 먹으면 문제없을 것이다.

회상

역류성 식도염이나 복통, 설사 등 소화기 질환을 주로 호소하는 목음체질 케이스다. 특히 설사, 그것도 장염 같은 설사가 주증이라고 할 수 있다. 평소에 과민성대장증상도 있어서 금음체질과의 감별이 진단의 포인트이다.

평소 식후에 바로 화장실 가는 경우가 많다고 한 점은 목음체질의 특징이라고 할 수 있지만, 이런 증상만으로 체질을 속단할 수는 없다. 왜냐하면 다른 체질, 다시 말해 목양이나 금음, 그리고 금양체질 등도 그런 증상을 가진 사람은 많기 때문이다. 그리고 목음체질이라고 해서 다들 밥 먹고 바로 화장실을 가는 것도 아니다. 어떤 목음체질은 변비로 고생하기도 한다.

이와 관련해 특기할 만한 것으로, 환자는 체질치료를 받은 후 밥 먹자마자 화장실을 가던 경향이 없어졌다고 했다. 이 말은 식후 바로 화장실 가는 것이 목음체질의 건강한 상태는 아니라는 말이다. 오히려 식후 화장실에 직행하는 것은 목음체질의 몸이 좋지 않을 때 발생하는 병리적 상황이었던 것이다.

우리는 체질의 장부대소구조를 말할 때 가장 큰 장부와 가장 작은 장부가 매우 큰 편차를 지닌 것으로 생각하기 쉽다. 하지만 실상 그렇게 큰 차이가 나는 것은 아니다. 예를 들어 대장이 가장 작은 체질로 목음을 말하지만 실상 그렇게 작다고 할 수 없다. 문제는 몸의 건강 상태가 어떠냐가 더 중요한 것이다. 목음이라 할지라도 체질식을 잘 하여 몸이 생리적 활동이 정상일 경우는 대장의 기능이 그다지 떨어지지 않으므로 설사를 하거나 화장실을 자주 가는 일은 없어진다. 하루 1~2회 정도 정상적인 대변 횟수를 보일 것이며, 변의 상태도 적정한 굵기와 경도를 가질 것이다.

결국 골자는 균형이다. 적정한 장부의 균형을 유지한다면, 무슨 체질이건 상관없이 모든 장기가 그가 가진 정상적인 기능을 온전히 발휘할 수 있는 것이다.

수술 잘못 받고 가슴에 철판이 얹히다

대강의 줄거리

주소: 가슴이 무겁고 답답하며 숨을 깊게 들이 쉴 수 없다. 가슴에서 머리 쪽으로 열이 나고, 머리에서 땀이 엄청 흐른다[13]. 등이 심하게 시림. 소화불량도 있다.

우울증약, 신경안정제 복용중.

젊었을 적에 자궁과 난소를 동시 적출함.

탈홍 수술도 했다.

하지냉증으로 하체가 시리다.

골다공증으로 척추 등 화끈거린다.

허벅지가 아파서 앉아 있지 못한다.

위축성위염, 새벽에 화끈거리고 쓰리다.

추간판탈출증으로 허리 아프다.

새벽에 소변을 보고나면 잠을 다시 못 잔다.

더위를 너무 타서 저녁에 머리를 감고 자야 한다.

---

13 수술 후유증: 33세에 자궁과 난소를 다 들어내고부터 고통이 시작됨. 그 대강은 다음과 같다. 난소에 염증이 심해서 수술했는데, 수술 한 김에 자궁까지 들어내자고 해서 그렇게 함. 부분 마취해서 수술했는데 그때 가슴이 너무 뻐근하고 무거워 수술도구를 가슴에 올려 놓은 것으로 착각함. 수술실을 나오는데 등에서 찬바람이 술술 나고 온몸에 통증이 엄습. 이후 소화도 통 안 되고 계속 몸이 안 좋다.

주원장의 진단: 목음체질

치유로 나아가는 길
주로 체질침 치료.

과정과 실재
가슴에 철판을 덮은 것처럼 무겁고 답답하다. 이 때문에 소화불량, 우울증이 오고 머리에 비오듯 땀이 흐른다. 소화제와 우울증 약 복용 시작함. *체질침 치료 후 가슴 답답한 증상 조금씩 감소.

위염. *체질침 치료 후 속쓰림 감소하고 증상 호전됨. 열 때문에 따뜻한 밥을 못 먹는다. 과식하면 체하고, 오른쪽 갈비 밑이 정체한 느낌 든다. *체질침 치료 후 오른쪽 갈비 부분이 부드러워짐.

수면 중 소변이 마려워 깨고 잠이 안 온다. 잘 때 쥐가 남.

젊었을 때 자궁과 난소 수술 후 등에 얼음이 있는 것처럼 시려 여름에도 스웨터를 입었다. 요즘엔 척추에 불이 난다. 골반이 시리고 다리에 쥐가 나고 뻐근하다. 발도 시리다.

감기에 자주 걸린다. 두통, 인후통, 콧속 뻐근감, 잇몸 통증. 체질침 치료 후 호전.

갑상선기능저하증으로 양약 복용.

::: **환자의 식탁 등** :::

• **좋은 음식: 목음체질식(변비에 좋다).**[14]

---

14 목음체질식: 이 환자는 장이 짧은 목음체질인데 변비가 있다. 그리고 체질식으로 변비가 호전됐다. 독한 변비약 같은 것을 먹지 않고 체질식만으로도 변비가 해소된다는 말이다. 이런 면에서 체

- 안 좋은 음식: 우렁쌈밥(과식 후 체해서 혼남. 오른 옆구리 정체감), 금체질식(변비 심해짐).
- 안 좋은 약: 장염 약(위가 나빠짐).

회상

양방에서 수술을 잘못 받고 고통스런 삶에 빠진 목음체질 케이스다. 이환자는 33세경 난소에 염증이 심해서 수술 권유를 받았다. 그런데 병원에서 수술하는 김에 자궁도 수술해버리자고 해서 그렇게 했다고 한다. 나는 이런 말이 정말 이해가 가지 않는다. 어떻게 아무런 문제도 없는 장기를 수술'하는 김'에 수술해버린단 말인가!

자궁이란 장기는 아이를 낳는 데만 기여하는 기관으로 볼 수 없다. 다른 건 다 차치하고라도 자궁이라는 장기가 차지하고 있는 인체 내의 공간 그 자체만으로도 자궁은 중요한 기능을 한다. 자궁을 제거하면 어떤 일이 발생하는가? 당장 주먹 하나 정도의 엄청나게 큰 공간이 몸속에 텅 비게 된다. 그럼 어떻게 될까? 그 공간을 메꾸기 위해 부득불 다른 장기들이 이동하지 않을 수 없게 된다. 자궁 위의 다른 장기들이 그 쪽으로 내려가게 되고, 옆의 장기들도 그 쪽으로 이동하게 되고, 아래의 장기들도 위로 약간 올라가게 된다. 그리고 전체적으로 보면 체내의 장기들이 대체로 하함(下陷. 아래로 꺼짐)하게 된다. 별것 아닌 것 같지만, 이는 사실 인체에 엄청난 지각변동인 것이다.

한의원에 있으면 중년 여성들이 자궁적출 수술한 후 후유증을 호소하는 것을 자주 듣는다. 대표적인 게 기운이 떨어졌다는 말이다. "자궁을 떼어낸 후 당최 맥을 못 추겠어요!" 수술하기 전에는 멀쩡했는데 수술 후 기력이 전혀 회복되지 않는다는 말이다.

질식은 약이라고 할 수 있다.

이 환자는 자궁적출수술 후 가슴 답답 증상을 호소했다. 가슴에 무슨 철판을 얹어 놓은 것 같은 느낌이 들었다. 수술 직후 "왜 수술 도구를 가슴에 올려놨냐"고 의료진에 물었을 정도라니 그게 어떤 느낌이었는지 가히 상상이 간다. 참 이상한 일이다. 자궁과 가슴은 멀리 떨어져 있어 직접적인 관련성은 거의 없다. 병원에서는 자궁 수술과 가슴의 증상은 관련이 없는 것이라고 했을 것이다.

환자는 가슴이 답답하고 뻐근하고 숨을 크게 들이쉴 수 없게 되었다. 그러니 답답해서 미칠 지경이 된 것이다. 게다가 등에서 찬바람이 술술 흘러나와 견딜 수 없는 냉기가 느껴지고, 소화도 도통 안 되고, 또 가슴에서 머리로 열이 치솟으며 머리에서 땀이 비오듯 줄줄 흘러내렸다. 결국 소화제를 달고 살게 되고 우울증약, 신경안정제를 먹지 않으면 살 수가 없게 됐다. 위에 염증이 생겨 새벽에 속이 화끈거리고 쓰려서 위염약도 먹지 않을 수 없었다.

환자의 인생은 그때 이후로 사는 게 사는 것이 아니게 되었다. 수술한 걸 후회하고 또 후회했지만 아무 소용이 없었다. 그렇게 함부로 수술을 결정하지 말았어야 했는데! 그냥 약물 치료만 계속 하거나, 아니면 아예 한의학이나 다른 민간치료법을 찾았어야 했는데! 그랬으면 최소한 이보다는 훨씬 나은 삶을 살았을 텐데.

우리는 진정으로 인체에 대한 시각을 바로 해야 한다. 인체는 기계가 아니다. 인체는 생물(生物)이다. 살아있는(生) 것(物)이다. 인체를 구성하는 모든 장기들도 생물이다. 모든 장기들은 각기 그 시기에 맞는 고유의 기능이 있다. 자궁의 기능이 반드시 아기를 기르는 데만 있는 것이 아니다. 수태와 무관하게 유아기의 자궁의 기능이 있고, 청소년기의 자궁의 기능이 있고, 청년기의 자궁의 기능이 있고, 중년기, 장년기, 그리고 노년기의 자궁의 기능이 제각기 다 있다. 자궁 적출수술을 한 후 나아지기는커녕 오히려 건강상태가 크게 나빠졌다는, 그 모든 여성들이 이를 웅변한다.

　내 몸에 있는 어느 장기, 어느 세포 하나도 그냥 허투루 있는 게 아무 것도 없다. 가임기가 지났다 할지라도, 우리가 아직 알지 못하는 무수한 신비의 기능을 자궁은 여전히 가지고 있다. 자궁은 죽는 날까지 그 기능을 묵묵히 수행하고 있는 것이다.

　살아 있는 동안 부모로부터 받은 내 몸을 가능한 한 온전히 보존하자. 우리 몸은 부모로부터 받은 것이라 감히 훼상하지 아니 함이 효의 시작이라고 했다[15]. 나는 이 말을 이렇게 바꾸고 싶다: 우리 몸은 자연으로 받은 것이라 감히 훼상하지 아니 함이 건강의 시작이다.

에피소드 8
체질침이 극적으로 잘 듣는 사람

대강의 줄거리

　주소: 두통이 있다.

　주소: 등이 결린 적이 많음.

　왼쪽 발바닥이 아픔. 한 달 반 정도 됐다.

설문의 다양한 해석의 지평

　Ⅰ. 땀이 주는 신진대사의 단서들

　- 몸이 건강할 때 땀이 참 많이 난다.

15　身體髮膚, 受之父母, 不敢毁傷, 孝之始也. 『소학(小學)』에 나오는 말.

- 목욕탕에서 땀을 많이 내고 나면 몸 컨디션이 아주 좋아진다.
- 긴장만 하면 손에 땀이 흥건해진다.
- 신경 쓰면 유독 머리에 땀이 많이 난다.
- 뜨거운 음식을 먹을 때 땀을 많이 흘린다.
- 조금만 매운 것을 먹어도 머리나 얼굴에 땀이 많이 흐른다.
- 맵거나 뜨거운 음식이 아니라도, 식사할 때는 항상 땀을 많이 흘린다.
- 겨드랑이에 특히 땀이 많다.

  *이상 모든 땀 반응들이 땀이 많은 목음체질의 특징에 잘 부합한다.

II. 음식이 제공하는 귀한 정보

- 밀가루 음식을 먹으면 생목 또는 신물이 잘 올라온다.

  *목음체질 중에 가끔 밀가루 음식에 불편감을 느끼는 사람들이 있다. 체
  질진단에 유의할 사항이다.

- 우유를 많이 마셔도 속이 불편하지 않다.
- 소고기를 많이 먹어도 탈이 나지 않는다.

  *이 두 항목은 목음체질에 합당한 것들이다.

- 생선회를 많이 먹어도 속이 불편하진 않다.

  *생선회는 목음체질에 잘 맞지 않으나 이렇게 먹어도 불편을 못 느끼는 사
  람들이 종종 있다.

- 맥주를 마시면 십중팔구 설사한다.

  *맥주는 목음체질에 좋지 않다.

- 차가운 음료나 음식을 많이 먹어도 탈이 없다.
- 얼음 먹기를 좋아하며 많이 먹어도 탈이 없다.

  *찬 음식은 대개 목음체질에 좋지 않은데 이 환자는 별 문제는 일으키지

않는다. 하지만 삼가는 것이 건강에 더 좋을 것이다.

- 음식은 가리지 않고 뭐든지 잘 먹으며 별 탈 없다.

- 식탐이 많아 과식하고 속이 부대끼는 경우가 많다.

- 몸이 아플 때도 식욕은 항상 좋다.

    *이상 세 항목은 식욕 좋은 목음체질의 특성에 잘 부합한다.

- 술 한 잔만 마셔도 얼굴이나 몸이 아주 빨개진다.

    *목음체질도 술에 약한 사람이 적지 않다.

- 육식이나 분식보다는 꼭 밥(rice)을 먹어야 기운이 난다.

III. 알레르기 반응의 미묘한 암시

- 평소 피부가 건조해 가려움이 심하다.

IV. 약으로부터의 깨달음

- 한약을 복용해도 부작용은 별로 없다.

- 비타민C를 먹으면 몸이 좋아진다.

- 복합영양제 주사를 맞으면 얼마 동안은 기운이 난다.

V. 대변의 체질적 프리즘

- 대변이 항상 무르게 나온다.

- 평소 대변이 가늘거나 무른데도 시원하게 안 나오는 경우가 많다.

    *이상 두 문항은 환자에게 평소 체질에 맞지 않은 식습관이 있다는 소견이다.

VI. 과거와 현재의 단면들

- 항상 감기를 달고 산다.

- 편두통이 주기적으로 온다.

- 눈이 항상 건조하고 피로하다.

- 두피에 지루성피부염이 잘 생긴다.

- 벌레에 물리거나 상처가 나면 빨리 안 아문다.

- 평소 입안이 잘 마른다.

- 역류성 식도염

- 고혈압

- 혈압이 올라가면 금방 몸이 안 좋아지는 것을 느낀다.

주원장의 진단: 목음체질

치유로 나아가는 길

주로 체질침 치료.

과정과 실재

두통. *체질침 한번 치료 후 바로 없어짐.

등 근육 결림. *체질침 한 차례 치료 후 바로 없어짐.

무른 변. *체질치료 후 무르지 않은 변을 보게 됨.

::: 환자의 식탁 등 :::

• 좋은 음식: 녹용+소주(소주에 녹용을 재워 넣은 것을 몇 달 간 복용하고 활동적으로 생활함).

키가 크고 살이 찌고 근육질인 체형으로 흔히 기골이 장대하다는 느낌의 목음체질 환자이다.

어느 대학병원 사상의학과에서 이제마의 동의수세보원에 근거해서 사상체질별 신체 사이즈를 만들어 사상체질진단에 활용하고 있다는 말을 들은 적이 있다. 이는 적지 않은 문제를 안고 있는 방법이라고 생각한다. 동일 체질에도 다양한 체형들이 있을 수 있다. 예를 들어 금양체질만 해도 한의원에서 보면 아주 삐쩍 마른 사람부터 아주 거대한 고도비만까지, 아주 단신에서부터 아주 기다란 장신까지, 머리가 주먹만큼 아주 작은 사람부터 아주 거대한 바위처럼 큰 사람까지, 상체가 깡마르고 하체가 무지 비대한 사람부터 상체가 매우 비대하고 하체가 학 다리처럼 마른 사람까지… 이렇게 이루 말할 수 없이 다양한 체형의 사람들이 존재한다. 같은 체질에 이렇게 가지각색의 체형들이 존재하는데, 어떻게 고정된 체질별 신체 치수를 가지고 체질진단을 할 수 있단 말인가! 체형만으로 체질을 진단한다는 것이 얼마나 위험한 일인가를 꼭 깨달아야 한다.

목음체질도 임상에서 보면 아주 다양한 체형들로 구성되어 있다. 이 사람처럼 몸집이 크고 근육질인 사람부터 호리호리하고 날씬한 모델 형 사람까지. 따라서 체형에 관하여 한두 가지 케이스만을 가지고 그 체질을 속단하는 일은 결코 없어야 할 것이다.

또, 이 환자는 체질침에 상당히 잘 반응하는 타입이다. 두통, 근육통 등의 통증이 거의 단 한 번의 침치료로 바로 해소되었다.

사실, 사람들마다 치료에 대한 감수성은 천차만별이다. 같은 체질침에 대해서도 침을 맞자마자 좋아지는 사람이 있는가 하면, 진료실을 나서면서 좋아지는 사람도 있고, 또 지하철 타고 집에 가면서 좋아지는 사람, 그

날 저녁 무렵에 좋아지는 사람, 다음날 좋아지는 사람, 혹은 며칠 후 좋아지는 사람 등등. 그런데 이 사람은 다행히도 침을 맞고 난 바로 그 자리에서 좋아지는 부류에 속한다. 이렇게 침 반응이 빠른 사람이 난 참 좋다. 이런 환자들만 한의원에 내원한다면 얼마나 좋을까.

갑자기 귀가 머는 돌발성난청 치료기

대강의 줄거리

주소: 돌발성난청.

하지정맥류 초기. 작년에 시험을 준비하면서 책상에 오래 앉았더니 생긴 것 같다.

스트레스 받으면 배가 차가워진다.

설문의 다양한 해석의 지평

I. 땀이 주는 신진대사의 단서들

- 몸이 건강할 때 땀이 참 많이 난다.
- 평소에는 땀이 잘 나다가, 병이 나거나 건강이 나빠지면 땀이 좀체 나지 않는다.
- 목욕탕에서 땀을 많이 내고 나면 몸 컨디션이 아주 좋아진다.

  *이상 땀의 반응은 목음체질에 대개 합당한 것들이다.

II. 음식이 제공하는 귀한 정보

- 육식을 하면 속이 아주 편하다.

- 우유를 많이 마셔도 속이 불편하지 않다.

- 돼지고기를 많이 먹어도 탈이 나지 않는다.

- 소고기를 많이 먹어도 탈이 나지 않는다.

- 육식을 많이 해도 체하거나 설사하거나 속이 거북한 경우는 거의 없다.

- 참치를 먹으면 속이 좋지 않다.

- 연어를 먹으면 속이 좋지 않다.

- 생선은 비려서 거의 안 먹는다.

- 많이 먹어도 속이 부대끼는 경우는 별로 없다.

- 몸이 아플 때도 식욕은 항상 좋다.

- 고기나 기름진 음식을 많이 먹어도 혈중 콜레스테롤은 정상이다.

  *이상 음식반응 모두가 목음체질에 적합한 것들이다.

III. 체형이 주는 전관적 이미지

- 음식조절을 안 하면 살이 너무 많이 찐다.

IV. 대변의 체질적 프리즘

- 하루라도 대변을 못 보면 대단히 괴로워한다.

- 항상 쾌변을 본다.

  *대변 항목 역시 대체로 목음체질에 잘 들어맞는 반응들이다.

V. 과거와 현재의 단면들

- 배를 차가운 상태에 노출하면 설사한다.

- 반신욕을 하면 몸 컨디션이 좋아진다.

　*위 두 문항 역시 목음체질에 적합한 증상들이다.

- B형간염

- 위축성위염

주원장의 진단: 목음체질

치유로 나아가는 길

　체질침과 체질약으로 치료.

과정과 실재

　돌발성난청[16]. 6개월가량 매장에서 전산 업무하면서 큰 소리로 음악을 들었다. 처음 하는 일이라 신경 쓰면서 일함. 병원에서 스테로이드 주사 3회 맞고, 이후 양약 복용 중. *체질침과 체질약(녹용 포함) 치료 후 귀가 편안해짐. 하지만 청력은 예전보단 떨어진 느낌이다(작은 소리가 잘 안 들린다).

　몸 컨디션이 안 좋다(특히 스트레스에 민감하다). 체질치료 후 호전됨. 무리하면 오른쪽 종아리가 단단해진다.

::: 환자의 식탁 등 :::

• **좋은 음식**: 목음체질식(B형간염 있었는데 체질식 하고 몸 좋아져 항체 생김).[17]

16　돌발성난청: 갑작스레 이유없이 청력이 급격히 저하하거나 소실되는 질병으로 원인이 알려져 있지 않은 난치성 질환이다. 이 환자의 경우 스트레스와 소음이 청각신경에 영향을 줘서 난청이 발생한 것으로 생각된다.

17　목음체질식: 체질식으로 B형간염이 나았다는 것은 대단한 사건이 아닐 수 없다. 항바이러스제

 돌발성난청(突發性難聽)은 매우 미스테리한 질환이다. 어떤 구체적 원인 없이 갑자기 청력이 저하하거나 상실되기 때문이다.

 나의 임상에서 기억나는 돌발성난청 환자가 있다(당시 나이는 70대 중반?). 퇴직 후 친구들과 매일같이 등산으로 건강을 유지하던 분이었다. 그런데 하루는 등산 갔다 온 다음 날 갑자기 귀가 들리지 않았다. 당사자뿐만 아니라 부인도 깜짝 놀랐다. 이 무슨 마른하늘에 날벼락이란 말인가!

 부인이 당시를 설명했다. "그날 날이 엄청 무더웠어요! 그런데도 남편은 북한산에 등산을 간다면서 배낭을 지고 나가셨죠. 오후에 돌아오시는데 평소보다 무척 피곤해했어요. 평생 안 자던 낮잠까지 자고. 그런데 다음 날 새벽 남편이 일어나더니 귀가 안 들린다고 했어요! 주위를 두리번거리면서 어리둥절한 표정을 지으면서 말이죠."

 당시 대한민국은 연일 지독한 불볕더위가 맹위를 떨치던 때였다. 그런데도 그는 무리하게 북한산으로 향한 것이다. 그리고 땡볕에 줄줄 폭포수처럼 온몸에 땀을 흘리면서 등산을 했다.

 그는 금양체질이었다. 금양체질은 땀을 많이 흘리면 좋지 않은 체질이다. 특히 노인은 아무래도 젊은이들보다 체력이 약한 편이므로 더욱 주의해야 한다. 결국 땀을 너무 많이 흘린 그는 탈진하고 말았다. 한순간에 몸의 기운이 쫙 빠져버린 것이다. 고갈이라는 표현이 여기에 딱 맞을 것 같다. 그 결과 난청이 왔다. 병원에서 검사를 했는데 청력이 거의 제로였다. 난청이 아니라 사실은 청력소실이었던 것이다.[18]

 아무리 써도 이런 결과를 낳기가 거의 불가능한 것을 감안하면 기적이다. 체질식이 면역력을 극대화 한다는 것을 이런 사례를 보면 알 수 있다.

18 노인은 주원장한의원에서 체질보약과 체질침 치료를 받고 청력이 상당한 수준까지 돌아왔다. 아무 소리도 안 들리던 상황에서 보청기를 사용하면 들을 수 있는 정도까지 회복된 것이다. 병원에

사람들은 땀을 단순히 인체 대사 후 배출되는 노폐물이라고 생각하는 경향이 있다. 하지만 한의학에서는 그렇게 보지 않는다. 그것은 기(氣)가 빠져나가는 것이요, 혈(血)이 빠져나가는 것이다. 노인은 지나친 발한으로 기혈(氣血)이 일시적으로 다 말라버렸다. 그 결과 돌발성난청이 온 것이다. 이것은 일종의 기혈양허증(氣血兩虛證)[19]이라 할 수 있다.

여기 목음체질 환자의 경우는 발병의 기제가 좀 다르다고 할 수 있다. 근본 원인이 스트레스인 것이다. 스트레스가 이렇게 청력에 큰 영향을 끼칠 수 있다는 사실이 참 놀랍다. 스트레스를 받았는데 귀가 멀어버린다? 물론 여기에 과로도 한몫 했으리라는 예상은 충분히 된다.

그녀는 최근 매장에서 전산 업무를 하는 일을 시작했다. 늦은 나이에 시작한 일인지라 무척 긴장했다. 그렇지 않아도 심란한데 매장 안은 시끄러운 음악소리가 하루 종일 틀어져 있어 정신이 없었다. 평생 해보지 않은 일을 틀리지 않고 수행하려고 노심초사 하면서 일을 계속 했다. 스트레스 엄청 받으면서 몸은 말할 수 없이 힘이 드는데, 까맣게 잊고 무리를 거듭하면서 컴퓨터 속 깨알 같은 숫자들을 들여다본 것이다. 그러다 어느 순간 몸의 에너지가 싹 소진됐다! 선(임계점)을 넘어버린 것이다. 귀가 갑자기 안 들리기 시작했다. 돌발성난청이 습격한 것이다!

가끔 주위에서 사람이 아무 이유 없이 사망했다는 말을 들은 적이 있을 것이다. 이때 붙이는 병명이 바로 돌연사(突然死)다. 여기도 '갑자기 돌(突)' 자(字)가 등장한다. 대개 중년이나 장년의 직장인(혹은 사업가)이 심한 스트레스 받으면서 과로를 했을 때 발생한다. 자신의 능력을 초과해서

서도 기적이라고 했다는 말을 들었다. 재밌는 사실은 노인의 아들이 양방 의사였다는 사실. 양방에서 할 수 있는 모든 처치를 다 한 다음에도 아무 소용이 없어 주원장한의원에 내원했던 것이다.

19 기혈양허증: 기와 혈이 동시에 허한 증후.

무리하게 일을 하다가 갑자기 배터리가 방전되듯 피식하고 생명의 불꽃이 꺼져버린 것이다.

어떤 면에서 인간은 참 놀라운 동물이라는 생각이 든다. 자신이 가진 에너지 이상을 초과하면서까지 사용할 수 있다니! (이것은 사실 없는 것을 있는 것처럼 사용하는 것이다.) 불가사의한 일 아닌가? 비록 가끔 생명의 소실이라는 불행한 사태를 가져오기는 하지만.

이 목음체질 환자는 다행히 선을 '완전히' 넘지는 않았다. 그 전에 8체질 한의원을 노크한 것이다. 이것은 '탁월한 선택'이라고 하지 않을 수 없다. 병원 가면 엠알아이(MRI) 같은 값비싼 검사 하고, 결국 스테로이드제나 혈액순환제 같은 대증 치료나 받았을 테니 말이다. 나는 그녀에게 소진된 몸의 기혈을 보해주는 목음체질보약(녹용 포함)을 처방해 주고, 며칠 간격으로 체질침을 꾸준히 시술했다. 그녀는 하루가 다르게 증상이 호전되어 갔다. 단지 13회 가량의 치료 끝에 그녀는, 돌발성난청이라는 난치병을 툭툭 털고 일어서서 일상으로 돌아갔다.

나도 그녀가 그렇게 빨리 회복될 줄은 예견하지 못했다. 원래 이런 병은 치료가 상당히 어려운 병이다. 하지만 그녀는 이를 비웃기라도 하듯 쉽게 극복했다. 어쩌면 그녀는 얼마나 엄청난 일을 극복했는지 전혀 알아차리지 못했을지도 모르겠다. 생각해 보니 모르는 게 약이었을지도 모르겠다. 알았으면 그렇게 잘 해냈을지 의문이다. 예후가 좋지 않다는 사실에 너무 얽매이면 그것이 또 큰 스트레스로 작용할 수 있으니.

목음체질식

"목음 체질식 하고 위장병 고쳤다."

"대변이 좋은 상태로 나온다. 전에는 무르게 나왔다."

곡식

통밀: "전에 통밀 밥에 섞어 먹은 적 있는데 정말 소화 잘 된 적 있다." "통밀 밥 먹으면 몸 좋다."

통밀식빵: "포만감도 빨리 오고 괜찮다."

육류

돼지수육: "몸 컨디션 아주 좋다."

돼지고기: "구내염이 개선된다."

소고기: "몸이 아주 좋다."

육류: "육식하면 몸 좋아지다가, 채식하면 속 불편해진다."

과일

사과와 오렌지: "감기기 있을 때 사과나 오렌지 먹으면 감기 예방된다."

채소

당근: "볶아 먹으면 눈 피로에 효과 좋다.[20]"

---

20 당근에 많은 비타민A가 눈에 좋은 영양소의 하나이다.

기타

된장: "감기기 있을 때 먹으면 감기 예방된다."

홍차: "홍차 계속 마시니 감기 안 걸린다."

건강식품·영양제·건강법 등

작두콩차: "비염이 완화되고, 몸이 따뜻해졌다."

죽염[21]: "감기 걸렸을 때 코에 넣으면 효과 좋다."

비타민A: "복용하면 눈 침침한 것 없어진다. 다량 복용하면 더 좋다."

비타민C[22]: "먹으면 몸이 좋아진다. 안 먹으면 속이 불편하고 소화 안 되는 것 같다. 십 몇 년째 먹는다."

온수욕: "몸 컨디션이 참 좋아진다."

찜질방: "갔다 땀 빼고 오면 기분 좋다. 아주 가뿐하고 시원하다."

파룬궁(法輪功)[23]: "파룬궁 해서 몸 많이 좋아졌다. 애 낳고 에어컨 밑에서 5일

---

21 죽염은 염증성 질환에 외용으로 쓰면 일정한 효과가 있다. 죽염의 어떤 성분이 살균과 소염 작용을 하는 것으로 추측한다. 외용으로 쓸 때는 체질과 크게 연관성이 없는 것으로 보인다.

22 지금까지 보면 비타민C는 상당히 다양한 체질에 효험을 나타냄을 알 수 있다. 물론 또 다양한 체질에 부작용도 유발한다. 그래서 어찌 보면 모순되는 면이 많다고 생각한다. 모든 체질에 큰 부작용이 없는 우리 쌀과 비슷하다고나 할까? 체질적합성이 모호해서 개인적으로 판단할 영역이 많은 영양소라고 생각한다.

23 파룬궁: 1992년 지린(吉林)성 창춘(長春)시에서 리훙즈(李洪志)가 창시한, 불가와 도가를 기반으로 한 기공(氣功) 수련법의 하나. 인격 수양과 신체 단련을 결합한 것이 특징이다. 수련자들은 도덕적으로 엄격한 생활과 수련을 통해 번뇌를 제거하고 궁극적인 깨달음을 얻는 것을 수련의 중요한 목표로 하고 있다. 더 나아가 리훙즈는 인간이 죽게 되면 현생에 태어나면서 잃어버렸던 본래의 신성한 상태로 되돌아간다는 부활과 환생의 이론을 펼쳐 많은 중국인들의, 중국공산당에 의해 금지된 잃어버린 종교적 심성을 자극했다. 이에 많은 중국인들이 호응하여 교세가 무시 못할 정도로 커졌다(신도 수가 7천만에 이른다는 통계도 있다). 이들의 활동이 단지 건강이나 도덕과 같은 문제에 국한된 것으로 생각했던 당국은 이들의 활동이 공산당이 금지하는 종교적 성격이 강한데다, 또 이미 그 세력이 너무 커져서 체제를 위협할 정도까지 이르자, 1994년부터 활동을 금지하고 탄압하기 시작했다. 이후 2006년까지 대략 10만 명의 파룬궁 신자들이 체포되어 고문당하고 심지어는 죽음에 이르는 일까지 발생하고 있다. 이러한 비인도적인 박해에 대해 국제

있었다. 그 후 산후풍 생겨 더워도, 추워도 땀이 줄줄 난다. 죽다 살아났다. 진기가 다 빠졌다. 파룬궁으로 소생했다."

걷기와 선식[24]: "금연 후 20kg 체중증가 있었는데 걷기와 선식으로 체중감량에 성공했다."

갈릭환(마늘환)[25]: "갈릭환 먹다가 멈췄는데 그 때문에 면역이 저하되어 구안와사 온 것 같다."

사회로부터 거센 비난과 비판을 받고 있지만, 현재도 중국은 파룬궁을 사교(이단)로 간주해 철저하게 금지, 박해하고 있다. 이 환자가 파룬궁을 어떤 경로로 배웠는지는 의문이다. 전에 인사동이나 서울시 곳곳에서 중국공산당이 행하고 있는 파룬궁에 대한 탄압을 폭로하며 한국 사람들에게 탄원하는 집회를 본 적 있는데, 아마도 이들의 일부가 한국에서도 활동하면서 포교하고 있는 것이 아닌가 생각한다. 어쨌든 이 환자는 파룬궁의 수련으로 심각한 수준까지 떨어진 건강을 많이 회복한 것은 사실인 것 같다.

24 선식은 곡식이나 열매, 채소 등을 건조해서 볶아 분말로 만든 건강식의 하나이다. 토양이나 토음체질을 제외한 모든 체질에 적용될 수 있는 방식이다. 단, 선식을 섭취할 때는 기성품보다 자기 체질에 맞는 것들을 선택해서 맞춤 선식으로 할 것을 권한다. 식품회사에서 자체로 제조한 것은 모든 체질의 것들이 마구 뒤섞여 있어 체질적으로 볼 때 이도저도 아닌, 짬뽕 같은 체질불명의 것이기 때문이다.

25 마늘은 목체질, 그 중에서도 특히 목음체질의 대장에 좋은 식품이다. 의학적으로 마늘이란 게 항암효과도 최고고 면역증강에도 참 좋은데, 단 하나의 문제가 좀 골칫거리다. 그것은 바로 냄새. 마늘 먹고 입 크게 벌리고 말하면서 냄새 풍기는 사람 견디기란 로또복권 당첨되는 것만큼이나 어려운 일이기 때문이다(운 나쁘면 영화 '기생충'에서 보듯이 냄새 때문에 황천길로 갈 수도 있다). 그래서 이런 환이라는 형태의 제형은 상당히 창의적인 아이디어라고 생각한다. 역한 마늘 냄새를 극적으로 줄여줄 수 있기 때문이다. 단, 트림만 안 한다면.

곡식

쌀밥[26]: "쌀밥 먹으면 팔다리에 힘이 없다."

채소

가지: "가지 먹고 배 아팠다."

배추[27]: "배추나 잎채소 먹으면 목에 가래 같은 게 낀다." "배추 먹으면 속이
안 좋다." "배추김치 먹고 왼다리 외측이 터질 듯 아픈 적 있다. 변비 심해
진다. 날 것은 더하다."

상추: "상추 먹으면 속이 안 좋다."

샐러드: "예전 비만 클리닉 다닐 때 잎 샐러드 많이 먹으니 변 딱딱하게 나오
고 항문 헐었다. 대변보면 피 나왔다."

채식: "채식 하면 속이 불편하다."

---

26 쌀이란 게 우리 민족의 주식이지만, 사실 목양이나 목음체질에게는 밀가루가 더 주식이라고 할
수 있다. 이건 어쩌면 '불편한 진실'이라고도 할 수 있다. 한국사람 중에 쌀보다 밀이 더 나은 사람
이 있다니. 한국사람 맞아? 라는 의심을 살지도 모르겠다.

27 배추가 이 체질(목양체질도 포함된다)에 맞지 않다는 것도 역시 불편한 진실의 일종이다. 한국,
하면 김치가 떠오르는데, 김치가 안 맞다는 말 아닌가. 김치가 한국 국가대표 음식인 까닭에, 그
래서 어려서부터 김치에 젖어 살아온 역사적인 음식인 까닭에 이들(목체질)이 김치 끊기란 또 여
간 어려운 일이 아니다. 그래서 맛있는 김장 김치 할 때 고추 듬뿍 버무린 화끈한 소스에, 참깨 좌
악 뿌려 두툼한 돼지고기 보쌈 싸서 한입 그득 먹고 나서, 얼마 후 배가 빵빵하게 팽창해서 터질
듯, 죽을 고생 했다든지, 혹은 저녁에 맛있게 김치 먹고 잘 자다 갑자기 목이 졸리듯 꽉 조여 와
숨 막혀 죽을 뻔 했다는, 이런 미스테리한 고초를 겪기도 한다. 뒤늦게 체질을 알고서야 "아! 그
래서 그랬구나!" 하고 뒤통수 맞듯 깨달음에 이르는 경우도 적지 않지만, 김치가 해롭다는 걸 끝
내 못 받아들이고 한국사람임을 입증하고 싶어서 계속 김치 먹기에 도전하기도 한다. 결국 복통,
소화불량, 팽만, 호흡곤란 같은 후과를 겪고야 말지만. 아무리 해도 배추김치를 먹는 한에선 결
코 극복할 수 없는 것임을 깨달아야 한다. 이건 정신력으로 되는 게 아닌, 거스를 수 없는 몸의 체
질적, 장부적 원리요 엄연한 과학적 법칙임을 받아들여야 한다. 목체질은 김치 먹고 싶으면 배추
김치 아닌 무김치를 먹길 권한다.

과일

딸기, 바나나, 포도: "목에 가래 같은 게 낀다."

생선 및 해물

생선: "바다생선 먹으면 서늘한 느낌 들고 피부 깊은 곳이 아픈 느낌 든다." "비린 생선 전혀 못 먹고 어쩌다 먹어도 다 토한다." "생선이나 비린 해물 먹으면 울렁거리고, 미식거리고, 구토한다. 회는 아예 못 먹는다. 입에 들어가면 구역질난다."

생선회: "생선회 먹으면 설사한다."

코다리, 조기: "왼쪽손가락이 땡기듯 아픈 증상이 생긴다. 명태 코다리, 조기 먹고 나면 발이 시리다."

홍어: "홍어 먹고 배 아팠다."

굴: "굴 먹으면 속이 안 좋다."

새우, 게: "두드러기 난다. 새우, 크랩(게) 등 싱싱하지 않은 것은 빨갛게 온몸에 돋는다." "새우 먹으면 속이 안 좋다."

해물: "서늘한 느낌 들고 피부 깊은 곳이 아픈 느낌 든다."

육류

오리고기[28]: "오리고기 먹으면 대변 잘 안 나온다." "유황오리 조금만 먹어도 대변이 짜장처럼 된다."

---

28 육류는 대체로 목음체질에 맞는데, 오리고기는 그다지 좋지 않은 편이다.

술

술[29]: "술 마시면 얼굴이 벌개지고 숨이 가빠진다." "술 마시면 무릎에 통증이 온다."

포도주: "포도주 마시면 명치가 갑갑해지고 장이 불편하다."

맥주와 생선: "맥주와 생선을 같이 먹으면 설사한다."

건강식품

어성초, 함초[30]: "먹기만 하면 염증성 여드름이 몸에 생긴다."

한약

인삼[31]: "인삼 먹으면 몸이 오히려 안 좋다."

기타

찬 음식: "찬 것 절대로 안 먹는다." "찬 우유 마시면 설사한다."

찬바람: "찬바람 불면 옷감이 스칠 때 다리가 가렵다."

복부 노출: "배를 차가운 데 내놓으면 100% 설사한다."

에어컨: "감기 걸리고 머리 아프다."

물파스: "물파스 바르고 심한 피부 발진과 가려움이 생긴 적 있다."

---

29 목음체질도 술에 약한 사람들이 꽤 눈에 띈다. 물론 술 잘 먹는 사람도 많다. 술에 대한 내성은 역시 개인적 특성이다.

30 어성초와 함초는 대개 금체질에 적합한 약재들이다.

31 임상을 하면서 거듭 느끼지만 체질적으로 인삼(홍삼 포함)이란 약재의 적용 범위는 생각보다 상당히 협소하다. 수체질에 가장 적합하고, 그 다음으로 목양체질 정도가 괜찮고, 토체질에 상당히 해로우며, 금체질에는 해롭거나 그저 그런 정도다. 명절 때 인삼이나 홍삼 선물하는 것은 대다수(근 70% 이상)가 본의 아니게 질병을 선물하는 것과 비슷한 것이다.

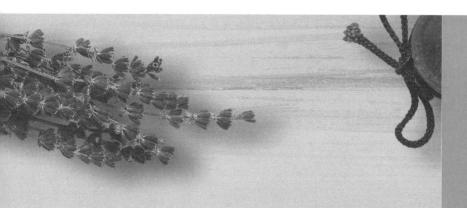

일곱째 가름

수양체질
보고서

수양체질의 특징

장부대소구조

신·방광〉폐·대장〉간·담〉심·소장〉비·위

체형의 특징

일반적으로 보통 체격, 혹은 날씬하거나 마른 체격이 많다. 비만인 사람도 있으나 드물다.

음식과 관련된 특징

대개 식욕이 별로 없어 잘 먹지 않는 사람들이 많다. 간혹 식욕이 좋고 과식을 자주 하는 사람도 있다(이런 사람은 식사를 거르다가 폭식을 하는 경향이 있다). 과식을 하면 체하거나 속이 부대끼며, 설사를 하는 경우가 흔하다.

찬 음식을 싫어하거나 전혀 먹지 못하는 사람이 많다. 어릴 때부터 찬 것을 잘 먹지 못하고 따뜻한 것을 좋아하면 이 체질일 확률이 높다.

열증(熱證)이 있는 사람은 오히려 뜨거운 것을 싫어하고 찬 것만 찾는다.

돼지고기를 먹고 탈나는 사람이 많다. 하지만 평소 돼지고기를 즐기며 별 탈을 느끼지 못 하는 사람도 있다.

생선이나 해물을 싫어하는 사람이 많다. 특히 생선회나 생굴은 큰 탈을 일으킬 수 있다.

전반적으로 기름진 음식이나 육식을 싫어하는 사람이 흔하다. 반대로 육식을 좋아하는 사람도 드물지 않다. 육식 중에 닭고기가 가장 잘 맞는다.

비위가 약하여 느끼한 맛이나 냄새에 매우 민감한 편이다.

채소나 과일을 싫어하는 사람도 많다.

체질식을 지키지 않을 경우 나타날 수 있는 질병의 특징

식욕부진, 식체, 설사 등 위나 장의 소화나 흡수에 장애가 많다. 설사를 하거나 소화가 잘 되지 않으면 심한 피로를 느낄 수 있다.

대변 횟수가 적은 편이어서 며칠에 한 번 대변을 보는 경우가 흔하다. 대개 3일에 한 번 정도 보는데, 그래도 변보기를 별로 어려워하지 않는다. 매일 대변을 보는 사람도 있으나 드물다.

수양체질 중에 식욕이 왕성하여 과식을 하는 사람이 있는데, 이런 사람들 중에 가끔 당뇨병이 생길 수 있다.

대부분의 화장품에 트러블을 일으킬 정도로 피부가 예민한 사람이 있다. 두드러기나 피부건조, 피부발진이 일어나는 사람도 종종 있다. 금속·햇빛·꽃가루·먼지 등에 알레르기를 일으키는 사람도 있다.

심한 정신적 충격을 받으면 두통이나 수전증, 강박증, 그리고 기타 정신분열증에 걸리는 사람이 있다. 스트레스를 많이 받거나, 분노하거나, 깊은 생각에 장시간 골몰하면 건강이 매우 나빠진다.

스트레스를 심하게 받거나 소화 장애가 많을 경우 몸에서 식은땀이 많이 나는 경우가 있다. 손발 또는 겨드랑이 등 국소에만 땀이 많이 나는 경우도 있다.

자궁이나 난소 질환으로 생리통, 생리불순을 앓는 사람이 많다. 생리 때 안면홍조, 부종, 인후통, 발열, 식욕증가, 신체 통증, 극심한 피로가 나타나는 사람이 있다(대개 생리가 끝나면 호전된다).

수양체질이란 바로 이런 사람

대강의 줄거리

주소: 11일 전 쯤 체한 후 가슴통증, 울렁거림, 오른쪽 편두통 있다. 1년에 3개월은 체한 상태다. 한번 체하면 1달은 간다. 체했을 때 응급 치료를 하기 위해 가방에 바늘을 항상 갖고 다닌다.

주소: 생리전증후군이 심하다. 생리전 짜증이 많이 난다. 생리통도 심하고 배란통도 있다.

산부인과에서 질염이 있다는데 증상은 없다. 치료를 위해 받은 항생제에 설사하고, 바꿔준 약에는 변비가 생긴다.

평소 변비가 심하다.

설문의 다양한 해석의 지평

I. 땀이 주는 신진대사의 단서들

- 건강할 때는 땀이 거의 없다.
- 햇볕에 땀을 많이 흘리며 운동하면 속이 메스껍고 머리가 아프다.
  *이상 두 문항 모두 수양체질에 합당하다.

II. 음식이 제공하는 귀한 정보

- 삼겹살을 먹으면 설사를 하거나 대변이 잦아진다.

- 차지 않은 우유를 마셔도 속이 불편하거나 설사한다.
- 돼지고기를 먹으면 속이 매우 불편하다.
- 맥주를 마시면 십중팔구 설사한다.
- 참외를 먹으면 속이 불편하거나 설사한다.
- 냉한 음료나 찬 음식을 많이 먹으면 설사하거나 속이 불편해진다.
- 커피를 마시면 손이 떨리거나 가슴이 두근거린다.
- 평소 음식을 아주 적게 먹으며, 그래도 허기지거나 기운이 부족하지 않는다.
- 병나거나 몸이 안 좋으면 대개 식욕이 먼저 뚝 떨어진다.
- 소고기는 먹는데 돼지고기는 거의 안 먹는다.
  *이상의 모든 음식반응이 수양체질에 다 들어맞는다.

III. 알레르기 반응의 미묘한 암시
- 귀걸이나 목걸이에 금속 알레르기가 있다.
  *수양체질도 알레르기가 많은 편이다.

IV. 대변의 체질적 프리즘
- 대변을 며칠 못 봐도 그다지 불편하지 않다.
  *수양체질에 대변을 자주 보지 않는 성향이 많은데, 이 환자가 그렇다.
- 과식하면 꼭 설사한다.
  *이 문항도 수양체질에 딱 맞는 증상이다.

V. 과거와 현재의 단면들
- 항상 감기를 달고 산다.

- 편두통이 주기적으로 온다.[1]
- 스트레스 받고 식사하면 잘 체한다.
- 너무 쉽게 멍이 든다.
- 벌레에 물리거나 상처가 나면 빨리 안 아문다.
- 폐렴

주원장의 진단: 수양체질

치유로 나아가는 길

체질침과 체질약으로 병행 치료.

과정과 실재

소화불량. 속이 자주 불편하고 잘 체한다. 위장에 가스가 찬다. 설사가
잦다. 속이 울렁거릴 때가 있다. *체질침과 체질약 치료 후 속이 좋아짐.

변비. *체질침 치료 후 쾌변을 봤다. 대변을 매일 보게 되었다며 좋아함
(체질치료 후 10일 연속 대변보기는 태어나서 처음이라고 할 정도).

자궁근종 의심 증상 있다.[2]

생리통이 심하다. *체질치료 후 생리를 하는 줄도 모르게 했다. 전에는
생리통도 심하고, 생리하기 며칠 전에는 되게 짜증나고 우울했었다[3]. 생리

---

1 편두통: 이 환자는 체하면 항상 속이 울렁거리면서 두통이 온다고 한다.

2 자궁근종 의심 증상: 월경 양이 많아지고 기간이 길어진다. 출혈이 있을 수 있고 통증이 있다. 출
혈 때문에 빈혈이 올 수 있다. 골반을 누르거나 성관계시, 또는 월경 시 평소 없던 통증이 있다.

3 생리전증후군: 생리 전 짜증이 상상을 초월할 정도라고 함. 예를 들어 가족과 싸우기도 하고, 가
만 걸어가는데도 화가 나서 혼자 씩씩거리면서 다니기도 한다고. 그리고 우울증이 심하면 울기
도 한다고 한다.

8체질 보고서

초기에 설사할 때도 있었다. 생리 때 암갈색 분비물 나오거나 덩어리 나올 때 있다. 생리 때 속이 부글거리거나 요통, 소화불량이 종종 있다. 생리량이 너무 많은 편이고 생리혈에 자궁내막 일부가 나올 때도 있었다. 생리량이 갑자기 줄 때도 있다. *체질침 치료 후 생리통, 요통 감소.

배란통은 최근 6개월 새 생김. *체질침 치료 후 배란통 없어짐.

혓바늘이 자꾸 난다.

편도염. 편도가 부어 아프다. 체질치료 후 편도선이 가라앉았다.

전에는 생리량만 많았는데 항생제(좌약) 치료 후 오히려 가렵고 따끔거리는 증상이 생겼다.[4]

빈뇨가 있다.

감기에 종종 걸린다. 감기에 걸려 콧물, 가래가 나오고 인후가 안 좋은 경우도 많다. *체질치료 후 환절기에 감기에 안 걸리고 지나갔다.

얼굴에 피부 트러블이 자주 올라온다. 생리 때 여드름 한두 개가 크게 난다. 피부에 각질이 있고, 건조하고 가렵다. 땀은 안 나는데 땀띠가 난다. *체질치료 후 피부트러블 현격하게 감소.

수면의 질이 체질치료 후 좋아져 잠자는 시간이 줄다.

피로를 잘 탄다. 여름에 특히 더 심하여 퇴근하고 귀가하면 쓰러져 두세 시간 잔다. 날이 너무 더우면 두통 발생. *체질치료 후 피로 감소.

오른쪽 어깨, 뒷목 돌덩이처럼 굳어있어 통증 심하다.

병원에서 처방받은 연고를 인중에 바르고 (화학적) 화상을 입은 적이 있다[5].

---

4 수양체질도 항생제에 대한 부작용이 적지 않은 편이다.

5 화학적 화상: 병원에서 준 항생제 연고를 발랐는데 화상이 생김. 이런 경우를 화학적 화상이라고 한다. 환자가 말했다. "병원 다니면서 재수 없으면 죽을 수도 있겠다는 생각 들었다. 병원 2 군데서 약을 처방받았는데, 부작용 때문에 하나도 못 썼다. 의사들에게 약에 대해 물어보면, 잘 모

허리디스크 및 척추측만증. 오른쪽 엉덩이가 시큰거리고 뻐근하거나 통증이 있다. *물리치료 안 가고, 체질침 치료만으로 많이 좋아짐.

::: 환자의 식탁 등 :::

- 좋은 음식[6]: 카레+당근 또는 감자(좋다), 꿀(속 불편 시 뜨겁게 마시면 금방 가라앉는다. 꿀 중독 될 것 같다), 타피오카 버블티(배변에 좋다), 감자·고추·후추(되게 좋다. 특히 후추 먹으면 속 개운하다), 케첩(속 좋다), 오리(탈 없다), 마그네슘+칼슘+아연(생리 때 짜증나는 게 많이 없어짐).
- 명현 반응: 체질침(맞으면 노곤하고 심하게 졸림).
- 안 좋은 음식[7]: 돼지고기·참외·우유(설사. 특히 참외는 손톱으로 속을 긁는 것 같은 통증, 떼굴떼굴 구를 정도로 심함), 스테이크·스파게티(속 안 좋다), 녹차(대변 잦아진다), 우유(항상 설사), 쇠고기샤브샤브(대변 상태 안 좋다), 뻥튀기(여드름 난다), 뷔페음식(가슴 두근거리고 힘들어짐), 광어회(전에는 설사했는데, 체질치료를 받은 후에는 전과 다르게 비리고 메스꺼워 속이 울렁거림), 수박(겨우 2조각 먹었는데 밤에 소변을 12번 봤다. 속이 부글거림. 배가 차갑게 느껴짐), 모시송편(설사), 게장(제한다), 과식(소화장애 유발).
- 안 좋은 성분: AHA 및 BHA[8]를 함유한 화장품(피부 트러블 유발).

르는지 대답을 안 해준다. 할 수 없이 약사가 운영하는 블로그에 문의해서 많은 도움 받았다. 강한 항생제 처방이 필요 없는 경우가 많다고 한다. 의사가 권해준 약 바르고 지옥을 맛보았다."

6 좋은 음식: 카레, 당근, 감자, 꿀, 케첩, 오리 모두 수양체질에 좋은 음식들이다. 타피오카 버블티는 확실하지 않으나 변비가 있는 사람은 시도해 볼만하다. 마그네슘+칼슘+아연도 생리 때 스트레스 받는 사람은 역시 복용해 봐도 괜찮을 것 같다.

7 안 좋은 음식: 돼지고기, 참외, 우유, 녹차, 광어회, 수박, 게장은 수양체질에 안 좋은 음식에 속한다. 스테이크와 소고기샤브샤브는 해로운 식품이 아닌데 왜 불편한지 모르겠다. 아마 소스나 같이 섭취하는 다른 해로운 음식이나 양념 때문이 아닌가 생각한다. 뻥튀기는 순수 쌀이면 문제없을 것이나, 사카린 같은 첨가물이 해로울 수 있을 것이다. 모시송편에서는 모시가 문제가 될 것 같고, 뷔페음식은 아무래도 여러 가지 해로운 음식을 과식하게 될 것이므로 역시 좋지 않을 것이다.

8 AHA(alpha hydroxy acid): 피부 각질을 연화시켜 죽은 세포를 탈락시키는 작용을 하는 물질. BHA(beta hydroxy acid): 살리실산의 일종으로 모공 내 각질과 노폐물제거 작용을 하는 물질.

회상

비위가 약한 수양체질의 전형적인 케이스. 사상체질에서 흔히 말하는 소음인은 바로 이런 사람을 두고 하는 말이다.

이 환자는 음식 먹고 체하는 것이 거의 일상이 된 사람이다. 한번 체하면 1달 가고, 1년에 3개월, 즉 90일은 체한 상태라고 한다. 이쯤 되면 먹는 것이 공포스러울 것 같다.

평소에는 변비 상태라서 대변을 며칠, 길게는 일주일에 한번 갈 정도이고, 항상 배에 가스가 많이 찬다. 그러다 뭘 잘못 먹으면 그 땐 설사를 한다. 그리고 설사가 그치면 또 변비. 그러던 그녀가 체질침과 체질약 치료를 받고 속이 눈에 띄게 편해지고, 또 변비도 많이 개선되어 매일 대변볼 수 있게 되었다고 무척 신나하던 모습이 뇌리에 깊게 남아있다. 수양체질에 변비가 정상이라고 하는데, 사실 수양체질도 변을 못 보면 굉장히 괴로운 것이다. 수양체질의 변비에 대해 재고해야 할 바가 있는 게 아닌가 생각한다.

우리가 흔히 알고 있는 각 체질의 특징이 사실은 생리적 특징이라기보다는 병리적 특징인 경우가 많다. 섭생을 잘못 해서 발생한 병리적 증상을 마치 정상적인 생리적 특성으로 오해하고 있는 것이다. 목음체질의 경우도 대장이 짧아 대변을 자주 보는 것이 정상이라고 흔히 알고 있는데, 앞의 목음체질 환자의 경우에서 보듯이 몸이 좋아졌을 땐 대변을 자주 보지 않은 것으로 보아, 역시 체질의 특징에 대한 흔한 오해 중의 하나라고 볼 수 있다. 목음체질도 몸 컨디션이 정상화 되면 대변을 그리 자주 보지 않는 것이다.

하지만 이 두 물질은 이 수양체질 환자에게는 오히려 피부 트러블을 유발하는 부작용이 있다.

수양체질 환자들이 화장품 부작용을 종종 호소하는데, 이 환자가 말하는 바에 따르면 화장품에 함유된 AHA와 BHA가 주된 원인인 것 같다. 피부 각질이나 모공 노폐물을 제거하는 작용을 갖는 화학물질들인데, 이것들이 수양체질에는 오히려 부작용을 일으키는 것으로 추정된다. 수양체질 환자들이 화장품을 고를 때 유념해야 할 유용한 정보라고 생각한다.

항생제에 대한 부작용은 많은 체질에 언급되는데, 이 환자 역시 항생제 연고를 바르고 나서 피부에 화상과 비슷한 부작용이 있었다고 한다. 이 환자의 말에 따르면 이런 경우를 '화학적 화상'이라고 하는데, 항생제에 의해 피부에 화상이 일어날 수 있다는 사실이 매우 흥미롭다. 수양체질도 일부 항생제에 심한 부작용을 일으킬 수 있다는 것을 알 수 있다.

수양체질이 (생식기를 포괄하는 장부인) 신방광이 가장 큰 체질임에도 생리통이나 배란통, 과월경 등 생식계 질환이 잦다는 것 역시 특기할 만하다. 결국 큰 장부이건 작은 장부이건 섭생이 잘못 되어 불균형이 초래되면 어느 쪽이든 병이 발생할 수 있다는 사실을 여기서도 거듭 확인할 수 있다.

수양체질은 스트레스를 많이 받으면 소화기능이 크게 떨어지고 기력이 많이 소진되는 등 갖가지 병이 발생하는 경우가 많은데, 이 환자도 역시 그런 경향을 여실히 보여준다. 특히 생리전후에 화가 자주 나서 가족이나 주위 사람들과 다투거나, 혹은 혼자서도 씩씩거린다고 하는 말이 기억난다. 이런 현상은 몸 컨디션이 안 좋을 경우 더 심하게 나타나는 경향이 있으므로 주의를 요한다. 수양체질은 골치 아픈 문제에 골몰하고 근심, 걱정으로 노심초사 하는 경우 화병을 얻게 되며, 심한 경우 양기가 몸에서 완전히 빠져나가는 망양(亡陽, 양기가 고갈됨)이라는 위중한 증후도 발생할 수 있으므로 항상 마음을 잘 다스려 평안한 상태를 유지하도록 노력해야 할 것이다.

당뇨병과 합병증을 이기다

대강의 줄거리

주소: 당뇨병이 오래 됐다.

주소: 만성위축성위염 혹은 화생성위염. 스트레스 받으면 즉시 배가 아프고 두통이 생긴다.

주소: 관절 통증. 손가락 마디 통증, 무릎 통증.

몸에 혹이 많다. 췌장낭종, 신장낭종, 간낭종, 갑상선낭종, 유방림프절종, 대장용종(최근 절제함), 침샘혹(4년 전 절제함), 자궁혹(10년 전 적출함) 등.

뇌수막종 수술 1달 반 전에 했다.

입안이 건조하고 잘 헌다. 침샘 수술 후 구강건조증 생김.

수면 중 발가락을 까딱까딱 움직인다.

고지혈증. 콜레스테롤약 복용중.

현미경 혈뇨 의심.

설문의 다양한 해석의 지평

Ⅰ. 땀이 주는 신진대사의 단서들

- 건강할 때는 땀이 거의 없다.

- 목욕탕에서 땀을 많이 내고 나면 몸 컨디션이 아주 좋아진다.

- 긴장만 하면 손에 땀이 흥건해진다.

- 매운 음식을 먹어도 땀이 거의 없다.

- 전에는 땀이 별로 없었는데 나이가 들면서 많아진다.

*이상 땀의 종류는 수양체질에 대부분 들어맞는다. 단, 목욕탕에서 땀 많이 내고 컨디션이 좋아진다는 것은 예외다. 아마 개운한 기분에 그런 느낌을 가질 수 있으나 역시 수양체질은 땀을 많이 내지 않는 것이 좋다.

II. 음식이 제공하는 귀한 정보

- 대부분의 육식을 싫어해서 거의 먹지 않는다.
  *수양체질은 닭이나 소, 오리, 양, 염소 등 돼지를 제외한 많은 육류가 맞는 체질이다. 따라서 이로운 육식을 약간씩이라도 먹는 것은 나쁘지 않다. 다만 과식하지 않는 것이 중요한 단서.
- 생선회를 먹으면 설사하거나 속이 좋지 않다.
- 고등어를 먹으면 신물이 올라온다.
  *이 두 문항은 수양체질에 맞는 말이다.
- 차가운 음료나 음식을 많이 먹어도 탈이 없다.
- 잎채소 반찬만으로 줄곧 식사해도 허기지거나, 속이 거북하거나, 피곤하지 않다.
  *이 두 문항은 수양체질에 맞지 않는 말이다. 찬 음식을 먹지 말 것이며, 잎채소보다는 뿌리채소를 먹는 것이 좋다.
- 상추 같은 잎채소를 먹으면 대변에 채소가 소화 안 된 채로 나오는 경우가 종종 있다.
- 커피를 마시면 손이 떨리거나 가슴이 두근거린다.
- 자장면을 먹으면 속이 거북하다.
- 집에서 먹을 땐 괜찮은데, 외식 하면 설사하는 경우가 많다.
- 식탐이 많아 과식하고 속이 부대끼는 경우가 많다.
  *위 네 문항은 수양체질에 일치하는 반응이다.

- 몸이 아플 때도 식욕은 항상 좋다.

  *수양체질이 식욕이 없는 체질로 알고 있는 경우가 많은데 이 환자의 경우를 보면 다 그런 건 아니라는 걸 알 수 있다. 잘 먹는 수양체질도 적지 않다.
- 커피 마시면 금방 기운이 난다.
- 낙지를 먹으면 기운이 난다.

  *낙지는 수양체질에 잘 맞는 음식은 아니지만, 사람에 따라 이렇게 좋은 느낌이 있을 수 있다. 가능하면 산 낙지보다 익힌 낙지를 먹는 것이 좋을 것이다.
- 고기나 기름진 음식을 먹으면 혈중 콜레스테롤이 올라간다.
- 고기나 기름진 음식을 먹지 않는데도 혈중 콜레스테롤이 높다.

  *위 두 문항에서 볼 때 꼭 고기만이 콜레스테롤을 올리는 요인은 아니라는 걸 알 수 있다. 체질에 맞는 고기를 먹고, 음식들을 골고루 섭취하면서 적당히 운동하면 콜레스테롤을 걱정할 필요가 없다.

III. 알레르기 반응의 미묘한 암시

- 귀걸이나 목걸이에 금속 알레르기가 있다.
- 파스를 붙이면 가렵거나 부작용이 나서 오래 못 붙인다.
- 갑자기 온몸에 두드러기가 나타났다 사라지기를 반복하면서 상당 기간 몹시 가려운 때가 있다.
- 먼지가 많은 곳에 가면 알레르기를 일으킨다.
- 평소 피부가 건조해 가려움이 심하다(특히 가을이나 겨울에).

  *위 모든 문항을 보면 수양체질도 알레르기가 적지 않다는 걸 알 수 있다. 잘못된 섭생으로 환자의 몸 상태가 상당히 좋지 않음을 보여 준다.

IV. 약으로부터의 깨달음

- 홍삼을 먹으면 몸이 좋아진다.
- 인삼은 별로 효과가 없는데, 홍삼은 효과가 좋다.
- 인삼이나 홍삼 모두 효과가 좋다.

  *위 세 문항 중 인삼과 홍삼에 대한 반응은 둘째를 제외하곤 대체로 수양
  체질에 잘 들어맞는다.

V. 체형이 주는 전관적 이미지

- 음식조절을 안 하면 살이 너무 많이 찐다.
- 근육운동을 꾸준하게 열심히 해도 근육이 거의 안 만들어진다.

  *위 두 문항은 드물게 살이 잘 찌는 수양체질의 특성을 보여준다. 하지만
  대체로 수양체질은 날씬한 사람이 많다.

VI. 대변의 체질적 프리즘

- 평소 설사가 잦다.
- 대변이 항상 무르게 나온다.
- 대변이 항상 가늘게 나온다.
- 평소 대변이 가늘거나 무른데도 시원하게 안 나오는 경우가 많다.

  *위 네 문항에서 대변 상태를 보면 평소 환자의 식습관이 체질을 거스르는
  경우가 많음을 알 수 있다.

VII. 과거와 현재의 단면들

- 발바닥이 항상 갈라지고 각질이 잔뜩 떨어진다.
- 평소 입안이 잘 마른다.

*당뇨를 가진 이 환자의 특성이 반영된 문항이다.

- 평소 입술이 잘 갈라진다.

- 반신욕 하면 몸 컨디션이 좋아진다.

　　*수양체질은 반신욕을 심하게 하지 말고 적당한 수준에서 하는 것이 좋다.
　　과하게 발한하면 기가 많이 빠질 수 있다.

- 자궁질환이 잘 생긴다.

- 자궁근종

- 난소낭종(난소에 물혹이 생긴 것)

　　*위 세 문항에서 신장이 가장 큰 체질(수양체질)에도 생식기 질환이 많을
　　수 있다는 점이 역시 나타난다.

- 류마티스관절염(rheumatoid arthritis)

- 고혈압

- 고질적인 만성위염

주원장의 진단: 수양체질

치유로 나아가는 길

　체질침과 체질약(녹용 포함)으로 치료함.

과정과 실재

　당뇨병이 있다. 최근 양성뇌수막종 수술 후 혈당 수치가 올랐다. 양약은
먹지 않음. *체질침 및 체질약 복용 후 혈당 많이 감소.

　퇴행성관절증상이 있다. 뇌수술 후 오른 무릎이 많이 시리고 구부리면
아파 절뚝거린다. 무릎이 염증으로 많이 붓는다. 손마디도 아프다. *체질

침과 체질약 치료 후 무릎 시림과 통증 감소, 구부리기 힘들었던 무릎이 구부러지고, 손마디도 부드러워짐.

요통 혹은 협통. 등과 옆구리에 가끔 담이 결린다. 체질침 맞고 부드러워졌다.

소화불량, 복통 가끔. 대변이 묽다. 역류성 식도염 있다. 스트레스 받으면 배가 사르르 아프면서 설사하거나 속이 미식거리는 경우 있다. *체질치료 후 소화불량 많이 호전.

두통이 가끔 있다.

스트레스 받으면 어지럼증이 생긴다.[9] 일 끝나고 저녁만 되면 몸이 너무 피곤하고 아프다. 체질치료 후 피로 많이 감소.

가끔 갑자기 온몸에 두드러기가 난다. 양약 페니라민(peniramin)[10], 프레드니솔론(prednisolone)[11] 치료받음.

종종 불면증. 스트레스를 많이 받으면 잠이 안 온다.

피로로 인해 몸이 너무 힘들어 결막염 발생.

가끔 감기에 걸린다. 코막힘, 기침 등.

중성지방, 콜레스테롤 높다. *체질치료 후 둘 다 감소.

코피가 잦다.

빈뇨가 있었는데 체질치료 후 감소.

흉통. 가끔 가슴이 조인다. 스트레스 받고 나면 심하다. 화병의 일종. 머릿속에서 지나간 생각이 계속 맴돌면서 증오심이 생긴다.

---

9   도매업을 하는데 거래처들이 결재를 안 해주거나, 직원들이 업무상 말을 잘 듣지 않아 스트레스를 많이 받는다고 한다.

10 페니라민: 알레르기를 치료하는 항히스타민제의 일종.

11 프레드니솔론: 스테로이드제의 일종.

자고 나면 손이 뻣뻣하게 굳어 아프다. 잘 때도 쑤시고 아프다. 방아쇠 수지도 있다.

이명이 있어 머리에서 윙윙 소리가 난다.

::: 환자의 식탁 등 :::

- 좋은 음식[12]: 닭죽(속 부드러워진다), 닭발+찹쌀죽(좋다), 마그네슘(신경안정 효과 있다).
- 안 좋은 음식[13]: 잎채소(대변 안 좋다), 밀가루 음식(설사), 감(당뇨가 심해진다).
- 안 좋은 약[14]: 스테로이드제(혈당이 크게 오른다), 종합비타민(복통), 꿀+인삼(당뇨 올라간다).
- 안 좋은 환경: 흐린 날씨(무릎 등 관절이 안 좋다).

회상

당뇨병과 관절염, 소화불량, 화병 등으로 고생하는 수양체질 케이스다. 수양체질은 비위가 가장 작은 체질(신방광〉폐대장〉간담〉심소장〉비위)이라 소화기능이 약한 편인데도 당뇨병이 올 수 있다는 사실이 좀 의아할 수도 있을 것이다. 당뇨병이란 게 식욕이 좋고, 소화력이 강한 사람에게 잘 오는 병으로 알려져 있으니 말이다. 사실 수양체질의 정반대 체질(비위〉심소장〉간담〉폐대장〉신방광)인 토양체질에 당뇨병이 많은 편이다. 토양체질은 비위가 왕성해서 여기 저기 맛난 것 찾아다니면서 음식의 향연을 즐기

---

12 좋은 음식: 닭죽, 닭발, 찹쌀죽 모두 수양체질에 좋은 음식이다. 마그네슘은 확실한 체질적합성은 모르나 나쁠 것 같진 않다.

13 안 좋은 음식: 잎채소, 밀가루, 감 모두 수양체질에 해로운 음식들이다.

14 안 좋은 약: 스테로이드, 종합비타민은 수양체질에 해롭다. 종합비타민보다 비타민B를 선택해서 복용하는 것이 좋다. 꿀+인삼은 모두 수양체질에 좋은 건강식품이나 이 환자가 당뇨가 있으므로 꿀은 제하는 것이 좋다.

는 식도락가가 많기 때문이다. 그런데 의외로 비위가 가장 작은 체질인 수양체질에도 당뇨병이 그리 적지 않다. 건강한 경우에는 수양체질도 먹는 것을 즐기고 소화에도 별 문제가 없기 때문이다. 동일한 병이 큰 장부나 작은 장부 모두에서 나타날 수 있다는 사실을 여기서도 거듭 확인할 수 있다.

수양체질은 스트레스에 상당히 민감하여 강한 스트레스를 받으면 장부 간의 밸런스가 쉽게 깨질 수 있다. 그럴 경우 우선 소화기능이 나빠져 체하거나 속이 쓰리거나 배가 아프거나 설사 등과 같은 소화계 질환이 잘 나타난다. 이로 인해 기혈의 순환이 나빠져 막히는 곳이 생기면 통증이 생긴다. 통증은 대개 관절에 잘 나타나는데, 인체에서 대표적으로 통증이 잘 발생하는 관절이 바로 슬관절(knee joint)이다. 이 환자도 무릎에 통증이 잘 일어난다. 무릎이 띵띵 붓고 심하게 아픈 증상이 수시로 엄습하는 것이다. 걸어 다닐 때 물론 가장 아프지만, 심지어는 가만히 있을 때도 통증이 있다.

체질 불문으로 스트레스는 많은 사람들을 괴롭히고 병들게 한다. 위에서 봤듯이 특히 수양체질에 스트레스는 상당히 큰 영향을 끼칠 수 있다. 이 체질에 있어 모든 병의 원인은 스트레스라고 말할 수도 있을 정도다. 그 중에 가장 심각한 것의 하나가 바로 화병(火病)이다. 소위 울화(鬱火, 화가 쌓임)로 인한 병('울화병'의 줄임말이 바로 화병)인데, 수양체질에 이 화병이 생기면 우선 소화가 안 되고, 몸이 여기 저기 아프고, 우울증이 오고, 심하면 기력이 완전히 빠져 시름시름 앓게 된다. 날씨가 덥거나 심하게 운동한 것도 아닌데 온몸에 식은땀이 줄줄 흐르기도 한다. 이런 경우를 이제마 선생은 '망양(亡陽, 양기가 고갈됨)'이라고 했다. 이는 매우 위중한 증후로서 한의학에서 흔히 말하는 '사후(死候)'에 해당된다. 잘못 하면 죽음에 이를 수도 있는 심각한 증후라는 것이다.

꼭 이런 심각한 경우가 아니라도, 수양체질은 심한 과로와 스트레스에 노출되면 급격하게 기운이 빠져 한두 시간 정도 잠을 자야하는 경우가 종종 있다. 퇴근 후에 옷도 갈아입을 겨를 없이 외출복 상태로 그냥 소파에서 자야 겨우 기력이 돌아온다고도 한다.

이 환자가 주원장한의원에 내방했을 때 그녀의 일성은 몸에 혹이 너무 많다는 것이었다. 췌장낭종, 신장낭종, 간낭종, 갑상선낭종, 유방림프절종, 대장용종, 침샘혹, 자궁혹 등등등. 그래서 그녀는 평생 수술만 하며 살다시피 했다. 그녀는 항상 암에 걸리지나 않을까 전전긍긍, 불안에 떨며 살아왔다. 내원하기 한 달 보름 전에는 뇌수막종 수술까지 했었다.

한의학에서는 암의 중요한 원인으로 울증(鬱證)을 말한다. 기가 펼쳐지지 못하고 쌓여있다는 뜻이다. 이 환자는 평소 사업을 도맡아 하면서 스트레스를 많이 받아왔다. 거래처는 물건을 받아가고 약속된 날에 결재를 안 해주고, 직원들은 사장 말을 안 듣고 오히려 상전이 된 지 오래다. 병환에 있는 모친도 돌봐야 하고, 자매들도 큰 언니인 그녀만 바라보며 언제나 의지한다. 그녀의 어깨에는 짐이 너무 많은 것이다. 이런 심적인 중압감이 쌓여 울증이 되고, 그게 맺혀서 그렇게 많은 혹이 생겼나 보다.

수양체질은 항상 마음의 평정을 유지하고, 화를 내거나 심한 감정의 변화를 유발하지 않도록 심신의 수련을 꾸준히 하는 것이 건강한 삶을 위해 꼭 필요하다.

나는 그녀의 체질을 진단한 후 그에 따른 섭생법을 조목조목 조언했다. 과식을 금하고, 날 것을 먹지 말고, 찬 음식을 피하도록 했다. 하루 한 시간가량 운동도 절대 빠뜨리지 말도록 했다. 그리고 주 3회 가량 체질침을 시술하고, 심신을 안정시키고 허약해진 몸을 보하는 체질보약(녹용 포함)을 처방했다. 당뇨병을 다스리고 관절염을 치료하는 치료도 지속적으로 병행했다.

그녀는 내게 치료를 받기 시작하면서 속이 점점 편해졌다. 거기에 마음도 편해지고, 당뇨가 조절되기 시작하고, 무릎의 통증도 꽤 줄었다. 무엇보다 천근같던 몸의 피로가 구름 걷히듯 사라졌다.

그녀는 이제 친구들이랑 유럽 여행도 즐기면서 그동안 못 해본 삶을 구가하고 있다. 카메라를 사서 들쳐 매고 야외로 나가 세상을 영상에 담는 작가로도 변신했다. 그녀가 늦게나마 8체질의학에 발을 들여놓은 결단은 커다란 행운이었다고 생각한다.

에피소드 3

몸에 해로운 것만 먹고 수시로 배아프다

대강의 줄거리

주소: 소화불량, 속쓰림, 설사가 잦다.

주소: 쉽게 피로하고 지친다. 간이 좋지 않다.

주소: 강박장애. 확인을 계속 하는 습성이 있다. 원만한 인간관계가 어렵다. 부모와도 마찰이 잦다. 감정조절 안 돼 갑자기 화나서 욕을 한다. 신경안정제 복용 중이다.

오른손, 다리 떨린다.

소변 시원치 않다. 전립선염 있어 항생제 복용 중.

대소변 잦다. 대변 묽다. 소변보다가 대변까지 나오는 경우 있다.

설문의 다양한 해석의 지평

I. 땀이 주는 신진대사의 단서들

- 뜨거운 음식을 먹을 때 땀을 많이 흘린다.

- 조금만 매운 것을 먹어도 머리나 얼굴에 땀이 많이 흐른다.

  *위 두 문항을 보면 수양체질도 땀을 꽤 많이 흘리는 사람이 있다는 걸 알 수 있다. 다만, 이런 상태의 수양체질은 건강이 많이 안 좋다는 걸 의미한다.

II. 음식이 제공하는 귀한 정보

- 고기나 기름진 음식을 먹으면 설사를 하거나 대변이 잦아진다.
- 고기나 기름진 음식을 먹으면 속이 매우 거북하다.

  *위 두 문항. 수양체질은 돼지고기를 제외한 대부분의 고기들이 좋다. 다만, 기름기 많은 부분을 제한 살코기 위주로 섭취하는 것이 좋을 것이다. 식용기름도 참기름은 좋으나 콩기름은 좋지 않다. 기름지지 않은 담백한 요리를 권한다.

- 맥주를 마시면 십중팔구 설사한다.
- 냉한 음료나 찬 음식을 많이 먹으면 설사하거나 속이 불편해진다.
- 라면을 먹으면 설사하거나 속이 불편하다.
- 피자를 먹으면 체하거나 속이 불편한 경우가 많다.
- 자장면을 먹으면 속이 거북하다.

  *위 다섯 문항은 수양체질에 대체로 일치한다.

- 매운 음식을 먹으면 자주 설사한다.

  *수양체질에 고추는 아주 심하게 매운 경우를 제외하고는 괜찮다. 같이 먹는 음식도 영향을 주기 때문에 이것이 전적으로 고추 때문이라고 단정 짓기는 어렵다. 고추와 같이 먹는 음식이 수양체질에 맞을 경우는 맵다 해도 설사를 하지 않을 것이라고 생각한다.

- 식탐이 많아 과식하고 속이 부대끼는 경우가 많다.
- 밥맛이 없을 때는 종종 식사를 거르다가, 배고플 때 한 번에 몰아서 많

이 먹는 버릇이 있다.

*위 두 문항은 수양체질에 대체로 맞는 소견들이다.

- 술 한 잔만 마셔도 얼굴이나 몸이 아주 빨개진다.

*술 먹고 얼굴 빨개지는 건 체질과 무관한 증상이다. 개인적인 특성이라고 봐야 한다.

- 고기나 기름진 음식을 먹으면 혈중 콜레스테롤이 올라간다.

*체질에 맞는 고기를 기름기를 제거하고 먹으면 콜레스테롤이 많이 감소할 것이다.

III. 대변의 체질적 프리즘

- 평소 설사가 잦다.
- 몸은 건강한데도 대변을 하루에 여러 번 본다.
- 과식하면 꼭 설사한다.

*위 세 문항은 수양체질에 잘 들어맞는 증상들이다.

IV. 과거와 현재의 단면들

- 전립선염을 앓았거나 현재 앓고 있다.

주원장의 진단: 수양체질

치유로 나아가는 길

　주로 침치료 시행함.

과정과 실재

　장이 불안하다. 설사가 잦거나, 묽게 조금씩 나온다. 먹기만 하면 화장실 간다. *체질침 치료 후 장이 좀 편안해졌다.

소화불량, 속 쓰림, 설사.[15] *체질침 치료 후 많이 감소.

두통. *체질침 치료 후 감소.

강박장애가 있어 신경정신과약(디아제팜diazepam 류) 복용 중.[16]

땀을 많이 흘린다. 신경 쓰면 심해진다. 더위를 많이 탄다. *체질침 치료 후 많이 감소.

만성피로.

소변이 시원치 않고 자주 나온다. 전립선염으로 항생제 복용 중이다.

속이 미식거린다.

팔과 다리 떨림 있다. *체질침 치료 후 많이 감소.

수면 중 얼굴과 몸에 경련이 일어난다.

얼굴에 두드러기 난다.

아래 방광 부위 피부에 헤르페스가 생겨 붉게 올라오고 긁으면 살이 벗겨진다.

허리가 자주 아프다.

::: 환자의 식탁 등 :::

- 좋은 건강식품: 장뇌삼(속쓰림과 미식거림 감소).[17]

- 안 좋은 음식[18]: 햄버거+아이스크림(속쓰림과 설사), 커피·콜라(설사, 속쓰림), 라

---

15 소화불량: 대부분 환자가 평소 체질에 맞지 않은 음식(햄버거, 아이스크림, 라면, 커피, 빵, 술, 피자 등등)을 자주 섭취해서 오는 위와 장의 소화장애 증상들이다.

16 디아제팜: 불안과 긴장, 근골격계 경련 등에 사용하는 신경정신과약이다.

17 장뇌삼: 인삼을 야생에 심은 걸 장뇌삼이라고 한다. 수양이나 수음체질에 가장 좋다.

18 안 좋은 음식: 햄버거, 아이스크림, 커피, 라면, 빵, 술, 피자, 쥐포, 맥주, 순두부, 비빔밥, 돼지 등 이 환자의 평소 식습관이 패스트 푸드 위주의, 수양체질에 매우 해로운 식품들을 섭취하고 있음을 알 수 있다. 콜라나 오렌지는 차지 않게 섭취하면 괜찮을 것이다.

면·빵·술(속쓰림), 피자(설사), 음주(속쓰림과 부종, 손떨림), 쥐포+오렌지+콜라(설사), 라면+오렌지(속쓰림), 커피 과다(속쓰리고 미식거림, 설사), 맥주(속쓰림과 설사), 비빔밥+순두부+오렌지(설사), 육개장(설사), 돼지갈비(설사), 설렁탕+커피+콜라(설사).

회상

겉으로 보기에 몸에 살집이 있고 건장해 보이는 수양체질 사례다. 대개 수양체질은 날씬하고 마른 경우가 많은데, 이 사람은 그와는 달리 목양체질처럼 풍채가 좋다. 따라서 체질진단이 쉽지 않은 케이스다.

이 환자의 성품은 되게 섬세하고 예민하며, 한편으로 소심한 편이다. 젊었을 때 선임에게 모욕을 당하고 심한 굴욕감에 분노발작을 일으킨 후 강박장애가 생겼다고 한다. 수양체질은 완벽주의적 성향이 있는데, 이것이 그의 예민한 성품과 결합되어 이와 같은 정신과적 문제로 나타난 것으로 보인다. 이 때문에 디아제팜 계열의 신경안정제를 복용 중이다.

이 환자의 건강상 가장 문제는 위와 장의 소화계 질환이다. 소화장애가 잦고, 속쓰림, 미식거림, 설사 등을 달고 사는 것이다. 이는 전적으로 체질에 맞지 않은 음식을 자주 섭취하기 때문이다. 평소 식습관이 좋지 않아 햄버거나 라면 같은 패스트푸드, 커피, 콜라 같은 자극적인 음료수, 맥주나 소주 같은 알콜성 음료, 돼지고기, 빵, 피자 같은 체질에 맞지 않은 음식을 끊이지 않고 먹는 것이다. 수양체질에 관한 주의사항과 체질식, 섭생 방법 등을 몇 번이고 설명해 줬건만 그것을 지키려는 의지가 약해 항상 유혹에 쉽게 굴복한다. 그리곤 소화불량, 속쓰림, 설사 등을 앓으면서 주원장한의원에 달려오는 것이다.

그가 호소하는 다른 주된 증상으로 두통이 있는데, 이 역시 사실은 소화장애와 연관되어 나타나는 것이라고 할 수 있다. 말하자면 독립적인 증상이 아닌 소화 문제에서 파생된 종속적인 증상인 것이다. 소화가 잘 되지 않으면 항상 동시에 기혈의 순환이 잘 안 되어 두통이 동반되는 경우가 많다. 이런 경우 양방 병원에 가면 두통약을 주는데 사실은 소화계 약을 주어야 근본치료가 되는 것이다.

땀을 많이 흘리고 더위를 많이 타는 증상 역시 수양체질에는 이례적이다. 원래 수양체질은 건강할 경우 땀이 거의 없기 때문이다. 이 말은 결국 이 환자의 건강이 상당히 좋지 않은 상태임을 반증한다. 원인은 여러 가지가 있을 수 있다. 체질에 맞지 않은 음식을 자주 섭취하여 소화장애가 잦은 바람에 양기가 부족해져서 땀구멍을 꽉 조여 주지 못하는 것이 첫 번째 원인으로 꼽힌다. 그리고 강박증으로 인한 교감신경의 흥분상태 역시 발한을 촉진하는데 상당히 기여하는 것으로 생각할 수 있다. 수양체질의 건강이 극히 나빠지면 차가운 땀이 비오듯 쏟아지는 경우가 있는데 이는 매우 위중한 증후이므로 주의를 요한다. 하여튼 수양체질은 땀과 가까우면 좋을 리가 없다는 사실을 명심!

에피소드 4
소화가 안 되는데도 살은 찐다

대강의 줄거리

주소: 비만.

주소: 소화불량, 만성역류성 식도염.

주소: 우울증. 정신과약도 복용중. 세로토닌과 도파민 조절해주는 약도

포함. 도파민 조절약 안 먹으면 기운이 안 난다.

피로감 심하다. 잔기침 많다. 피곤 시 목이 자주 붓고 미열 증세 있다.

알레르기 생긴 후 그 자리에 얼굴 여드름이 난다.

원래 저혈압이었는데 정신과약 복용한 후 혈압이 상승했다. 혈압이 올라서 오히려 기운 생겨 좋다. 저혈압일 때는 몸이 죽죽 쳐졌다.

설문의 다양한 해석의 지평

I. 땀이 주는 신진대사의 단서들

- 목욕탕에서 땀을 많이 내고 나면 몸 컨디션이 아주 좋아진다.
  *수양체질에 적합하지 않은 반응이다. 수양체질은 땀을 내지 않거나, 내더라도 약간만 내는 것이 좋다.
- 긴장만 하면 손에 땀이 흥건해진다.
- 신경 쓰면 유독 머리에 땀이 많이 난다.
- 강한 햇볕에서 땀을 많이 흘리며 운동하면 속이 메스껍고 머리가 아프다.
- 뜨거운 음식을 먹을 때 땀을 많이 흘린다.
- 조금만 매운 것을 먹어도 머리나 얼굴에 땀이 많이 흐른다.
  *이상 다섯 문항은 수양체질이 건강하지 않은 경우 땀을 많이 흘리는 증상을 보여준다.

II. 음식이 제공하는 귀한 정보

- 육식을 하면 속이 아주 편하다.
- 소고기를 많이 먹어도 탈이 나지 않는다.
- 육식을 많이 해도 체하거나 설사하거나 속이 거북한 경우는 거의 없다.

＊위 세 문항은 고기가 잘 맞는 수양체질의 특성과 잘 부합한다. 단, 돼지고기와 과식은 금하는 것이 좋다.
- 생선회를 먹으면 설사하거나 속이 좋지 않다.
- 고등어를 먹으면 신물이 올라온다.
- 맥주를 마시면 십중팔구 설사한다.
- 냉한 음료나 찬 음식을 많이 먹으면 설사하거나 속이 불편해진다.
- 상추 같은 잎채소를 먹으면 대변에 채소가 소화 안 된 채로 나오는 경우가 종종 있다.
- 상추 같은 잎채소를 많이 먹으면 속이 불편하다.
   ＊이상 여섯 문항은 수양체질과 대체로 일치하는 것들이다.
- 커피를 많이 마셔도 잠은 잘 잔다.
- 떡을 먹으면 잘 체한다.
- 식탐이 많아 과식하고 속이 부대끼는 경우가 많다.
- 밥맛이 없을 때는 종종 식사를 거르다가, 배고플 때 한 번에 몰아서 많이 먹는 버릇이 있다.
   ＊위 세 문항도 수양체질에 잘 부합하는 것들이다.
- 몸이 아플 때도 식욕은 항상 좋다.
   ＊수양체질도 식욕이 좋은 사람이 적지 않다는 걸 재확인하는 문항이다.
- 술 한 잔만 마셔도 얼굴이나 몸이 아주 빨개진다.
- 채소와 생선, 해물을 주로 한 식사를 계속 했더니 몸이 더 좋지 않다.
- 활명수(또는 까스명수)에도 취한다.
- 콜라 먹어도 취한다.
   ＊위 네 문항도 수양체질에 종종 나타날 수 있다.
- 닭고기를 먹고 눈에 다래끼가 난 적이 있다.

*이 문항은 닭고기가 좋은 수양체질에 좀 이례적이다. 아마 튀긴 닭(fried chicken) 같은 경우로 인한 부작용이라고 생각한다. 백숙 같이 삶거나 오븐에 구운 닭은 아무 문제 없을 것이다.

- 커피를 마시면 금방 기운이 난다.

- 오징어를 먹으면 잘 체한다.

- 감을 먹으면 속이 편하지 않다.

　*위 세 문항도 수양체질에 자주 나타날 수 있는 것들이다.

III. 알레르기 반응의 미묘한 암시

- 먼지가 많은 곳에 가면 알레르기를 일으킨다.

IV. 약으로부터의 깨달음

- 홍삼을 먹으면 몸이 좋아진다.

- 인삼을 먹으면 몸이 확실히 좋아진다.

- 인삼이나 홍삼 모두 효과가 좋다.

　*위 세 문항은 수양체질에 잘 들어맞는 것들이다.

- 양약은 물론 한약도 몸에 잘 안 받아, 대부분 먹다 중도에 포기한다.

- 포도당주사를 맞으면 몸이 더 안 좋아진다.

　*포도당주사가 수양체질에 잘 맞지 않는 경우가 종종 눈에 띈다. 주목할 만한 사항이다.

- 비타민C를 먹으면 오히려 몸이 좋지 않다.

　*수양체질에는 비타민B가 가장 좋다. 다른 비타민은 별 효험이 없거나 혹인 그다지 좋지 않다.

V. 체형이 주는 전관적 이미지

- 음식조절을 안 하면 살이 너무 많이 찐다.
- 살이 아주 많이 쪄서 '고도비만' 상태라 할 수 있다.

  *위 두 문항은 살이 잘 찌는 수양체질임을 보여준다.

VI. 대변의 체질적 프리즘

- 평소 설사가 잦다.
- 대변이 항상 무르게 나온다.
- 대변이 항상 가늘게 나온다.
- 대변을 며칠 못 봐도 그다지 불편하지 않다.
- 몸은 건강한데도 대변을 하루에 여러 번 본다.
- 뭘 먹기만 하면 금방 대변이 마렵다.

  *위 여섯 문항은 환자가 변비보다는 설사나 무른 변이 더 잦은 수양체질
  임을 보여준다. 따라서 수양체질이 마치 변비가 대세인 것처럼 묘사하는
  건 잘못이다.

VII. 과거와 현재의 단면들

- 항상 감기를 달고 산다.
- 편도선이 잘 붓는다(혹은 과거에 잘 부었다).
- 벌레에 물리거나 상처가 나면 빨리 안 아문다.

  *위 세 문항은 환자가 면역이 약한 상태임을 보여준다.

- 편두통이 주기적으로 온다.
- 온종일 방귀가 계속 나온다.
- 배가 항상 차서 괴롭다.

＊위 두 문항은 환자의 장이 좋은 상태가 아님을 알려준다. 평소 체질에 맞지 않은 식생활을 하고 있음을 암시한다.

- 눈이 항상 건조하고 피로하다.
- 피곤하면 목이 꼭 잠겨서 말하기가 곤란하다.
- 평소 입안이 잘 마른다.
- 혓바늘이 잘 생긴다.
- 평소 입술이 잘 갈라진다.

＊위 다섯 문항은 환자가 평소 피로가 심하고 기가 많이 달리는 상태임을 시사한다.

- 반신욕을 하면 몸 컨디션이 좋아진다.
- 역류성 식도염
- 매우 심한 생리전증후군(pre- menstral syndrome)
- 고혈압
- 저혈압
- 혈압이 상당히 높아도 몸에 별다른 이상을 거의 못 느낀다.
- 혈압이 저혈압으로 내려가면 몸이 안 좋아진다(무기력, 어지럼, 피곤 등).
- 혈압이 정상일 때보다 고혈압일 때 몸 컨디션이 더 좋다.

＊환자는 원래 저혈압이었는데 신경정신과약을 먹고 혈압이 올랐다. 특이하게 혈압이 오르니 기운이 나고 더 좋았다고 한다. 기허증이 심한 수양체질임을 알 수 있다.

- 한여름에도(아무리 더워도) 찬물로 샤워 못 한다.

주원장의 진단: 수양체질

치유로 나아가는 길

체질침과 체질약으로 병행 치료.

과정과 실재

비만이 심하다. *체질침 맞고 3일 정도 지나 살이 좀 빠졌다. 이는 부종 감소 때문으로 생각된다. 예전에는 운동해도 살이 안 빠졌는데, 이제 운동하면 살이 빠진다고 함.

소화불량. 트림이 많이 난다. *체질치료 후 식욕이 생기고 소화 잘 된다.

역류성 식도염. 안 맞는 음식 먹으면 거품 같은 토 나온다. 아침에 역류 나타나면 속이 아프다. *체질치료 후 식도염 좋아짐.

우울증. *체질치료 후 많이 나아짐. 체질약 복용하니 안정됨.

변비. 물을 마시고 나아짐.[19]

얼굴 여드름. 체질치료 후 많이 감소.

한랭알레르기 있어 찬바람 맞으면 얼굴에 뭐가 났는데 이제는 안 생긴다. *체질치료 후 찬바람이나 땀에 의한 알레르기 완전히 사라짐.

냉증. 체질침 맞고 바로 발과 몸 따뜻해짐.

빈뇨. *체질치료 후 횟수 감소.

기력 저하. 체질치료 후 기운이 난다.

안면홍조. *운동하면 금세 빨개졌는데, 체질치료 후 금방 홍조가 가라앉는다.

힘들면 몸이 흔들거린다. *체질치료 후 흔들거림 없어짐.

부종. 체질치료 후 부종 빠짐. 생리통. 체질치료 후 감소.

---

19 물 마시기: 수양체질은 물을 많이 마시면 좋지 않으므로 유의해야 함. 적당히 갈증을 물리칠 정도만 섭취하는 것이 좋다. 수양체질 변비는 체질식으로 잘 해결될 수 있다.

발목 염좌. 체질침 치료 후 호전.

- 좋은 음식[20]: 고기(운동할 때 힘이 덜 든다), 으깬 감자·옥수수(좋다), 체질에 좋은 음식(침이 잘 나오고, 소화 잘 되어 꼬르륵 소리 난다. 원래 소리 안 났다), 고추(부종 감소).
- 좋은 약[21]: 녹용(기분과 기운이 좋아짐), 홍삼차(식체로 인한 두통에 좋다).
- 안 좋은 음식[22]: 떡볶이(체함), 팥칼국수(배가 부글부글거림), 오이(거품토), 냉동 블루베리(체함), 채소(설사하고 기운 없다. 특히 생채소 먹으면 복통), 해물(기운 없고 안 좋다), 치킨+오징어+맥주(같이 먹으면 체하고 두통), 닭고기(다래끼 잘 난다. 체한다), 오리고기(제일 싫어한다), 찬 음료(눈에 통증 혹은 식체), 찬 것(거품토), 과식(복통, 구토), 체질에 안 맞는 음식(두통), 딸기(복통), 고시히카리+밀가루+커피(두통, 속쓰림, 구역감)
- 안 좋은 약: 소화제(속쓰림, 거품토)[23], 수음체질약(다른 한의원에서 먹고 안 좋았다)[24], 포도당 주사(부종 때문에 중단).[25]

---

20 좋은 음식: 고기, 으깬 감자(mashed potato), 옥수수, 고추 모두 수양체질에 좋은 음식들이다. 특히 고추 먹고 부종이 감소했다는 말은 기상천외하고 특이하다. 체질에 좋은 음식 먹고 침이 잘 나오고 소화 잘 되어 꼬르륵 소리가 난다는 말도 참 신기하다는 생각까지 들게 한다. 소화기능이 제 궤도에 올랐다는 사인이다.

21 좋은 약: 녹용, 홍삼은 수양체질에 좋은 보약들이다.

22 안 좋은 음식: 팥칼국수, 오이, 냉동 블루베리, 채소, 해물, 오징어, 맥주, 찬 음료, 찬 것, 과식, 딸기, 밀가루, 커피 등은 명백하게 수양체질에 해로운 것들이다. 가능한 한 피하는 것이 좋다. 다만 닭 혹은 치킨이 해롭다는 건 좀 이해하기 어렵다. 튀긴 닭이거나 아니면 닭을 과식한 것 때문이 아닐까 생각해본다. 오리는 아주 싫어하는 고기라고 하는데 수양체질에 오리는 좋은 식품에 속한다. 하지만 그렇게 싫다면 굳이 먹을 필요는 없을 것이다. 다른 고기를 먹으면 될 테니까.

23 소화제: 수양체질이 비위가 약해서 소화제를 자주 먹는 사람이 있다. 이 환자가 소화제 때문에 거품토와 속쓰림이 있었다니 소화제도 체질에 맞아야 함을 알 수 있다.

24 수음체질약: 수음체질과 수양체질에 쓰는 체질약은 증에 따라 상당히 다르다. 이 역시 체질에 맞아야 제대로 된 약효를 볼 수 있다.

25 포도당주사: 포도당주사가 이 환자도 좋지 않은 반응을 보이는 걸 보면 수양체질에 포도당은 좋

- 안 좋은 행동: 운동(얼굴 빨개진다).
- 안 좋은 환경: 매연냄새·술냄새·튀김냄새·향수냄새·사람냄새(구역질난다)[26], 고층 아파트(두통).[27]

회상

수양체질에서 보기 드문 비만형인 케이스다. 다른 한의원에서 태음인으로 진단한 것은 이 때문인 것 같다.

비위가 약한 수양체질의 전매특허인 소화불량, 속쓰림, 복통, 설사 등도 잦고, 또 다른 수양체질의 특성인 변비도 있다. 소화기능이 약해서 영양흡수가 좋지 않아 항상 피곤하고 기력이 없다. 에너지의 수급이 충분하지 않으므로 기혈의 순환도 저해되어 몸이 잘 붓는 증상도 자주 있다. 이렇게 기력이 없어서 혈압도 상당히 낮은 저혈압의 소견을 보인다.

환자는 우울증이 있어 정신과약을 복용 중이다. 특이한 것은 우울증 치료를 위해 먹는 정신과약 부작용으로 혈압이 오르는데, 그녀는 오히려 기운이 생겨 그게 좋다고 한다. 혈압이 오르니 기운이 나서 더 좋다고? 얼마나 평소 기가 달렸으면 이런 말을 할까? 그녀 역시 기허증으로 시달리기 쉬운 전형적인 수양체질의 특성을 가지고 있다.

발이 아주 차거나 전신에 추위를 많이 타는 양기부족 증상도 가지고 있다. 이 역시 혈액순환이 좋지 않은 수양체질에 빠지지 않는 특징이다. 이

지 않은 것으로 생각된다.

26 냄새: 수양체질 중에 냄새에 민감한 사람들이 많은 편이다. 비위가 약하여 역한 냄새를 못 맡는 것이라고 생각한다. 물론 이런 성향은 금체질 같은 다른 체질에도 있을 수 있으므로 수양체질로만 단정할 수는 없다.

27 고층 아파트: 전에 금음체질 환자가 고층 아파트에서 저층 아파트로 이사하면서 몸이 많이 좋아졌다고 하는데, 이 환자도 고층 아파트가 좋지 않은 모양이다. 수양체질도 고층 아파트가 좋지 않을 수 있음을 조심히 추측해본다.

환자는 여름에도 두꺼운 담요를 덮고 자야 새벽에 감기에 안 걸린다고 할 정도로 아주 심한 양기부족증을 가지고 있었다. 다행히 이런 증상은 체질약과 체질침 병행 치료로 많이 호전되었다.

수양체질은 체질섭생을 잘 하지 못하면 피부 트러블이 잘 생긴다. 여드름이 날 수도 있고, 두드러기 같은 알레르기 증상도 나타날 수 있다. 화장품에 대한 부작용도 잘 일어나서 '생얼'로 생활하는 사람도 가끔 있다[28].

그녀는 빈뇨나 생리통 같은 비뇨생식기 질환으로도 고통 받고 있었다. 신방광이 가장 큰 체질인데도 이런 질환이 가능한 이유는 앞에서 여러 번 언급했으므로 독자들도 이젠 익히 알 것이다. 큰 장부건 작은 장부건 균형이 깨지면 언제든지 질병을 일으킬 수 있다. 실제로 보면 수체질(수양이나 수음체질)에 비뇨생식계 질환이 의외로 많이 발생한다.

수양체질 중에 냄새에 민감한 사람이 종종 눈에 띄는데 이 환자도 냄새에 매우 예민한 성향을 보인다. 이런 냄새에 대한 과민반응은 정신과적 문제와 결합되어 나타나는 경우가 많다. 수양체질이 흔히 비위가 약한 사람이 많은데, 이렇게 비위를 거스르는 요인 중에 최고 '대빵'이 바로 역한 냄새라고 할 수 있다. 그래서 냄새에 민감한 수양체질이 적지 않은 것이다. 이 체질은 평안하고 원만하게 인생을 살 수 있는 기본 조건이 구조적으로 취약하다고 할 수 있다.

영화 '기생충' 마지막 부분에 박사장(이선균 분)이 지하실에 숨어 살던 근세(박명훈 분)의 몸에서 나는 역한 냄새에 특유의 눈살 찌푸리는 반응을 보이는 장면이 나온다. 그 모습을 목도한 기택(송강호 분)은 그동안 억눌러 왔던 분노를 그 자리에서 폭발한다. 박사장은 가슴에 칼을 맞는다.

---

28 화장품: 어떤 수양체질 환자는 기능성화장품이 더 부작용이 많다며 기초화장품만 약간 쓴다고도 했다.

그 놈의 냄새가 사람 잡은 것이다. 박사장은 과연 무슨 체질이었을까?

피곤을 달고 산다

대강의 줄거리

주소: 만성피로가 심하다. 저녁 식후 8·9시면 졸려서 잔다.
장에 가스가 많다.

설문의 다양한 해석의 지평

I. 땀이 주는 신진대사의 단서들

- 목욕탕에서 땀을 빼고 나면 몸이 오히려 나빠진다.
- 뜨거운 음식을 먹을 때 땀을 많이 흘린다.
- 조금만 매운 것을 먹어도 머리나 얼굴에 땀이 많이 흐른다.

＊위 세 문항은 수양체질이 건강이 나쁠 때 나타날 수 있는 증상을 잘 보여준다.

II. 음식이 제공하는 귀한 정보

- 고기나 기름진 음식을 먹으면 속이 매우 거북하다.

＊수양체질은 돼지고기를 제외한 고기는 대부분 좋다. 다만 기름기를 제거하고 살코기로 먹는 것이 좋다.

- 차지 않은 우유를 마셔도 속이 불편하거나 설사한다.

＊수양체질에 우유는 해로운 식품에 속한다.

- 생선회를 많이 먹어도 속이 불편하진 않다.

  *수양체질에 잘 부합되지 않는 문항이다. 생선회가 불편감이 없다고 해도 생선회를 자주 섭취하는 것은 피하는 것이 좋을 것이다.

- 참외를 먹으면 속이 불편하거나 설사한다.
- 냉한 음료나 찬 음식을 많이 먹으면 설사하거나 속이 불편해진다.
- 잎채소 반찬만으로 줄곧 식사해도 허기지거나, 속이 거북하거나, 피곤하지 않다.
- 라면을 먹으면 설사하거나 속이 불편하다.
- 육식이나 분식보다는 꼭 밥(rice)을 먹어야 기운이 난다.

  *위 다섯 문항은 대체로 수양체질에 잘 부합하는 것들이다.

III. 약으로부터의 깨달음

- 홍삼을 먹으면 몸이 좋아진다.
- 인삼을 먹으면 몸이 확실히 좋아진다.

  *위 두 문항도 수양체질에 잘 부합한다.

IV. 대변의 체질적 프리즘

- 평소 설사가 잦다.
- 대변이 항상 무르게 나온다.

  *이 환자는 변비보다는 설사를 자주 하는 수양체질에 속한다.

V. 과거와 현재의 단면들

- 반신욕을 하면 오히려 몸 컨디션이 나빠진다.

  *수양체질은 땀을 빼는 건강법은 그다지 좋지 않다.

주원장의 진단: 수양체질

치유로 나아가는 길
주로 체질보약 치료.

과정과 실재
더운 나라의 현장 근무로 인해 체력 소모가 심해서 항상 피곤하다. *체질보약으로 기력 회복하고 덜 지침.

피곤하면 만성비염 도진다. 콧속에 큰 물혹이 생겼다.

에어컨 많이 쐬고 감기 걸림.

먼지가 많은 곳에서 일하는 까닭에 기침을 많이 한다.

더위에 찬 것 많이 먹고 소화가 안 됨. 항상 속쓰리고 신물이 잘 올라왔다. 대변도 항상 무른 편. *체질약 복용으로 호전.

숙취가 심하다. *체질약 복용하면 숙취 빨리 회복된다.

당뇨병 전단계라고 한다.[29]

고혈압이 약간 있다.

::: 환자의 식탁 등 :::

• 좋은 음식[30]: 커피+설탕(속 괜찮다), 홍차(대변 좋아짐).

• 좋은 건강식품: 비타민C+유산균(대변 좋아짐).[31]

---

29 당뇨병 전단계: 혈당수치가 당뇨병과 정상인의 경계에 걸쳐 있는 경우를 말한다. 전문가마다 이견이 있으나, 대체로 공복시 110~125mg/dl, 식후 6시간 200mg/dl 이상이면 이에 해당된다. 수양체질도 은근히 당뇨병의 위험성이 많은 체질이다.

30 좋은 음식: 설탕, 홍차는 수양체질에 좋다. 커피는 그다지 좋지 않으므로 피하는 것이 좋다.

31 비타민C, 유산균: 이 둘을 같이 먹으면 대변이 좋아진다고 하는데 비타민C는 빼는 게 좋을 것이다.

- 안 좋은 음식: 돼지고기(속 안 좋다), 술(속 안 좋다. 숙취), 정크푸드(힘이 없다), 찬 음식(소화불량).

회상

수양체질이 땀을 많이 흘리면 체력이 많이 떨어져 항상 피곤하고 무기력한 상태를 보이는데, 이 환자가 바로 그런 경우에 해당된다. 수양체질이 건강한 상태일 경우는 웬만한 더위에도 별로 땀을 흘리지 않는다. 그렇지만 섭생을 잘못하거나 과로, 스트레스 등으로 기가 허해지면 체표의 땀구멍을 꽉 조여 주는 힘이 부족해져 땀이 쉽게 누설된다. 이럴 때의 땀은 식은땀, 즉 열기가 없는 냉한 땀처럼 무기력하게 흘러내린다. 이러한 냉한(冷汗)은 기 중에서도 양기(陽氣)가 그냥 누설됨을 의미한다.

기가 부족해지면 인체는 면역이 떨어지므로 감기에 잘 걸리게 되고, 알레르기 질환이 자주 발생하게 되며, 남자의 경우는 성기능이 많이 저하할 수 있다. 환자는 체력이 떨어지자 예의 알레르기 비염도 도졌다.

나는 그에게 녹용을 포함한 수양체질보약을 썼다. 보양제(補陽劑)의 제왕이라 할 수 있는 녹용과 보기제(補氣劑)의 제왕이랄 수 있는 인삼을 주재로 한 처방이다. 이 처방은 그에게 신묘한 효과를 발휘한다. 비위의 기를 보하여 식욕을 촉진함으로써 에너지를 확 불어넣어 준다. 인삼, 황기를 위시한 보기기제(補氣之劑)는 땀구멍을 조여 주는 힘을 강화하여 땀을 줄여준다. 면역력도 길러 주어 감기 같은 감염병이나 비염 같은 알레르기를 효과적으로 막아준다. 녹용은 보혈(補血)과 보양의 효과를 동시에 가지므로 혈액을 보충해주고 순환을 촉진하며 생식기능도 높여준다.

이렇게 고루 몸을 균형 있게 보해주니 방전된 배터리가 새로이 충전되듯, 시든 꽃이 벌떡 되살아나듯 생기를 되찾아 한동안 다시 활력 있게 생활할 수 있게 된다. 그렇지만 정신이 해이해져 체질 섭생이 무너지고, 거듭된 과로와 스트레스에 지치면 다시 무기력한 삶으로 되돌아간다. 다시 한의원에 SOS를 칠 때가 도래하는 것이다. 그는 긴급 수혈 받듯 수양체질보약으로 재무장 할 것이고, 그렇게 힘을 얻고 나서 다시 태양이 이글거리는 열대의 나라로 돌아갈 것이다. 그래서 얼마간은 또 문제없이 잘 생활할 수있을 것이다. 삶은 그렇게 끊임없이 흘러간다.

에피소드 6

스트레스 받으면 소화 안 되고 몸 붓는다

대강의 줄거리

주소: 소화불량, 위가 자주 거북함. 스트레스 받거나, 조금만 잘못 먹으면 금방 명치 부위가 딱딱해진다.

주소: 다리가 잘 붓는다.

우울증 약간 있다.

설문의 다양한 해석의 지평

Ⅰ. 땀이 주는 신진대사의 단서들

- 건강할 때는 땀이 거의 없다.

- 목욕탕에서 땀을 빼고 나면 몸이 오히려 나빠진다.

- 햇볕에 오래 서 있다가 식은땀을 흘리며 쓰러진 적 있다.

- 햇볕에서 땀 많이 흘리며 운동하면 속이 메스껍고 머리가 아프다.

- 목욕탕에서 땀을 많이 빼면 어지럽다.

- 매운 음식을 먹어도 땀이 거의 없다.
- 운동을 많이 해도 땀이 거의 나지 않는다.

  *이상 땀의 반응들은 수양체질에 잘 부합한다. 수양체질은 땀을 흘리면
  몸 상태가 나빠진다.

II. 음식이 제공하는 귀한 정보

- 밀가루 음식을 먹으면 속이 거북하거나 얼굴에 뭐가 잘 난다.
- 밀가루 음식을 먹으면 생목 또는 신물이 잘 올라온다.
- 돼지고기를 먹으면 속이 매우 불편하다.
- 소고기를 많이 먹어도 탈이 나지 않는다.
- 생선회를 먹으면 설사하거나 속이 좋지 않다.
- 생선은 비려서 거의 안 먹는다.
- 생굴을 먹으면 배탈이 잘 난다.
- 맥주를 마시면 십중팔구 설사한다.
- 보리밥을 먹으면 설사 하거나 속이 불편하다.
- 참외를 먹으면 속이 불편하거나 설사한다.
- 수박을 먹으면 소화가 잘 되지 않는다.
- 냉한 음료나 찬 음식을 많이 먹으면 설사하거나 속이 불편해진다.
- 알로에(aloe vera)를 먹으면 속이 불편하거나 설사하거나 몸 상태가
  안 좋아진다.
- 평소 커피를 자주 마시는데도, 오후에 마시면 잠이 잘 안 온다.
- 평소 음식을 아주 적게 먹으며, 그래도 허기지거나 기운이 달리지 않는다.
- 자장면을 먹으면 속이 거북하다.
- 밥맛이 없을 때는 종종 식사를 거르다가, 배고플 때 한 번에 몰아서 많

이 먹는 버릇이 있다.

- 채소와 생선, 해물을 주로 한 식사를 했더니 몸이 더 좋지 않다.

- 소고기는 먹는데 돼지고기는 거의 안 먹는다.

- 커피를 마시면 금방 기운이 난다.

- 오징어를 먹으면 잘 체한다.

- 조개를 먹고 크게 탈이 난 적이 있다.

  *이상 모든 음식반응이 수양체질에 대체로 잘 부합한다.

III. 알레르기 반응의 미묘한 암시

- 귀걸이나 목걸이에 금속알레르기가 있다.

- 생굴에 알레르기가 있다.

- 새우알레르기

- 간장게장알레르기가 있다.

  *이상 모든 알레르기 반응도 수양체질에 잘 부합한다.

IV. 약으로부터의 깨달음

- 홍삼을 먹으면 몸이 좋아진다.

- 인삼을 먹으면 몸이 확실히 좋아진다.

- 인삼이나 홍삼 모두 효과가 좋다.

  *이상 홍삼, 인삼 모두 수양체질에 잘 맞는 약재이다.

V. 대변의 체질적 프리즘

- 평소 설사가 잦다.

- 대변이 항상 무르게 나온다.

- 과식하면 꼭 설사한다.

   *변비보다 설사가 주된 반응을 보이는 수양체질임을 알 수 있다.

VI. 과거와 현재의 단면들

- 편두통이 주기적으로 온다.

- 배를 차가운 상태에 노출하면 설사한다.

- 반신욕 하면 오히려 몸 컨디션이 나빠진다.

- 심한 우울증

   *이상 네 문항의 질병이나 증상들은 수양체질에 모두 발병할 수 있는 것
   들이다.

주원장의 진단: 수양체질

치유로 나아가는 길

   체질침 및 체질약 치료.

과정과 실재

   소화불량으로 위산과다, 속쓰림 등 속이 자주 좋지 않다. 위산이 많이
나오면 몸이 붓는다. 속이 불편해지면 명치와 배꼽이 딱딱해지고 압통이
심해진다. *체질침 치료 후 압통 줄고 소화가 잘 됐다.

   부종이 심하다. 특히 다리에 심. *체질침 치료 후 부종 감소.

   불면증. *체질침 맞고 잠을 잘 잤다.

   뒷목, 어깨 잘 결린다. 무릎 통증.

   도한. 수면 중 땀을 많이 흘려 자고 나면 진이 빠진다.

스트레스 받으면 땀이 나면서 정신 혼미해진다. 스트레스에 민감하다. *체질치료 후 땀 감소.

아침에 일어나면 눈이 아프다. 오후에 눈이 피곤하다. *체질치료 후 안구 통증과 피로 많이 감소.

소변이 잘 안 나온다. *체질침 맞고 소변 양이 늘었다.

두통 가끔 있다.

::: 환자의 식탁 등 :::

• 좋은 약재: 꿀·인삼(좋다).
• 안 좋은 음식[32]: 돼지고기·생굴·새우·게(체하거나 속이 크게 불편해서 2·3일 고생한다), 생선회(토한다), 배추김치·청국장(가스 많이 나온다), 보리밥·평양냉면(설사, 급체), 설탕이나 케익, 푸딩 등 단 음식(체중증가 심함), 과일·소고기(위가 쓰리고 열난다).
• 안 좋은 약재[33]: 인삼(눈이 피곤해짐), 소화제(위통 심하다).

회상

이 환자도 스트레스에 민감한 수양체질에 해당된다. 스트레스 받으면 소화가 잘 되지 않고, 몸(특히 다리)이 붓고, 체중이 증가하고, 잘 때 식은땀을 흘리고, 잠을 잘 자지 못해 불면증이 생기고, 기력이 없어 몸이 심하게

---

32 안 좋은 음식: 돼지고기, 생굴, 새우, 게, 생선회, 배추, 청국장, 보리밥, 평양냉면은 모두 수양체질에 해로운 음식들이다. 당연히 피하는 것이 좋다. 설탕, 소고기는 수양체질에 좋은 식품이다. 과일은 수양체질에 맞지 않는 것들일 경우 해롭지만, 오렌지나 귤, 사과 등은 좋은 과일들이니 먹어도 좋다. 다만 과일은 너무 차지 않게 먹는 것이 좋다. 혹 위장 기능이 너무 떨어진 수양체질은 과일을 적당히 익혀서 먹는 것도 좋다.

33 안 좋은 약재: 인삼이 안 좋다는 건 이해하기 어렵다. 뭔가 다른 요인이 있을 것으로 추측된다. 소화제도 종류가 많아 일률적으로 해롭다고 단정할 수 없다. 부작용이 있는 것도 있고 없는 것도 있을 것이므로 자신의 체질에 맞는 것을 발굴할 필요가 있다.

피곤하고, 소변이 잘 안 나오는 경향이 많다. 증상은 여러 가지이나 근본 원인은 기허(氣虛), 즉 기가 부족해져서 오는 증후라고 볼 수 있다.

기(氣)는 인체에 여러 가지 중요한 기능을 한다. 먼저 비위(脾胃)의 기(氣)를 증강하여 소화기능을 촉진시키고, 혈(血)을 추동하여 혈액순환을 도우며, 위기(衛氣)[34]를 북돋아 피부를 고밀하게 하여 땀을 줄이고 외사를 방어하며, 심기(心氣)를 안정시켜 수면을 돕고, 방광의 기를 원활하게 하여 소변을 잘 통하게 한다. 기란 쉽게 말하자면 인체의 생리적 활동을 추동하는 에너지와 같은 것이다. 그래서 기가 보강되면 곧 기운이 나고 피곤이 가신다.

앞에서도 누차 언급했듯이 수양체질의 병은 일반적으로 기가 허해져서 오는 경우가 많다. 이 기의 가장 주된 공급원이 바로 우리가 매일 섭취하는 음식이고, 이 음식을 소화시켜 영양분을 체내로 흡수케 하는 주된 기관이 바로 비위이다. 이 비위가 가장 작기 때문에 평소 섭생을 잘 하지 못한 수양체질은 기허 증상이 잘 발생하여 상기의 여러 증상들이 발생하게 되는 것이다.

이 환자는 겉으로 보면 보통의 키에 적정한 체중을 지닌 보통 체격의 사람이라고 할 수 있다. 하지만 그는 흔히 말하는 '저질체력'의 환자였다. 조금만 스트레스 받거나, 조금만 체질에 맞지 않은 음식을 먹으면 그 순간 컨디션이 급전직하 하여 몸 전체의 기능이 '올스톱' 하는 것이다. 제품 포장 상자의 표면에 영어로 프래자일(fragile, 부서지기 쉬운)이라는 말이 흔히 있는데, 그 말이 여기 딱 들어맞는 표현이라고 하겠다. 수양체질은 자나 깨나 체질에 맞지 않은 음식을 깊이 주의하고 마음의 평정을 잘 유지하여야 건강한 삶을 영위할 수 있다는 점을 명심해야 할 것이다.

---

34 위기: 인체를 외부의 사기(邪氣)로부터 방어하는 기.

8체질 보고서

목디스크 치료기

대강의 줄거리

주소: 목디스크(경추추간판탈출증) 10년 전 있었는데 재발했다.

알레르기 비염. 주로 환절기 때 나타난다.

간혹 가슴이 막히는 느낌이 있다. 검사 상 이상무.

발바닥에 각질이 많다.

콜레스테롤 높다. 양약 복용 중.

설문의 다양한 해석의 지평

I. 땀이 주는 신진대사의 단서들

- 건강할 때는 땀이 거의 없다.

- 매운 음식을 먹어도 땀이 거의 없다.

　*위 두 문항은 땀을 잘 흘리지 않는 수양체질의 성향에 잘 부합한다.

- 목욕탕에서 땀을 많이 내고 나면 몸 컨디션이 아주 좋아진다.

　*수양체질은 땀을 내면 좋지 않으므로 비록 일시적으로 느낌이 좋다 할지
　라도 땀을 과하게 내는 건 삼가는 것이 좋다.

II. 음식이 제공하는 귀한 정보

- 우유를 많이 마셔도 속이 불편하지 않다.

- 돼지고기를 많이 먹어도 탈이 나지 않는다.

- 생선회를 많이 먹어도 속이 불편하진 않다.

- 차가운 음료나 음식을 많이 먹어도 탈이 없다.

- 얼음 먹기를 좋아하며 많이 먹어도 탈이 없다.
- 잎채소 반찬만으로 줄곧 식사해도 허기지거나, 속이 거북하거나, 피곤하지 않다.
- 음식은 가리지 않고 뭐든지 잘 먹으며 별 탈 없다.
- 많이 먹어도 속이 부대끼는 경우는 별로 없다.
- 매운 고추를 먹으면 딸꾹질이 난다.
- 육식을 많이 해도 체하거나 설사하거나 속이 거북한 경우는 없다.
  *이상 열 문항은 죄다 수양체질과 잘 부합하지 않는 것들이다. 체질진단이 쉽지 않은 환자였다.
- 술 한 잔만 마셔도 얼굴이나 몸이 아주 빨개진다.
  *수양체질에 종종 나타나는 술에 대한 반응이다. 하지만 다른 체질에도 이런 반응은 흔하므로 수양체질로 단정할 수는 없다.

III. 알레르기 반응의 미묘한 암시
- 꽃가루가 날리면 알레르기를 일으킨다.
- 알레르기 비염이 심하다.
  *위 두 문항은 알레르기가 잘 나타나는 수양체질과 잘 부합한다.

IV. 약으로부터의 깨달음
- 인삼을 먹으면 몸이 확실히 좋아진다.
  *수양체질에 잘 맞는 문항이다.

V. 대변의 체질적 프리즘
- 웬만해선 설사는 거의 안 한다.

＊수양체질에 변비가 주된 사람도 있고 설사가 주된 사람도 있다.

VI. 과거와 현재의 단면들
- 발바닥이 항상 갈라지고 각질이 잔뜩 떨어진다.
- 평소 입안이 잘 마른다.
- 알레르기 비염
- 치질

주원장의 진단: 수양체질

치유로 나아가는 길
체질침과 체질약 병행치료.

과정과 실재
목디스크 때문에 오른쪽 어깨로부터 팔이 찌릿찌릿하고 욱신욱신 아프다. ＊체질침 맞고 다음 날부터 호전되기 시작. 꾸준한 체질침 및 체질약 치료로 거의 완치됨.

왼발바닥이 아프다. 체질침으로 호전.

알레르기 비염. 가끔 눈 따갑다.

회상
경추추간판탈출증, 흔히 말하는 목디스크로 인한 증상을 주소로 하는 수양체질 케이스이다. 키는 작지만 보통 체격 중에서는 약간 풍채가 좋은 느낌의 체형을 가졌다. 수양체질도 의외로 체격이 좋은 사람이 적지 않다는 것을 알 수 있다. 호소하는 증상을 보면 수양체질임을 추정할 수 있는 단서는 별로 없다. 체질설문 결과 역시 수양체질을 지지하는 문항보다 부정하는 문항이 훨씬 더 많은 편이다. 이런 경우는 체질진단이 상당히 까다롭다. 진단을 거의 맥진에 의존할 수밖에 없다. 정확한 체질진단이 쉽지 않은 타입이다.

심사숙고한 끝에 수양체질로 진단했다. 그리고 목디스크에 집중해서 치료를 시작했다. 디스크 질환은 속효를 볼 수 있는 경우가 별로 없다. 그보다는 꾸준한 치료를 통해서 천천히 치유 효과를 기해야 하는 특징이 있는 질환이다. 그럼에도 불구하고 이 환자는 체질치료가 꽤 잘 듣는 편이었다. 체질침을 몇 차례 시술하지 않았는데도 눈에 띄게 증상이 호전됨을 보였다. 이는 수양체질이 맞음을 강력하게 지지하는 사인이다. 물론 치료 과정에 부침은 계속 있었다. 어떤 땐 좋다가 어떤 땐 좋지 않은 상황이 사이클처럼 반복됐다. 하지만 거시적으로 보면 계속 완만하게 상승곡선을 그으면서 좋아졌다고 할 수 있다. 수양체질에서 내장과 관련된 내과의 문제가 아닌 근골격계 질환에도 8체질치료가 잘 먹힐 수 있다는 점을 보여준 좋은 케이스라고 생각한다.

에피소드 8
한평생이 만성피로

대강의 줄거리

주소: 10대 때부터 만성피로가 있었는데 요즘 피곤이 너무 심해서 일상생활을 못한다.

부종. 몸이 붓고 움직이면 더 심하게 붓는다.

신경 쓰는 것이 너무 힘들고 싫다.

혀가 아프다.

눈에 눈곱이 항상 심하게 낀다.

밥을 먹어도 허기진다.

과거에 먹기만 하면 설사했다.

자궁근종 수술로 제거.

갱년기증후군. 근래 폐경이 와서 땀이 비 오듯 하다.

발목 항상 아리다.

설문의 다양한 해석의 지평

I. 땀이 주는 신진대사의 단서들

- 목욕탕에서 땀을 많이 내고 나면 몸 컨디션이 아주 좋아진다.

  *수양체질에 부합하지 않는 소견이다.

- 신경 쓰면 유독 머리에 땀이 많이 난다.

- 강한 햇볕에서 땀을 많이 흘리며 운동하면 속이 메스껍고 머리가 아프다.

- 목욕탕에서 땀을 많이 빼면 어지럽다.

- 뜨거운 음식을 먹을 때 땀을 많이 흘린다.

- 전에는 땀이 별로 없었는데 나이가 들면서 많아진다.

- 겨드랑이에 특히 땀이 많다.

  *이상 여섯 문항은 건강이 나빠져 땀이 많아진 수양체질에 대체로 잘 부합하는 것들이다.

II. 음식이 제공하는 귀한 정보

- 삼겹살을 먹으면 설사를 하거나 대변이 잦아진다.
- 차지 않은 우유를 마셔도 속이 불편하거나 설사한다.
- 어렸을 때나 젊었을 때는 고기는 입도 안 댔다.
- 참외를 먹으면 속이 불편하거나 설사한다.
- 냉한 음료나 찬 음식을 많이 먹으면 설사하거나 속이 불편해진다.
- 알로에(aloe vera)를 먹으면 속이 불편하거나 설사하거나 몸 상태가
  안 좋아진다.
- 상추 같은 잎채소를 먹으면 대변에 채소가 소화 안 된 채로 나오는 경
  우가 종종 있다.
- 라면을 먹으면 설사하거나 속이 불편하다.
- 소고기를 많이 먹어도 탈이 나지 않는다.
  *이상 아홉 문항은 수양체질에 잘 부합하는 반응들이다.
- 많이 먹어도 속이 부대끼는 경우는 별로 없다.
- 몸이 아플 때도 식욕은 항상 좋다.
  *이상 두 문항은 수양체질에 잘 맞지 않은 증상들이다.
- 신 과일을 못 먹는다.
  *소화기관이 안 좋은 수양체질은 과일 자체를 잘 먹지 못하고 좋아하지
  도 않는다.

III. 알레르기 반응의 미묘한 암시

- 귀걸이나 목걸이에 금속 알레르기가 있다.
- 금속 허리띠나 허리고무줄이 닿는 부위가 가렵거나 피부 알레르기를
  일으킨다.

- 햇빛 알레르기가 있다.
- 화장품에 대한 부작용이 많다.
- 먼지가 많은 곳에 가면 알레르기를 일으킨다.
  *이상 다섯 문항은 알레르기가 많은 수양체질에 잘 부합한다.

IV. 약으로부터의 깨달음
- 홍삼을 먹으면 몸이 좋아진다.
- 인삼을 먹으면 몸이 확실히 좋아진다.
- 홍삼은 별로 효과가 없는데, 인삼은 효과가 좋다.
- 포도당 주사를 맞으면 몸이 더 안 좋아진다.
- 옻닭을 먹고 건강이 많이 좋아졌다.
- 인삼이나 홍삼 모두 효과가 좋다.
- 복합영양제 주사를 맞으면 오히려 몸이 나빠진다.
  *이상 일곱 문항은 수양체질에 잘 부합하는 것들이다.

V. 체형이 주는 전관적 이미지
- 근육운동을 하면 단기간에 보디빌더 같은 좋은 근육이 잘 형성된다.
  *수양체질에서는 드문 경우에 속하는 소견이다.

VI. 대변의 체질적 프리즘
- 평소 설사가 잦다.
- 평소 대변이 가늘거나 무른데도 시원하게 안 나오는 경우가 많다.
  *위 두 문항은 대변이 무른 수양체질에 대체로 부합한다. 수양체질에 항
   상 변을 자주 보지 않는 것이 특징적인 현상인 것처럼 알려져 있는데 이

는 오류일 수 있다.

VII. 과거와 현재의 단면들

- 배를 차가운 상태에 노출하면 설사한다.

  *속이 냉한 수양체질에 잘 부합하는 소견이다.

- 두피에 지루성피부염이 잘 생긴다.

- 합성섬유로 만든 옷은 몸이 가려워서 못 입는다.

  *이상 두 문항은 민감한 피부를 갖는 수양체질에 대체로 부합한다.

- 발바닥이 항상 갈라지고 각질이 잔뜩 떨어진다.

- 벌레에 물리거나 상처가 나면 빨리 안 아문다.

- 알레르기 비염

  *위 두 문항은 면역력이 떨어진 수양체질에 대체로 부합한다.

- 혓바늘이 잘 생긴다.

- 평소 입술이 잘 갈라진다.

- 눈이 항상 건조하고 피로하다.

- 평소 입안이 잘 헌다.

- 갑상선기능저하증

- 혈압이 저혈압으로 내려가면 몸이 안 좋아진다(무기력, 어지럼, 피곤 등).

  *위 여섯 항목은 기허증이 잘 나타나는 수양체질에 잘 부합하는 것들이다.

- 반신욕을 하면 몸 컨디션이 좋아진다.

  *반신욕은 땀을 많이 내지 않는 수준에서 하는 것이 수양체질에 좋다.

- 자궁 질환이 잘 생긴다.

- 계속 재발하는 방광염

- 자궁근종

- 매우 심한 생리전증후군(pre-menstrual syndrome)
- 극심한 생리통

  *위 다섯 문항은 비뇨생식기 질환이 잘 발생하는 수양체질에 대체로 부합하는 질병이나 증상들을 보여준다.

- 한여름에도(아무리 더워도) 찬물로 샤워 못 한다.

  *추위를 많이 타는 수양체질과 잘 부합하는 소견이다.

주원장의 진단: 수양체질

치유로 나아가는 길

체질침만으로 치료.

과정과 실재

아주 오래 된 만성피로. *체질침 치료 후 피로 감소, 얼굴이 좋아짐. 체중이 500g만 감소해도 힘이 없어 못 견디는데, 체질식 후 1킬로그램이나 감소했는데도 한의원에 올 수 있었다. 예전에는 상상도 못 할 일.

갱년기증후군으로 땀이 심하게 난다.

::: **환자의 식탁 등** :::

• 좋은 음식: 소고기(허기가 가신다).

• 좋은 건강식품[35]: 고로쇠물(붓기가 빠진다), 블랙 코호시(승마 성분. 갱년기 온몸에

---

35 좋은 건강식품: 블랙 코호시, 인삼, 닭, 옻닭, 장뇌삼은 수양체질에 잘 맞는 것들이다. 고로쇠물은 확실하지 않으나 수양체질에 나쁘지 않을 것으로 예상된다. 생맥산은 오미자, 인삼, 맥문동으로 구성된 여름철 땀 많이 흘린 후 오는 갈증 해소에 좋은 처방이나, 여기서 수양체질에 맞는 약재는 인삼에 한하므로 일시적인 효과를 기할 때 잠깐 복용하는 것이 좋을 것이다.

땀나는 현상 없어짐), 인삼·닭(체중 2kg 감소, 몸 가벼워짐), 옻닭(여름 더위 가신
다), 장뇌산삼(효과 아주 좋았다), 생맥산(여름 갈증에 좋다).

- 좋은 민간치료: 벌침(마약처럼 반나절가량 피곤이 없다).[36]
- 안 좋은 음식: 배추김치·잎채소·샐러드·우유(설사).
- 안 좋은 건강식품[37]: 냄새가 강하거나 농도가 진한 한약(체한다), 냄새 역한 건강식
  품(두통 및 체기), 영양제 주사(몸이 오히려 더 아프고 힘들어 중도에 포기한다), 포
  도당캔디(두통이 심해져 못 먹음).

회상

10대 때부터 만성피로가 있어온 수양체질 환자. 이 사람도 역시 기허증
이 주증인 수양체질 케이스라고 할 수 있다. 소화기능의 중추인 위장이 가
장 작아서 소화를 잘 시키지 못하면 에너지 수급이 제대로 되지 않아 몸
에 항상 활력이 부족해질 수밖에 없는 것.

수양체질, 하면 항상 소화 관련 질환을 떠올리는데 생각보다 비뇨생식
기 질환이 많다는 것에 놀란다. 이 환자도 자궁근종으로 수술했고, 극심
한 생리통, 생리전증후군을 앓고 있다. 또 방광염이 자꾸 재발하고 몸이
항상 잘 부어 부종으로 고생하는 삶을 살았다. 신방광이 가장 큰 체질이
니 비뇨생식기의 기능이 좋을 것으로 생각하는데 그게 아닌 것이다. 역시
큰 장기건 작은 장기건 불균형이 심화되면 동일하게 병이 잘 생길 수 있다

---

36 벌침: 앞선 환자에서는 벌침으로 많이 붓는다는 증상이 있었는데, 여기 환자는 피로를 잠깐 동
안 가시게 해준다고 한다. 서로 모순되는 듯 보이므로 누가 맞다고 단정할 수는 없으나 일반적으
로 벌과 관련된 건강식품은 수양체질에 좋은 경우가 많으므로 벌침도 수양체질에 좋은 것이 아
닌가 추측해본다.

37 안 좋은 건강식품: 역한 냄새에 상당히 민감하게 반응하는 환자이지만, 앞에서 냄새에 민감한 수
양체질 환자의 사례가 있는 것으로 볼 때 수양체질에 강한 냄새가 나는 약재나 식품은 좋지 않
다는 것을 추론해 볼 수 있다. 복합영양제와 포도당은 수양체질에 좋지 않음이 여기서도 거듭 확
인된다.

는 걸 여기서도 재차 확인할 수 있다.

수양체질도 알레르기가 금체질에 비해 뒤지지 않을 정도로 많다는 점역시 이 환자의 사례에서 알 수 있다. 접촉성 피부염, 햇빛 알레르기, 화장품 알레르기, 먼지 알레르기, 알레르기 비염 등 각종 알레르기질환을 두루 가지고 있다.

약물이나 영양제에 대해서도 부작용이 적지 않다는 점도 눈여겨 볼 만하다. 피곤해서 영양제 맞으면 더 아프고 힘들어 끝까지 영양제를 맞아본적이 없었다는 경험담은 수양체질의 특징을 이해하는 데 또 하나의 중요한 포인트라고 생각한다.

에피소드 9

되새김질하는 사람

대강의 줄거리

주소: 식사 후 항상 되새김질을 한다. 양 무릎관절이 아프다.

손이 저린다. 목과 어깨가 뻐근하고 잘 안 풀린다.

과음한 후 설사를 자주 한다.

소변이 시원하게 나오지 않는다.

대변도 잔변감이 좀 있다.

설문의 다양한 해석의 지평

I. 땀이 주는 신진대사의 단서들

- 몸이 건강할 때는 땀이 거의 없다.

*땀이 없는 수양체질에 잘 부합하는 소견이다.

- 발에 특히 땀이 많다.

   *몸에는 땀이 없는데 손이나 발 같은 국소에 땀이 많다는 것은 체내에 독
   소(노폐물)가 많다는 사실이다.

II. 음식이 제공하는 귀한 정보

- 우유를 많이 마셔도 속이 불편하지 않다.
- 생선회를 많이 먹어도 속이 불편하진 않다.
- 잎채소 반찬만으로 줄곧 식사해도 허기지거나, 속이 거북하거나, 피
   곤하지 않다.
- 음식은 가리지 않고 뭐든지 잘 먹으며 별 탈 없다.
- 식탐이 많아 과식하고 속이 부대끼는 경우가 많다.

   *이상 대부분의 음식반응이 수양체질에 부합하지 않는다. 역시 체질진단
   이 쉽지 않은 경우다.

III. 알레르기 반응의 미묘한 암시

- 피부에 살짝만 자극을 주어도 자극받은 자국이 벌겋게 부어오르며 알
   레르기 반응을 보인다.
- 평소 피부가 건조해 가려움이 심하다.

   *이 두 문항은 피부가 민감한 수양체질에 잘 부합한다.

IV. 체형이 주는 전관적 이미지

- 아무리 먹어도 살이 안 찐다.
- 몸이 매우 말랐다.

＊위 두 문항은 마른 수양체질에 잘 부합하는 것들이다.

V. 대변의 체질적 프리즘

- 대변을 며칠 못 봐도 그다지 불편하지 않다.

    ＊대변을 자주 보지 않는 특성을 지닌 일부 수양체질에 잘 부합하는 소견
    이다. 이 경우 흔히 말하는 변비와는 달리 변보는 데 그다지 힘들어하지
    않는 경향이 많다.

VI. 과거와 현재의 단면들

- 폐결핵을 앓았거나 현재 앓고 있다.
- 역류성 식도염
- 류마티스관절염

주원장의 진단: 수양체질

치유로 나아가는 길

  체질침과 체질약 병행치료.

과정과 실재

  항상 식후 밥이 넘어와서 되새김질 한다. ＊체질침 및 체질약 치료 후 많
이 감소.

회상

  수양체질이 비위가 가장 작은 체질이라서 일어나는 가장 극적인 상황을

보여주는 케이스다. 극적인 상황이란 바로 되새김질!

독자들은 아마도 되새김질이란 말을 흔히 소라는 짐승을 통해서 들었으리라. 되새김질은 반추동물(反芻動物)에서 일어나는 특징적인 소화 방법이다. 반추(되새김)란 이미 삼킨 음식물을 다시 게워내어 재차 씹은 다음다시 위로 넘기는 것을 말한다. 대개 거친 풀이나 나무 같은 셀룰로오스가많은 식물을 먹는 동물들이 하는 식사법이다. (이런 반추동물의 특성으로부터 지난 일이나 언행을 돌이켜 생각해본다는 뜻이 파생됐다.)

소는 위가 4개나 있다. 첫 번째 위는 혹위로서 양(혹은 양곱창)이라고도한다. 이 부위는 소가 섭취한 음식이 맨 처음 저장되는 곳이다. 위의 모양새가 혹처럼 생겨서 그런 말이 붙은 것이다. 양곰탕을 양(羊, lamb)고기로 만든 곰탕으로 잘못 아는 경우가 종종 있는데 사실은 소의 첫 번째 위를 가지고 만든 것이다. 곱창집에서 말하는 양곱창도 양이 아니라 바로 소의 첫 번째 위를 일컫는다. 이 양 중에서도 특히 두툼한 부위를 양깃머리라고 하는데, '특양'이라고 해서 구워 먹으면 아주 맛있는 특수 부위에 속한다.

두 번째 위는 벌집위 혹은 그물위라는 것이다. 보는 각도에 따라 벌집처럼도, 그물처럼도 보이기 때문이다. 내장탕이나 순대국 같은 데서 발견되는 격자무늬의 어두운 색깔을 띠는 것이 바로 이 부위이다. 구이로는 별로 쓰지 않는다.

세 번째 위는 겹주름위로서 흔히 천엽(혹은 처녑)이라는 것이다. 음식물을 잘게 부수는 역할을 수행하는 부위이다. 이것은 익히기보다는 주로 날것으로 참기름에 찍어서 먹는 경우가 많다.

네 번째 위는 주름위로서 사람들에게 막창이라고 알려져 있다. 마지막위라는 뜻에서 막창이란 말이 생긴 것이다. 여기서 위산이 분비되어 음식물의 화학적 분해가 이뤄진다. 이 네 번째 위와 앞의 세 번째 위가 바로 인간의 위와 같은 작용을 하는 부분에 해당한다고 할 수 있다.

참고로 곱창집에서 말하는 곱창이란 위가 아닌, 소장을 말한다. 그리고 대창이란 대장을 말한다. 곱창 구이에서 잘린 호스처럼 생긴 원통형의 부위가 바로 곱창(소장)이다. 구워 먹으면 내장 점막에서 나오는 고소한 맛과 내장 조직의 쫄깃한 맛이 어우러져 형언하기 어려운 일품의 맛을 보인다. 사람들이 즐기는 순대란 바로 곱창, 즉 소장에 내용물을 채워 만든 음식이다.

대창은 주로 첫째 위인 양과 같이 먹는 경우가 많아 통칭하여 양대창이라고 한다. 대창은 직경이 크기 때문에 대개는 잘라 네모 나게 해서 나온다. 곱창집 간판에 보이는 곱창이니 양·대창이니 막창이니 하는 말을 이제야 좀 이해할 수 있을 것이다.

소가 음식을 소화하는 방식은 요약하면 다음과 같다. 맨 먼저 풀을 무작정 많이 뜯어서 첫 번째 위로 넘긴다. 여기에는 수많은 박테리아가 서식하고 있어 섭취한 음식물을 발효시킨다. 이 과정에서 많은 양의 가스가 발생한다고 한다. 그래서 소가 트림을 자주 하는 것이다(이 트림이 온실가스가 되어 지구 온난화의 주범이 된다고 외치는 사람들도 있다).

이렇게 미생물에 의해 어느 정도 발효가 된 음식물은 두 번째 위로 넘어간다. 두 번째 위는 첫째 위에서 넘어온 내용물을 저장하거나, 필요에 따라서는 다시 첫 번째 위로 되돌린다. 미생물에 의해 충분히 분해·발효된 음식물은 이제 셋째 위에서 다시 더 잘게 분쇄되고, 이후 네 번째 위에 도달하면 강력한 위산에 의해 화학적으로 더욱더 미세하게 해체되어 마침내 소장으로 전달된다.

소장에서는 본격적으로 수많은 소화효소를 분비하여 음식물을 초미의 분자 레벨로 미분해, 영양분을 흡수하며, 대장에서는 소장에서 대부분의 영양분이 흡수되고 남은 부산물로부터 마지막으로 수분을 다 **쫙쫙** 빨아들인 다음, 건조된 푸석푸석한 소똥으로 만들어 외부로 배출한다. 그런데 여기서 끝나지 않는다. 소똥은 말려서 좋은 연료로도 사용된다. 에너지 자원으로 활용되는 것이다. 그런 연후에야 비로소 하늘로 훨훨 산화되어 날아간다. 정말 머리부터 발끝까지, 아니 똥덩어리까지 버릴 것이 하나도 없는, 인간에게 진정한 자원의 보고라 하지 않을 수 없다.

소가 되새김을 하는 것은 바로 첫 번째와 두 번째 위에 저장된 음식물을 도로 게워내서 다시 씹는 것을 말한다. 이는 대개 쉬는 시간, 특히 밤중에 주로 한다고 한다. 이유는 포식자들을 피하기 위함이라는 것. 초원에 먹을 만한 풀이 눈에 보이면 앞뒤 안 가리고 우선 몽땅 뜯어 씹어재껴서 무작정 첫 번째 위에 들입다 채우는 것이다. 여기 저기 두리번, 두리번, 혹여 들이닥칠 수 있는 사자나 호랑이, 늑대, 표범 같은 흉포한 포식자들을 감시하면서. 이렇게 충분히 풀을 뜯어 먹은 다음엔 안전한 데에 가서 유유자적 느긋하게 첫 번째 혹은 두 번째 위에 저장된 음식물을 다시 게워내서 꼭꼭 씹어 재차 삼키는 것이다.

이 수양체질 환자는 이렇게 소처럼 음식을 올려서 다시 씹어 먹는다고 한다. 위가 약해서 한 번에 충분히 분해를 시키지 못하므로 고육지책으로 이렇게 하는 것이다. "가끔 그렇겠지! 우리도 가끔 과식하거나 뭘 잘못 먹으면 신트림도 하고, 그럴 때 가끔 음식물도 같이 올라올 수 있잖아! 그럼 어떡해! 다시 씹어 삼킬 수밖에!" 이렇게 생각할 수 있다. 그런데, 아니다. 가끔이 아니라 매번 그렇단다. 그래서 올라온 시큼한 음식을 다시 꼭꼭 씹어서 넘겨야 한단다. 소가 아닌 사람이 반추동물의 행태를 보이는 것이다. 이런 현상을 참 뭐라고 설명해야 할까? 8체질이 펼치는 8색의 파노라마에 나는 가끔 할 말을 잃고 만다.

수양체질식

"침이 잘 나오고, 소화 잘 되어 꼬르륵 소리 난다. 원래 소리 안 났다.[38]"

음식

백미: "백미가 제일 낫다. 현미, 찹쌀도 부대낀다.[39]"
옥수수: "옥수수 먹으면 몸이 좋다."

과일

사과(익힌 것): "삶아 먹으면 좋다. 생것은 부대낀다.[40]"
사과즙: "아침에 갈아 먹으니 좋다."

육류

소고기: "소고기 먹으면 몸이 좋다." "기운이 나고 의욕적으로 일을 한다."
"소고기 먹으면 허기가 가신다."
계란: "음식 중에 제일 낫다."
닭고기: "기운이 나고 의욕적으로 일을 한다." "먹으면 힘이 난다." "체중 2kg
감소, 몸 가벼워짐."

---

38 무력한 상태에 빠졌던 위장의 활성이 회복되어 나타난 현상으로 보인다.

39 현미는 소화에 좀 불편감을 초래할 수 있지만, 찹쌀은 사실 수양체질에 아주 좋은 곡식에 속한
다. 이 사람의 개인적인 의견에 국한되는 것으로 생각한다. 수양체질에 찹쌀은 최고의 소화제나
마찬가지라 할 수 있으므로 수양체질인 경우 소화가 잘 되지 않으면 찹쌀을 이용하는 것이 좋다.
찹쌀밥을 지어 먹거나 죽을 써서 먹으면 된다.

40 수양체질은 소화력이 떨어진 경우 생과일이 부담스러울 수 있다. 그런 경우 이렇게 과일을 익혀
서 먹으면 잘 소화할 수 있다.

오리: "오리 먹어도 탈 없다."

생선

홍어: "수술하고 흑산도 홍어 50% 삭힌 것 먹었는데 속 편하고 좋았다.[41]"

조기: "생선 중 (조기가) 제일 낫다.[42]"

양념 및 소스

고추[43]: "부종이 감소한다." "소화 안 될 때 먹으면 좋다."

카레: "속 편하고 좋다."

후추: "속이 개운하고 좋다."

케첩: "속이 좋다."

채소

감자[44]: "집에 가서 감자 먹고 일찍 잤더니 후비루가 좀 좋아졌다." "몸이 따

　　뜻해진다."

으깬 감자(mashed potato): "먹으면 몸이 좋다."

---

41 홍어는 잘 삭힌 것은 괜찮은 것 같다. 하지만 생것은 소화장애를 일으킬 수 있다.

42 수양체질엔 생선이나 해물이 대부분 맞지 않은 경우가 많다. 개중에 나은 것이 조기나 굴비 같
　　은 몇몇 생선이다.

43 수양체질에 고추는 혈액순환제고 소화제다. 우리나라 음식에 고추 쓰는 게 상징적인 것처럼 얘
　　기하는데, 사실 고추가 잘 맞는 체질은 이 수양체질과 뒤에 오는 수음체질, 두 체질에 국한되는
　　얘기다(목체질은 보통 정도의 적합성을 갖는다). 다른 체질은 아주 해롭거나 약간 해롭거나 아
　　니면 그저 그렇다.

44 유럽에 아일랜드나 독일 같은 나라 보면 감자를 거의 주식처럼 먹는 걸 볼 수 있다. 그만큼 감자
　　가 탄수화물의 공급식품으로 주요한 역할을 하고 있다. 아마도 그런 나라의 다수는 목체질과 여
　　기 수체질인 사람이 많을 것이다. 수체질은 식생활에서 이 감자를 잘 활용하는 지혜를 발휘하는
　　것이 좋다는 생각이 든다. 소화에도 좋고 영양도 풍부하니.

시금치[45]: "몸에 제일 낫다."

무[46]: "제일 좋다."

도라지: "먹으면 진짜 속이 편하다."

토마토[47]: "아침에 갈아먹으니 좋다."

쑥갓: "머리가 맑아지는 느낌이다."

기타

사과와 꿀: "사과와 꿀을 2년 정도 계속 먹고 몸 많이 좋아졌다."

홍차: "대변이 좋아졌다."

루이보스티: "신경 쓰면 방광염 심했는데 루이보스티로 좋아졌다."

타피오카(tapioca) 버블티[48]: "티에 토핑해서 먹으면 되게 개운하게 변 잘 나온다."

---

[45] 수체질에 잎채소가 대체로 해로운데 유독 시금치가 괜찮다는 사람들이 종종 눈에 띈다. 이런 특별한 식품은 매우 소중한 것이다. 시금치는 샐러드보다 데쳐서 나물로 먹기를 권장한다.

[46] 수체질에는 잎채소보다 대체로 뿌리채소가 좋다. 앞의 감자를 위시하여 여기 무, 그리고 다음 도라지까지 수체질의 주요 뿌리채소를 식생활에 잘 이용하길 바란다. 생으로 먹기보단 항상 익혀 먹는 습관 잊지 말고.

[47] 최근 스페인과 이태리를 여행 갔는데 이들 나라는 토마토의 천국이라는 생각이 들었다. 음식 마다 토마토가 꼭 등장하고, 광란의 토마토 축제로 도시마다 성시를 이루고... 이 나라들에도 필히 수체질이 많이 살 거라는 확신이 들게 한다. 이 토마토 역시 영양소가 풍부하고 위장에도 아주 좋은 식품이므로 수체질에 적극 권한다. 카로틴, 비타민C, 비타민$B_1 \cdot B_2 \cdot B_6$, 칼륨, 인, 포도당, 과당 등의 영양소가 고루 함유돼 있고, 그 중 특히 풍부한 항산화물질인 카로티노이드 색소인 라이코펜(lycopen)은 항산화 작용이 탁월하여 노화방지, 피부미용에 각광받고 있다. 나날이 늙어가는 사람 그리고 매일 예뻐지고 싶은 사람들(결국 모든 사람)에게 강추한다. 토마토 많이 먹으면 일신 우일신(日新又日新)이 저절로 이뤄질 수 있으니!

[48] 타피오카: 브라질 북부 및 동북부와 남미 전역에서 주로 나는 카사바(cassava)라는 식물의 알 뿌리에서 채취한 녹말가루를 말한다. 이것으로 만든 것이 요즘 각광받고 있는 타피오카 버블티로서 부드럽고 쫄깃한 식감이 특징이다. 감자나 고구마에 비해 매우 저렴한 가격 때문에 이것이 유행하기 오래 전에 이미 우리나라에서 생산되는 대부분의 희석식 소주의 주원료로 이 타피오카가 사용되고 있었다.

닭죽: "속이 부드러워진다."

닭발+찹쌀죽: "먹으면 몸이 좋다."

카레+당근·감자: "카레 먹으면 속 편하고 좋다. 카레에 당근, 감자 넣고 밥 없이 먹어도 좋다."

약간 얼큰한 음식: "몸 따뜻해진다."

소식: "한 끼에 한 숟갈밖에 안 먹는다. 너무 신기하다. 밥을 이렇게 적게 먹고도 살 수 있구나, 하는 걸 느꼈다."

소음인(수체질) 식사: "전에 변이 무르게 연변, 잔변감 많았다. 3·4개월 전부터 소음인으로 식사 바꿔서 변이 신기하게 단단하게, 시원하게 나온다."

건강식품·영양제·건강법 등

대추와 생강: "자주 먹으니 오줌발이 세졌다.[49]"

꿀: "속 부글거리거나 불편 시 뜨겁게 마시면 금방 가라앉는다.[50] 꿀 중독 될 것 같다."

옻닭: "옻닭 먹으면 여름 더위 가신다.[51]"

삼계탕[52]: "따뜻하고 편안한 느낌 든다." "몸이 따뜻해진다."

---

49 이게 사실이라면 이건 정력제일 가능성도 상당히 높아진다. 수양 혹은 수음체질에 국한되는 이 야기이므로 다른 체질들은 괜한 관심가지면 안 된다.

50 이 사람에게 꿀은 소화제와 같다.

51 옻닭이 더위를 가시게 한다는 건 상식을 깨는 말처럼 들린다. 옻이나 닭이 열이 성한 식품이기 때 문이다. 그래서 전통적인 한열의 개념으로만 이것을 설명하기 어렵다. 체질의 장부구조를 도입해 야 근본적인 이해가 가능하다. 옻이나 닭은 비위를 보하는 약성을 가진다. 기혈로 말하면 보기의 효능이 있다. 옻닭은 수양체질의 가장 작은 장부인 비위의 기를 보하여 냉한 위를 따뜻하게 활성 화한다. 그래서 인체의 표(겉)가 시원하게 느껴져 상대적으로 더위를 못 느끼게 하는 것으로 이 해할 수 있다. 인체 내외의 열의 밸런스가 잡혀서 더위를 잊게 하는 것이다. 핵심은 장부의 균형 에 있고 내외의 평형에 있다.

52 삼계탕은 수체질에 가장 좋은 보양식이다. 다른 체질은 사실상 복날 들러리서서 식당 돈벌어주 는 조연의 역할일 위험성이 높다.

비타민B[53]: "비타민B 먹고 (전에 안 되던) 돼지고기, 맥주도 소화된다."

비타민C: "감기 안 걸린다."

마그네슘: "신경 안정 효과 있다."

마그네슘+칼슘+아연: "이것들을 먹고 생리 때 짜증나는 게 없어졌다."

인삼[54]: "자주 먹으니 오줌발이 세졌다." "기운 난다." "젊었을 때 많이 먹었고
안 좋다는 느낌 별로 없었다. 단기간으로는 힘도 나고 그랬다. 덜 지쳤다.
군대에서 구보하고 그럴 때." "체중 2kg 감소, 몸 가벼워졌다."

홍삼: "홍삼이 입에 달다." "홍삼차 먹으면 식체로 인한 두통에 좋다." "기운
이 난다." "두세 달 먹고 피부가 좋아졌다."

장뇌삼: "아주 효과 좋았다."

수양체질 「음식·건강식품·영양제·양약·한약·건강법」 부작용 사례 보고서

곡식

밀[55]: "밀가루 음식 하나도 안 먹는다. 그 후 체중은 그대론데 몸이 가볍다.
안 먹으니 좋다. 사람들이 다들 얼굴 피부가 좋아졌다고 한다." "밀가루
음식 먹으면 설사한다." "스파게티 먹으면 속 안 좋다." "밀가루 음식 먹으

---

53 비타민B도 수체질에 상당히 좋은 영양소이다. 체질적으로 비위를 튼튼히 하는 기능이 있다고
알려져 있다. 그런데 이렇게 돼지고기, 맥주가 소화 잘 된다고 자주 먹으면 안 된다. 언제든 댓가
를 톡톡히 치를 수 있다.

54 인삼이야말로 자타공인 수체질의 약재이다. 수체질이 아닌 사람이 인삼 너무 좋아하는 건 사리
에 맞지 않다. 대개는 돈 들여 건강 해치는 행위일 가능성이 높다. 홍삼도 그렇고 장뇌삼도 그렇고
산삼도 그렇다. 자기 체질 약재가 아닌 것에 너무 눈독 들이지 않는 것이 좋을 것이다.

55 밀가루 음식에 대한 부작용이 금체질 못지않게 많음을 알 수 있다. 수양체질(혹은 수음체질)은
우리 주식인 쌀을 먹어야 한다.

면 소화불량 온다.""밀밥 먹으면 거품뇨가 심하다.""라면 먹으면 심한 소화불량 생긴다.""밀가루 음식 먹으면 소화 안 되고 여드름이 난다.""밀가루 음식 먹으면 피부트러블 생긴다.""빵 먹으면 가스 찬다.""팥칼국수 먹으면 속이 부글거린다.""돼지고기만두 먹고 피부 가려웠다."

메밀[56]: "메밀알레르기가 있다. 냉면 먹고나면 입술 부르트고 두드러기, 숨쉬기 곤란해진다. 병원에서 주사 맞고 4시간 정도 후 호전된다.""메밀 먹으면 피부 트러블 올라온다.""저녁에 메밀국수(밀가루 섞인 것) 먹고 밤에 배고프면서 속 쓰려 깨서 뭐 먹었다. 팔꿈치도 가려웠다."

콩: "콩이나 두유 먹으면 설사한다."

채소

채소[57]: "잎채소 먹으면 대변 안 좋다.""채소 먹으면 설사하고 기운 없다. 특히 생채소 먹으면 복통 생긴다.""야채즙 처음에는 빈속에 머리 아프고 장이 좀 안 좋았는데, 낮에 먹으니 그런 것 없다. 1년 복용했는데 효과 잘 모르겠다."

배추김치, 잎채소, 샐러드: "배추김치나 잎채소 또는 샐러드 먹으면 설사한다."

오이[58]: "오이 먹으면 거품토 한다.""속이 계속 안 좋다. 계속 메스껍다."

고구마: "고구마 먹으면 속 부글거린다.

죽순: "죽순 먹으면 속이 불편하다."

---

56 메밀알레르기가 심한 체질이 바로 수체질이다. 심하면 호흡곤란까지 올 수 있고, 또 피부 가려움증이나 알레르기도 심하게 일어날 수 있다.

57 수체질은 잎채소가 대체로 좋지 않다. 다이어트를 위해 채식 식단을 주로 하면 체중감량도 잘 되지 않고 건강만 상하는 낭패를 볼 수 있다.

58 수체질에 오이는 상당히 좋지 않은 채소이다. 위장장애도 심할 수 있고 냉한 성질 때문에 추위를 유발할 수도 있다.

과일

감: "감 먹으면 당뇨가 심해진다."

블루베리[59]: "냉동 블루베리 먹고 체했다."

딸기: "딸기 먹으면 배가 아프다."

수박[60]: "수박 먹으면 설사하고 배가 차가워져서 안 먹는다." "겨우 2쪽 먹었
는데 새벽에 화장실 12번은 간 것 같다. 속이 부글거림. 잠 못 자 목도 안
좋고 콧물도 나온다. 그렇게 소변 많이 봤는데도 목이 안 마르다. 수박 먹
다보니 배가 차다는 느낌 들었다. 예전에는 몰랐던 느낌이다."

참외[61]: "설사하고, 손톱으로 속을 긁는 것 같은 통증, 떼굴떼굴 구를 정도로
심하다." "참외 먹으면 설사한다."

생선 및 해물[62]

생선: "생선 먹으면 팔다리에 두드러기 많이 난다." "생선 먹으면 몸이 차가
워진다."

광어회: "전에는 설사했는데, 체질치료를 받은 후에는 전과 다르게 비리고
메스꺼워 속이 울렁거린다."

날것: "날로 먹는 음식 먹으면 설사한다."

해물: "해물 먹으면 기운 없고 안 좋다."

간장게장: "두드러기 난다." "게장 먹으면 체한다."

---

59 블루베리도 안 좋은데 냉동이니 설상가상으로 안 좋다.

60 수박도 수체질에 매우 좋지 않은 식품이다. 위와 장이 냉해져 소화장애를 크게 앓을 수 있다.

61 참외가 가장 해로운 체질이 수체질이라고 할 수 있다. 심한 위장장애를 일으킬 수 있으므로 주의
를 요함. 여름철 과일의 대표인 수박과 참외가 가장 해로운 체질이 수체질이다.

62 생선이나 해물도 대부분 성질이 냉하여 비위가 약한 수체질에 매우 해롭다. 특히 회는 더욱 좋지
않고 갑각류나 조개류도 거의 다 해롭다. 특히 설익은 경우나 상한 것을 먹은 경우 심한 식중독
을 앓을 수 있으므로 항상 조심 또 조심.

새우: "20년 전 마른새우 먹고 두드러기 얼굴에 엄청 큰 것 나고 의식 잃고
　　쓰러져 응급실로 실려갔다."

생굴: "생굴 먹으면 설사한다."

조개, 새우: "조개나 새우 먹으면 속이 메스껍다."

갑각류: "갑각류 익히지 않은 것 먹으면 입과 목구멍이 부풀어 오른다."

육류

돼지고기[63]: "돼지고기 먹으면 설사한다." "돼지고기 속 안 좋다." "돼지고기
　　먹으면 몸 차가워진다." "돼지고기 소화 잘 안 된다." "햄 먹으면 속이 느
　　끼하다."

유제품

우유: "우유 마시면 설사한다." "우유 항상 설사한다." "우유 마시면 가스 찬다."

차

녹차: "녹차 마시면 헛배 부르고 아프고 몸이 차가워진다." "대변이 잦아진
　　다."

커피: "커피 마시면 소화 안 되고 여드름 난다." "커피 많이 마시면 몸 정말 안
　　좋다." "커피 과음하면 설사한다."

술

맥주[64]: "맥주 마시면 설사한다." "맥주 마시면 팔다리에 두드러기 많이 난

---

63 권도원 선생께서 수체질에 대해 설명할 때 돼지고기는 '독'이라고 한 것이 기억난다. 그만큼 해롭
　　다는 말이다. 특히 설익은 돼지고기나 상한 돼지고기는 재앙 수준의 부작용을 불러올 수 있다.

64 수체질에 술 중 가장 해로운 술이 맥주라고 할 수 있다. 찬 성질의 보리에다 차갑게 먹는 맥주의
　　특성 때문에 그러하다.

다." "맥주 마시면 속이 쓰려 안 마신다."

술: "술 마시면 속 안 좋고 숙취 심하다."

음식의 성질

찬 음식[65]: "찬 걸 먹으면 소화 안 된다." "찬 음료 마시면 눈에 통증이 오고
체한다." "찬 것 먹으면 거품토가 나온다." "찬 것 먹으면 설사 잘 한다."
"냉한 것 소화 안 좋다."

기름진 음식[66]: "소화 잘 안 된다." "튀김 먹으면 심한 소화불량 생긴다." "기
름진 음식 먹으면 다음날 얼굴에 여드름 난다." "기름진 음식 먹으면 피
부트러블 올라온다."

화학물질

비누: "목욕탕 가서 비누칠 하면 생식기가 간질간질해서 생식기에는 비누
안 쓴다.[67]"

냄새: "매연, 술냄새, 튀김냄새, 향수냄새, 사람냄새 등 역한 냄새에 구역질
난다."

AHA 및 BHA를 함유한 화장품: "피부트러블이 난다."

---

65 수체질은 뭐든지 익혀 먹고 뜻뜻하게 온도를 높여서 먹는 것이 상책이다.

66 비위가 약하여 기름진 음식에도 수체질은 부작용을 잘 일으킨다. 이런 면은 금체질과도 유사하
여 체질진단 시 감별진단에 특히 유의해야 한다.

67 이것은 체질적인 특성이라기보다는 개인적 특성으로 보인다. 생식기를 너무 철저히 세정하면 생
식기 내부에 서식하는 유익균도 유해균과 같이 사멸하므로 면역이 떨어져 감염이 잘 일어날 수
있다. 물로만 잘 세척해도 충분히 청결함을 유지할 수 있으므로 비누 같이 너무 과한 화학물질을
사용하는 걸 자제하는 것이 좋다. 질세정제 같은 것도 역시 과도한 사용을 자제하길 원한다. 이런
것을 자주 사용하는 것은 항생제를 자주 복용하는 것과 같이 면역을 심히 떨어뜨리는 행위이다.

기타

초콜렛: "초콜렛 먹으면 피부트러블 올라온다."

물: "물 안 마신다. 마시고 싶지 않다.[68]" "신장결석이 3·4회 재발해서 물 많이 먹으라는 말 듣고 물 많이 먹은 다음 소화불량이 생겼다."

과식[69]: "배가 아프고 구토한다." "과식하면 소화장애 생긴다."

정크푸드[70]: "정크푸드 먹으면 힘이 없다."

혼합: "치킨, 오징어, 맥주를 같이 먹으면 체하고 두통 온다." "고시히카리+밀가루+커피 먹고 두통, 속쓰림, 구역감 있었다."

뷔페 음식: "뷔페 음식 먹고 가슴 두근거리고 힘들었다."

모시송편: "모시송편 먹고 설사했다."

흐린 날씨: "무릎 등 관절이 안 좋다."

고층아파트: "고층 아파트 살면 두통 있다."

찬바람: "찬바람 알레르기 있었는데 체질치료 후 없어졌다. 전에는 찬 데서 따뜻한 데로 가면 피부알레르기 있었다."

잦은 대변: "대변 자주 보면 힘이 없다."

건강식품

스쿠알렌, 오메가3[71]: "계속 트림 나온다."

포도당캔디[72]: "두통 심해 못 먹는다."

---

68 거듭 말하지만 수체질은 물을 억지로 먹을 필요가 거의 없다.

69 과식이 가장 해로운 체질이 바로 수양과 수음체질이다.

70 햄버거나 핫도그 같은 인스턴트식품을 말한다. 질 낮은 식재료에 해로운 첨가제가 많이 든 즉석식품들.

71 수체질은 생선기름이 맞지 않는 체질이다.

72 포도당에 수체질이 잘 맞지 않다는 사람이 생각보다 많다. 포도당은 금체질에 가장 좋고, 다음으

퀴놀린믹스(quinoline mix)[73]: "알레르기 일어난다."

양약

스테로이드제: "스테로이드제 복용하면 혈당이 크게 오른다."

아세트아미노펜(acetaminophen)[74]: "복용하면 몸이 안 좋다."

타이레놀: "타이레놀만 먹으면 알레르기비염처럼 (증상) 나온다." "타이레놀
　　먹으면 구토 서너 번 한다."

항생제: "인후염 치료 시 항생제 먹고 몸이 부은 적 있다."

양약: "양약은 다 싫다."

영양제[75]

종합비타민제: "먹으면 복통 온다."

영양제주사: "몸이 오히려 더 아프고 힘들어 중도에 포기한다."

포도당주사: "포도당주사 맞다가 부종 때문에 중단했다."

아로나민골드[76]: "몸이 엄청 불편해지고 밥을 못 먹겠다." "아로나민골드 먹
　　으면 트림 많이 나온다."

글루코사민: "두드러기 난다."

로 토체질에 좋은 것으로 생각한다.

73　퀴놀린믹스: 항균합성물 복합체(synthesis antibacterial agents)로서 부신피질호르몬(스테
　　로이드의 일종)과 조합하여 피부감염증인 습진, 무좀, 완선, 백선 등을 치료하는 약물이다. 항
　　염, 항진균, 항균제로서 사용되어 위장관염이나 질멀도 치료한다.

74　소염진통제의 일종.

75　수양체질은 대체로 비타민류의 영양제에 부작용이 많은 편이다. 그뿐 아니라 각종 영양제가 믹스
　　된 영양주사나 심지어 포도당주사도 좋지 않은 반응을 보인다. 상당히 의외라고 생각한다. 가장
　　안전한 게 그나마 비타민B인 것 같다. 이 체질은 영양제 욕심은 접는 게 좋을 것이다.

76　비타민B₁·B₂·B₆, 비타민C, 비타민E가 섞여 있는 영양제. 이 중 비타민E가 수체질에 부작용을
　　일으키는 주범으로 생각한다.

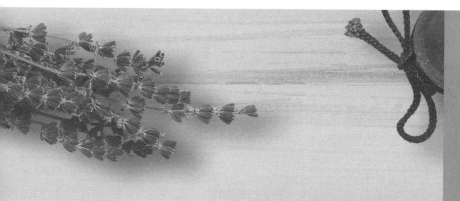

여덟째 가름

수음체질
보고서

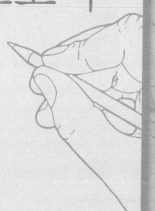

수음체질의 특징

장부대소구조

신·방광〉간·담〉심·소장〉폐·대장〉비·위

체형의 특징

마르거나 보통 체격인 사람이 많다. 심한 비만은 별로 없다.

음식과 관련된 특징

일반적으로 육식을 매우 좋아한다.

채소나 과일을 싫어하는 사람이 많으며, 생선이나 해물도 그다지 선호하지 않는다.

과식하면 탈이 잘 나므로 대개는 적게 먹는 편이다.

기름진 음식, 밀가루 음식, 우유에 소화 장애를 일으키는 사람이 많다.

돼지고기에 체하는 사람이 많지만, 위가 많이 나빠지기 전에는 그런 증상을 일으키지 않는 경우도 흔하다.

차가운 음식을 먹으면 속이 불편한 사람이 많으며, 특히 빙과류나 냉수, 맥주, 보리밥, 참외, 수박과 같이 비위를 냉하게 하는 음식에 배탈이 나는 사람이 흔하다.

대개 고추나 마늘과 같이 매운 음식을 먹으면 소화가 잘 되고 몸 컨디션이 좋아진다.

체질식을 지키지 않을 경우 나타날 수 있는 질병의 특징

체질에 맞지 않은 음식이나 찬 음식을 먹었을 때, 또는 과식했을 때 설사하는 경우가 종종 있다. 특히 돼지고기나 생선, 해물 등을 많이 먹으면 심한 설사병을 앓을 수 있다. 체하거나 설사를 하는 경우 기력이 많이 저하된다.

과식을 자주 하면 중증의 위하수증이 발생할 수 있다(위하수증은 다른 체질에도 나타날 수 있지만, 특히 이 체질에 심하게 나타날 수 있다).

상습적으로 구토를 하는 사람도 있는데, 음식을 먹을 땐 문제가 없으나 먹은 후 일정 시간이 지나면 토하는 사람이 있다(아침에 일어나 전날 먹은 음식을 토하는 경우가 이에 해당되는 예이다).

배가 찬 공기나 물에 노출되면 설사를 하는 사람이 있다. 평소 설사를 자주 하고 변비는 거의 없는 사람이 있는가 하면, 반대로 평소 변비는 있으나 설사는 거의 하지 않는 사람이 있다.

두드러기, 피부묘기증, 금속·먼지·꽃가루알레르기 등을 일으키는 사람이 있다. 새우나 게 등 갑각류에 알레르기가 있거나, 문어나 조개 등 해산물에 알레르기가 있는 사람도 있다. 알레르기성 비염을 가진 사람도 드물지 않다.

스트레스에 민감하며, 스트레스가 오래 지속되거나 소화 장애가 심할 때 가슴이 답답하거나 두근거리는 사람이 있다.

머리에 땀이 흠뻑 젖을 정도로 두부에 땀이 많이 나는 반면, 그 아래에는 전혀 땀이 나지 않는 사람이 있다. 겨드랑이나 사타구니, 손발바닥 등 국부에 땀이 많은 사람이 있다. 긴장하면 특히 손바닥에 땀이 흥건히 젖는 사람이 있다.

가슴이나 머리 등 신체 상부는 뜨겁고 복부와 손발 등 신체 하부는 매우 찬 사람이 있다.

수음체질 케이스 스터디

에피소드 1
회 먹고 위가 멈췄다

대강의 줄거리

주소: 최근 회 먹고 심하게 체한 후 소화불량이 계속 있다. 체기가 계속 있고, 어지럽고 토할 것 같다. 어떤 걸 먹어도 명치까지 내려가는 데에 아픔을 느낀다. 차라리 빈속이 편하다. 화장실에서 변을 보면 토할 것 같은 느낌과 어지럼증이 완화된다.

체한 후 숨 쉴 때마다 등도 아프고 어깨도 조여 오듯 아프다.

일주일 정도 소화불량이 지속되면 얼굴 피부가 까칠해지고 턱 쪽에 여드름이 난다.

굉장히 피로하다.

체한 후 알레르기 비염도 생겨 1주일 정도 지속되고 있다.

알레르기 결막염은 3·4일 됐다.

생리불순이 있어 생리주기가 너무 불규칙하다. 생리통도 심하다.

설문의 다양한 해석의 지평

I. 땀이 주는 신진대사의 단서들

- 건강할 때는 땀이 거의 없다.
- 목욕탕에서 땀을 빼고 나면 몸이 오히려 나빠진다.
- 긴장만 하면 손에 땀이 흥건해진다.

- 목욕탕에서 땀을 많이 빼면 어지럽다.
  *이상 모든 땀의 반응은 수음체질에 잘 부합한다.

II. 음식반응

- 고기나 기름진 음식을 먹으면 속이 매우 거북하다.
  *수음체질은 돼지고기를 제외한 대부분의 고기가 좋은 체질이다. 다만 기름기가 많은 부위보단 살코기 위주로 먹는 것이 좋고, 식용기름도 참기름이나 약간 쓰는 것이 좋다. 그렇지 않고 기름진 상태로 먹으면 소화장애가 일어날 수 있다. 이 환자는 위가 너무 약해져서 이로운 음식인 고기마저 잘 소화하지 못하고 있다.
- 밀가루 음식을 먹으면 속이 거북하거나 얼굴에 뭐가 잘 난다.
- 밀가루 음식을 먹으면 생목 또는 신물이 잘 올라온다.
- 돼지고기를 먹으면 속이 매우 불편하다.
- 생선은 비려서 거의 안 먹는다.
- 맥주를 마시면 십중팔구 설사한다.
- 보리밥을 먹으면 설사하거나 속이 불편하다.
- 참외를 먹으면 속이 불편하거나 설사한다.
- 수박을 먹으면 소화가 잘 되지 않는다.
- 냉한 음료나 찬 음식을 많이 먹으면 설사하거나 속이 불편해진다.
- 라면을 먹으면 설사하거나 속이 불편하다.
- 피자를 먹으면 체하거나 속이 불편한 경우가 많다.
- 자장면을 먹으면 속이 거북하다.
- 식탐이 많아 과식하고 속이 부대끼는 경우가 많다.
- 밥맛이 없을 때는 종종 식사를 거르다가, 배고플 때 한 번에 몰아서 많

이 먹는 버릇이 있다.

- 병나거나 몸이 안 좋으면 대개 식욕이 먼저 뚝 떨어진다.
- 채소와 생선, 해물을 주로 한 식사를 계속했더니 몸이 더 좋지 않다.
- 돼지고기나 소고기보다 닭고기를 먹었을 때 가장 힘이 난다.
- 소고기는 먹는데 돼지고기는 거의 안 먹는다.
- 신 김치를 못 먹는다.
- 오징어를 먹으면 잘 체한다.
- 조개 먹고 크게 탈이 난 적이 있다.

  *이상 21개 문항의 음식반응은 수음체질에 잘 부합한다.

- 커피를 마시면 손이 떨리거나 가슴이 두근거린다.
- 평소 커피를 자주 마시는데도, 오후에 마시면 잠이 잘 안 온다.

  *이상 두 문항에서 보듯이 수음체질에도 커피에 민감한 사람들이 자주 보인다.

III. 알레르기 반응의 미묘한 암시

- 귀걸이나 목걸이에 금속 알레르기가 있다.
- 금속 허리띠나 허리고무줄이 닿는 부위가 가렵거나 피부 알레르기를 일으킨다.
- 먼지가 많은 곳에 가면 알레르기를 일으킨다.
- 평소 피부가 건조해 가려움이 심하다(특히 가을이나 겨울에).
- 간장계장에 알레르기가 있다.

  *이상 모든 항목들이 알레르기가 심한 수음체질에 대체로 잘 부합한다. 수음체질도 체질이 맞지 않은 섭생을 할 경우 알레르기에 시달릴 수 있다는 말이다.

IV. 약으로부터의 깨달음

- 비타민제를 복용하면 오히려 몸이 좋지 않다.
- 인삼을 먹으면 몸이 확실히 좋아진다.
- 홍삼은 별로 효과가 없는데, 인삼은 효과가 좋다.

    *이상 세 문항은 수음체질에 대체로 잘 부합한다.

V. 대변의 체질적 프리즘

- 평소 대변이 가늘거나 무른데도 시원하게 안 나오는 경우가 많다.
- 과식하면 꼭 설사한다.

    *이상 두 문항은 설사나 무른 변을 자주 보는 수음체질에 잘 부합한다.

VI. 과거와 현재의 단면들

- 스트레스를 받고 식사하면 잘 체한다.
- 배를 차가운 상태에 노출하면 설사한다.
- 역류성 식도염

    *이상 세 문항은 소화기가 약한 수음체질에 잘 부합하는 증상들이다.
- 눈이 항상 건조하고 피로하다.
- 평소 입술이 잘 갈라진다.
- 저혈압

    *이상 세 문항은 기허증이 잘 나타나는 수음체질에 대체로 부합한다.
- 알레르기 비염

    *수음체질도 알레르기가 적지 않음을 알 수 있다.
- 계속 재발하는 방광염
- 극심한 생리통

*이상 두 문항은 수음체질 역시 비뇨생식기 질환으로부터 자유롭지 못함을 보여준다.

주원장의 진단: 수음체질(수양체질과 감별 요함)

치유로 나아가는 길

체질침 및 체질약(녹용 포함) 치료.

과정과 실재

회를 먹고 크게 체한 후 소화불량 계속된다. 1주일가량 아무 것도 못 먹고 있다. *체질침 맞고 많이 나아졌다. 아침에 사과요구르트 먹고 체기가 쑥 내려갔다고 함. 이후 무른 변을 봤다. 등 쪽이 바늘로 찌르는 느낌처럼 불편감이 있어 바르게 눕지 못한다. *체질침과 체질약 치료 후 누울 수 있게 됨. 가슴 부위 조이는 느낌 있어 큰 숨이 안 쉬어진다. 조금만 과식해도 소화 안 된다[1]. 저녁에 먹은 게 아침까지 소화가 안 된다. 그럴 땐 붓고 아침에 컨디션이 안 좋다. 트림 자주 하고 가끔 토한다. 체한 후에 가슴 두근거림 생긴다. 체질침 치료 후 두근거림 없어짐.

피곤이 심하다.

한포진 있어 가끔 손발바닥에 물집 생긴다.

체한 후 알레르기 비염이 생겨 계속 재채기한다.

손발에 열이 많아졌다.

---

1 소화불량: 어렸을 때 식욕이 거의 없어 하루 종일 아무 것도 안 먹다시피 했다고 한다. 외가 쪽이 다들 식욕이 없다고 함.

- 좋은 음식: 삶은 닭(소화 잘 됨), 상추+숯불닭갈비(소화 잘 되고 대변도 잘 봄), 사과요구르트(체기가 내려갔다).
- 좋은 날씨: 비오는 날(컨디션 좋다).[2]
- 안 좋은 음식[3]: 돼지고기·밀가루 음식(소화불량, 체함), 참외·딸기(설사), 바나나(변비), 생갑각류(식도부터 위까지 붓는 듯한 알레르기 심하게 발생), 회·조개류(체함), 커피(불면), 팥빵·호박빵·닭튀김(체한다), 라떼(심한 설사가 나서 영혼까지 빠져나가는 느낌).
- 안 좋은 약: 양약(부작용 혹은 속이 불편해짐).
- 안 좋은 환경: 여름(가장 힘든 계절)[4], 쉬는 날(소화가 오히려 안 된다).

회상

위가 좋지 않은 수음체질의 대표적인 케이스다. 환자는 회를 먹고 급체한 후 심한 복통과 체기가 지속되는 증상이 생겨 주원장한의원에 내원했다. 수음체질엔 회와 같은 날것이 매우 해롭다. 생선 그 자체도 해로운데, 그것을 익히지도 않고 먹은 것은 말하자면 설상가상 같은 행위이다. 수음체질은 비위, 그 중에서도 특히 위가 가장 냉하고 허약하여 과식, 날것, 찬음식의 3가지 행위를 철저하게 금기해야 한다. 수음체질이 이를 어기면 겪

---

2 비오는 날: 비오는 날에 컨디션이 좋다는 것은 특이한 일이라고 생각한다. 체질적 연관성은 없는, 개인적 특성 같다.

3 안 좋은 음식: 돼지고기, 밀가루 음식, 참외, 딸기, 바나나, 생갑각류 외 조개류, 팥빵, 호박빵, 닭튀김, 라떼는 모두 수음체질에 해로운 것들이므로 금하는 것이 좋다. 커피도 불면을 일으킨다면 역시 피하는 것이 상책이다. 닭은 튀김은 매우 해롭다. 삶은 거나 구운 거를 권한다.

4 여름: 수음체질인 환자가 여름이 가장 힘든 계절이라고 한 것은 평소 기가 상당히 허한 상태이기 때문으로 생각한다. 기가 허하면 땀을 잘 흘리게 되는데 수음체질이 땀을 흘리는 건 계속 기가 누설됨을 뜻한다. 더위를 막기 위해 에어컨을 쐬면, 기가 부족해서 추위를 많이 타는 수음체질로부터 거듭 양기를 뺏는 결과를 가져온다. 이러지도 저러지도 못하는 진퇴양난의 지경에 빠질 수 있다.

게 되는 치명적 경우를 이 환자는 가감 없이, 있는 그대로 보여주고 있는 것이다. 즉 배가 심하게 아프고, 토할 것 같고, 체기가 계속 내려가지 않고, 가슴이 답답하여 숨 쉬기가 힘들고, 등짝(명치의 대척점 부위)이 아프고, 어지럽고, 기력이 없고, 도무지 뭘 하고픈 의욕이 없게 된다.

이 환자는 외가 쪽의 체질을 따른 것으로 추측된다. 죄다 먹는 것과는 담을 쌓고 사는 사람들인 것이다. 아마도 수음체질일 것인데, 이들은 위의 활성이 극히 낮아서 먹는 것을 마치 죽는 것처럼 싫어하는 경향이 있다. 그런데 환자의 엄마는 이 환자가 어렸을 적에 밥을 안 먹는다고 화를 내고 심하게 혼을 냈던 것 같다. 엄마 마음이야 자식을 위한다는 안타까운 마음에 그렇게 했겠지만, 사실 그러한 음식의 강요는 어린 아이에게 득보다는 실이 훨씬 많다. 위나 장 같은 소화기관에도 물론 좋지 않지만, 먹는 것에 대한 혐오나 공포심 같은 심리적 반감이 고착될 수 있어 정신적으로도 아주 좋지 않다. 먹는 것이 말 그대로 즐거워야 하는데 허구 헌 날 야단이나 맞는 빌미가 되니 도대체 먹는다는 행위에 무슨 아름다운 정서가 형성될 수 있겠는가!

근래 내원하고 있는 어떤 환자는 한의원에 올 때마다 딸이 도대체 음식을 거의 먹지 않는다고 걱정이 태산이다. 이 때문에 스트레스를 엄청 받고 우울증까지 생겼다고 한다. 뱃가죽이 등에 달라붙을 정도로 말 그대로 해골 같은 상태인데도 살찔 것이 두려워 뭘 먹지를 않는다고 한다. 부모 입장에서는 얼마나 속이 타겠는가! 가만 들어보면 딸의 증상은 거식증(anorexia nervosa)과 유사하다. 이 병은 살이 찔 것에 대한 두려움 때문에 의식적으로 먹는 것을 거부하는 병이다. 70년대를 풍미했던 남매 듀엣 카펜터스(Carpenters)의 리드 싱어 카렌 카펜터(Karen Carpenter, 1950-83)가 이 병으로 사망했다고 한다. 거식증은 심한 경우 이렇게 생명을 위협할 수 있는 위중한 병이다.

이는 물론 지금 여기 수음체질 환자의 어린 시절에 겪은 식욕부진의 경우와는 거리가 있다. 이 환자는 수음이라는 체질의 장부구조적 특성 때문에 선천적으로 식욕이 없어 그렇게 먹으려고 하질 않았던 것이다. 따라서 수음체질이 별로 먹지 않는 경향은 아주 극단적으로 심한 경우가 아니라면 병이 아니다. 다만 수음체질(이나 혹은 수양체질) 중에 종종 이런 거식증에 걸릴 수 있는 가능성이 다른 체질들보다는 상당히 높으므로 이 점은 깊이 유념해야 한다.

이 환자는 급체로 인해 위나 장 같은 소화기관의 병뿐만 아니라 비염과 같은 알레르기 질환도 얻었다. 그래서 가래가 나오고 재채기가 계속 나온다. 급체가 알레르기 비염을 유발했다는 말인데 직접적인 요인이라기보다는 간접적인 요인이라고 볼 수 있다. 즉 급체로 인해 기가 허해져서 면역이 교란된 바람에 알레르기 비염이 발생한 것이다. 하여튼 알레르기 비염이야말로 모든 체질이 다 걸릴 수 있는 알레르기 질환의 대표 주자인 것은 의심의 여지가 없다.

에피소드 2
항상 체하고 머리 아프다

대강의 줄거리

주소: 자주 체한다. 일단 체하면 머리부터 심하게 아파 소화제를 먹어야 한다.

주소: 몸이 너무나 피곤하다. 아침에 얼굴 하얘지면서 주저앉은 적도 있다. 만성피로. 올여름 머리에서 땀이 무척 많이 났다.

설문의 다양한 해석의 지평

I. 땀이 주는 신진대사의 단서들

- 강한 햇볕에서 땀을 많이 흘리며 운동하면 속이 메스껍고 머리가 아프다.
- 전에는 땀이 별로 없었는데 나이가 들면서 많아진다.

  *위 두 문항은 대체로 수음체질에 부합하는 것들이다.

II. 음식이 제공하는 귀한 정보

- 잎채소 반찬만으로 줄곧 식사해도 허기지거나, 속이 거북하거나, 피곤하지 않다.

  *이 문항은 수음체질에 잘 맞지 않는 반응이다.
- 커피를 마시면 금방 기운이 난다.

III. 과거와 현재의 단면들

- 화가 날 때 또는 스트레스 받고 식사하면 잘 체한다.

  *스트레스에 약한 수음체질에 잘 부합하는 증상이다.
- 수술 또는 상처로 인한 켈로이드(cheloid) 피부증상이 있다[5].

주원장의 진단: 수음체질

치유로 나아가는 길

체질침과 체질약 병행 치료.

---

5   켈로이드: 환자의 경우 제왕절개 자국으로, 7·8년 후 없어졌다고 한다.

과정과 실재

만성피로.

소화불량, 속이 불편함. 식욕이 없다. *체질침 맞고 계속 트림 나오면서 속 편안해짐. 체질약 먹고 식욕을 느끼게 됨.

숨이 안 쉬어져 자꾸 한숨 쉬게 된다. *체질치료 후 숨쉬기 좀 나아짐.

허리 삐끗했다. 체질침 맞고 좋아짐.

무릎이 아프다. 특히 계단에서. 등 아프다. 체질치료 후 호전.

오른팔 결림. 잘 때 저린다. 뒷목, 팔, 어깨도 아프다. *체질치료 후 통증과 저림 많이 감소.

냄새에 아주 민감해졌다. 히터 냄새, 담배 연기 등에 바로 반응한다.[6]

::: 환자의 식탁 등 :::

• 좋은 음식: 김칫국(속 안 좋을 때 마시면 편안해짐).[7]
• 안 좋은 음식[8]: 돼지고기+생야채(복통 심함), 팥·두유(저녁 내내 속이 안 좋았는데 김칫국 좀 마셨더니 가라앉음), 호두과자(숨쉬기 불편), 녹차(속 안 좋다), 오징어(소화 되게 안 된다), 과식(소화불량 심하다).

회상

환자가 초진 당시나 이후 쭉 내원하면서 호소한 주 증상은 하루가 멀다 하고 빈번하게 체하는 위장의 문제와 그로 인한 극심한 두통, 오른팔의 통

---

6 냄새 민감: 이 환자도 냄새에 민감하다고 한다. 수음체질도 수양체질처럼 냄새에 민감할 수 있는 조건을 갖췄다고 할 수 있다. 비위가 약하면 역한 냄새에 민감할 수밖에 없다.

7 김칫국: 김치가 잘 발효되어 유산균이 가득한 국물이 속을 편하게 한 것으로 보인다. 가능하면 배추김칫국보다 무김칫국이 더 좋을 것이다.

8 안 좋은 음식: 돼지고기, 생야채, 팥, 두유, 호두과자, 녹차, 오징어는 모두 수음체질에 해로운 것들이다. 건강을 위해서 피하는 것이 상책이다.

증, 그리고 만성피로였다. 수음체질로서 소화불량은 익히 예상되는 증상 이라고 할 수 있다. 체하고 나서 심한 두통이 오는 것도 흔히 발생할 수 있는 증상이다. 특기할 만한 것은 숨쉬기가 힘들어 자주 한숨을 쉰다고 한 것이다. 그런데 이 역시 심장이나 폐의 문제라기보다는 소화계 질환과 연관된 증상이라고 할 수 있다. 위장의 기능이 떨어져 위의 운동이 저하되면 위에 가스가 차게 되고 그 영향이 바로 위에 있는 횡격막을 압박하여 숨 쉬는 것이 원활하지 않게 되는 것이다. 체질치료를 통해 소화기가 치료되면 트림이 나오면서 호흡이 금방 정상화되어 숨쉬기가 편해지는 것을 보면 쉽게 알 수 있다.

이 환자는 등이나 허리, 무릎 등 근골격계의 증상도 자주 호소했는데, 특히 오른팔의 통증을 줄곧 피력했다. 정도가 심해서 잘 때 특히 아파 그쪽으로는 돌아 눕지 못할 정도였다. 양상이 오십견과 비슷해서 치료가 속히 되지는 않았지만 꾸준한 침 치료로 많이 호전되었다.

만성피로는 그녀가 다니는 직장의 업무과다로 인한 것이므로 체질과 관계없이 직장인이나 사업자가 다들 겪는 문제지만, 수음체질은 특히 소화장애로 인해 발생하는 기허증이 다른 체질들보다 상대적으로 잦은 편이어서 무기력증을 곧잘 호소한다. 평소 체질식을 철저히 하여 소화기능을 계속 정상적으로 유지하는 것이 건강의 최우선 과제라 할 수 있다.

저녁에 먹은 것 아침에 토한다

대강의 줄거리

주소: 뒷목이 뻐근하다.

주소: 손목 일을 많이 해서 손목이 자주 아프다.

잠을 잘 못 잔다. 불면증.

자궁근종 있다.

몇 년 후

주소: 평소 잘 체한다. 저녁에 먹은 것 아침에 토한다.

주소: 장이 안 좋아 설사 자주 하고, 가스가 잘 찬다. 멀미 심하다.

설문의 다양한 해석의 지평

I. 땀이 주는 신진대사의 단서들

- 건강할 때는 땀이 거의 없다.
- 목욕탕에서 땀을 빼고 나면 몸이 오히려 나빠진다.
- 목욕탕에서 땀을 많이 빼면 어지럽다.
- 매운 음식을 먹어도 땀이 거의 없다.
- 운동을 많이 해도 땀이 거의 나지 않는다.
- 전에는 땀이 별로 없었는데 나이가 들면서 많아진다.

  *이상 6개 문항은 수음체질에 잘 부합한다.

II. 음식이 제공하는 귀한 정보

- 육식을 하면 속이 거북하거나 얼굴에 뭐가 잘 난다.

- 고기나 기름진 음식을 먹으면 설사를 하거나 대변이 잦아진다.
- 고기나 기름진 음식을 먹으면 속이 매우 거북하다.

  *이상 세 문항. 수음체질은 육식이 좋은 체질이나 위장이 약해져 있는 경우 고기 소화에 어려움을 겪는다. 소화기 치료를 한 후에 조금씩 섭취하는 것이 좋다.

- 밀가루 음식을 먹으면 속이 거북하거나 얼굴에 뭐가 잘 난다.
- 밀가루 음식을 먹으면 생목 또는 신물이 잘 올라온다.
- 차지 않은 우유를 마셔도 속이 불편하거나 설사한다.
- 냉한 음료나 찬 음식을 많이 먹으면 설사하거나 속이 불편해진다.
- 피자를 먹으면 체하거나 속이 불편한 경우가 많다.
- 평소 커피를 자주 마시는데도, 오후에 마시면 잠이 잘 안 온다.
- 자장면을 먹으면 속이 거북하다.
- 식탐이 많아 과식하고 속이 부대끼는 경우가 많다.
- 배고플 때 한 번에 몰아서 많이 먹는 버릇이 있다.

  *이상 9문항은 수음체질과 대체로 잘 부합한다.

- 매운 음식을 먹으면 자주 설사한다.

  *수음체질은 매운 고추가 좋은 체질이다. 환자가 설사하는 이유는 고추 때문이라기보다는 고추와 같이 먹는, 체질에 맞지 않은 음식 때문이라고 생각한다.

- 변비 때문에 우유를 마셔야 대변을 볼 수 있다.

  *이 환자는 가끔 변비가 있음을 알 수 있다. 우유는 수음체질에 좋은 식품이다. 단, 따뜻하게 마실 것을 권장한다.

- 커피 안 마시면 일을 못한다.
- 커피 마시면 금방 기운이 난다.

*위 두 문항은 환자가 평소 매우 피로한 상태에 있음을 알려준다.
- 신 과일을 못 먹는다.
  *수음체질에 귤이나 사과, 오렌지, 토마토 등은 좋은 과일이나 원래 위장
   이 약한 체질이기 때문에 차갑게 먹으면 좋지 않다. 상온 혹은 익혀서 먹
   는 것이 좋다.
- 고기나 기름진 음식을 먹으면 혈중 콜레스테롤이 올라간다.
  *수음체질은 돼지고기를 피하고 소고기나 닭고기 등을 기름기 없이 먹는
   것이 좋다.

III. 알레르기 반응의 미묘한 암시
- 가짜 귀걸이나 목걸이에 금속 알레르기가 있다.
- 피부묘기증
  *위 두 문항은 환자가 알레르기 성향이 많은 수음체질임을 보여준다.

IV. 약으로부터의 깨달음
- 홍삼을 먹으면 몸이 좋아진다.
  *환자가 유일하게 좋다고 선택한 건강식품이다. 수음체질에 부합한다.

V. 체형이 주는 전관적 이미지
- 아무리 먹어도 살이 안 찐다.
  *환자는 상당히 마른 수음체질이다.

VI. 대변의 체질적 프리즘
- 평소 설사가 잦다.

- 대변이 항상 무르게 나온다.
- 몸은 건강한데도 대변을 하루에 여러 번 본다.
- 과식하면 꼭 설사한다.

    *위 네 문항은 소화기가 약해 설사를 자주 하는 수음체질의 전형적 소견을 보여준다.

VII. 과거와 현재의 단면들

- 화가 날 때 또는 스트레스 받고 식사하면 잘 체한다.
- 배를 차가운 상태에 노출하면 설사한다.

    *위 두 문항은 소화력이 약한 수음체질과 잘 부합한다.

- 너무 쉽게 멍이 든다.
- 벌레에 물리거나 상처가 나면 빨리 안 아문다.

    *환자의 면역력이 약한 편임을 알려준다.

- 눈이 항상 건조하고 피로하다.
- 평소 입안이 잘 헌다.
- 평소 입술이 잘 갈라진다.

    *위 세 문항은 평소 기가 허한 상태임을 보여준다.

- 자궁질환이 잘 생긴다.

    *수음체질도 생식기 질환이 적지 않다.

주원장의 진단: 수음체질

치유로 나아가는 길

    주로 체질침 치료.

소화불량. 잘 체한다. 배에 가스가 잘 찬다. 구토, 설사 잦다. *체질침 치료 후 소화기능 많이 호전되어 체하거나 토하는 빈도 감소.

뒷목 뻐근하고, 어깨, 팔목도 아프다. *체질침 치료 후 바로 호전.

어깨, 팔, 왼손가락 4·5지 밤에 저림. *체질침 치료 후 많이 호전.

잠 잘 못 잔다. *체질침 치료 후 수면장애 많이 호전되다.

요통.

감기 자주 걸린다. 비염으로 코에 농이 차 있어 답답하다.

만성피로로 기력이 없다. 손 아침에 붓는다.

눈과 입 주위 떨림. *체질침 치료 후 많이 감소.

::: 환자의 식탁 등 :::

- 좋은 음식[9]: 둥글레(소화에 좋다), 집밥(안 토한다).
- 좋은 약: 홍삼(좋다), 마그네슘(눈 떨림 호전), 카모마일(소화 잘 되고 잠도 잘 잔다).
- 안 좋은 음식: 매운 것(가스, 설사)[10], 장어(설사), 소고기(체한다)[11], 고기 냄새(비위

---

9 좋은 음식: 둥글레차가 소화기가 약한 수음체질에 좋으므로 항상 주변에 비치해 두고 마시면 좋을 것이다. 커피 대신 추천한다. 다만 소변이 잦아지는 문제가 있다고 하는데, 그런 경우 물을 적게 넣고 진하게 마시고, 또 저녁에는 피하도록 한다. 그밖에 수음체질에 좋은 차로는 인삼차, 계피차, 대추차, 꿀차, 옥수수차, 현미차, 카모마일이 있다. 집 밥 먹으면 토하지 않는다는 말도 주목할 만하다. 외식에서 취하는 음식들이 얼마나 해로운 건지 이 말에서 가늠할 수 있다. 질 낮은 식재료와 화학조미료, 자극적인 향신료가 범벅인 외식 문화가 건강에 친화적으로 바뀔 날은 언제일까?

10 매운 것: 수음체질은 매운 음식이 잘 맞는 체질인데 이런 반응을 보이는 건 좀 이례적이다. 아마 같이 섭취하는 다른 음식들의 영향일 수도 있으므로 좀 더 면밀하게 음식 반응을 살펴볼 필요가 있다고 생각한다.

11 소고기: 소고기도 수음체질에 좋은 음식인데 체한다는 것 역시 의구심이 든다. 위가 그만큼 약해져서 너무 무력한 상태이기 때문에 발생하는 일이라고 생각한다. 위를 치료하여 소화력이 향상되자 소고기에 대한 소화불량은 많이 줄었다.

상해 체한다)[12], 콩나물 국밥(체한다), 우동(반드시 체한다)[13], 녹차(어지럽다. 혈압 낮을 때 마시면 뒷골 땡긴다), 조개(먹고 토함), 양고기(심하게 체해서 설사), 외식(잘 토한다), 한우(약간 먹었는데 체함), 대부분의 육식(체한다), 술(속 안 좋다), 술 해독제 양약(약 복용 후 다 토하고 죽을 것 같다), 양약(뒷목·등·어깨 다 아프다).

- 안 좋은 환경: 추운 곳(바로 체한다)[14], 차나 택시(멀미).

회상

위가 작은 수음체질의 또 하나의 대표적 사례이다. 이 환자를 치료하면서 가장 기억에 남는 말은 "저녁에 먹은 음식을 아침에 토한다"는 말이었다. 가끔 그러는 것이 아니라 거의 항상 그런다는 것이다. 그러니까 위가 너무 무력하여 저녁에 먹은 음식이 소화되다가 말고 멈춰 서서 밤새 소화되지 않고 위 속에 머물러 있다가 아침에 역류하여 올라오는 것이다.

그 밖의 소화장애 증상도 매우 많았다. 특히 식후 체하는 증상은 거의 일상다반사(日常茶飯事)여서 밀가루 음식 먹으면 거의 다 체하고, 장어 같은 기름진 음식도 체하고, 콩나물 국밥도 체하고, 추운 곳에서 먹기만 해도 체하고, 차타면 항상 멀미하고, 대부분의 육식도 체하고, 심지어는 마트 정육점에서 나는 고기 냄새에도 '비위가 상해' 체한다고 했다. 하여튼 소화기능이 약한 수음체질의 완벽한 샘플이라고 해도 과언이 아닐 것이다.

---

12 고기 냄새: 수음체질에 돼지고기를 제외한 다수의 고기가 좋은데, 이 수음체질 환자처럼 소화기능이 많이 저하된 사람은 냄새에 민감해져 약간만 누린내가 나도 구역감이 와서 먹지 못한다. 소화기를 먼저 정상화하는 게 급선무라 할 것이다.

13 우동: 우동은 먹으면 반드시 체하는데, 가는 국수, 예를 들어 잔치국수 같은 것은 괜찮다고 한다. 하지만 가는 국수도 밀가루이므로 체질에 맞는 것은 아니니 금하는 것이 좋다.

14 추운 곳: 수음체질이 소화기가 심하게 저하되면 기허증이 발생하는데 이때 추위를 많이 탄다. 따라서 추운 곳에 가면 이것이 다시 소화기로 피드백 되어 소화기능이 더 저하된다. 그래서 체할 수 있는 것이다. 악순환이 형성되는 것이라고 할 수 있다. 수음체질은 따뜻한 것을 먹고 몸을 따뜻하게 유지하는 것이 필수적이다.

수음체질은 돼지고기를 제외한 대부분의 육식, 예를 들어 소고기, 닭고기, 오리고기, 양고기, 염소고기 등이 다 좋은데, 이 환자는 위무력증이 너무 심해서 그런지 조금만 육식해도 자주 체하곤 했다. 하지만 체질치료를 꾸준히 받아 소화력을 증진시키면 언젠가 육식 소화도 그리 어렵지는 않을 것이다.

그녀는 주원장한의원에 가까운 데서 업장을 운영하고 있어서 자주 들러 체질침 치료를 받았다. 그 결과 평생토록 그녀를 괴롭히던 소화기가 많이 좋아져서 아침에 토하는 증상이나 식후 자주 체하던 증상이 괄목할 만하게 좋아졌다. 다만, 명심할 것은 반드시 과식을 피할 것이며, 가능한 한 정신적 스트레스에 노출되지 않도록 철저한 주의가 필요하다고 하겠다.

에피소드 4
찬 음식 먹으면 큰일난다

대강의 줄거리

주소: 과식하면 바로 체한다. 체하면 두통, 무기력, 오한이 온다.

주소: 위하수증 있다.

설문의 다양한 해석의 지평

Ⅰ. 땀이 주는 신진대사의 단서들

- 건강할 때는 땀이 거의 없다.
- 목욕탕에서 땀을 빼고 나면 몸이 오히려 나빠진다.
- 강한 햇볕에서 땀을 많이 흘리며 운동하면 속이 메스껍고 머리가 아프다.

- 목욕탕에서 땀을 많이 빼면 어지럽다.
- 매운 음식을 먹어도 땀이 거의 없다.
- 뜨거운 탕 속에 들어가 있어도 땀이 잘 나지 않는다.
- 전에는 땀이 별로 없었는데 나이가 들면서 많아진다.
  *이상 모든 땀의 반응은 수음체질에 합당하다.

II. 음식이 제공하는 귀한 정보
- 고기나 기름진 음식을 먹으면 설사를 하거나 대변이 잦아진다.
- 삼겹살을 먹으면 설사를 하거나 대변이 잦아진다.
- 고기나 기름진 음식을 먹으면 속이 매우 거북하다.
- 돼지고기를 먹으면 속이 매우 불편하다.
- 소고기를 많이 먹어도 탈이 나지 않는다.
  *이상 5개 문항의 고기에 대한 반응은 수음체질에 자주 등장하는 것들이
   다. 설문 통계에 따르면 수음체질에 소고기가 가장 좋은 육식인 것 같다.
   닭이 가장 좋을 것 같은데 닭보다 빈도가 높다. 아마 닭을 튀겨 먹는 일이
   잦아서 오히려 소화장애가 많기 때문인 것 같다.
- 생선회를 먹으면 설사하거나 속이 좋지 않다.
- 참치를 먹으면 속이 좋지 않다.
- 연어를 먹으면 속이 좋지 않다.
- 고등어를 먹으면 신물이 올라온다.
- 민물장어를 먹으면 속이 거북하거나 설사한다.
- 맥주 마시면 십중팔구 설사한다.
- 보리밥을 먹으면 설사하거나 속이 불편하다.
- 참외를 먹으면 속이 불편하거나 설사한다.

- 냉한 음료나 찬 음식을 많이 먹으면 설사하거나 속이 불편해진다.
- 알로에(aloe vera)를 먹으면 속이 불편하거나 설사하거나 몸 상태가 안 좋아진다.
- 상추 같은 잎채소를 먹으면 대변에 채소가 소화 안 된 채로 나오는 경우가 종종 있다.
- 라면을 먹으면 설사하거나 속이 불편하다.
- 땅콩이나 호두 등 견과류를 먹으면 설사하거나 속이 불편하다.
- 자장면을 먹으면 속이 거북하다.
- 떡 먹으면 잘 체한다.
- 집에서 먹을 땐 괜찮은데, 외식 하면 설사하는 경우가 많다.
- 밥맛이 없을 때는 종종 식사를 거르다가, 배고플 때 한 번에 몰아서 많이 먹는 버릇이 있다.
- 병나거나 몸이 안 좋으면 대개 식욕이 먼저 뚝 떨어진다.
- 채소와 생선, 해물을 주로 한 식사를 계속 했더니 몸이 더 좋지 않다.
- 소고기는 먹는데 돼지고기는 거의 안 먹는다.
- 감을 먹으면 속이 편하지 않다.
  *이상 21개의 문항도 대체로 수음체질에 자주 나타나는 음식반응들이다.
- 신 김치를 못 먹는다.
- 신 과일을 못 먹는다.
  *신맛이 안 좋다는 사람이 수음체질에 생각보다 많은 것 같다. 위의 활성이 약한 수음체질에 좋을 것 같은데 오히려 좋지 않은 건 무슨 이유일까? 이건 음식들이 저장되는 차가운 냉장고 때문일까?
- 평소 커피를 자주 마시는데도, 오후에 마시면 잠이 잘 안 온다.
- 낙지를 먹으면 기운이 난다.

III. 알레르기 반응의 미묘한 암시

- 파스를 붙이면 가렵거나 부작용이 나서 오래 못 붙인다.
- 화장품에 대한 부작용이 많다.

  * 수음체질도 알레르기 반응이 무시 못하게 많은 것 같다. 평소 체질섭생을 잘 못한 결과일 것이다. 하여튼 체질에 맞지 않은 섭생을 하면 체질에 상관없이 누구에게나 알레르기가 생길 수 있다.

IV. 약으로부터의 깨달음

- 인삼을 먹으면 몸이 확실히 좋아진다.
- 홍삼은 별로 효과가 없는데, 인삼은 효과가 좋다.
- 옻닭을 먹고 건강이 많이 좋아졌다.

  * 이상 세 문항의 건강식품들은 수음체질에 좋은 대표적인 보양제라 할 수 있다.

- 복합영양제 주사를 맞으면 오히려 몸이 나빠진다.

  * 영양제에 대한 부작용이 수음체질에 자주 나타나는 것으로 봐 종합비타민은 피하는 것이 좋을 것이다. 꼭 원한다면 비타민B군을 권한다.

- 마취 후 잘 깨어나지 못한 적이 있다.

  * 마취에 대한 부작용은 체질과 무관한 것 같다. 개인적인 특성으로 봐야 한다.

V. 대변의 체질적 프리즘

- 평소 설사가 잦다.
- 대변이 항상 무르게 나온다.
- 꼭 아침에만 대변을 여러 번 본다.

＊이상 세 문항은 수음체질에 자주 나타나는 증상들이다.

VI. 과거와 현재의 단면들

- 편도선이 잘 붓는다(혹은 과거에 잘 부었다).

　＊면역력이 약한 환자의 상태를 반영한다.

- 화가 날 때 또는 스트레스 받고 식사하면 잘 체한다.

- 배가 항상 차서 괴롭다.

- 배를 차가운 상태에 노출하면 설사한다.

- 역류성 식도염

　＊이상 네 문항은 소화기가 약해 자주 발생하는 수음체질의 증상들이다.

- 눈이 항상 건조하고 피로하다.

- 평소 입안이 잘 마른다.

- 혓바늘이 잘 생긴다.

- 너무 쉽게 멍이 든다.

- 한여름에도 찬물로 샤워 못 한다.

　＊이상 다섯 문항은 기허증이 자주 발생하는 수음체질의 증상들을 나타
　낸다.

- 합성섬유로 만든 옷은 몸이 가려워서 못 입는다.

- 수술 또는 상처로 인한 켈로이드(cheloid) 피부증상이 있다.

　＊이상 두 문항으로부터 수음체질도 민감성 피부를 가진 사람이 적지 않음
　을 알 수 있다. 환자가 알레르기 성향이 있음을 보여준다.

- 휴대폰이나 컴퓨터, 전자렌지 등 전자파가 많은 기기를 사용하면 두
　통이나 불면, 피로 등의 부작용이 잘 나타난다.

　＊전자파에 과민한 성향도 여러 체질에 두루 나타나는 것 같다. 개인적인

성향으로 봐야 한다.

- 자궁내막염(endometritis, 자궁내막에 발생하는 염증질환)
- 혈압이 올라가면 금방 몸이 안 좋아지는 것을 느낀다.

주원장의 진단: 수음체질

치유로 나아가는 길

체질침과 체질약으로 치료.

과정과 실재

소화불량. 속 쓰림이 있고 잘 체한다. 아랫배가 불편하다. 대변 묽고 아침, 저녁 두 번 본다. 트림과 방귀가 엄청 나온다. *체질약과 체질침 치료로 소화기능 많이 호전.

몸이 차서 추위 많이 탄다. *체질약 먹고 몸이 많이 따뜻해짐.

::: 환자의 식탁 등 :::

- **좋은 음식[15]:** 갈비탕(체했을 때 먹으면 속 편안해진다), 커피(속쓰림은 감소하나 약간 어지럽다).
- **좋은 약:** 인삼·생삼(몸 따뜻해진다).
- **안 좋은 음식:** 돼지고기·열무비빔밥(무기력, 피로, 두통, 오한)[16], 냉장고 과일(갑

---

15 좋은 음식: 갈비탕은 수음체질에 좋은 음식이다. 다만 국물을 너무 많이 섭취하지 않는 것이 좋다. 수음체질은 수양체질과 더불어 물이 그다지 좋지 않은 체질이기 때문이다. 커피가 속쓰림을 완화한다는 말은 특이하다고 하겠다. 약간 어지럼이 있다면 소량 섭취하는 것이 좋을 것이다.

16 돼지고기, 열무비빔밥: 열무비빔밥을 먹고 속에 돌덩이가 걸린 듯한 느낌 들면서 두통, 무기력, 피로, 오한이 들었다고 한다. 열무는 수음체질이 나쁘지 않은데, 비빔밥에 들어간 다른 식재료가 체질에 맞지 않는 것이 있지 않았나 추측한다. 돼지갈비를 먹고도 오한, 두통이 나타나고, 팔

자기 몸 가라앉으면서 엄청 졸리고 바로 곯아떨어진다. 이가 시려서 찬 것 못 먹는다)[17], 커피·당근즙(어지럽다).

- 좋은 운동: 체조(위하수증이 호전됨).[18]
- 안 좋은 습관: 과식(바로 체함).

회상

역시 소화기가 취약한 전형적인 수음체질 케이스. 위 기능이 약해서 체하는 일이 빈번한데도 생각보다 통통하게 살이 찐 사람이 많아서 항상 의아한 생각이 든다(수양체질보다 살찐 사람의 빈도가 높은 편이나, 수양체질에도 가끔 심한 비만 체형이 있으니 주의를 요한다).

돼지고기 같이 체질에 해로운 음식에 즉각적인 부작용을 나타내는 것이 인상적이다. 바로 무기력해지고 두통, 피로, 오한 증상이 온다는 것. 특히 오한은 감염성 질환의 증상과 유사한 느낌이 든다.

찬 음식에 아주 강력한 부작용을 보이는 것도 역시 주목할 만하다. 재밌는 것은 이런 위해한 음식에 대한 반응이 상당히 즉각적인 무기력과 피로 증상을 동반한다는 사실이다. 냉장고에 있는 과일을 먹으면 갑자기 몸

꿈치 접힌 부분이 가렵고 꼭꼭 쑤시는 증상 일어났냐고 한다. 돼지고기는 수음체질에 독이다. 이 환자의 피부 증상은 금양체질에 잘 나타나는 아토피 피부염 증상을 방불케 한다.

17 냉장고 과일: 냉장고에 있는 과일을 먹으면 기운이 쫙 빠지면서 바로 곯아떨어진다는 이 환자의 말은 기상천외한 얘기가 아닐 수 없다. 환자가 얼마나 비위의 기가 부족한 사람인가를 알 수 있다. 수음체질이 아니면 일어나기 어려운 반응이다. 그래서 나는 수음체질(혹은 수양체질)에게 과일도 익혀 먹을 것을 권한다. 이런 말을 하면 무슨 희한한 얘기냐며 힐난할 수도 있지만 이 체질에는 사뭇 진지한 얘기다. 하여튼 수음체질은 가능하면 모든 음식을 날로 먹지 말고 익혀 먹기를 권한다.

18 체조: 위하수증은 여러 체질에 나타날 수 있지만 진정한 의미의 위하수증은 바로 수음체질에서 일어난다. 위가 아주 무력해져서 완전히 축 늘어지는 상태가 되는 것이다. 체조에 위하수증이 호전된다는 사실이 흥미롭다. 수음체질이 아닐지라도 위하수증이 있는 사람은 한번 시도해볼 만하다.

이 가라앉으면서 엄청 졸음이 오고 바로 곯아떨어진다고 하니, 이건 진짜 과장이 아닌가 싶을 정도.

권도원 선생은 위하수증을 수음체질의 특징적 증상으로 자주 언급하는데, 사실 다른 체질에도 위하수증과 유사한 증상은 드물지 않아서 위하수증만으로 수음체질로 진단하는 것은 위험하다. 다른 증상들과 같이 연합하여 면밀히 판단해야 할 것이다. 하지만 이 환자와 같은 경우는 전형적인 수음체질의 위하수증을 여실히 보여준다.

에피소드 5

위하수증이란 이런 것

대강의 줄거리

주소: 위하수증 2년, 소화불량이 매우 심하다. 신경성위장염도 있다. 속이 항상 니글거린다.

설문의 다양한 해석의 지평

Ⅰ. 땀이 주는 신진대사의 단서들

- 건강할 때는 땀이 거의 없다.
- 목욕탕에서 땀을 빼고 나면 몸이 오히려 나빠진다.
- 목욕탕에서 땀을 많이 빼면 어지럽다.
- 매운 음식을 먹어도 땀이 거의 없다.
- 운동을 많이 해도 땀이 거의 나지 않는다.

  *이상의 땀에 관한 모든 문항이 수음체질에 자주 나타난다.

II. 음식이 제공하는 귀한 정보

- 육식을 하면 속이 아주 편하다.
- 삼겹살을 먹으면 설사를 하거나 대변이 잦아진다.
- 돼지고기를 먹으면 속이 매우 불편하다.
- 소고기를 많이 먹어도 탈이 나지 않는다.
- 생선회를 먹으면 설사하거나 속이 좋지 않다.
- 생선은 비려서 거의 안 먹는다.
- 고등어를 먹으면 신물이 올라온다.
- 생굴을 먹으면 배탈이 잘 난다.
- 맥주를 마시면 십중팔구 설사한다.
- 보리밥을 먹으면 설사 하거나 속이 불편하다.
- 참외를 먹으면 속이 불편하거나 설사한다.
- 수박을 먹으면 소화가 잘 되지 않는다.
- 냉한 음료나 찬 음식을 많이 먹으면 설사하거나 속이 불편해진다.
- 상추 같은 잎채소를 먹으면 대변에 채소가 소화 안 된 채로 나오는 경우가 종종 있다.
- 상추 같은 잎채소를 많이 먹으면 속이 불편하다.
- 커피를 마시면 손이 떨리거나 가슴이 두근거린다.
- 집에서 먹을 땐 괜찮은데, 외식하면 설사하는 경우가 많다.
- 식탐이 많아 과식하고 속이 부대끼는 경우가 많다.
- 채소와 생선, 해물을 주로 한 식사를 계속 했더니 몸이 더 좋지 않다.
- 소고기는 먹는데 돼지고기는 거의 안 먹는다.
- 오징어를 먹으면 잘 체한다.
- 감을 먹으면 속이 편하지 않다.

*이상 모든 음식반응이 대체로 수음체질에 부합하는 것들이다.

- 귤을 먹으면 속이 좋지 않다.

  *귤은 수음체질에 좋은 과일인데 귤 먹으면 속이 좋지 않다는 것은 좀 이 상하다. 아마 귤을 차갑게 먹는 경우가 많아서 그런 게 아닌가 추측한다. 따뜻하게 익혀 먹으면 괜찮을 것이다.

III. 약으로부터의 깨달음

- 홍삼을 먹으면 몸이 오히려 좋지 않다.
- 홍삼은 별로 효과가 없는데, 인삼은 효과가 좋다.

  *이 환자에겐 홍삼은 약효가 너무 약한 것으로 보인다. 약효가 더 센 인삼 에 효험을 보이는 것으로 봐서.

- 비타민C를 먹으면 오히려 몸이 좋지 않다.

  *비타민C는 수음체질에 안 좋다는 반응이 많은 것 같다.

IV. 체형이 주는 전관적 이미지

- 아무리 먹어도 살이 안 찐다.
- 몸이 매우 말랐다.
- 근육운동을 꾸준하게 열심히 해도 근육이 거의 안 만들어진다.

  *이상 세 문항들은 몸이 대체로 마른 경우가 많은 수음체질에 해당되는 것들이다.

V. 대변의 체질적 프리즘

- 항상 변비로 고생한다.

  *이 환자는 평소 변비가 있다가 가끔 음식 먹고 탈이 나면 설사를 하는 성

향을 가진 듯하다. 수음체질에도 변비가 적지 않다는 것을 알 수 있다.

VI. 과거와 현재의 단면들

- 항상 감기를 달고 산다.

  *평소 면역력이 부족한 사람임을 보여준다.

- 화가 날 때 또는 스트레스 받고 식사하면 잘 체한다 .

- 온종일 트림을 계속 한다.

- 배가 항상 차서 괴롭다.

- 역류성 식도염

- 위하수증

  *이상 다섯 문항은 비위가 약해 소화력이 떨어지는 수음체질에 자주 나타

  나는 질병 또는 증상들을 보여준다.

- 피곤하면 목이 꼭 잠겨서 말하기가 곤란하다.

- 평소 입안이 잘 마른다.

- 평소 입술이 잘 갈라진다.

  *이상 세 문항은 수음체질이 기가 허할 때 잘 나타나는 증상들이다.

- 갑상선기능항진증이 있거나 혹은 전에 있었다.

- 한여름에도(아무리 더워도) 찬물로 샤워 못 한다.

주원장의 진단: 수음체질

치유로 나아가는 길

  체질약과 체질침으로 병행 치료.

체기, 트림, 상복부(명치) 통증, 목마름, 식욕부진, 되새김질, 생목 등 소화불량 증상 항상 있다. 위하수증도 있다. *체질약 및 체질침 치료 후 상기 증상 완화되고 소화 잘 된다.

변비. 가끔 토끼똥 같은 대변본다. *체질치료 후 대변 상태 좋아지고, 아침에 규칙적으로 나오게 되어 신기하게 생각함(전에는 시도 때도 없이 나옴).

잠 잘 못잔다. *체질약 복용 후 잘 잔다.

잘 놀란다.

기운 없다.

::: 환자의 식탁 등 :::

• 좋은 음식: 사과(음식 잘 내려가는 느낌), 소고기(괜찮다).
• 안 좋은 음식: 쌀밥(생목 오른다)[19], 물(속이 안 좋아진다. 벌컥벌컥 마시면 큰일난다).[20]

회상

위와 대장 등 총체적인 소화기 증상으로 고생하는 또 하나의 수음체질 케이스. 항상 체기가 있고, 트림이 잦고, 명치 부근이 아프고, 생목이 자주 오르고, 되새김질을 하고, 목이 마르고, 평소 식욕이 거의 없는 등 가능한 모든 소화불량 증상을 두루 가지고 있다. 이런 소화불량 증상의 극단이

---

19 쌀밥: 쌀밥을 먹으면 생목이 오른다는 건 좀 이해하기 어렵다. 위장이 너무 무력해져서 쌀밥마저도 소화시키지 못하는 것으로 보인다. 이런 경우는 찹쌀밥을 해먹는 것이 좋다. 물론 과식은 절대 금물이다.

20 물: 수음체질은 수양체질과 마찬가지로 수기가 많은 체질이다. 따라서 물을 많이 섭취할 필요가 없다. 물 많이 마시는 건강법을 하면 오히려 소화기관이 많이 상할 수 있다.

바로 위하수증으로 나타난 것이다. 특히 심한 위하수증은 위가 축 늘어져 거의 방광 부근까지 내려오는데, 이런 지경이 되면 정상적인 소화는 아예 기대하는 것조차 어불성설.

특이한 것은 대개 위하수증이 있을 경우 위의 하강을 완화하기 위해 누워 있기를 조언하는데, 이 환자는 누워 있으면 더 불편하다고 한다. 그래서 이러지도 저러지도 못하는 상황에 직면하는 것이다.

치료를 위해 소화기능을 북돋아주고 기력을 보호하는 체질약을 처방하고 동시에 체질침도 같이 시술했다. 증후의 위중함에 비해 의외로 체질치료가 잘 들어 치료한지 며칠 지나지 않아 증상이 매우 빠르게 호전되었다. 8체질치료의 위용을 실감하였다. 항상 느끼는 거지만 모든 치료는 그 체질에 딱 맞을 때 효능이 극대화된다. 이 환자도 아마 젊었을 때부터, 아니 어렸을 때부터 족히 몇 십 년은 소화장애로 수많은 고초를 겪으며 살아왔으리라. 양방 병원도 수도 없이 다녔을 것이고 거기서 주는 온갖 위장약과 소화제를 달고 살았을 것이다. 그리고 용하다는 한의원도 역시 부지기수로 다녔을 것이고, 신묘하다는 명방들도 값비싼 돈을 치르고 복용했을 것이다. 결국 그 모든 치료들은 별 효험 없이 끝나고 오늘에 이르렀다.

낚시를 오래 해본 베테랑 낚시꾼들은 경험을 통해 고기가 잘 잡히는 포인트를 정확히 잡아낸다. 그리고 거기서 낚싯대를 드리우면 던지는 족족 커다란 고기들이 잡혀 올라온다. 낚시 초짜가 그걸 보고 바로 옆에 가서 낚시를 던진다. 그런데 초짜가 던진 낚싯대에는 한 마리도 물리지 않는다. 아니, 바로 옆 몇 미터밖에 떨어지지 않은 곳에서 던지는데 왜 한 마리도 물지 않는가? 야속하게도 물기는커녕 아예 입질도 하지 않는다! 왜?

낚시란 게 겉에서 보면 그냥 몇 미터 떨어진 비슷한 포인트 같지만 물 밑을 들여다보면 전혀 같지 않은 경우가 많다. 물 밑 바닥은 의외로 평평하지 않다. 올라갔다 내려갔다 굴곡이 심한 것이다. 바닥이 깊은 곳은 당연히 수심이 깊고 그래서 수온이 낮다. 반면, 바닥이 얕은 곳은 수심이 얕아서 수온도 높다. 이 수온은 물고기가 좋아하는 루트를 결정하는 결정적 인자의 하나이다. 고기가 잘 잡히는 포인트는 고기들이 좋아하는 수온과 생태를 가지고 있는데, 바로 옆 포인트는 수온과 생태가 매우 달라 물고기들이 전혀 선호하지 않을 수 있다. 엎어지면 코 닿을, 바로 지척이지만 거기는 물고기가 한 마리도 다니지 않는 것이다. 거기에 낚싯대를 천 번, 아니 만 번 던져 본들 물고기가 잡힐 리가 없다. 거긴 물고기가 아예 없으니까.

체질도 그런 것이다. 이 사람이 그동안 받은 치료는 물고기가 한 마리도 안 다닌 곳에 던진 낚싯대와 같다. 치료가 그 체질에 맞지 않으니 허공에다 낚싯대를 드리운 것과 다를 바가 없다. 이렇듯 체질이란 질병의 치료에 있어서 결정적인, 가장 중요한 인자라 할 수 있다. 체질이란 낚시터에서 낚시를 드리우는 정확한 포인트와 같은 것이다. 이 환자는 8체질을 전문으로 하는 한의원에 와서야 제대로 된 치료의 포인트를 잡았다고 할 수 있다.

에피소드 6
배앓이가 일상인 사람

대강의 줄거리

주소: 복통, 오래 됐다. 내시경상 위염. 가끔 토끼똥처럼 보거나 묽은 변 볼 때 있는데, 그때 반드시 배가 아프다.

만성피로 심하다. 팔다리 무겁다.

왼쪽 어깨 통증, 견갑골 쪽으로 안 좋다.

고콜레스테롤혈증, 고지혈증.

추위를 심하게 탄다.

머리가 자주 아프다.

감기가 끊이지 않고, 코 막히고 아프고, 입천장·혓바닥 아프고, 혓바늘
이 자주 올라온다.

설문의 다양한 해석의 지평

  I. 땀이 주는 신진대사의 단서들

  - 매운 음식을 먹어도 땀이 거의 없다.

  - 겨드랑이에 특히 땀이 많다.

    *이상 땀의 반응은 수음체질에 나타날 수 있다. 전체적으로 땀이 없는데
    겨드랑이와 같이 국소적으론 땀이 많다는 소견이다.

  II. 음식이 제공하는 귀한 정보

  - 차지 않은 우유 마셔도 속이 불편하거나 설사한다.

  - 냉한 음료나 찬 음식을 많이 먹으면 설사하거나 속이 불편해진다.

  - 라면을 먹으면 설사하거나 속이 불편하다.

  - 땅콩이나 호두 등 견과류를 먹으면 설사하거나 속이 불편하다.

    *이상 네 문항은 수음체질에 흔히 나타날 수 있는 음식반응들이다.

  - 신 과일을 못 먹는다.

    *수음체질은 신 과일에 분명 약한 면이 있는 것 같다.

  - 고기나 기름진 음식을 먹으면 혈중 콜레스테롤이 올라간다.

  - 고기나 기름진 음식을 먹지 않는데도 혈중 콜레스테롤이 높다.

    *고기는 돼지고기를 제외하면 수음체질에 좋은 식품이다. 소고기나 닭고

기를 취하되 기름기 없이 살코기 위주로 섭취하면 좋을 것이다.

III. 알레르기 반응의 미묘한 암시

- 갑자기 온몸에 두드러기가 나타났다 사라지기를 반복하면서 상당 기간 몹시 가려운 때가 있다.
- 평소 피부가 건조해 가려움이 심하다.
  * 이상 두 문항은 알레르기 성향이 있는 수음체질에 자주 나타나는 증상이다.

IV. 약으로부터의 깨달음

- 항생제에 심한 과민반응을 일으킨다.
- 페니실린계 항생제(페니실린이나 아목시실린 등)에 부작용이 심하다.
  * 이상 두 문항은 수음체질 중 항생제에 부작용이 심한 사람이 종종 있음을 보여준다.
- 복합영양제 주사를 맞으면 얼마 동안은 기운이 난다.
  * 복합영양제 주사가 불편한 수음체질의 사례로 앞선 몇 환자가 있었는데, 이 환자는 오히려 좋은 반응을 보이고 있다. 이 역시 개인적인 차가 있는 반응이나, 대체로 좋지 않은 반응이 더 우세한 것 같다.
- 옻닭을 먹고 심하게 옻이 올라 고생한 적이 있다.
  * 옻닭은 수음체질에 좋은 건강식이나 이 환자는 알레르기 반응이 있었던 모양이다. 옻에 민감한 사람은 옻독을 제거한 것을 섭취할 것을 권한다.

V. 과거와 현재의 단면들

- 항상 감기를 달고 산다.

- 편도선이 잘 붓는다(혹은 과거에 잘 부었다).
- 중이염이 잘 낫지 않고 자주 재발한다(혹은 과거에 그랬다).
- 축농증

  *위 네 문항을 통해 환자의 면역력이 좋지 않음을 알 수 있다.
- 눈이 항상 건조하고 피로하다.
- 너무 쉽게 멍이 든다.
- 평소 입안이 잘 마른다.
- 평소 입안이 잘 헌다.
- 혓바늘이 잘 생긴다.
- 한여름에도(아무리 더워도) 찬물로 샤워 못 한다.

  *위 여섯 문항은 기가 허한 수음체질에 잘 나타날 수 있는 소견들이다.
- 이명
- 편두통이 주기적으로 온다.

  *이명과 편두통은 이 환자의 스트레스와 관련이 많다.
- 발바닥이 항상 갈라지고 각질이 잔뜩 떨어진다.
- 골다공증
- 고질적인 만성위염

주원장의 진단: 수음체질

치유로 나아가는 길

  체질침 및 체질약 병행 치료.

과정과 실재

복통, 소화불량, 만성피로 등 제반 증상이 체질치료로 많이 호전됨.

> ::: 환자의 식탁 등 :::
> • 좋은 음식[21]: 현미잡곡(고콜레스테롤혈증과 고지혈증이 저하되고, 변이 잘 나온다),
>   추어탕(아주 잘 맞는다).
> • 안 좋은 환경: 에어컨 바람(냉방병, 찬바람 전혀 못 쐰다. 실내에서도 모자를 쓴
>   다).[22]

회상

일반적으로 수음체질은 소화기 증상이 체하는 경우가 대부분인데, 이 환자는 복통, 즉 배가 아픈 증상이 주로 나타나는 것이 특징이다. 대변도 설사보다는 변비 쪽에 가까운 것도 눈을 끈다. 무른 변도 가끔 보지만 대부분은 된 변을 보는 것이다.

또 하나 특징은 추위를 아주 심하게 탄다는 것. 특히 여름에 에어컨이 나오는 공간에 있으면 바로 냉방병이 들어 찬바람을 전혀 쐬지 못한다. 실내에 있어도 모자를 쓰지 않으면 견디지를 못할 정도. 이는 수음체질의 양허증(陽虛證)으로 인한 증상을 잘 보여준다. 하지만 이렇게 추위를 많이 타는 증상은 다른 체질들에도 흔히 나타나므로 감별을 요한다.

혈중 콜레스테롤과 지질 농도가 높다는 것은 좀 의아한 증상이다. 원래

---

21 좋은 음식: 현미는 수음체질에 좋은 곡식이다. 단, 소화력이 약한 경우 소화불량이 있을 수 있으므로 꼭꼭 씹어 먹어야 한다. 미꾸라지는 수음체질에 좋은 식품이다. 추어탕이 아주 좋다는 반응은 환자의 체질에 제대로 맞았기 때문일 것이다. 수음체질에 추어탕 강추!

22 에어컨: 수음체질은 수양체질과 더불어 양기부족증이 가장 잘 발생할 수 있다. 그래서 다른 사람보다 더 사무치게 추위를 못 견딜 수 있다. 여름이건 겨울이건 한사를 막기 위해 항상 중무장을 하고 다니는 것이 차라리 낫다.

수음체질은 돼지고기를 제외한 대부분의 고기가 맞는 체질이기 때문이다. 혹시 돼지고기를 많이 먹어서 그런 건 아닌가 하는 생각을 해본다. 소고기나 닭고기를 주로 섭취했다면 콜레스테롤이 높거나 고지혈증이 나타나지 않을 것이다. 혹은 생선을 많이 먹는 경우에도 이런 지수들이 높을 수 있다. 또한, 밀가루 음식을 많이 먹어도 역시 이 수치들이 높게 나타날 수 있다. 내 체질에 맞지 않는 음식은 항상 혈액을 탁하게 만들 수 있으며, 이런 현상이 누적되면 콜레스테롤이나 지질의 농도가 오르는 병이 생길 수 있다. 따라서 체질식을 평소 잘 지키는 것이 무척 중요하다. 체질식을 준수하면 피가 맑아지고 혈액순환이 잘 되어 콜레스테롤이나 지질이 혈중에 쌓일 틈이 없게 된다. 그와 동시에 적절한 운동을 꾸준히 한다면 고콜레스테롤혈증이나 고지혈증 같은 병은 온 데 간 데 없이 자취를 감출 것이다.

이렇게 피가 맑아져 혈액순환이 원활해지면 피가 신체 구석구석 어디에도 못 가는 곳 없이 잘 갈 것이므로 환자가 겪고 있는 추위를 심하게 타는 증상 역시 모르는 결에 사라질 것이다.

이 환자는 주원장한의원 치료를 거의 받지 않고 주로 스스로 체질섭생으로 몸을 다스려서 많이 호전된 케이스다. 사실, 궁극적으로 병은 의사가 치유하는 것이 아니다. 병은 스스로 치유하는 것이다.

에피소드 7

음식이 위 속에서 상한다

대강의 줄거리

위하수증(위에서 물소리 난다), 위무력증, 평소 소화불량 잦다. 소화가 안 되고 위에서 멈춰 있어 위에서 음식이 상해버린다.

다낭성난소증후군, 생리통, 생리전증후군.

무기력

설문의 다양한 해석의 지평

I. 땀이 주는 신진대사의 단서들

- 목욕탕에서 땀을 빼고 나면 몸이 오히려 나빠진다.
- 강한 햇볕에서 땀을 많이 흘리며 운동하면 속이 메스껍고 머리가 아프다.
- 몸이 말랐는데도 땀이 많다.
- 겨드랑이에 특히 땀이 많다.

  *위 네 문항은 땀이 많은 수음체질의 반응들을 보여준다. 환자의 건강이 그다지 좋지 않음을 알 수 있다.

II. 음식이 제공하는 귀한 정보

- 고기나 기름진 음식을 먹으면 설사를 하거나 대변이 잦아진다.
- 삼겹살을 먹으면 설사를 하거나 대변이 잦아진다.
- 고기나 기름진 음식을 먹으면 속이 매우 거북하다.
- 밀가루 음식을 먹으면 속이 거북하거나 얼굴에 뭐가 잘 난다.
- 밀가루 음식을 먹으면 생목 또는 신물이 잘 올라온다.
- 돼지고기를 먹으면 속이 매우 불편하다.
- 고등어를 먹으면 신물이 올라온다.
- 민물장어를 먹으면 속이 거북하거나 설사한다.
- 수박을 먹으면 소화가 잘 되지 않는다.

- 냉한 음료나 찬 음식을 많이 먹으면 설사하거나 속이 불편해진다.
- 라면을 먹으면 설사하거나 속이 불편하다.
- 식탐이 많아 과식하고 속이 부대끼는 경우가 많다.
- 병나거나 몸이 안 좋으면 대개 식욕이 먼저 뚝 떨어진다.
- 육식이나 분식보다는 꼭 밥(rice)을 먹어야 기운이 난다.
- 오징어를 먹으면 잘 체한다.

  *이상 15 문항들은 수음체질의 음식반응들을 잘 반영하고 있다.
- 사과를 먹으면 소화가 잘 안 되거나 속이 거북하다.

  *사과는 수음체질에 맞는 과일이나 위장이 아주 약해진 경우 소화장애를
  나타낼 수 있다. 차지 않게 먹거나 익혀 먹으면 괜찮을 것이다.
- 커피를 마시면 손이 떨리거나 가슴이 두근거린다.
- 커피를 마시면 속이 거북하거나 대변이 묽어진다.

  *이 두 문항은 커피에 민감한 환자의 반응을 보여준다. 이런 경우 커피는
  피하는 것이 좋다.

III. 알레르기 반응의 미묘한 암시
- 먼지가 많은 곳에 가면 알레르기를 일으킨다.

IV. 체형이 주는 전관적 이미지
- 아무리 먹어도 살이 안 찐다.
- 몸이 매우 말랐다.
- 근육운동을 꾸준하게 열심히 해도 근육이 거의 안 만들어진다.

  *위 세 문항은 마른 체형을 갖는 수음체질의 경우를 잘 반영하고 있다.

V. 대변의 체질적 프리즘

- 평소 설사가 잦다.

- 대변을 며칠 못 봐도 그다지 불편하지 않다.

  *위 두 문항은 수음체질에 흔히 나타날 수 있는 소견들이다.

VI. 과거와 현재의 단면들

- 화가 날 때 또는 스트레스 받고 식사하면 잘 체한다.

  *수음체질에 잘 나타나는 증상이다.

- 평소 입안이 잘 마른다.

- 평소 입안이 잘 헌다.

- 혓바늘이 잘 생긴다.

  *위 세 문항은 기가 허해진 수음체질에 잘 나타나는 증상들이다.

- 중이염이 잘 낫지 않고 자주 재발한다(혹은 과거에 그랬다).

- 두피에 지루성피부염이 잘 생긴다.

- 자궁근종

- 다낭성난소증후군

- 매우 심한 생리전증후군

- 극심한 생리통

  *이 네 문항은 수음체질에도 생식기 질환이 잘 나타날 수 있음을 반영하
  고 있다.

- 한여름에도(아무리 더워도) 찬물로 샤워 못 한다.

주원장의 진단: 수음체질(수양체질과 감별 요함)

치유로 나아가는 길

체질침과 체질약으로 치료.

과정과 실재

소화불량, 위무력증이 심하다. 목에 이물감이 있고 설사도 한다. 체질침 치료로 이물감 호전됨. 소화 안 되고 식후 졸림 심하고 무기력함. *체질침 및 체질보약(녹용 포함)으로 소화불량 호전.

회상

이 수음체질 환자의 주증은 위하수증 또는 위무력증, 소화불량 등 소화기 질환과, 생리통, 생리전증후군, 다낭성난소증후군 등과 같은 생식기 질환이다. 수음체질의 장부구조(신방광〉간담〉심소장〉폐대장〉비위)에서 보면 가장 약한 장기(비위)와 가장 강한 장기(신방광) 둘 다에 관련된 증상들이 주로 나타나는 것을 알 수 있다(자궁이나 난소는 한의학에서 신에 속하는 장기이다). 이 역시 약한 장기나 강한 장기 모두 균형이 깨지면 질병이 발생할 수 있다는 것을 보여 주는 좋은 사례이다.

환자가 말하는 증상에서 특이한 것 중 하나가 위에서 물소리가 난다는 것이다. 수음체질의 가장 약한 장기인 위가 심하게 무력해져서 나타나는 소견이라고 할 수 있다. 위가 힘이 없어 아래로 축 늘어지면 섭취한 수분 성분이 자유낙하 하므로 물소리가 쪼르륵 나는 것이다. 위는 원래 약간 에스(S) 자로 커브를 이루면서 활발한 탄성을 가지고 있어야 하는데, 위가 텅 빈 포대 자루처럼 아래로 쭉 쳐져 있는 것이다. 우리가 음식을 섭취하면 음식이 위장 운동에 따라 기계적으로 분쇄되고, 또 위산에의해 화학적으로 분쇄되는 과정을 거치는데, 이럴 경우 이와 같은 작용이 제대로 일어나지 못하고 그냥 위저(위장의 아랫부분)에 쌓이게 된다. 이런 상황에서 소화가 제대로 될 리가 없다. 그녀가 음식이 소화되지 않고 상해버린다고 한 말은 이와 같은 현상인 것이다. 이는 사실 충격적인 증상이라 할 수 있다. 살아 있는 사람의 위가 아무리 약해도 위 속에서 음식이 상할 수는 없는 것이다. 아마도 환자가 주관적으로 그렇게 느낄 따름일 것이다. 흔히 수음체질의 특징으로 위하수증을 말할 때가 많은데, 그녀가 말하는 이 경우가 바로 진짜 위하수증이라고 할 수 있다. 흔히 환자들이 말하는 위하수증은 위무력증이 좀 심한 정도에 국한되는 경우가 대부분이라고 할 것이다.

이 환자는 주원장한의원에서 체질침과 체질보약을 먹고 이러한 위무력증과 소화불량이 많이 호전되었다. 하지만 이런 좋은 상태를 계속 유지하려면 수음체질의 섭생 중에 특히 '소식' 하는 식생활을 철두철미하게 지키는 것이 무엇보다 중요하다. 마음을 비우는 수양이 절실하게 필요한 체질이라 하겠다.

에피소드 8
뱃속이 한시도 편할 날이 없다

대강의 줄거리

주소: 소화불량, 늘 속이 안 좋다. 트림, 방귀 많다.

안구건조증.

관절이 다 쑤신다. 특히 허리와 어깨가 심하다.

만성피로.

설문의 다양한 해석의 지평

I. 땀이 주는 신진대사의 단서들

- 건강할 때는 땀이 거의 없다.
- 긴장만 하면 손에 땀이 흥건해진다.
- 매운 음식을 먹어도 땀이 거의 없다.
- 운동을 많이 해도 땀이 거의 나지 않는다.

  *위 네 문항은 수음체질에 흔히 나타날 수 있는 땀의 반응들이다.

II. 음식이 제공하는 귀한 정보

- 고기나 기름진 음식을 먹으면 속이 매우 거북하다.
- 차지 않은 우유를 마셔도 속이 불편하거나 설사한다.
- 돼지고기를 먹으면 속이 매우 불편하다.
- 보리밥을 먹으면 설사하거나 속이 불편하다.
- 냉한 음료나 찬 음식을 많이 먹으면 설사하거나 속이 불편해진다.
- 상추 같은 잎채소를 먹으면 대변에 채소가 소화 안 된 채로 나오는 경우가 종종 있다.
- 상추 같은 잎채소를 많이 먹으면 속이 불편하다.
- 피자를 먹으면 체하거나 속이 불편한 경우가 많다.
- 땅콩이나 호두 등 견과류를 먹으면 설사하거나 속이 불편하다.
- 평소 음식을 아주 적게 먹으며, 그래도 허기지거나 기운이 달리지 않는다.
- 집에서 먹을 땐 괜찮은데, 외식 하면 설사하는 경우가 많다.
- 술 한 잔만 마셔도 얼굴이나 몸이 아주 빨개진다.
- 돼지고기나 소고기보다 닭고기 먹었을 때 가장 힘이 난다.

*이상 13문항들의 음식반응은 수음체질에 흔히 나타날 수 있는 소견들
  이다.
- 사과를 먹으면 소화가 잘 안 되거나 속이 거북하다.
  *사과는 수음체질에 좋은 과일이나 소화장애가 잘 일어나는 경향이 있다.
  익혀 먹을 것을 권한다.
- 커피를 마시면 손이 떨리거나 가슴이 두근거린다.
- 평소 커피를 자주 마시는데도, 오후에 마시면 잠이 잘 안 온다.
  *이상 두 문항에서 보듯이 커피에도 매우 과민한 수음체질이 종종 있다. 심
  할 경우는 피하는 것이 상책이다.

III. 알레르기 반응의 미묘한 암시
- 갑자기 온몸에 두드러기가 나타났다 사라지기를 반복.
- 새우알레르기
  *위 두 문항은 이 환자에게 나타나는 알레르기 증상들을 보여준다. 수음
  체질에 가능한 알레르기들이다.

IV. 약으로부터의 깨달음
- 몸이 좋지 않았는데 비타민제를 복용하고 많이 좋아졌다.
  *이 환자는 앞에 소개한 환자들과 달리 비타민제 복용하고 효과를 본 적
  이 있다. 비타민제의 효험도 개인차가 존재함을 알 수 있다. 수음체질은
  비타민B군을 복용하는 것이 가장 좋다.
- 한약 복용해도 부작용은 별로 없다.
- 옻닭을 먹고 심하게 옻이 올라 고생한 적이 있다.
  *이 환자 역시 옻닭에 심한 알레르기가 있다. 옻닭 알레르기도 같은 수

음체질 간 개인차가 있는 것으로 드러난다. 독을 제거한 옻닭을 권한다.

V. 체형이 주는 전관적 이미지
- 아무리 먹어도 살이 안 찐다.

VI. 대변의 체질적 프리즘
- 항상 변비로 고생한다.
- 대변이 항상 가늘게 나온다.
- 평소 대변이 가늘거나 무른데도 시원하게 안 나오는 경우가 많다.
  *변비가 주된 수음체질의 소견들이다. 같은 수음체질이라도 설사가 잦은
  사람, 변비가 흔한 사람 등 차이가 있다.

VII. 과거와 현재의 단면들
- 온종일 방귀가 계속 나온다.
  *평소 체질에 맞지 않은 식생활을 하고 있다는 사인이다.
- 배가 항상 차서 괴롭다.
  *속이 냉한 수음체질의 특성에 부합한다.
- 눈이 항상 건조하고 피로하다.
- 피곤하면 목이 꼭 잠겨서 말하기가 곤란하다.
- 평소 입안이 잘 헌다.
- 혈압이 저혈압으로 내려가면 몸이 안 좋아진다.
- 한여름에도(아무리 더워도) 찬물로 샤워 못 한다.
  *이상 다섯 문항은 기가 허한 수음체질에 부합하는 증상들이다.
- 두피에 지루성피부염이 잘 생긴다.

＊이 질환이 여러 체질에 보이는 것으로 봐 체질보다는 개인적 특성에 속하는 피부질환이라 할 수 있다.

주원장의 진단: 수음체질

치유로 나아가는 길

체질침과 체질약 병행 치료.

과정과 실재

소화불량, 트림 많다. ＊체질침 및 체질약 치료로 호전.

안구건조증이 심하다. 눈 가려우면서 따끔따끔거린다. 체질치료로 감소. 몸 특히 두피가 약간 따갑다.

::: 환자의 식탁 등 :::

- 좋은 식품: 닭고기(좋다), 현미밥(속 편하고 좋다).
- 좋은 건강식품: 비타민B군(관절통증 및 피로 감소), 염소탕(힘난다).
- 안 좋은 식품: 돼지고기(설사), 커피(불면, 심계), 소고기(안 좋다)[23], 시래기(가슴 답답).[24]

회상

소화불량이 주증인 수음체질 케이스다. 외형은 보통 체격으로 혈색이

---

23 소고기: 수음체질에 소고기는 좋은 식품에 속하는데 속이 안 좋다는 반응이 의외다. 살코기 위주로 소식하면 문제 없으리라고 생각한다.

24 시래기: 무시래기라면 문제없을 것으로 생각하는데 가슴이 답답하다는 증상이 있다고 하니 역시 의문이 든다. 적은 양으로 섭취하면 괜찮을 것으로 생각한다.

좀 검은 편이고 골격이 좀 도드라져 보여 수음체질보다는 금양이나 금음체질 같은 느낌을 준다. 고기나 기름진 음식이 소화가 잘 안 된다고 하는데, 아마도 돼지고기나 소고기가 그다지 좋지 않은 반응을 보이는 것 같다. 수음체질은 돼지고기를 제외한 육류가 대부분 좋은데, 소고기에 별로 좋지 않은 반응을 보이는 건 위장 기능이 많이 저하된 것 때문으로 보인다. 트림과 방귀가 많다는 것도 역시 위나 장의 소화기관이 좋지 않음을 반영한다. 이렇게 고기 소화가 잘 안 된다고 하면 금양이나 금음체질을 떠올리기 쉬우므로 주의를 요한다. 위장 치료를 잘 하면 이후 소고기나 닭고기 같은 육식의 소화에 별 문제가 없을 것이다. 수음체질은 육식을 자주 하는 것이 건강에 필수적임을 명심해야 한다.

긴장하면 땀 흘리는 걸 제외하고 대체로 땀을 거의 흘리지 않는 특성은 수음체질과 잘 매치된다. 보리밥이나 우유, 차가운 음식, 밀가루 음식(피자 등), 땅콩 같은 음식에 좋지 않은 반응을 보이는 것도 수음체질에 적절한 반응이다. 평소 소식하는 성향이나 닭고기가 가장 좋다는 것도 역시 수음체질에 합치한다.

술을 마시면 한잔만 해도 얼굴이 아주 빨개진다고 하는데, 이는 거듭 말하지만 체질적 특성이라기보다는 개인적 특성이라고 볼 수 있다. 술은 생각 외로 체질과 그다지 연관성이 없다. 술 잘 마시는 사람과 거의 못 마시는 사람은 모든 체질에 편재해 있다. 예전에는 피상적으로 수체질이 술이 셀 것으로 생각했는데 그건 완전히 빗나간 생각이었다. 오히려 수체질이 다른 체질에 비해 술을 잘 마시지 못하는 경우가 더 많은 것 같다.

수음체질이 의외로 알레르기가 많은 것도 좀 특기할 만하다. 두드러기가 자주 일어난다는 말을 많이 하는데 이는 음식을 잘못 먹고 오는 일시적인 것으로 보인다. 금양이나 금음체질 같은 체질에서 고질적으로 반복되고 잘 치료되지 않는 그런 두드러기의 양상은 아닌 것이다.

안구건조증을 많이 호소했는데, 이는 피곤하고 컨디션이 안 좋을 때 거의 대부분의 체질에서 나타나는 증상이다. 허리나 어깨, 그리고 몸 여러 부위의 관절 통증이 많은 것도 체질과 무관하게 나타나는 전형적인 증상이라고 할 수 있다.

물은 독이다

대강의 줄거리

주소: 소화불량. 과식, 신경 쓸 일 있을 때 소화 안 된다.

안구건조증

설문의 다양한 해석의 지평

I. 땀이 주는 신진대사의 단서들

- 목욕탕에서 땀을 빼고 나면 몸이 오히려 나빠진다.
- 강한 햇볕에서 땀을 많이 흘리며 운동하면 속이 메스껍고 머리가 아프다.
- 목욕탕에서 땀을 많이 빼면 어지럽다.
- 매운 음식을 먹어도 땀이 거의 없다.
  *이상 대부분의 땀에 대한 문항은 수음체질에 나타날 수 있는 반응들이다.
- 긴장만 하면 손에 땀이 흥건해진다.
- 겨드랑이에 특히 땀이 많다.

*수음체질이 땀을 많이 흘리는 것은 건강이 좋지 않다는 사인이다.

II. 음식이 제공하는 귀한 정보

- 육식을 하면 속이 거북하거나 얼굴에 뭐가 잘 난다.
- 밀가루 음식을 먹으면 속이 거북하거나 얼굴에 뭐가 잘 난다.
- 밀가루 음식을 먹으면 생목 또는 신물이 잘 올라온다.
- 면을 먹으면 속이 좋지 않다.
- 생선은 비려서 거의 안 먹는다.
- 보리밥을 먹으면 설사 하거나 속이 불편하다.
- 참외를 먹으면 속이 불편하거나 설사한다.
- 냉한 음료나 찬 음식을 많이 먹으면 설사하거나 속이 불편해진다.
- 평소 음식을 아주 적게 먹으며, 그래도 허기지거나 기운이 달리지 않는다.
- 식탐이 많아 과식하고 속이 부대끼는 경우가 많다.
- 돼지고기나 소고기보다 닭고기 먹었을 때 가장 힘이 난다.
- 고기나 기름진 음식을 많이 먹어도 혈중 콜레스테롤은 정상이다.
  *이상 대부분의 음식반응은 수음체질에 대체로 부합한다.
- 커피를 마시면 손이 떨리거나 가슴이 두근거린다.
  *수음체질에 커피에 대한 민감성이 여러 사례에서 반복되는 것으로 보아 이는 수음체질의 일반 특성으로 보인다.

III. 알레르기 반응의 미묘한 암시

- 금속 허리띠나 허리고무줄이 닿는 부위가 가렵거나 피부 알레르기를 일으킨다.

*수음체질에 접촉성 피부염이 있을 수 있다는 걸 알 수 있는 항목이다.

IV. 약으로부터의 깨달음

- 인삼을 먹으면 몸이 확실히 좋아진다.
- 인삼이나 홍삼 모두 효과가 좋다.

    *위 두 문항 모두 수음체질에 잘 부합하는 반응들이다.

- 한약 복용해도 부작용은 별로 없다.

    *수음체질에 맞는 체질 한약을 복용하는 것이 더 나을 것이다.

V. 대변의 체질적 프리즘

- 대변이 항상 무르게 나온다.
- 항상 쾌변을 본다.

VI. 과거와 현재의 단면들

- 화가 날 때 또는 스트레스 받고 식사하면 잘 체한다.
- 온종일 방귀가 계속 나온다.
- 고질적인 만성위염
- 위하수증
- 역류성 식도염

    *위 다섯 문항은 소화기가 약한 수음체질에 흔히 나타날 수 있는 증상들 이다.

- 눈이 항상 건조하고 피로하다.
- 너무 쉽게 멍이 든다.
- 평소 입안이 잘 마른다.

- 평소 입안이 잘 헌다.

    *위 네 항목은 기가 허한 수음체질에 대체로 부합하는 증상들이다.

- 계속 재발하는 방광염

- 잦은 질염

    *위 두 항목은 생식기 질환이 잦은 수음체질의 성향이 반영된 것이다.

- 건강이 상당히 안 좋았는데 수영장을 다닌 후로 많이 좋아졌다.

    *수음체질은 수영이 좋은 체질이다.

주원장의 진단: 수음체질

치유로 나아가는 길

　체질침 및 체질약 병행 치료.

과정과 실재

　소화불량. 체질침 및 체질약 치료 후 호전.

　안구건조증

::: 환자의 식탁 등 :::

- 좋은 음식[25]: 사과·찹쌀떡(소화 잘 됨), 미역국(소화 및 쾌변 도움), 매운 음식(좋아한다).

- 안 좋은 음식: 참외·맥주(설사), 보리(체함), 생선회(아예 못 먹는다), 물(식후 마시면 소화가 안 된다. 식후 2시간이 지나도 물마시면 체한다).[26]

---

25 좋은 음식: 환자가 좋다고 한 사과, 찹쌀떡, 미역국, 매운 음식, 이 모두가 수음체질에 좋은 음식들이다. 정확하게 수음체질에 합당한 음식반응이라고 할 수 있다.

26 안 좋은 음식: 환자가 안 좋다고 한 참외, 맥주, 보리, 생선회, 물, 이 모두가 수음체질에 해로운 음

회상

이 환자는 수음체질의 표준이 되는 케이스라고 할 수 있다. 우선 수음체질에 맞지 않은 음식들에 대해 정확하게 그에 합당한 부작용을 보인다. 참외, 맥주, 보리, 생선회 등에 설사를 하거나 체하는 것이다.

그 중에서도 물에 대한 그녀의 반응은 압권이다. 그녀는 물에 대해서도 소화장애를 보이는 것이다. 흔히 "물도 소화가 되지 안 된다"는 말을 하는 사람들을 가끔 볼 수 있다. 이 환자에겐 이 말이 그냥 소화기능이 좋지 않음을 강조하는 표현이 아니다. 진짜로 물을 잘 소화시키지 못하는 것이다. 이 환자는 특히 식후에 물을 마시면 소화가 안 된다고 하는데 이는 우리나라 사람들이 식사를 끝낼 때 흔히 물을 마셔서 마무리하는 일반적인 습관에 완전히 반한다. 심지어 식후 2시간이 지난 후에도 물을 마시면 체한다고 하니 보통 사람들은 상상도 할 수 없는 일이 그녀에겐 다반사로 일어나는 것이다.

간혹 하루 종일 물 한모금도 마시지 않는 사람을 만날 때가 있다. 그런 사람들이 티비(TV) 건강프로 같은 것을 보고 걱정스레 하는 말이 있다: "물을 하루에 2리터는 마셔야 한다는데, 꼭 그래야 하나요? 아무리 해도 그렇게는 못하겠던데……." 티비에 나온 인사들이 "물을 많이 마시면 소변을 통해서 독소가 같이 빠져나가 몸이 해독이 된다"면서 이구동성으로

식들과 정확히 일치한다.

27 사우나: 수음체질은 사우나로 땀을 빼면 좋지 않은 체질이다. 이 환자는 사우나에서 땀을 뺀 후 생리량이 감소했다는데 이는 충분히 가능한 얘기다. 왜냐하면 혈액의 대부분이 물로 구성돼 있기 때문이다. 피는 물보다 진하다는 말이 있지만, 사실 피는 물이라고 해도 크게 틀린 말이 아니다. 다량의 물에 적백혈구와 혈소판, 그리고 영양소 등이 일부 들어있을 뿐이다.

'강추' 한다는 것이다.

그런 게 도움이 되는 사람도 있을 것이다. 하지만 모든 체질에 다 맞는 말은 아니다. 이 환자처럼 수음체질인 경우는 물을 그렇게 마실 필요가 없다 (수양체질도 마찬가지). 아니, 그렇게 마시면 심한 소화장애가 발생할 수도 있고, 또 대부분은 그렇게 하려고 아무리 노력해도 할 수도 없다. 이들에겐 본능적으로 그렇게 많은 물이 먹히지가 않는 것이다. 왜? 그것은 그들 체질의 장부구조 때문이다.

수음체질은 수양체질처럼 신방광이 가장 큰 체질이다. 신방광은 수(水)에 속한다. 따라서 수음체질은 (수양체질과 함께) 수기가 본래 풍부한 체질이다. 체질적으로 물을 많이 섭취할 필요가 없게 태어난 것이다. 이들은 물을 많이 마시면 위가 냉해져 무력해진다. 그래서 "물만 마셔도 체한다"는 말을 하기도 한다.

"그럼 이 사람들은 필요한 수분을 어떻게 섭취해요?" 이런 질문이 가능하다. 결론을 말하면 수체질은 굳이 물을 찾아서 마실 필요가 없다. 건강을 위해 해독한답시고 억지로 자진해서 물을 마실 필요가 없다는 말이다. 물론 활동을 하다 보면 목이 마를 때가 있을 것이다. 그 때 갈증을 멈출 정도만 좀 마시면 된다. 이 때도 찬 물은 마시지 않는 것이 좋다. 뜨끈뜨끈한 물, 혹은 적당히 따뜻한 물을 마셔야 한다. 많이 양보해도, 상온에 있는 미지근한 물을 적정량 마실 것을 권한다. 그리고 물 중에 가장 좋은 것은 숭늉이다. 솥에 밥을 하고 난 다음 눌어붙은 누룽지를 끓여 먹는 것이 수체질에겐 최상의 음료수인 것이다. 요즘처럼 대부분 전기밥솥에 밥을 하는 시절에는 이게 좀 어려울 수도 있다. 물론 누룽지까지 만들어주는 첨단 밥솥도 있지만. 그래서 차선책으로 유기농 매장 같은 데서 파는 누룽지를 추천한다. 그 누룽지를 끓여 먹는 것도 괜찮다. 현미누룽지가 있다면 더더욱 좋을 것이다.

수체질은 평소 땀을 잘 흘리지 않는다(땀을 많이 흘리는 수체질은 건강에 문제가 있다는 말이다). 따라서 체질적으로 수분의 손실이 거의 일어나지 않는다. 그러니 목마를 일도 별로 없고, 그래서 물을 먹고 싶은 생각도 잘 들지 않는다. 아주 덥거나 강렬한 운동을 해서 땀이 좀 날 때나 수분 손실이 있을 때 혹시 갈증이 들면 따뜻한 물이나 숭늉을 마시면 된다.

그리고 평소 우리가 먹는 음식에도 생각보다 수분이 많이 있다. 많은 식품들이 6·70프로는 수분으로 구성돼 있는 것이다. 수체질은 음식 섭취 시 음식에 내재된 수분만으로도 필요한 수분이 거의 충족될 수 있다.

물이 생명의 근원이라며 물을 극구 칭송하는 사람들이 주위에 많다. 하지만 수음체질에겐 그다지 맞는 말이 아니다. 수음체질에게 물은, 과하면 오히려 몸을 해치는 독이 된다. 수음체질에 물은 독약인 것이다. 그러니, 수음체질들이여, 물을 멀리하라! 그리하면 그대들에게 건강이 임하리니!

수음체질식

"체질식 하면 설사 안 한다.[28]"

곡식

현미잡곡[29]: "고콜레스테롤혈증과 고지혈증이 저하되고, 변이 잘 나온다."

육류[30]

소고기: "속 편하다." "이명에 소고기 먹으니 없어졌다."

육류: "힘이 나고 대변이 황금빛으로 통쾌하게 나온다."

갈비탕: "체했을 때 먹으면 속 편안해진다." "속이 편안하고 기운이 나는 느낌 든다."

설렁탕: "속이 편안하고 기운이 나는 느낌이다."

닭: "삶은 닭 소화 잘 된다." "상추에 숯불닭갈비를 싸 먹었을 땐 소화도 잘되고 대변도 잘 봐서 최근의 좋은 기억으로 남아있다."

계란노른자: "괜찮다."

양념 등

파김치[31]: "체하지 않고 소화 잘 된다."

---

28 수음체질의 가장 흔한 소화계의 문제가 설사인데, 이 설사가 체질식을 하면 딱 멈춘다는 것이다.

29 현미잡곡: 현미만 먹는 것이 더 낫다. 잡곡에 주로 들어가는 콩은 수음체질에 좋지 않다.

30 육식이 목체질에 가장 좋은 것으로 알려져 있지만, 수음체질도 목체질 못지않게 육식(돼지고기 제외)이 좋은 체질이다. 다만, 과식을 하지 않는다는 전제하에서 하는 말이다.

31 파가 가장 좋지 않은 체질이 앞에서 토체질(더 자세하게는 토양)이라고 했는데, 반면 파가 가장

마늘: "신경통 진통제로 쓴다.[32]"

매운 음식[33]: "신경통 같은 통증에 매운 음식 먹으면 통증이 줄어든다." "아주 잘 먹는다." "아무리 매운 것 먹어도 땀 안 난다."

카레[34]: "몸에 열이 즉각적으로 생기며 눈이 밝아지고 기운이 넘친다."

기타

소식[35]: "어려서 하루 종일 안 먹다시피 했다. 안 먹어서 혼났는데 나만 그런 게 아니라 외가 쪽이 다들 먹는 걸 좋아하지 않는다. 지금도 먹는 걸로 엄마랑 싸운다."

건강식품·영양제·건강법 등

둥굴레: "소화에 좋다. 하지만 소변이 잦아진다."

카모마일: "소화 잘 된다. 잠도 잘 잔다."

대추와 도라지: "감기에 효과 좋다."

생강[36]: "감기에 좋다." "생강차를 먹으면 몸에 열이 즉각적으로 생기며 눈이 밝아지고 기운이 넘친다."

좋은 체질은 수체질이다. 잘 익은 파김치면 더욱 좋을 것이다.

32 수음체질에 마늘은 아주 좋은 식품이다. 목체질도 마늘이 좋다지만, 생것보다 익혀 먹는 것이 좋은데, 여기 수음체질은 생마늘도 좋다.

33 고추가 가장 좋은 체질을 꼽으라면 단연코 수음체질을 들 수 있다. 얼마나 좋으면 진통제 같은 효과가 있다고까지 할까? (이 사람은 매운 마늘도 진통제라고 한다.) 아무리 매운 것을 먹어도 땀 한 방울도 안 날만큼 위가 냉한 수음체질에 딱 제격인 식품이라 하지 않을 수 없다.

34 카레는 수많은 향신료가 들어가는 소스인데, 그 중에 주원료인 강황이 수체질에 좋은 식품이자 약재이다. 역시 매운 맛이 주된 것이다.

35 수음체질에 그 무엇보다 가장 중요한 식사법이 바로 소식이다. 아무리 체질에 잘 맞는 음식이라도 과식하면 곧바로 해를 끼칠 수 있기 때문이다.

36 생강도 매운 맛이 특징인 식품이다. 수음체질에 세상 매운 맛은 다 맞는 것 같다.

흑염소[37]: "몸이 좋아진다."

흑염소+생강+부자[38]: "같이 달여 먹으면 몸이 좋다."

삼계탕[39]: "기력회복에 좋다." "몸에 열이 즉각적으로 생기며 눈이 밝아지고 기운이 넘친다."

추어탕[40]: "속이 편안하고 기운이 나는 느낌이다." "몸에 아주 잘 맞는다."

비타민B[41]: "구내염이 빨리 낫는다."

마그네슘: "눈 떨림이 호전됐다."

체조: "위하수증이 호전된다."

인삼[42]: "기운이 좀 난다." "몸이 따뜻해진다."

홍삼: "기운 난다." "몸 컨디션이 좋아진다." "다리 쪽에 아토피피부염 생겼을 때 홍삼액 먹고 좋아졌다."

녹용[43]: "기운이 난다."

---

37 수음체질은 추위를 많이 타는 경향이 많은데, 그런 경우 흑염소를 먹으면 많은 도움을 받을 수 있다.

38 흑염소에 생강과 부자를 첨가하면 양기를 보하는 효과를 더욱 높일 수 있으나, 부자는 민간에서 함부로 다루기에는 좀 위험한 약재이니 빼는 것이 좋다. 만일 체질이 맞지 않을 경우 치명적인 부작용을 입을 수도 있기 때문이다.

39 삼계탕이 가장 맞는 체질이 바로 수음체질과 앞의 수양체질이다. 다른 체질은 맞지 않거나 그저 그런 정도의 적합성에 지나지 않는다. 복날 모든 사람들이 삼계탕을 먹기 위해 식당 앞에 줄을 서는데 사실 수체질을 제외한 대부분의 사람들은 삼계탕에 별 효험이 없는 사람들이다.

40 추어탕에 들어가는 주재료는 미꾸라지와 무시래기, 고추, 된장, 산초 등이다. 미꾸라지는 목체질에 좋다고 알려져 있는데 이 사람들의 말을 보면 수음체질에도 좋은 것 같다. 무시래기와 고추, 산초 등도 역시 수음체질에 좋은 것들이다. 다는 아니라도 대부분의 재료들이 수음체질에 맞는 것이어서 반응이 좋은 것 같다.

41 비타민B가 가장 맞는 체질로 여기 수음체질, 그리고 앞의 수양체질을 든다.

42 인삼이 가장 좋은 체질이 수음체질, 그리고 수양체질이다. 홍삼도 마찬가지.

43 녹용도 목체질에 가장 좋다고 알려져 있지만, 수음체질에도 써보면 효과가 좋은 약재임을 알 수 있다. 수양에도 써봤는데 역시 좋았다.

곡식

밀[44]: "밀가루 음식 먹으면 대변 안 좋아진다." "라면 먹으면 속 거북하다."
"라면 먹으면 속 더부룩하다." "밀가루 음식 먹으면 위가 아프다." "밀가
루 음식 먹으면 체하고 어지럽다." "밀가루 먹으면 속이 불편하다." "밀가
루 음식 먹으면 소화불량, 체한다." "우동 먹으면 무조건 체한다. 가는 국
수는 괜찮다." "피자 먹으면 속 더부룩하다."

팥과 두유[45]: "팥이나 두유 먹으면 저녁 내내 속이 안 좋다."

채소[46]

오이: "오이 먹으면 속 안 좋다."

배추김치: "속 안 좋다."

당근즙: "당근 먹으면 속 안 좋다."

생선 및 해물[47]

민물장어: "민물장어 먹으면 속이 안 좋다." "민물장어 먹으면 설사한다."

생선회: "손과 다리 등이 가렵다. 뒷머리 쪽에 뭔가 불편한 감이 올라오거
나 눈이 뻑뻑해진다. 체질식에 안 맞는 음식도 비슷한 반응 보인다." "생
선회 먹으면 배탈 설사한다." "생선회는 몸이 먼저 거부한다." "생선회 먹

---

44 수음체질도 밀가루 음식이 수양체질처럼 좋지 않음을 알 수 있다.

45 콩·팥도 수음체질에 좋지 않다. 수음체질이 콩팥이 가장 큰 체질이기 때문인가?

46 오이, 배추와 같은 채소에 대한 반응도 수양체질과 거의 비슷하게 좋지 않다.

47 생선이나 해물에 대한 반응도 역시 수양체질과 대동소이하다. 그 중 생선이 돼지고기보다 더 안
좋다는 말이 인상 깊다.

으면 체한다."

생선: "생선이 돼지고기보다 더 안 좋다."

해물: "어릴 때부터 해산물 먹으면 소화불량 있었다." "해물이 돼지고기보다 더 안 좋다."

게: "게 먹으면 컨디션 저조해진다."

오징어: "소화 되게 안 된다."

꽃게와 오징어: "꽃게와 오징어 먹으면 속이 아주 안 좋다."

생갑각류: "식도부터 위까지 붓는 듯한 알레르기 증상 올라온다."

조개류: "조개류 먹으면 체한다."

과일

냉장고 과일[48]: "냉장고에 있는 과일을 바로 먹으면 갑자기 몸 가라앉으면서 엄청 졸리고 바로 곯아떨어진다. 이가 시려서 찬 것 못 먹는다."

블루베리: "블루베리 먹으면 속이 안 좋다."

청포도: "청포도 먹으면 속 안 좋다."

멜론과 열대과일: "멜론이나 열대과일 먹으면 컨디션이 저조해진다."

참외와 딸기: "참외나 딸기 먹으면 설사한다."

바나나: "바나나 먹으면 변비가 온다."

호두과자: "호두과자 먹으면 숨쉬기 불편해진다."

---

48 수음체질에 차가운 음식은 체질에 맞고 안 맞고를 불문하고 독약이다. 항상 따뜻하게 음식 먹기를 습관화해야한다. 수체질이 일반적으로 과일을 싫어하는 이유가 체질에 맞지 않은 과일일 수도 있지만, 더 큰 이유는 과일이 대체로 냉장고에 보관되어 있어 그 상태가 항상 차기 때문이다. 이렇게 찰 경우 귤 같이 체질에 맞는 과일도 자주 부작용을 일으킬 수 있다.

육류

돼지고기[49]: "돼지갈비 먹고 오한, 두통이 나타나고 팔꿈치 접힌 부분이 가렵고 콕콕 쑤시는 증상이 일어났다." "돼지고기 먹으면 속이 안 좋다." "돼지고기 먹으면 배탈 설사한다." "설사 심하게 한다." "돼지고기 먹으면 소화불량 나고 체한다." "돼지고기 많이 먹으면 무조건 설사한다. 먹자마자 기운 떨어지는 것 느꼈다." "돼지고기와 생야채를 같이 먹으면 복통 심하게 난다."

유제품

우유[50]: "우유 마시면 설사한다." "우유 마시면 백퍼센트 설사한다. 소화 잘 되는 우유도 그렇다." "우유 마시면 설사한다. 요구르트는 괜찮다."

술

술: "술 마시면 배탈 설사한다."

소주: "소주 마시면 얼굴 빨개지고 독해서 못 먹는다."

맥주: "맥주 먹자마자 온몸이 얼어붙어 죽을 것 같다."

차

커피[51]: "커피 마시면 어지럽다." "커피 마시면 위가 아프다."

---

49 여기 사람들의 증언들은 마치 돼지고기 성토장 같다. 돼지고기가 그만큼 수음체질에 유독하기 때문일 것이다.

50 우유가 이 체질에 잘 맞지 않은 것은 미스테리다. 소고기가 수음체질에 아주 좋은 식품이기 때문이다. 소고기는 좋은데 소의 젖은 해롭다는 소리 아닌가. 디테일하게 들어가면 참 이해할 수 없는 게 많다. 우리 인체가 이렇게 법칙화하기 어려운, 너무도 복잡한 시스템이란 걸 인정해야만 하는 모양이다.

51 커피는 목체질을 제외하곤 거의 모든 체질에 부작용이 많은 기호식품이라 할 수 있다. 이보다 각

녹차: "녹차 마시면 속이 안 좋다." "어지럽다. 혈압 낮을 때 먹으면 뒷골 땡긴다. 속이 허한 느낌이다."

카페인 음료: "커피나 녹차 같은 카페인에 민감하다."

건강식품
오메가3: "오메가3 먹으면 속 안 좋다."

양약
항생제: "항생제 먹으면 심하게 설사한다."

항생제, 감기약: "항생제나 감기약 먹으면 속이 쓰리고 배가 아프다."

양약: "양약은 부작용이 잦고 속이 불편한 경험이 많아서 크게 신뢰하지 못해 잘 안 먹는다."

기타
물: "어려서 물 거의 안 마셨다. 밥에 물 말아 먹으면 물 안 넘어가 밥만 먹었다. 그땐 정말 건강했다. 요즘 물 많이 마시면 좋다고 해서 억지로 먹고 있다."

찬 음식: "찬 음식 먹으면 설사한다." "찬 음식 먹으면 속이 거북하다." "사과 먹을 때 사각거리는 소리에도 닭살 돋는다. 차다는 느낌 때문. 남이 먹는 아이스크림 소리에도 그런다."

과식: "과식하면 바로 체한다." "과식하면 소화불량 심하다."

천일염: "비염에 천일염 먹으라고 해서 먹으니 심장부위가 찌릿하고 아팠다."

· 성효과가 좋은 식품이 없어서 이렇게 많은 사람들이 찾는 것일 뿐이다. 커피는 말하자면 인류에게 합법적 마약이라 할 수 있다.

콩나물국밥: "콩나물국밥 먹으면 체한다."

동일체질과 접촉[52]: "수음체질 아들 안고 있으면 땀이 더 많이 나고 더 피곤
하다. 딸은 안 그런다."

에어컨 바람: "냉방병 심해 찬바람 전혀 못 쐰다. 에어컨 있으면 실내에서도
모자 쓴다."

추운 환경: "주변 환경 추우면 바로 체한다. 가스 잘 찬다."

역한 냄새: "정육점 마트 고기 냄새에도 비위 상해 체한다."

멀미: "택시 타면 멀미한다."

---

52 이론적으로 동일 체질끼리는 서로 가까이 하지 않는 것이 좋다고 한다. 체질의 장부 불균형을 더
욱 심화시킬 수 있기 때문이다. 그래서 결혼 궁합도 같은 체질보다는 반대 체질끼리 맺어지는 것
이 좋다고 한다. 하지만 현실적으로 보면 오히려 동일 체질들이 만나는 것이 더 편리하고 원만한
경우가 많다. 체질식이 같아 식생활이 편리하기 때문이다. 반대 체질끼리 만나면 우선 식생활이
난감하다. 식단을 차릴 때마다 반대 성향의 음식을 같이 차려야 하기 때문이다. 외식도 같이 하
기 어렵다. 한 사람은 고깃집이 맞고 한 사람은 횟집이 맞는 이런 난처한 상황을 거의 매번 만나
야 하기 때문이다. 이상과 현실 속에서 항상 갈등해야 하는 삶이다. 반대 체질끼리 만나는 게 좋
다는 건 이런 현실적인 고려 없이 그저 동물적 속성만 함수에 넣고 도출한 결론이라 할 수 있다.
결혼은 이상이 아닌 현실이다. 실제로도 같은 체질끼리 부부인 사람들이 임상에서 보면 매우 많
다. 대다수의 사람들이 자신들도 모르게 현실적인 선택을 한 셈이다. 너무 밀착해서 살지만 않으
면 이들이 오히려 더 나은 결혼생활을 영위할 확률이 높다. 결혼은 지속이라는 시간의 함수를 꼭
넣어서 생각해야 한다. 한 순간의 불장난이 아니다.

8체질 보고서

책을 마치면서 나의 임상 20년을 반추해 본다. 수많은 사연들이 점철돼 왔다. 피, 땀, 눈물, 그리고 웃음이. 그로부터 72개의 이야기들이 탄생했다. 이것은 72개의 단편소설집이다. 꿈인지 현실인지 잘 분간이 가지 않는다. 무수한 나무와 덩굴과 생명들로 가득 찬 정글 속을 헤쳐 나온 듯하다. 빛을 찾아!

92회 아카데미 시상식에서 봉준호 감독이 행한 수상 소감이 귓가에 맴돈다. "가장 개인적인 것이 가장 창의적인 것이다(The most personal is the most creative_Martin Scorsese)." 나도 감히 생각해 본다. 이것은 나의 가장 개인적인 임상보고서라고.

글을 쓰다 보니 문득 이런 생각이 들었다: 치료란 영원한 과정이다(Therapy is a perpetual process). 입구는 있는데 출구가 없다. 영원히 과정만 있는 것이다. 의업이란 끝없이 깨달음을 추구하는 구도자의 길 같다. 나에게도, 환자에게도.

지금 이 방대한 보고서의 탈고의 순간, 심신이 지친 내게 밥 딜런(Bob Dylan)의 노래, '미스터 탬버린 맨(Mr. Tambourine Man)'의 마지막 구절이 떠오른다.

With all memory and fate

Driven deep beneath the waves

Let me forget about today until tomorrow!

모든 기억과 운명을

저 넘실거리는 파도 아래 깊이 묻어두고

오늘에 관해서는 잊게 해주오, 내일까지만!

… 오늘은 그냥 푹 쉬고 싶다.

한의사 주 석 원

-8체질 보고서 종(終)-

8체질식
일람표
(2020년 3월 31일 개정)

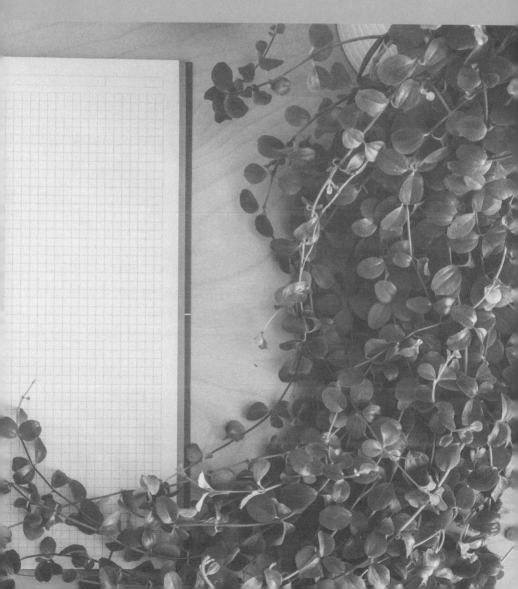

금양체질식

이로운 음식

채소: 배추, 미나리, 깻잎, 숙주나물, 참나물, 고사리, 청경채, 취나물, 양상추, 양배추, 가지, 셀러리, 케일, 브로콜리, 세발나물, 비름나물, 겨자채, 쑥, 콜리플라워, 머위, 봄동, 곰보배추

곡식: 백미, 메밀, 녹두, 현미, 조, 차조, 호밀(rye), 기장

육식: 거의 없다.

생선과 해물: 가자미, 민어, 청어, 전어, 꽁치, 돔(참돔, 돌돔, 옥돔, 줄돔 등), 연어, 복어, 우럭, 병어, 방어, 참치, 도다리, 삼치, 광어, 숭어, 쥐포, 양미리, 열빙어, 멸치, 뱅어포, 문어, 조개류(바지락, 고막, 키조개, 맛조개, 대합, 가리비, 피조개), 전복, 소라, 해파리, 게, 대게, 킹크랩, 새우, 바닷가재, 해삼, 멍게, 붕어

양념: 감식초, 포도당분말, 현미식초, 발사믹식초, 양파, 겨자, 고추냉이(와사비), 천일염, 죽염, 아가베시럽, 케이퍼(caper)

식용기름: 현미유, 아마씨유, 캐놀라유, 해바라기씨유

과일: 키위, 딸기, 복숭아, 파인애플, 체리, 앵두, 단감, 청포도, 자두, 블루베리, 블랙베리, 망고스틴(mangosteen), 파파야(papaya)

기호식품: 코코아(무가당), 다크초콜릿, 모과차, 감잎차, 메밀차, 매실차, 솔잎차, 유자차, 카모마일, 현미차

해로운 음식

채소: 무, 당근, 콩나물, 감자, 고구마, 호박, 연근, 우엉, 버섯, 피망, 고들빼기

곡식: 모든 밀가루 음식(빵, 냉면, 라면, 칼국수, 수제비, 자장면, 우동, 국수, 스파게티, 피자, 비스킷 등), 메주콩, 옥수수, 수수, 두류(흑태, 서목태, 서리태, 두부)

육식: 돼지고기, 쇠고기, 닭고기, 양고기, 모든 유제품(우유, 치즈, 버터, 요구르트, 저지방 우유, 무지방 우유, 아이스크림, 케이크), 가공육(햄, 소시지, 핫도그, 햄버거 등)

생선과 해물: 메기, 가물치, 잉어, 민물새우, 재첩, 민물장어

양념: 마늘, 고추, 설탕, 화학조미료, 사과식초, 후추, 카레, 생강, 칠리소스(chili sauce), 꿀, 물엿, 양조간장, 마요네즈

식용기름: 콩 식용유, 옥수수유, 호박씨유, 마가린

과일: 사과, 배, 밤, 멜론, 감귤, 오렌지, 수박, 견과류, 망고, 롱간(龍眼), 살구

기호식품: 커피, 녹차, 인삼차, 율무차, 옥수수차, 가공음료수, 이온음료수, 국화차, 홍차, 치커리차, 칡차, 결명자차, 둥굴레차

금음체질식

이로운 음식
채소: 배추, 미나리, 깻잎, 숙주나물, 참나물, 고사리, 청경채, 취나물, 양상추, 오이, 양배추, 가지, 셀러리(celery), 케일(kale), 브로콜리(broccoli), 세발나물, 비름나물, 겨자채, 쑥, 콜리플라워(cauliflower), 머위, 봄동, 곰보배추

곡식: 백미, 메밀, 녹두, 찹쌀, 호밀(rye), 기장

육식: 거의 없다.

생선과 해물: 가자미, 민어, 돔(참돔, 돌돔, 옥돔, 줄돔 등), 복어, 우럭, 방어, 참치, 도다리, 삼치, 광어, 쥐포, 멸치, 뱅어포, 꽁치, 청어, 전어, 명태류(명태, 동태, 코다리, 황태, 북어, 노가리), 조개류(바지락, 고막, 키조개, 맛조개, 대합, 가리비, 피조개), 전복, 해파리, 게(꽃게, 대게, 킹크랩), 바닷가재, 소라, 붕어

양념: 겨자, 생강, 양파, 고추냉이(와사비), 천일염, 죽염, 포도당분말, 화이트 발사믹식초, 레드 발사믹식초, 아가베시럽, 레몬, 케이퍼(caper)

식용기름: 포도씨유, 아마씨유, 캐놀라유, 해바라기씨유

과일: 포도, 복숭아, 앵두, 파인애플, 딸기, 자두, 체리, 키위

기호식품: 메밀차, 생강차, 모과차, 매실차, 유자차, 카모마일, 루이보스티, 레몬차

해로운 음식
채소: 무, 당근, 콩나물, 감자, 고구마, 호박, 연근, 우엉, 버섯류, 고들빼기

곡식: 모든 밀가루 음식(빵, 냉면, 라면, 칼국수, 수제비, 자장면, 우동, 국수, 스파게티, 피자, 비스킷 등), 메주콩, 옥수수, 수수, 두류(흑태, 서목태, 서리태, 두부), 보리, 찰보리, 팥

육식: 돼지고기, 쇠고기, 닭고기, 양고기, 모든 유제품(우유, 치즈, 버터, 요구르트, 저지방 우유, 무지방 우유, 아이스크림, 케이크), 가공육(햄, 소시지, 핫도그, 햄버거 등)

생선과 해물: 민물장어, 메기, 가물치, 잉어, 재첩, 민물새우, 새우, 굴

양념: 마늘, 설탕, 고추, 칠리소스, 후추, 화이트페퍼, 양조간장, 꿀, 물엿, 사과식초, 마요네즈

식용기름: 콩식용유, 호박씨유, 옥수수기름, 마가린

과일: 배, 사과, 멜론, 밤, 수박, 견과류, 오렌지, 감귤, 롱간, 살구

기호식품: 커피, 녹차, 율무차, 이온음료, 가공음료수, 홍차, 국화차, 인삼차, 칡차, 구기자차, 대
추차, 두충차, 결명자차, 박하차, 옥수수차, 둥굴레차

토양체질식

이로운 음식

채소: 배추, 오이, 당근, 호박, 참나물, 우엉, 취나물, 양배추, 청경채, 아욱, 콩나물, 비름나물,
치커리, 케일, 셀러리, 숙주나물, 브로콜리, 콜리플라워, 고사리, 미나리, 고구마

곡식: 백미, 보리, 두류(흑태, 메주콩, 강낭콩, 완두콩, 서목태, 서리태, 두부), 팥, 녹두, 귀리, 메밀

육식: 돼지고기, 쇠고기, 치즈, 요구르트

생선과 해물: 가자미, 민어, 복어, 장어, 삼치, 대구, 광어, 도다리, 병어, 방어, 숭어, 양미리, 쥐
포, 돔(참돔, 돌돔, 옥돔, 줄돔 등), 아귀, 우럭, 미꾸라지, 뱅어포, 새우, 게(꽃게, 대게, 킹크
랩), 바닷가재, 조개류(바지락, 홍합, 고막, 키조개, 대합, 가리비 등), 소라, 해파리

양념: 익힌 마늘, 감식초, 된장, 전통간장, 천일염, 죽염, 익힌 양파, 메이플시럽, 아가베시럽,
케이퍼, 레몬, 박하

식용기름: 콩식용유, 호박씨유, 올리브유, 아마씨유, 해바라기씨유, 캐놀라유

과일: 감, 바나나, 배, 참외, 수박, 멜론, 딸기, 견과(호두, 아몬드, 피스타치오, 마카다미아, 캐
슈넛, 밤), 블랙베리, 블루베리, 리쯔, 롱간, 망고스틴, 파파야

기호식품: 보리차, 감잎차, 구기자차, 이온음료, 두충차, 국화차, 백련차, 자스민차, 치커리차,
복분자주스

해로운 음식

채소: 감자, 고추, 상추, 고춧잎, 부추, 피망, 파프리카, 겨자채, 갓, 쑥

곡식: 현미, 찹쌀, 누룽지, 참깨, 옥수수, 수수, 검은깨, 일부 밀가루 음식(빵, 피자, 라면, 자
장면)

육식: 닭고기, 염소고기, 계란, 양고기, 오리고기

생선과 해물: 해조류(김, 미역, 다시마, 파래), 고등어, 홍어

양념: 고추, 후추, 생강, 파, 카레, 겨자, 꿀, 계피, 사과식초, 현미식초, 마요네즈, 물엿, 고추냉이(와사비), 칠리소스, 설탕

식용기름: 참기름, 포도씨유, 현미유, 옥수수기름, 마가린

과일: 사과, 감귤, 오렌지, 망고, 토마토, 포도, 복숭아, 키위, 땅콩

기호식품: 인삼차, 벌꿀차, 대추차, 생강차, 계피차, 탄산음료수, 칡차, 옥수수차, 모과차, 결명자차, 솔잎차, 녹차, 홍차, 둥굴레차

토음체질식

이로운 음식

채소: 배추, 오이, 호박, 참나물, 우엉, 취나물, 양배추, 청경채, 아욱, 콩나물, 비름나물, 케일, 셀러리, 숙주나물, 브로콜리, 콜리플라워, 고사리, 미나리, 고구마

곡식: 백미, 보리, 두류, 팥, 찰보리, 녹두, 귀리, 호밀, 메밀

육식: 돼지고기

생선과 해물: 가자미, 민어, 복어, 장어, 참치, 방어, 연어, 숭어, 삼치, 병어, 도다리, 대구, 광어, 열빙어, 양미리, 뱅어포, 돔(참돔, 돌돔, 옥돔, 줄돔 등), 아귀, 우럭, 조개류(바지락, 홍합, 고막, 키조개, 대합, 맛조개, 가리비 등), 게(꽃게, 대게, 킹크랩), 새우, 오징어, 문어, 굴, 전복, 바닷가재

양념: 전통간장, 된장, 천일염, 죽염, 양파, 포도당분말, 아가베시럽, 감식초, 발사믹식초, 케이퍼, 박하

식용기름: 콩식용유, 호박씨유, 포도씨유, 아마씨유

과일: 감, 배, 참외, 파인애플, 딸기, 바나나, 포도, 수박, 복숭아, 블루베리, 블랙베리, 망고스틴, 땅콩, 리쯔, 파파야, 롱간

기호식품: 보리차, 감잎차, 다크초콜릿(dark chocolate), 코코아(무가당), 이온음료, 구기자차, 두충차, 유자차, 백련차, 루이보스티, 복분자주스

해로운 음식

채소: 감자, 고추, 상추, 고춧잎, 부추, 피망, 파프리카, 겨자채, 갓, 쑥

곡식: 현미, 찹쌀, 누룽지, 옥수수, 수수, 참깨, 검은깨, 밀가루 음식

육식: 닭고기, 염소고기, 계란, 양고기, 오리고기, 소고기, 가공육(햄, 소시지, 핫도그, 햄버거 등), 대부분의 유제품(우유, 치즈, 버터, 요구르트, 아이스크림, 저지방 우유, 무지방 우유, 케이크)

생선과 해물: 해조류(김, 미역, 다시마, 파래), 고등어, 꽁치, 홍어

양념: 고추, 후추, 생강, 파, 카레, 겨자, 계피, 현미식초, 사과식초, 꿀, 마늘, 고추냉이(와사비), 칠리소스, 설탕, 물엿, 마요네즈

식용기름: 참기름, 현미유, 옥수수기름

과일: 사과, 감귤, 오렌지, 망고, 토마토, 멜론, 견과류, 키위

기호식품: 인삼차, 대추차, 벌꿀차, 계피차, 생강차, 탄산음료수, 커피, 녹차, 홍차, 결명자차, 옥수수차, 국화차, 율무차, 모과차, 칡차, 솔잎차, 둥굴레차, 카모마일

목양체질식

이로운 음식

채소: 무, 감자, 고구마, 당근, 연근, 우엉, 버섯류(송이, 표고, 싸리, 팽이, 느타리, 새송이), 고추, 호박, 고춧잎, 콩나물, 고들빼기, 파프리카, 달래, 냉이, 부추

곡식: 밀가루 음식(빵, 칼국수, 수제비, 우동, 국수), 백미, 메주콩, 수수, 옥수수, 두류(흑태, 서목태, 서리태, 두부), 참깨

육식: 돼지고기, 쇠고기, 닭고기, 양고기, 우유, 치즈, 버터, 요구르트

생선과 해물: 민물장어, 미꾸라지, 메기, 해조류(김, 미역, 다시마, 파래), 조기, 굴비

양념: 마늘, 설탕, 고추, 생강, 후추, 카레, 칠리소스, 전통간장, 양조간장, 된장, 꿀

식용기름: 콩식용유, 호박씨유, 옥수수기름, 올리브유, 참기름, 마가린

과일: 배, 수박, 사과, 견과(호두, 아몬드, 피스타치오, 마카다미아, 캐슈넛, 밤), 오렌지, 토마토, 망고, 멜론, 롱간, 살구

기호식품: 커피, 이온음료, 국화차, 칡차, 율무차, 결명자차, 인삼차, 옥수수차, 둥굴레차, 녹차, 홍차, 보이차

해로운 음식

채소: 배추, 양배추, 오이, 양상추, 깻잎, 청경채, 취나물, 고사리, 참나물, 미나리, 케일, 근대,

셀러리, 브로콜리, 세발나물, 비름나물, 겨자채, 숙주나물, 가지, 콜리플라워

곡식: 메밀, 보리, 찰보리, 녹두, 팥, 호밀, 현미

생선과 해물: 가자미, 민어, 고등어, 꽁치, 삼치, 참치, 방어, 병어, 숭어, 연어, 광어, 도다리, 쥐
포, 뱅어포, 양미리, 돔, 복어, 우럭, 문어, 오징어, 성게알젓, 해파리, 게, 새우, 바닷가재, 조
개류, 굴, 전복, 소라, 멍게, 해삼, 붕어

양념: 감식초, 겨자, 고추냉이(와사비), 천일염, 죽염, 포도당분말, 현미식초, 발사믹식초, 마요
네즈, 케이퍼, 아가베시럽, 레몬

식용기름: 포도씨유, 현미유, 아마씨유, 해바라기씨유, 캐놀라유

과일: 감, 체리, 청포도, 포도, 바나나, 파인애플, 딸기, 키위, 복숭아, 자두, 앵두, 땅콩, 망고스
틴, 파파야, 블랙베리, 블루베리

기호식품: 코코아, 초콜릿, 모과차, 감잎차, 탄산음료수, 메밀차, 매실차, 솔잎차, 두충차, 구
기자차

목음체질식

이로운 음식

채소: 무, 감자, 고구마, 당근, 연근, 우엉, 버섯류(송이, 표고, 싸리, 팽이, 느타리, 새송이), 고
추, 호박, 고춧잎, 콩나물, 고들빼기, 파프리카, 달래, 냉이

곡식: 밀가루 음식(빵, 칼국수, 수제비, 우동, 국수), 두류(메주콩, 흑태, 서목태, 서리태, 두부),
수수, 옥수수, 참깨, 보리, 찰보리

육식: 돼지고기, 쇠고기, 양고기, 우유, 치즈, 버터, 요구르드

생선과 해물: 민물장어, 미꾸라지, 메기, 해조류(김, 미역, 다시마, 파래), 조기, 굴비

양념: 마늘, 설탕, 된장, 고추, 칠리소스, 전통간장, 양조간장, 물엿, 마요네즈

식용기름: 콩식용유, 호박씨유, 옥수수기름, 올리브유, 참기름, 마가린

과일: 밤, 배, 멜론, 사과, 수박, 오렌지, 감귤, 견과(호두, 아몬드, 피스타치오, 마카다미아, 캐
슈너트, 도토리), 롱간, 살구

기호식품: 커피, 율무차, 이온음료, 국화차, 칡차, 결명자차, 옥수수차, 녹차, 홍차, 보이차, 둥
굴레차

해로운 음식

채소: 배추, 상추, 양배추, 오이, 양상추, 깻잎, 청경채, 취나물, 고사리, 참나물, 미나리, 케일, 근대, 셀러리, 브로콜리, 세발나물, 비름나물, 겨자채, 숙주나물, 가지, 콜리플라워

곡식: 메밀, 녹두, 호밀

생선과 해물: 가자미, 민어, 고등어, 꽁치, 삼치, 참치, 방어, 병어, 숭어, 연어, 광어, 도다리, 쥐포, 뱅어포, 양미리, 돔, 복어, 우럭, 명태류, 문어, 성게알젓, 해파리, 게(꽃게, 대게, 킹크랩), 바닷가재, 조개류, 전복, 소라, 붕어

양념: 감식초, 생강, 계피, 겨자, 고추냉이(와사비), 죽염, 아가베시럽, 포도당분말, 발사믹식초, 레몬, 케이퍼

식용기름: 포도씨유, 캐놀라유, 아마씨유, 해바라기씨유

과일: 포도, 청포도, 체리, 감, 복숭아, 앵두, 땅콩, 바나나, 딸기, 파인애플, 키위, 블루베리, 블랙베리, 망고스틴, 파파야, 자두, 토마토, 망고

기호식품: 코코아, 초콜릿, 모과차, 탄산음료수, 감잎차, 메밀차, 구기자차, 매실차, 두충차

수양체질식

이로운 음식

채소: 무, 감자, 상추, 고추, 고춧잎, 달래, 냉이, 부추, 생강, 피망, 파프리카, 갓, 겨자채, 가지, 버섯류(송이, 표고, 팽이, 느타리 등), 우엉, 도라지, 쑥

곡식: 백미, 현미, 찹쌀, 참깨, 옥수수

육식: 닭고기, 염소고기, 양고기, 오리고기, 계란, 소고기

생선과 해물: 해조류(김, 미역, 다시마, 파래), 조기, 굴비

양념: 고추, 후추, 파, 카레, 생강, 계피, 겨자, 꿀, 칠리소스, 고추냉이(와사비), 파프리카, 설탕, 물엿, 쌀엿, 포도당분말, 사과식초, 현미식초, 발사믹식초

식용기름: 참기름, 현미유, 옥수수기름, 포도씨유

과일: 사과, 오렌지, 토마토, 망고, 감귤, 포도, 복숭아

기호식품: 인삼차, 계피차, 생강차, 벌꿀차, 대추차, 옥수수차, 현미차, 홍차, 둥굴레차, 루이보스티

해로운 음식

채소: 오이, 배추, 콩나물, 미나리, 참나물, 고사리, 케일, 청경채, 호박, 브로콜리, 콜리플라워, 숙주나물

곡식: 보리, 팥, 찰보리, 녹두, 밀가루 음식(빵, 칼국수, 수제비, 우동, 국수, 라면, 자장면)

육식: 돼지고기, 돼지가공육(햄, 소시지, 핫도그)

생선과 해물: 가자미, 민어, 복어, 장어, 고등어, 참치, 삼치, 연어, 광어, 방어, 병어, 대구, 쥐포, 도다리, 돔, 아귀, 우럭, 게(꽃게, 대게, 킹크랩), 새우, 바닷가재, 굴, 전복, 조개류(바지락, 홍합, 고막, 키조개, 대합, 맛조개, 가리비 등), 오징어, 문어, 소라, 해파리

양념: 감식초, 간장, 천일염, 죽염, 박하

식용기름: 아마씨유, 해바라기씨유, 캐놀라유, 호박씨유, 마가린

과일: 감, 참외, 수박, 딸기, 바나나, 파인애플, 배, 멜론, 자두, 키위, 앵두, 체리, 견과류, 파파야, 롱간, 블루베리, 블랙베리

기호식품: 보리차, 구기자차, 이온음료, 감잎차, 커피, 국화차, 코코아, 초콜릿, 복분자차, 두충차, 솔잎차, 모과차, 카모마일

수음체질식

이로운 음식

채소: 무, 감자, 고추, 고춧잎, 달래, 냉이, 부추, 생강, 피망, 파프리카, 갓, 겨자채, 가지, 버섯류(송이, 표고, 팽이, 느타리 등), 도라지, 쑥

곡식: 백미, 현미, 찹쌀, 참깨, 옥수수

육식: 닭고기, 염소고기, 소고기, 양고기, 오리고기, 계란, 우유, 치즈, 버터, 요구르트

생선과 해물: 해조류(김, 미역, 다시마, 파래), 미꾸라지, 조기, 굴비

양념: 고추, 후추, 파, 카레, 생강, 계피, 꿀, 마늘, 칠리소스, 겨자, 고추냉이(와사비), 파프리카, 고량강, 설탕, 쌀엿, 물엿, 사과식초, 현미식초, 마요네즈

식용기름: 참기름, 현미유, 옥수수기름, 마가린

과일: 사과, 감귤, 오렌지, 토마토, 망고, 밤

기호식품: 인삼차, 계피차, 생강차, 대추차, 벌꿀차, 옥수수차, 현미차, 둥굴레차, 카모마일

해로운 음식

채소: 오이, 배추, 콩나물, 미나리, 참나물, 고사리, 케일, 청경채, 호박, 브로콜리, 콜리플라워, 숙주나물

곡식: 보리, 팥, 찰보리, 녹두, 밀가루 음식(빵, 칼국수, 수제비, 우동, 국수, 라면, 자장면)

육식: 돼지고기, 돼지가공육(햄, 소시지, 핫도그)

생선과 해물: 가자미, 민어, 복어, 장어, 고등어, 삼치, 도다리, 돔, 병어, 연어, 방어, 쥐포, 참치, 광어, 대구, 열빙어, 아귀, 우럭, 오징어, 문어, 조개류(바지락, 홍합, 고막, 키조개, 대합, 맛조개, 가리비 등), 게(꽃게, 대게, 킹크랩), 새우, 바닷가재, 굴, 전복, 소라, 해파리

양념: 감식초, 천일염, 죽염, 간장, 박하

식용기름: 포도씨유, 호박씨유, 아마씨유, 해바라기씨유, 캐놀라유

과일: 감, 참외, 바나나, 딸기, 포도, 청포도, 키위, 파인애플, 복숭아, 자두, 앵두, 체리, 수박, 배, 견과류, 파파야, 블루베리, 블랙베리

기호식품: 보리차, 초콜릿, 코코아, 이온음료, 감잎차, 솔잎차, 두충차, 구기자차, 모과차, 녹차